Rudolf Schweitzer
Atmungssystem und Sinnesorgane
Die Heilpraktiker-Akademie

Rudolf Schweitzer

Atmungssystem und Sinnesorgane

Die Heilpraktiker-Akademie

2. Auflage

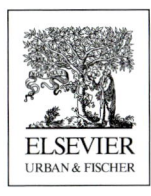

URBAN & FISCHER München

Zuschriften an:
Elsevier GmbH, Urban & Fischer Verlag, Hackerbrücke 6, 80335 München

Wichtiger Hinweis für den Benutzer
Die Erkenntnisse in der Medizin unterliegen laufendem Wandel durch Forschung und klinische Erfahrungen. Der Autor dieses Werkes hat große Sorgfalt darauf verwendet, dass die in diesem Werk gemachten therapeutischen Angaben (insbesondere hinsichtlich Indikation, Dosierung und unerwünschter Wirkungen) dem derzeitigen Wissensstand entsprechen. Das entbindet den Nutzer dieses Werkes aber nicht von der Verpflichtung, anhand weiterer schriftlicher Informationsquellen zu überprüfen, ob die dort gemachten Angaben von denen in diesem Werk abweichen und seine Verordnung in eigener Verantwortung zu treffen.

Für die Vollständigkeit und Auswahl der aufgeführten Medikamente übernimmt der Verlag keine Gewähr.
Geschützte Warennamen (Warenzeichen) werden in der Regel besonders kenntlich gemacht (®). Aus dem Fehlen eines solchen Hinweises kann jedoch nicht automatisch geschlossen werden, dass es sich um einen freien Warennamen handelt.

Bibliografische Information der Deutschen Nationalbibliothek
Die Deutsche Nationalbibliothek verzeichnet diese Publikation in der Deutschen Nationalbibliografie; detaillierte bibliografische Daten sind im Internet über http://www.d-nb.de/ abrufbar.

Alle Rechte vorbehalten
2. Auflage 2014
© Elsevier GmbH, München
Der Urban & Fischer Verlag ist ein Imprint der Elsevier GmbH.

14 15 16 17 18   5 4 3 2 1

Für Copyright in Bezug auf das verwendete Bildmaterial siehe Abbildungsnachweis.

Das Werk einschließlich aller seiner Teile ist urheberrechtlich geschützt. Jede Verwertung außerhalb der engen Grenzen des Urheberrechtsgesetzes ist ohne Zustimmung des Verlages unzulässig und strafbar. Das gilt insbesondere für Vervielfältigungen, Übersetzungen, Mikroverfilmungen und die Einspeicherung und Verarbeitung in elektronischen Systemen.

Um den Textfluss nicht zu stören, wurde bei Patienten und Berufsbezeichnungen die grammatikalisch maskuline Form gewählt. Selbstverständlich sind in diesen Fällen immer Frauen und Männer gemeint.

Planung: Ingrid Puchner, München
Projektmanagement: Dr. rer. nat. Andreas Dubitzky, München
Redaktion: Dr. Nikola Schmidt, Berlin
Herstellung: Gabriele Lange, München; Ute Landwehr-Heldt, Bremen
Satz: abavo GmbH, Buchloe; TnQ, Chennai/Indien
Druck und Bindung: Printer Trento, Trento/Italien
Fotos/Zeichnungen: siehe Abbildungsnachweis
Umschlaggestaltung: SpieszDesign, Büro für Gestaltung, Neu-Ulm
Titelbild: © fotolia

ISBN Print   978-3-437-58041-3
ISBN e-Book   978-3-437-29766-3

Aktuelle Informationen finden Sie im Internet unter **www.elsevier.de** und **www.elsevier.com**

Vorwort zur 1. Auflage

Das wichtigste Ziel der vorliegenden Lehrbuchreihe besteht darin, den Heilpraktiker-Studenten auf eine Weise zur Prüfung zu begleiten, dass der Weg dorthin trotz aller Anstrengungen Spaß macht. Die Heilpraktikerprüfung hat sich in den zurückliegenden Jahren verändert. Sie wurde um zahlreiche Krankheitsbilder erweitert und hinsichtlich abgefragten Detailwissens erheblich erschwert. Während zuvor vergleichsweise einfache medizinische Grundkenntnisse zum Bestehen der Prüfung ausreichten, geht es nun darum, Erkrankungen unterschiedlichster Fachbereiche nicht nur hinsichtlich ihrer Symptome zu kennen, sondern sie tatsächlich auch in all ihren Aspekten verstanden zu haben. Überprüft wird zunehmend medizinisches Verständnis. Dies muss man nicht bedauern. Der berufliche Alltag des Heilpraktikers kann nur gewinnen, wenn eher vage medizinische Vorstellungen durch Sachverstand ersetzt werden.

Die Heilpraktikerprüfung setzt sich aus einem schriftlichen und einem mündlichen Teil zusammen, wobei in beiden Teilen nahezu ausschließlich schulmedizinische Inhalte abgefragt werden. Es kann demzufolge in der üblichen zwei- bis dreijährigen Ausbildung nicht darum gehen, Teilbereiche der komplementären oder Ganzheitsmedizin zu erlernen. Vielmehr reicht diese Zeitspanne gerade dazu aus, sich die Prüfungsinhalte anzueignen – als Fundament für angestrebte Spezialisierungen im Anschluss an die Prüfung.

Die Lehrbuchreihe ist aus Skripten hervorgegangen, die unterrichtsbegleitend beständig und über viele Jahre an die sich verändernde Prüfungssituation und damit an die jeweils neu zu optimierende Ausbildung angepasst worden sind. Ihr Zweck besteht darin, dem angehenden Heilpraktiker medizinische Lehrbücher an die Hand zu geben, die es ihm ermöglichen, sich den vollständigen Prüfungsstoff aus einem einzigen Werk zu erarbeiten. Die Lehrbuchreihe erhebt den Anspruch, auf jede Frage, die jemals in den Prüfungen gestellt worden ist, eine vollkommen ausreichende Antwort zur Verfügung zu stellen. Sie geht zusätzlich immer dann über dieses Ziel hinaus, wenn ein vollständiges Verständnis medizinischer Inhalte andernfalls nicht hätte erreicht werden können. Von daher werden Sachverhalte so manches Mal eingehender als unbedingt notwendig erörtert, denn Medizin wird genau dann interessant bzw. geradezu spannend, wenn man die Zusammenhänge ganz versteht. Und sie wird mühsam und unbefriedigend, wenn verlangt wird, endlose Auflistungen von Fakten auswendig zu lernen – ganz abgesehen davon, dass auswendig Gelerntes, Unverstandenes sehr schnell in Vergessenheit gerät. Zusätzlich soll das angestrebte Verständnis Reserven für die Heilpraktikerprüfung wie für den nachfolgenden medizinischen Alltag schaffen.

Die Vollständigkeit der Lerninhalte ermöglicht es dem ausgebildeten Therapeuten gleichzeitig, das Lehrbuch in den Folgejahren zum schnellen Nachschlagen zu benutzen, um verloren gegangenes Wissen wieder aufzufrischen. Diesem Ziel dienen zusätzlich einzelne Kapitel, die sich mit wichtigen medizinischen Themen befassen, die (noch) nicht prüfungsrelevant, jedoch auf besondere Weise praxisorientiert sind. Um den Lernenden im Hinblick auf die Prüfung nicht zu überfordern, sind solche Themenbereiche gesondert gekennzeichnet.

Einzelne medizinische Fächer kann man als Puzzlesteinchen betrachten. Sie müssen, um ein Bild zu ergeben, zusammengesetzt werden. Dies beinhaltet auch, dass die Einzelteile zunächst noch kein vollständiges Verständnis erzeugen können, weil dieses Verständnis im Ganzen liegt und nicht in seinen Teilen. Fächer wie Herz/Kreislauf, Atmung, Endokrinologie oder Hämatologie müssen getrennt voneinander erarbeitet werden, doch greifen sie ineinander, sind abhängig voneinander, können im wachsenden Verständnis nicht isoliert bleiben. Von daher benötigt der Studierende zunächst nicht nur Fleiß, sondern auch sehr viel Geduld. Nicht alles wird auf Anhieb verstanden werden. Erst wenn das Bild beginnt, Gestalt anzunehmen, wenn in nachfolgenden Fächern bereits gelernte Inhalte aus neuer Perspektive betrachtet werden, beginnt der eigentliche medizinische Denk- und Lernprozess. Und so besteht ein weiteres Ziel dieser Lehrbuchreihe darin, den Lernenden bis zum Ende seiner Ausbildung dorthin zu führen, wo er begreift, dass Medizin nicht nur spannend ist, sondern letztendlich auch äußerst logisch und in weiten Teilen fast naiv in dem Sinne, dass alles aufeinander aufbaut, das eine aus dem anderen folgt und der Studierende die Symptome einer Krankheit selbst formulieren kann, sobald er ihr Wesen ganz verstanden hat.

Aus dem Erreichen dieses Ziels resultiert gleichzeitig die Befähigung zu medizinisch verantwortlichem Handeln. Ich wünsche den Studenten auf dem Weg dorthin Fleiß und Ausdauer, aber auch sehr viel Freude beim Betrachten des entstehenden Bildes.

Es ist mir ein Bedürfnis, an dieser Stelle denjenigen Dank zu sagen, die auf besondere Weise zum Gelingen der Lehrbuchreihe beigetragen haben. Treffender formuliert wäre sie ohne die Mitwirkung dieser Personen nicht zustande gekommen. Auf Seiten des Verlags ist dies Frau Ingrid Puchner, die das anspruchsvolle Werk von Anfang an in verantwortlicher Position begleitet und mit großem Sachverstand und menschlicher Kompetenz an allen Hindernissen vorbei zum Ziel geführt hat. In besonderer Dankbarkeit blicke ich auch auf die Redaktionsarbeit, für die in Gestalt der geschätzten Kollegin Dr. Gräfin v. Pfeil eine dem Anspruch der Reihe höchst angemessene, ungewöhnlich kompetente Redakteurin gefunden wurde. Die menschliche und fachliche Kompetenz beider Persönlichkeiten finden sich schließlich auch in meiner geliebten Frau Florentine wieder. Sie hat dieses Werk viele Jahre lang mitgetragen, fachliche und sprachliche Unsauberkeiten aufgedeckt, Unverständliches angeprangert und nicht zuletzt klaglos auf zahllose Stunden gemeinsamer Zeit verzichtet.

Bad Wurzach, im Oktober 2011
Rudolf Schweitzer

Vorwort zur 2. Auflage

Die Heilpraktiker-Akademie hat sich in erstaunlich kurzer Zeit zu einem neuen Standard in der Heilpraktiker-Ausbildung entwickelt. Das neuartige Konzept mit der Aufteilung in handliche Einheiten, den zahlreichen Info-Kästen und Zusammenfassungen wurde neben der hochwertigen Ausstattung besonders lobend herausgestellt. Eine geradezu begeisterte Resonanz erfuhr die Tatsache, dass neben der Vollständigkeit der Lerninhalte nun erstmals ein Lehrwerk zur Verfügung steht, welches das Verständnis der Medizin in den Vordergrund rückt, als Alternative zum eher mühsamen Auswendiglernen.

Der Erfolg der Lehrbuchreihe führte dazu, dass früher als geplant eine Neuauflage notwendig wurde. Diese Gelegenheit wurde dazu genutzt, weitere Verbesserungen vorzunehmen, ohne das Konzept des Werkes zu verändern. Besonderes Augenmerk wurde darauf gelegt, die Verständlichkeit der Erklärungsmodelle und medizinischen Zusammenhänge nochmals besser herauszuarbeiten. Die Berücksichtigung der neu hinzugekommenen Prüfungsfragen machte einzelne zusätzlich eingefügte Kapitel und Themenbereiche notwendig. Daneben wurden kleinere Fehler, die scheinbar unumgänglich zu einer 1. Auflage gehören, berichtigt. Zusätzliche Abbildungen dienen dem Verständnis, einzelne fehlerhafte bzw. schwer durchschaubare Abbildungen wurden ausgetauscht. Ergänzt wird die Lehrbuchreihe nun durch einen Gesamtindex, sodass sich die Themen schneller auffinden lassen.

Mein besonderer Dank gilt auf Seiten des Verlags Frau Ingrid Puchner, die auch die 2. Auflage begleitet hat und für die unverändert vertrauensvolle und fruchtbare Zusammenarbeit zwischen Verlag und Autor verantwortlich zeichnet. Für die redaktionelle Bearbeitung der 2. Auflage konnte Frau Dr. Nikola Schmidt gewonnen werden. Ihre fachliche Kompetenz und menschlich angenehme Art erwiesen sich als Bereicherung und Garant harmonischer Zusammenarbeit.

Bad Wurzach, im Oktober 2013
Rudolf Schweitzer

Optimale Nutzung des Buches

Aufbau des Buches

Das Buch gliedert sich in 3 Abschnitte und jeweils 4 Teile:
- Anatomie: vermittelt Aufbau von den Organen des Atmungssystems, des Auges und des Ohrs
- Physiologie: erläutert die Funktionen von Atmung, Sehvorgang, Hör- und Gleichgewichtsorgan
- Untersuchung: liefert eine Anleitung zu den Untersuchungsmethoden der Organsysteme
- Krankheitsbilder: behandelt ausführlich Krankheitsentstehung, Symptomatik, Komplikationen, Diagnostik und Therapie der einzelnen Erkrankungen

Fachbegriffe

Der Einstieg in die medizinische Terminologie ist für den Anfänger schwierig. Dennoch wird von ihm erwartet, dass er sich die Begriffe aneignet. In diesem Buch werden die fachspezifischen Begriffe erklärt und sowohl die deutsche als auch fremdsprachige Bezeichnung angegeben. Im Text wird dann zwischen den Begriffen gewechselt, wenn beide gebräuchlich sind.

Aus didaktischen Gründen werden in diesem Buch außerdem unterschiedliche Schreibweisen bzw. Abkürzungen verwendet (z. B. „s" oder „Sek." oder „Sekunden").

Im Unterkapitel Terminologie des ➤ Bandes Basiswissen sind die wichtigsten Bezeichnungen mit Erklärungen erläutert. In diesem Band finden sich
- auf der Innenseite des Rückumschlages: Übersicht über das Atmungssystem und die Strukturen von Augapfel und Ohr
- auf S. IX: alle wichtigen Bezeichnungen für das Atmungssystem und die Sinnesorgane.

Abbildungen und Tabellen

Die Abbildungen und Tabellen sind getrennt voneinander innerhalb jedes Kapitels fortlaufend nummeriert.

Die große Menge an Abbildungen zeichnet dieses Buch aus. Nutzen Sie diese zusätzlichen Informationsquellen – ein Bild sagt häufig mehr als viele Worte, ist einprägsam und macht schwierige Zusammenhänge anschaulicher.

Bei den Abbildungen zusätzlich enthaltene Informationen oder auch Diskrepanzen, die im seltenen Einzelfall gegenüber dem Text entstehen, sollten nicht beachtet werden. Von Bedeutung im Hinblick auf die Heilpraktiker-Prüfung wie auch im Sinn des angestrebten Verständnisses sind allein die Ausführungen des Textes.

Querverweise

Der menschliche Körper ist ein überaus fein abgestimmter Organismus, bei dem unzählige Rädchen ineinander greifen, damit er funktioniert. Verweise finden sich daher auch auf andere Bände dieser Reihe und sind z. B. mit ➤ Fach Dermatologie gekennzeichnet.

Abkürzungen

Die verwendeten Abkürzungen finden sich auf S. VIII.

Kurzlehrbuch

Das Studium der Kästen „Merke" und „Zusammenfassung" ermöglicht stichpunktartig ein rasches Wiederholen des Stoffes kurz vor der Prüfung. Damit können Sie überprüfen, ob Sie die wichtigsten Fakten parat haben.

Kästen

Ein System aus farbigen Kästen erleichtert das Lernen.

Einführung
Hinführung zum Thema

ACHTUNG
Hinweise auf unverzichtbare Notfall- oder Vorsichtsmaßnahmen

PATHOLOGIE
direkter Bezug zu Krankheitsbildern

HINWEIS PRÜFUNG
wichtige Anmerkungen zur Prüfung

MERKE
Informationen zum Einprägen, hilfreiche, interessante Tipps, Hinweise oder Merksätze

Zusammenfassung
fasst die einzelnen Abschnitte kurz zusammen und bildet mit den Merke-Kästen ein optimales stichpunktartiges „Kurzlehrbuch" zur schnellen Wiederholung aller wichtigen Fakten

EXKURS
interessante Informationen, die über das Thema hinausgehen, um Zusammenhänge aufzuzeigen oder herzustellen

HINWEIS DES AUTORS
Erfahrungen des Autors, die über das allgemeine schulmedizinische und prüfungsrelevante Wissen hinausgehen

Abkürzungsverzeichnis

A. (Aa.)	Arteria (Arteriae)	IfSG	Infektionsschutzgesetz
ASS	Acetylsalicylsäure	M. (Mm.)	Musculus (Musculi)
ATP	Adenosintriphosphat	MCL	Medioklavikularlinie
AVK	arterielle Verschlusskrankheit	min/Min.	Minute(n)
BSG	Blutkörperchensenkungsgeschwindigkeit	MRT	Magnetresonanztomographie (Kernspintomographie)
BWK	Brustwirbelkörper	N. (Nn.)	Nervus (Nervi)
BWS	Brustwirbelsäule	NNH	Nasennebenhöhlen
CRP	C-reaktives Protein	NSAR	nicht-steroidale Antirheumatika
CT	Computertomographie/Computertomogramm (geschichtete Röntgenaufnahmen werden im Computer zu einem Bild hoher Auflösung zusammengesetzt)	Proc.	Processus (Fortsatz)
		R.	Ramus (Ast, Zweig, z. B. Gefäßast einer Arterie)
		s/Sek.	Sekunden
h/Std.	Stunden	Tbl.	Tablette(n)
Hb	Hämoglobin	V. (Vv.)	Vena (Venae)
HWK	Halswirbelkörper	ZNS	Zentralnervensystem
HWS	Halswirbelsäule		

Abbildungsnachweis

Der Verweis auf die jeweilige Abbildungsquelle befindet sich bei allen Abbildungen im Werk am Ende des Legendentextes in eckigen Klammern.

[A400] Reihe Pflege Konkret. Elsevier/Urban & Fischer
[E273] Mir A. M.: Atlas of Clinical Diagnosis. Elsevier/Saunders, 2. Aufl. 2003
[E348] Eisenberg R. L, Johnson N. M.: Comprehensive Radiographic Pathology. Elsevier/Mosby, 4. Aufl. 2007
[E349] Ter Meulen D. et al.: Crash Course Imaging. Elsevier/Mosby 2008
[E402] Drake R. et al.: Gray's Anatomy for Students. Elsevier/Churchill Livingstone 2005
[E426] Kanski J.: Clinical Diagnosis in Ophthalmology. Elsevier/Mosby 2006
[E437] Salvo S. G.: Mosby's Pathology for Massage Therapists. Elsevier/Mosby, 2. Aufl. 2008
[E476] Zitelli B. J., Davis H. W.: Atlas of Pediatric Physical Diagnosis. Elsevier/Mosby, 4. Aufl. 2002
[E479] Pudner R.: Nursing the Surgical Patient. Elsevier/Bailliere Tindall, 3. Aufl. 2010
[E487] Forbes B. A. et al.: Bailey and Scott's Diagnostic Microbiology. Elsevier/Mosby, 12. Aufl. 2007
[E748] Seidel H. M. et al.: Mosby's Guide to Physical Examination. Elsevier/Mosby, 7. Aufl. 2010
[E909] Roberts J. R., Hedges J. R.: Clinical Procedures in Emergency Medicine. Elsevier/Saunders, 5. Aufl. 2009
[F561] Sudou M., Sugi K., Murakami T.: Bronchioloalveolar carcinoma arising from a congenital cystic adenomatoid malformation in an adolescent: the first case report from the orient. The Journal of Thoracic and Cardiovascular Surgery. Elsevier 2003, Volume 126, Issue 3, 902–903
[F562] Neher J. R. et al.: Pancratiscopleural fistula in chronic pancreatits: resolution with endoscopic therapy. Gastrointestinal Endoscopy. Elsevier 2000, Volume 52, Issue 3, 416–418
[G130] Pagana K. D., Pagana T. J.: Mosby's Manual of Diagnostic and Laboratory Tests. Elsevier/Mosby, 3. Aufl. 2005
[G131] Watson R.: Anatomy and Physiology for Nurses. Elsevier/Bailliere Tindall, 13. Aufl. 2011
[G132] Ruppel G. L.: Manual of Pulmonary Function Testing. Elsevier/Mosby, 9. Aufl. 2008
[G133] Morrison-Valfre M.: Foundations of Mental Health Care. Elsevier/Mosby, 4. Aufl. 2008
[G134] HESI: Comprehensive Review for the NCLEX-PN Examination. Elsevier/Mosby, 2. Aufl. 2008
[G135] Jamieson E. et al.: Clinical Nursing Practices. Elsevier/Churchill Livingston, 5. Aufl. 2007
[G136] Raskin R. E., Meyer D. J.: Canine and Feline Cytology. Elsevier/Saunders, 2. Aufl. 2009
[L106] Henriette Rintelen, Velbert
[L107] Michael Budowick, München
[L141] Stefan Elsberger, Planegg
[L157] Susanne Adler, Lübeck
[L190] Gerda Raichle, Ulm.
[L216] Rüdiger Himmelhan, Heidelberg
[M375] Prof. Dr. med. Dr. rer. nat. Ulrich Welsch, München
[M443] Prof. Dr. med. Olav Jansen, Kiel
[M552] Prof. Dr. med. Ertan Mayatepek, Düsseldorf
[R132] Classen M., Diehl V., Kochsiek K.: Innere Medizin. Elsevier/Urban & Fischer, 5. Aufl. 2003
[R246] Gruber G., Hansch A.: Kompaktatlas Blickdiagnosen in der Inneren Medizin. Elsevier/Urban & Fischer, 2. Aufl. 2009
[S007-22] Putz R., Pabst R.: Sobotta Anatomie des Menschen. Elsevier/Urban & Fischer, 22. Aufl. 2007

Glossar zum Atmungssystem und zu den Sinnesorganen

akut	plötzlich einsetzend, kurz dauernd (Gegenteil: chronisch); chronische Krankheiten können primär chronisch, schleichend beginnen, aber auch akut oder „hochakut", um dann chronisch zu werden
Apnoe	Atemstillstand (A ist die Verneinung = nicht vorhandene Atmung)
Alkalose	Verschiebung des Serum-pH-Wertes in Richtung alkalisch (> 7,44)
Alveole	Lungenbläschen
Anamnese	Krankengeschichte (eigentlich „Erinnerung")
Arteria (A.)	Schlagader, Arterie (Plural: Aa. = Arterien)
Aspiration	der Vorgang, bei dem sich jemand „verschluckt" hat, also das Eindringen fester oder flüssiger Fremdstoffe in die Atemwege
Azidose	Verschiebung des Serum-pH-Wertes in Richtung sauer (< 7,36); wird auch in zusammengesetzten Wörtern verwendet: Laktatazidose ist die Übersäuerung des Blutes durch Milchsäure (= Laktat)
Bulbus	Anschwellung (Bulbus oculi = Augapfel)
Cartilago	Knorpel (Cartilago thyroidea = Schildknorpel)
cerebral (zerebral)	zum Gehirn gehörend, im Gehirn gelegen
Choana	Trichter, hintere Nasenöffnung
chronisch (von Chronos = Zeit)	Chronische Krankheiten sind über längere Zeit oder auf Dauer anhaltende Krankheiten (Gegenteil: akut), sie können primär chronisch beginnen oder sich aus der akuten Erkrankung heraus entwickeln
Cochlea	Schnecke (schneckenförmiger Teil des Innenohrs)
Concha	Muschel (Concha nasalis = Nasenmuschel)
Corium	Lederhaut (mittlere Schicht der Haut)
Cornea	Hornhaut des Auges
Diaphragma	Zwerchfell (muskuläre Platte zwischen Thorax und Abdomen)
Dilatation – dilatieren	Erweiterung – erweitern (M. dilatator pupillae = die Pupille erweiternder Muskel)
Dyspnoe	erschwerte Atmung (dys bezeichnet etwas Fehlerhaftes, Verfälschtes)
Epiglottis	Kehldeckel (das, was der Glottis aufsitzt)
erythros	rot (Erythrozyten = rot gefärbte Blutzellen, „rote Blutkörperchen")
Eupnoe	Normalatmung (eu = wohl, gut, in Ordnung)
Exspiration	Ausatmung (spirare = atmen)
Frons	Stirn (frontal = vorne, der Stirne zu gelegen; Os frontale = Stirnbein)
Fovea	Grube
Glomus	Zellhäufchen, Knäuel (Glomus caroticum)
Glottis	Stimmritze (Spalt zwischen den Stimmbändern)
Hämoptyse	Blutbeimengungen im abgehusteten Sputum
Hilum, Hilus	Wurzel, Eintrittsstelle (Hilum pulmonis = Lungenwurzel)
Hyperventilation	bezeichnet eine Atmung, bei welcher der Luftaustausch in den Alveolen gegenüber dem eigentlichen Bedarf des Körpers verstärkt wird, also häufigere und/oder tiefere Atemzüge als nötig
Hypoventilation	Gegenteil der Hyperventilation
Hypoxie	Mangel an Sauerstoff im peripheren Blut
Inspiration	Einatmung (spirare = atmen)
Iris	Regenbogenhaut des Auges (Iris = griechische Göttin des Regenbogens)
Ischämie	Mangeldurchblutung eines Gewebes
Ketoazidose	Azidose des Serums aufgrund vermehrter Ketosäurenbildung
Korium (Corium)	Lederhaut (mittlere Schicht der Haut)
Lacrima	Träne (Glandula lacrimalis = Tränendrüse)
Laktatazidose	Azidose des Serums aufgrund vermehrter Milchsäurebildung
Lamina	Platte, Scheibe (Lamina cribrosa = durchlöcherte Platte des Os ethmoidale)
Larynx	Kehlkopf (Laryngitis = Kehlkopfentzündung)
livide	blau-rötliche Verfärbung
Lobus	Lappen (Lobus superior pulmonis = Lungenoberlappen)
Macula	Fleck
Meatus	Gang (Meatus acusticus = Gehörgang)
Mediastinum	Raum, der in der Mitte steht (zwischen den Lungenflügeln), „Mittelfell"
Nasus	Nase
Oculus, oculi	Auge (M. orbicularis oculi = Ringmuskel des Auges)
ophthalmicus	zum Auge gehörend (der N. ophthalmicus versorgt einen Teil des äußeren Auges)
opticus	das Sehen betreffend (N. opticus = Sehnerv)
orbicularis	ringförmig (M. orbicularis oris = Ringmuskel des Mundes)
Orbita	Kreisbahn, Augenhöhle
Orthopnoe	Atmung in aufrechter Körperhaltung – bezeichnet die Atmung eines Menschen, der nur noch im Sitzen oder Stehen ausreichend Luft bekommt, sich also unbedingt aufrichten muss (orthos = gerade, aufrecht)
Os, ossis	Knochen, Bein (Os frontale = Stirnbein)
Palpebra	Augenlid (der M. levator palpebrae hebt das Oberlid)
Parasympathikus	Teil des vegetativen Nervensystems, Gegenspieler des Sympathikus
Pharynx	Rachen (Epipharynx = oberer Anteil des Rachens)
Pleura	Lungenhaut (Pleura visceralis = inneres Blatt der Lungenhaut)
Pneuma, -pneu	Wortstamm -pneu oder -pnoe kommt in allen möglichen zusammengesetzten Worten vor und bedeutet soviel wie Luft, Atem, Atmung, aber auch Lunge
Pulmo	Lunge (Aa. pulmonales = die beiden Lungenarterien)
skleros	hart (Sklera = Lederhaut des Auges)
Sympathikus	Teil des vegetativen Nervensystems, Gegenspieler des Parasympathikus
Tachypnoe	beschleunigte Atmung (tachys = schnell); > 25 Atemzüge/Min.
Thorax	knöcherner Brustkorb (A. thoracica = Brustkorbarterie)
Thyroidea	Schilddrüse (vereinfacht für Glandula thyroidea)
Tonsilla	Mandel (Tonsillae palatinae = Gaumenmandeln)
Trachea	Luftröhre (Bifurcatio tracheae = Aufzweigung der Trachea in die Stammbronchien)
Truncus	Stamm, Gefäßstamm (Truncus pulmonalis = Lungengefäßstamm)
Zyanose	livide (= blau-rötliche) Verfärbung der Haut und Schleimhaut

Inhaltsverzeichnis

I	Atmungssystem	1
1	**Anatomie**	**3**
1.1	Nase	3
1.1.1	Aufbau	3
1.1.2	Nasenscheidewand	4
1.1.3	Nasenmuscheln und Nasengänge	5
1.1.4	Nasennebenhöhlen	6
1.1.5	Aufgaben der Nase	6
1.1.6	Geruchssinn	6
1.2	Rachen	9
1.3	Kehlkopf	11
1.3.1	Schildknorpel	11
1.3.2	Kehldeckel	12
1.3.3	Ringknorpel	12
1.3.4	Stellknorpel	12
1.3.5	Kehlkopffunktionen	12
1.3.6	Zungenbein	13
1.4	Luftröhre	14
1.4.1	Bronchien	14
1.4.2	Wandaufbau der Atemwege	16
1.5	Lunge	17
1.5.1	Lage	17
1.5.2	Aufbau	18
1.5.3	Alveolen	18
1.5.4	Blutversorgung	18
1.5.5	Lungenhilus	18
1.5.6	Pleura	20
1.6	Mediastinum	22
2	**Physiologie**	**25**
2.1	Atemvolumina	26
2.1.1	Anatomischer Totraum	26
2.1.2	Atemzugvolumen	26
2.1.3	Lungenvolumen	27
2.1.4	Reservevolumina	27
2.1.5	Vitalkapazität und Totalkapazität	27
2.1.6	Atemminutenvolumen	28
2.1.7	Einsekundenkapazität	28
2.2	Diffusion der Atemgase	29
2.2.1	Grundlagen	29
2.2.2	Kriterien der Diffusion	29
2.2.3	Konzentrationsgefälle und Transport der Atemgase	30
2.3	Farbe des Blutes	33
2.4	Kohlendioxid als Säure	34
2.5	Atemmechanik	35
2.5.1	Atemmuskulatur	35
2.5.2	Retraktionskraft	36
2.5.3	Surfactant	36
2.6	Innere Atmung	37
2.7	Atmungsregulation	39
2.7.1	Atemzentrum	39
2.7.2	Beeinflussung des Atemzentrums	39
2.7.3	Abweichungen vom Atemrhythmus	41
3	**Untersuchung**	**45**
3.1	Auskultation	45
3.1.1	Durchführung	45
3.1.2	Physiologische Atemgeräusche	47
3.1.3	Pathologische Atemgeräusche	48
3.1.4	Bronchophonie	50
3.2	Palpation	50
3.2.1	Stimmfremitus	50
3.3	Perkussion	51
3.3.1	Durchführung	51
3.3.2	Qualität des Klopfschalls	52
3.3.3	Perkussion von Organgrenzen	52
3.4	Apparative Untersuchungen	53
3.4.1	Lungenfunktionsprüfung	53
3.4.2	Bronchoskopie	53
3.4.3	Bronchographie	54
3.4.4	Mediastinoskopie	54
3.4.5	Röntgen	54
3.4.6	Szintigraphie	54
4	**Krankheitsbilder**	**57**
4.1	Stridor und Fremdkörperaspiration	57
4.2	Schlafapnoe-Syndrom und Schnarchen	60
4.2.1	Schlafapnoe-Syndrom	60
4.2.2	Schnarchen	62
4.3	Hyperventilationssyndrom	62
4.4	Pneumothorax	63
4.5	Bronchiektasen	66
4.6	Atemwegsinfekte	68
4.7	Sinusitis	72
4.8	Laryngitis	73
4.8.1	Pseudokrupp	73
4.8.2	Epiglottitis	74
4.8.3	Krupp	74
4.8.4	Chronische Laryngitis	74
4.9	Tracheitis	75

4.10	Bronchitis	75		7	**Untersuchung**	131
4.10.1	Akute Bronchitis	75		7.1	Anamnese	131
4.10.2	Chronische Bronchitis	76		7.2	Sehschärfe	132
4.10.3	Obstruktive Bronchitis (COPD)	77		7.3	Farbensehen	132
4.11	Pneumonie	79		7.4	Strabismus	132
4.12	Pleuritis	82		7.5	Reflexe	133
4.12.1	Pleuritis sicca	82		7.5.1	Lichtreflex	133
4.12.2	Pleuritis exsudativa	82		7.5.2	Akkommodation (Naheinstellung)	133
4.13	Asthma bronchiale	84		7.5.3	Kornealreflex	133
4.14	Heuschnupfen	88		7.5.4	Störungen der Reflexe	133
4.15	Lungenemphysem	90		7.6	Vordere Augenabschnitte	135
4.16	Atelektase	92		7.7	Ophthalmoskopie	135
4.17	Lungenfibrose	93		7.8	Perimetrie	136
4.17.1	Silikose	94		7.9	Augeninnendruck	137
4.17.2	Asbestose	95				
4.18	Lungenembolie	95		8	**Krankheitsbilder**	139
4.19	Lungenödem	98		8.1	Konjunktivitis	139
4.20	Bronchialkarzinom	99		8.2	Keratitis	141
4.21	Sarkoidose	102		8.3	Keratoconjunctivitis sicca	143
				8.4	Uveitis	144
II	**Sinnesorgane: Auge**	105		8.5	Katarakt	146
				8.6	Glaukom	147
5	**Anatomie**	107		8.7	Optikusneuritis	150
5.1	Lage	107		8.8	Netzhautablösung	151
5.2	Augenhüllen	108		8.9	Stauungspapille	153
5.2.1	Äußere Augenhaut	108				
5.2.2	Mittlere Augenhaut	108		**III**	**Sinnesorgane: Ohr**	155
5.2.3	Innere Augenhaut	109				
5.3	Räume des Auges	112		9	**Anatomie**	157
5.3.1	Vordere und hintere Augenkammer	112		9.1	Äußeres Ohr	157
5.3.2	Glaskörper	112		9.1.1	Ohrmuschel	157
5.4	Blutversorgung	113		9.1.2	Äußerer Gehörgang	157
5.4.1	Arterielle Versorgung	113		9.1.3	Trommelfell	158
5.4.2	Venöse Entsorgung	114		9.2	Mittelohr	158
5.5	Augenmuskeln	114		9.2.1	Tuba auditiva	159
5.5.1	Äußere Augenmuskeln	114		9.2.2	Mastoid	159
5.5.2	Innere Augenmuskeln	115		9.2.3	Gehörknöchelchen	159
5.6	Schutzeinrichtungen des Auges	116		9.2.4	Muskeln der Paukenhöhle	160
5.6.1	Augenlider	116		9.3	Innenohr	160
5.6.2	Tränenapparat	118		9.3.1	Knöchernes Labyrinth	160
5.6.3	Konjunktiva	118		9.3.2	Häutiges Labyrinth	161
				9.3.3	Flüssigkeiten des Innenohrs	162
6	**Physiologie**	121		9.3.4	Nervale Versorgung	163
6.1	Optisches System des Auges	121		9.4	Blutversorgung	164
6.1.1	Akkommodation	122				
6.1.2	Myopie und Hyperopie	123		10	**Physiologie**	165
6.1.3	Astigmatismus	124		10.1	Hörorgan	165
6.1.4	Ursachen der Fehlsichtigkeit	124		10.1.1	Definitionen	165
6.1.5	Ausgleich der Fehlsichtigkeit	125		10.1.2	Schallleitung	166
6.2	Sehvorgang in der Netzhaut	125		10.1.3	Corti-Organ	168
6.2.1	Biochemische Grundlagen	125		10.1.4	Nervale Leitung	171
6.2.2	Räumliches Sehen	126		10.2	Gleichgewichtsorgan	172
6.2.3	„Räumliches Sehen" durch 3D-Effekte	128		10.2.1	Aufbau	172

10.2.2	Bogengangsapparat	173
10.2.3	Makulaorgane	173
10.2.4	Funktionen	173
10.2.5	Nervale Leitung	174
10.2.6	Nystagmus	175

11	**Untersuchung**	177
11.1	Hörorgan	177
11.1.1	Ohrspiegelung	177
11.1.2	Audiometrie	177
11.2	Gleichgewichtsorgan	178
11.2.1	Gleichgewichtsprüfung	178
11.2.2	Nystagmus	179

12	**Krankheitsbilder**	181
12.1	Otitis externa	181
12.2	Otitis media	182
12.3	Schwerhörigkeit	183
12.4	Tinnitus aurium und Hörsturz	185
12.4.1	Tinnitus	185
12.4.2	Hörsturz	186
12.5	Morbus Menière	187
12.6	Akustikusneurinom	188

Register 190

I Atmungssystem

1 Anatomie 3

2 Physiologie 25

3 Untersuchung 45

4 Krankheitsbilder 57

KAPITEL 1

Anatomie

1.1	Nase 3		1.4	Luftröhre 14
1.1.1	Aufbau 3		1.4.1	Bronchien 14
1.1.2	Nasenscheidewand 4		1.4.2	Wandaufbau der Atemwege 16
1.1.3	Nasenmuscheln und Nasengänge 5			
1.1.4	Nasennebenhöhlen 6		1.5	Lunge 17
1.1.5	Aufgaben der Nase 6		1.5.1	Lage 17
1.1.6	Geruchssinn 6		1.5.2	Aufbau 18
			1.5.3	Alveolen 18
1.2	Rachen 9		1.5.4	Blutversorgung 18
			1.5.5	Lungenhilus 18
1.3	Kehlkopf 11		1.5.6	Pleura 20
1.3.1	Schildknorpel 11			
1.3.2	Kehldeckel 12		1.6	Mediastinum 22
1.3.3	Ringknorpel 12			
1.3.4	Stellknorpel 12			
1.3.5	Kehlkopffunktionen 12			
1.3.6	Zungenbein 13			

Einführung

Einzellige Lebewesen wie z. B. Bakterien oder Protozoen nehmen **Sauerstoff** (O_2) direkt aus der Umgebung in ihre Zellen auf und geben ihn nach seiner Verstoffwechselung als **Kohlendioxid** (CO_2) wieder an die Außenwelt ab. Auch bei vielzelligen Lebewesen einschließlich des Menschen nimmt jede einzelne Körperzelle den Sauerstoff aus ihrer direkten Umgebung auf und gibt das Endprodukt Kohlendioxid wiederum nach außen ab. Hier ist die Umgebung aber nicht die Luft der Außenwelt, sondern Nachbarzelle und Bindegewebe, also der Interzellularraum. Der Weg über die Haut und weitere Gewebeschichten ist hier so groß und hindernisreich, dass eine Diffusion von Sauerstoff direkt aus der Umwelt nicht mehr in Frage kommt. Die höheren Organismen sind also gezwungen, denselben auf anderem Wege neben jede einzelne Körperzelle zu transportieren und das entstandene CO_2 wieder wegzuräumen. Dazu wurden **Kiemen** und **Lunge** entwickelt sowie **Blut** und **Blutgefäße** als Transportvehikel für O_2, CO_2 und weitere Stoffe.

Das, was bei unseren Vorfahren, den Einzellern, so einfach und effektiv begann, wird nun zu einer äußerst komplexen und komplizierten Angelegenheit, die noch dazu auf jeder Stufe des Transports den vielfältigsten Störmöglichkeiten ausgesetzt ist: Beim Menschen unterliegt bereits der erste Schritt, der O_2-Transport von der Nasenspitze bis in die Lunge, zahlreichen Störfaktoren bis hin zum Asthma bronchiale oder der totalen Verlegung der oberen Luftwege in Gestalt einer Fremdkörperaspiration oder eines Glottisödems, bei dem eventuell noch ein gerade ausreichender Luftrest in der Lunge ankommt oder aber bereits der Erstickungstod eintreten kann.

Der Eintritt von Luft in Mund oder Nase erfolgt in der Folge des Sogs der sich entfaltenden Lunge auf die darüber befindlichen Atemwege und damit auf die Luft der Umgebung. Vor allem das Zwerchfell, aber auch zahlreiche weitere Muskeln ermöglichen bzw. erzwingen die Entfaltung der beiden Lungenflügel.

1.1 Nase

1.1.1 Aufbau

Der **vordere Anteil** der Nase besteht aus **knorpeligen** und **bindegewebigen** Anteilen. **Dorsal** wird die Nase **knöchern** aus Anteilen von Maxilla, Os palatinum, Os ethmoidale, Vomer, Concha nasalis inferior und Os nasale aufgebaut (➤ Abb. 1.1; ➤ Fach Bewegungsapparat).

Der vordere Anteil des Daches der Mundhöhle, der **harte Gaumen** (Palatum durum), bildet gleichzeitig den **Boden** der **Nasenhöhle**, trennt also die beiden Höhlen voneinander. Er besteht aus 2 verschiedenen Knochen – ventral aus Anteilen der **Maxilla** (Oberkiefer) und dorsal aus Anteilen des **Os palatinum** (Gaumenbein) (> Abb. 1.2). Der Gaumen wird im Anschluss an den harten durch den **weichen Gaumen** (Palatum molle; > Abb. 1.4) nach dorsal verlängert, der abschließend in das Gaumenzäpfchen (**Uvula**) übergeht.

Das **Dach** der Nase besteht ventral, entsprechend dem gesamten ventralen Anteil, aus **hyalinem Knorpel**. Hieran schließt sich nach dorsal das kleine Nasenbein (Os nasale) an. Den hintersten Anteil des knöchernen Nasendaches bildet schließlich das **Siebbein** (Os ethmoidale), das bereits vom **Stirnbein** (Os frontale) überragt und bedeckt wird.

> **HINWEIS PRÜFUNG**
> Die Bezeichnungen der einzelnen Knorpelanteile der vorderen Nasenhälfte (> Abb. 1.2) besitzen im Hinblick auf die Heilpraktikerprüfung keinerlei Bedeutung. Das Wissen darum, dass die Nase in ihrem vorderen Anteil knorpelig und im hinteren Teil knöchern aufgebaut ist, reicht vollkommen aus.

1.1.2 Nasenscheidewand

In der Mediansagittalen der Nase befindet sich die im **vorderen Anteil knorpelige** Nasenscheidewand (Septum nasi), die den gesamten Nasenraum in eine linke und eine rechte Hälfte aufteilt. Der hintere knöcherne Anteil des Septum nasi besteht im **kaudalen** Abschnitt aus dem **Vomer** (Pflugscharbein) und im **kranialen** Anteil aus einem Ausläufer des **Siebbeins** (Os ethmoidale) (> Abb. 1.3). Auf der dem Gehirn zugewandten Seite des Siebbeins liegt der **Bulbus olfactorius** als Umschaltstation des Riechnerven (N. olfactorius) auf und erhält hier zahllose Fasern durch das Os ethmoidale hindurch aus dem hinteren oberen Bereich der Nasenhöhle.

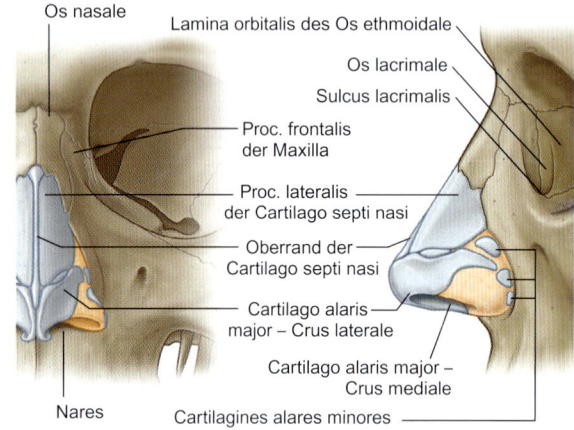

Abb. 1.1 Knorpelige Anteile der Nase und Os nasale. [E402]

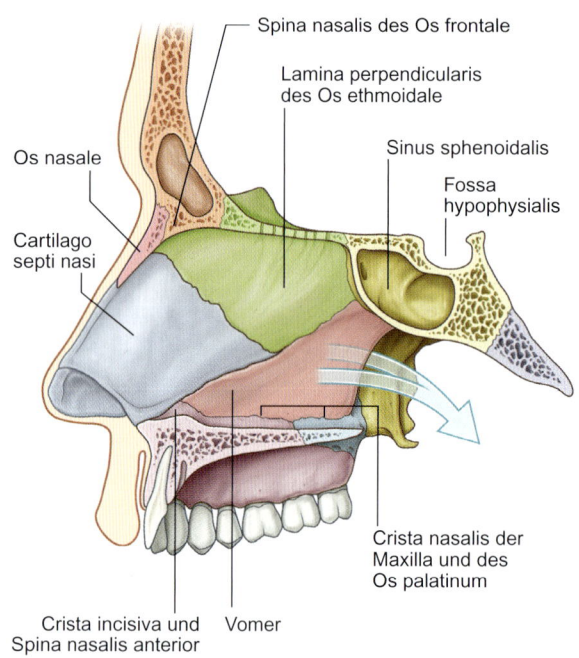

Abb. 1.3 Aufbau der Nasenscheidewand. [E402]

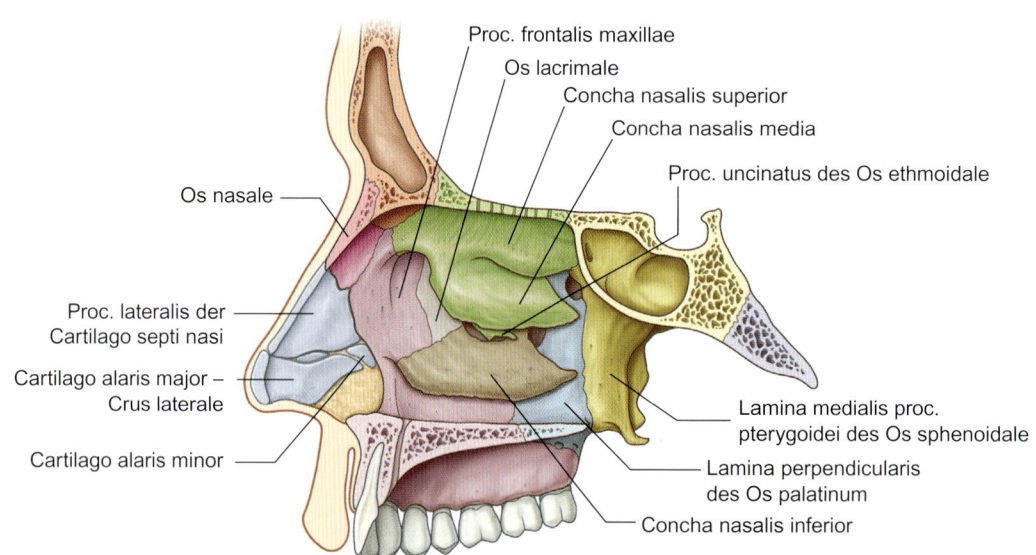

Abb. 1.2 Blick in die rechte Nasenhöhle. [E402]

PATHOLOGIE

Der vordere **knorpelige Anteil** der Nasenscheidewand weist häufig kleinere oder größere **Verbiegungen** auf (zumeist nach rechts) und kann damit zu **Behinderungen der Nasenatmung** führen. Dies kann operativ korrigiert werden. In zahlreichen Fällen ist eine solche Verbiegung aber nur die scheinbare Ursache und die behinderte Nasenatmung wird mehr durch eine Anschwellung der Schleimhäute bedingt – besonders häufig beim Atopiker.

1.1.3 Nasenmuscheln und Nasengänge

Im Anschluss an die beiden Nasenlöcher befindet sich beidseits des Nasenseptums eine kleine Höhle, das **Vestibulum nasi**. Dies ist der Raum, in dem sich (natürlich nur in der frühen Kindheit) gerne die Finger aufhalten. Nach dorsal werden die Strukturen etwas komplizierter, da hier von **lateral** her die **3 Conchae nasales (Nasenmuscheln)** den Nasenraum in 3 längs verlaufende, schmale **oberer**, **mittlerer** und **unterer Nasengang** (Meatus nasi) unterteilen (> Abb. 1.5). Die eigentlich sehr große Nasenhöhle wird also durch die Nasenmuscheln in 3 relativ **enge Nasengänge** unterteilt. Diese knöchernen Strukturen werden zusätzlich, entsprechend sämtlicher Strukturen der Atemwege, von Schleimhaut überzogen, wodurch sich die für die Atemluft zur Verfügung stehenden Nasengänge noch weiter verengen.

Die **Conchae nasales** sind mit **Schleimhaut** überzogen, bestehen aber im Gegensatz zu den ventralen Anteilen der Nase (= hyaliner Knorpel) aus **Knochen**. Dabei wird die Concha nasalis **inferior** als **separater Knochen** angesehen, während es sich bei der **mittleren** und **oberen** Nasenmuschel um knöcherne Ausstülpungen des **Siebbeins** handelt. In die 3 Gänge zwischen den Nasenmuscheln münden die **Ausführungsgänge** der **Nasennebenhöhlen** (> Abb. 1.4) sowie des **Tränennasengangs** (Ductus nasolacrimalis) (> Abb. 1.5). Letzterer führt sein Sekret in den Meatus nasi inferior.

PATHOLOGIE
Nasenbluten

Die dem **Nasenseptum** aufgelagerte Schleimhaut ist besonders in dessen **vorderstem, knorpeligen Anteil**, also im Vestibulum nasi, reichlich mit **Blutgefäßen** versorgt, die sehr oberflächlich liegen, häufig auch erweitert sind und schon bei kleineren Reizungen bluten können. Der Ort dieser besonders leicht blutenden Schleimhautregion wird **Locus Kiesselbachi** genannt. Das bei vielen Menschen recht häufige Nasenbluten **(Epistaxis)** erfolgt fast immer aus diesem nach dem HNO-Arzt Kiesselbach benannten Ort.

Ursachen
- mechanische Irritationen, gehäuftes Naseputzen
- trockene Nasenschleimhaut (Rhinitis sicca)
- Infektionen (grippale Infekte, Virusgrippe u. a.)
- arterielle Hypertonie
- Gerinnungsstörungen: Thrombopenie, Mangel an Gerinnungsfaktoren oder an Vitamin K, Marcumar®, ASS, massiver Mangel an Vitamin C (Skorbut)
- Fraktur der knöchernen Nasenstrukturen, Weichteilverletzungen, Tumoren (selten)

Therapie
Es ist zumeist sehr einfach, ein solches Nasenbluten zu stoppen: Die wichtigste Maßnahme ist, wie bei jedem blutenden Gefäß des Körpers, soweit dies möglich ist, der **direkte Druck** auf das Gefäß am Ort seiner „Undichtigkeit", also der kräftige Druck auf den Nasenflügel im Bereich der Blutung. Diesen Druck sollte man nicht alle 10 s aufheben, um zu sehen, ob es noch blutet, sondern über **mehrere Minuten ununterbrochen aufrechthalten**. Ergänzend kann man **Kälte** auf den **Nacken** des Patienten aufbringen, weil dieselbe reflektorisch auch die Gefäße der Nasenschleimhaut verengt, wodurch die Blutung leichter zum Stehen kommt. Der **Oberkörper** des Patienten sollte sich in **aufrechter** Position befinden, bei leicht nach **vorne geneigtem Kopf**, damit das Blut hydrostatisch an

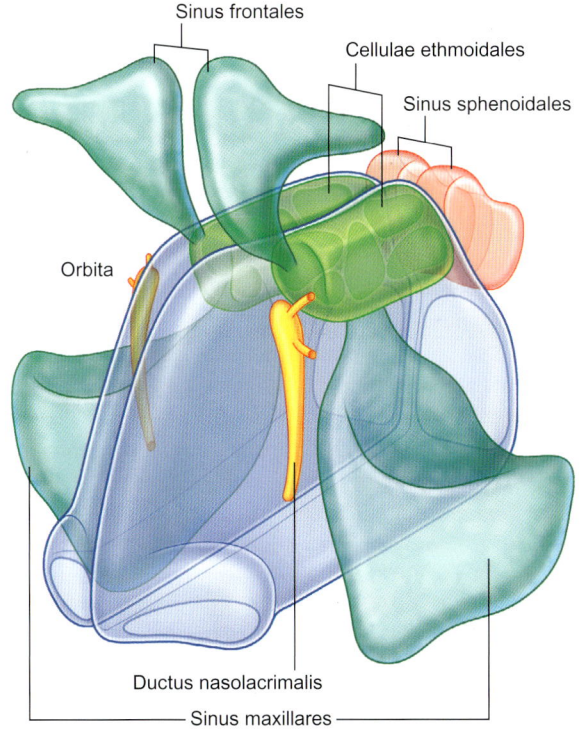

Abb. 1.4 Nasennebenhöhlen und ihre Beziehung zur Nase. [E402]

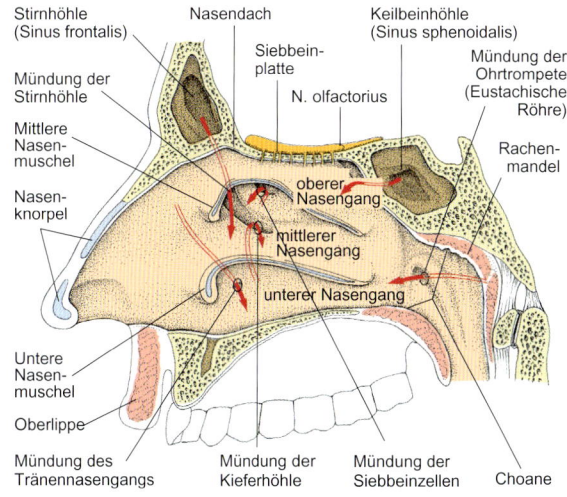

Abb. 1.5 Ausführungsgänge der Nasennebenhöhlen und des Tränennasengangs. [L190]

Druck verliert und nicht unbemerkt nach hinten ablaufen kann. Bei schwer zu stillenden Blutungen wird **tamponiert** (Clauden® Gaze). Dies gilt besonders für traumatisch verursachte Blutungen bzw. dorsale Blutungen z. B. aus dem Bereich der Choanen. Ist eine arterielle Hypertonie ursächlich, wird der Blutdruck medikamentös gesenkt. Bei rezidivierender, mechanisch verursachter Epistaxis kann man die Gefäße des Locus Kiesselbachi **koagulieren**.

1.1.4 Nasennebenhöhlen

Bei den **N**asen**n**eben**h**öhlen (**NNH**) handelt es sich um „neben der Nase befindliche", schleimhautausgekleidete, knöcherne Höhlen, die über Ausführungsgänge mit dem Nasenraum in Verbindung stehen und daher **lufthaltig** sind. Die größte dieser Höhlen befindet sich in der Maxilla (Kieferhöhle = Sinus maxillaris), weitere im Stirnbein (Stirnhöhle = Sinus frontalis), im Ethmoid (Siebbeinzellen = Sinus ethmoidalis) und im Keilbein (Keilbeinhöhle = Sinus sphenoidalis) (> Abb. 1.4). Berechnet man diese **4 NNH** entsprechend ihres tatsächlichen Vorkommens **doppelt**, so sind es **8**:
1. 2 **Kieferhöhlen** (Sinus maxillares)
2. 2 **Stirnhöhlen** (Sinus frontales)
3. kommunizierende Hohlräume in 2 Siebbeinen, sog. **Siebbeinzellen** (Sinus ethmoidales)
4. 2 **Keilbeinhöhlen** (Sinus sphenoidales).

Ausführungsgänge der NNH (> Abb. 1.5)

In den oberen Nasengang, Meatus nasi superior, mündet ein Teil der Siebbeinzellen. Die restlichen Siebbeinzellen sowie die Ausgänge von Stirnhöhlen und Kieferhöhlen münden in den Meatus nasi medius. Die Keilbeinhöhlen schließlich münden dorsal der oberen Muschel in den dort wieder breiten gemeinsamen Nasengang.

Die genaue Kenntnis der einzelnen Mündungsstellen ist nicht von allzu großer Bedeutung. Wichtiger ist das Verständnis darum, dass das **Innere der Nase** den **Treffpunkt sämtlicher Nebenhöhlen** darstellt und dass deshalb von hier aus eine in der Nase beginnende Infektion (**Rhinitis**) auch sämtliche NNH in Mitleidenschaft ziehen kann: Es kommt zur **Sinusitis** (Entzündung der NNH). Zumeist ist hierbei auch der ebenfalls schleimhautausgekleidete Verbindungsgang mitbetroffen und angeschwollen, sodass das sich in der Nebenhöhle bildende Sekret nicht abfließen kann.

Der **Tränennasengang** sorgt im Verein mit der gut durchbluteten Schleimhaut dafür, dass die Gänge und Höhlen weitgehend mit Wasserdampf gesättigt sind, woraus eine gute **Anfeuchtung der Atemluft** bereits in diesem ersten Abschnitt der oberen Atemwege resultiert.

Ergänzt werden soll, dass der **gesamte Luftraum** von **Rachen, Nase** und **NNH** eine Art **Resonanzboden** für die **Stimme** bildet und ihren Klangcharakter beeinflusst.

Choanen

Dort, wo die Conchae nasales dorsal enden, liegen beidseits des knöchernen Nasenseptums die beiden **Choanen** (> Abb. 1.5). Mit diesem Begriff werden die **hinteren Nasenöffnungen** bzw. der nun wiederum weiträumige Anteil des dorsalen Nasenraums bezeichnet, der durch das Septum in zwei Hälften getrennt wird. Die Choanen bilden den Übergang in den kranialen Teil des Rachens (Epipharynx).

1.1.5 Aufgaben der Nase

Durch die Terminalhaare im Vestibulum nasi sowie durch die relative Enge in den beidseits 3 Nasengängen werden gröbere Verunreinigungen aus der Atemluft **gefiltert**. Die gut befeuchtete, „klebrige" und mit Flimmerhaaren besetzte Schleimhaut des gesamten Nasenraums filtert, unterstützt durch den Niesreiz, auch kleinere Partikel. Die **Flimmerhaare** bewegen den **Sekretfilm in Richtung Rachen**. Daneben sorgt diese Schleimhaut mit ihrer großen Oberfläche von insgesamt 150 cm^2 (einschließlich Nasennebenhöhlen) für eine erste **Befeuchtung** und **Anwärmung** der Luft.

Die zahllosen Endungen des Riechnerven sorgen außerdem dafür, dass man die Nase dorthin bewegen kann, wo die Luft möglichst gut riecht und, zumeist damit verbunden, möglichst rein ist. Der **Riechnerv** hat also eine deutliche **Warnfunktion** und ist nicht nur für den Genuss eines guten Essens zuständig.

MERKE
Die Funktionen der Nase – Filterung, Luftbefeuchtung, Vorwärmung und Warnfunktion – gehen bei der **Mundatmung** größtenteils **verloren**.

1.1.6 Geruchssinn

Riechnerv und Riechbahn

Die **Sinneszellen (Riechzellen)** am **Dach der Nase** bilden mit ihren Neuriten (Axonen) in ihrer Gesamtheit den Riechnerven **N. olfactorius**. Bei diesem ersten von insgesamt 12 Hirnnervenpaaren handelt es sich also um die Gesamtheit der Neurone, die von den **Riechzellen der Nasenschleimhaut** in etwa 20 kleinen Bündeln (**Fila olfactoria**) durch ebenso viele knöcherne Aussparungen des Os ethmoidale (**Lamina cribrosa**) in die vordere Schädelgrube ziehen. Hier werden sie im sog. **Bulbus olfactorius** (Riechkolben), der Lamina cribrosa aufliegend, auf das 2. Neuron umgeschaltet (> Abb. 1.6). In der Mitte zwischen den beiden durchlöcherten Platten der Lamina cribrosa befindet sich als oberster Anteil des Ethmoids die **Crista galli** (Hahnenkamm).

Bei der Umschaltung von den 1. Neuronen (Axone der Sinneszellen) auf das 2. Neuron im Bulbus olfactorius konvergieren bis zu 1.000 Sinneszellen, die denselben Duftstoff erkennen, auf einzelne 2. Neurone, die sog. Glomeruli olfactorii. Die Informationen der Riechschleimhaut werden also zu passenden Einheiten zusammengefasst. Vom Bulbus aus laufen dann die Axone dieser Neurone im **Tractus olfactorius** zur **Riechrinde**, in der sie verarbeitet werden.

Wahrnehmungen von Gerüchen sind je nach Intensität und Akzeptanz mit Emotionen verbunden. Dies gilt auch für etliche

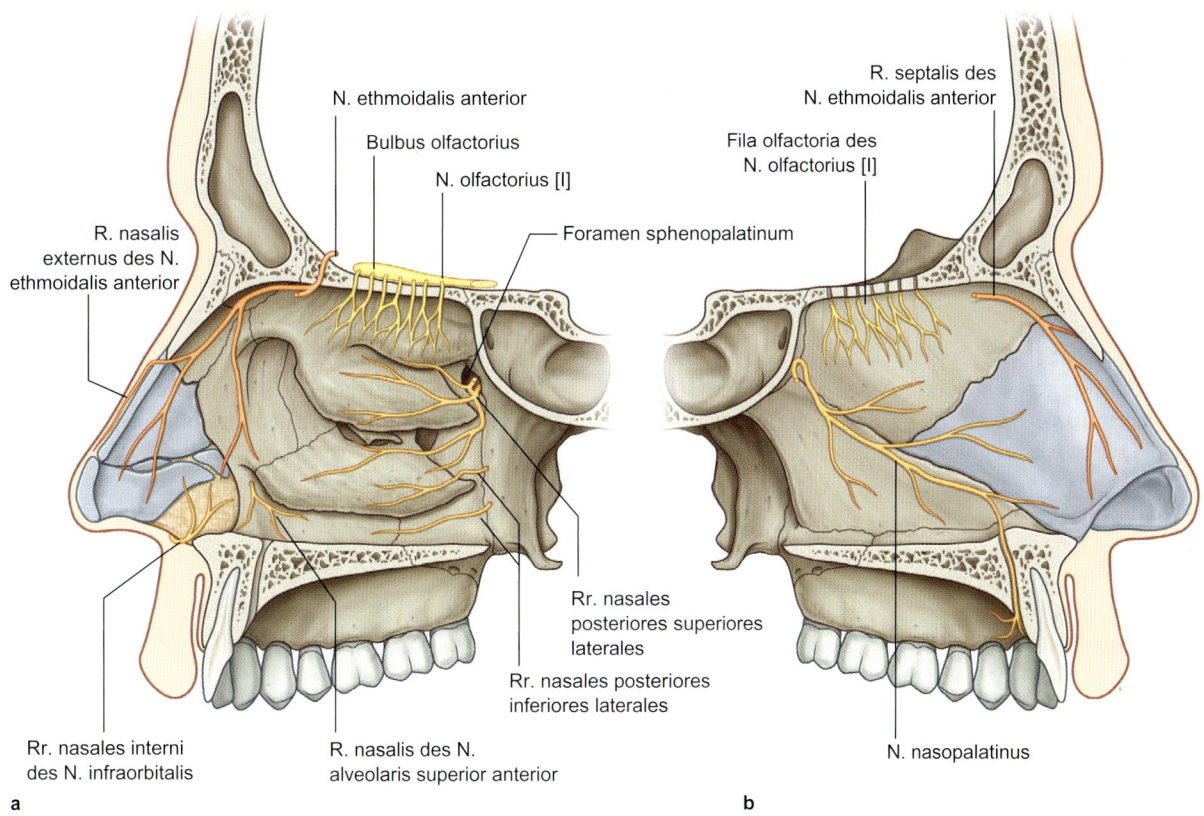

Abb. 1.6 Nervus und Bulbus olfactorius. **a** Blick in die rechte Nasenhöhle. **b** Nasenscheidewand, Öffnungen der Lamina cribrosa. [E402]

Geruchsstoffe wie z. B. geschlechtsspezifische Pheromone, die nicht bewusst wahrgenommen werden und doch Reaktionen veranlassen. Von daher erscheint es folgerichtig, dass die zerebralen Rindenfelder, die die Duftstoffe verarbeiten und bewusste und unbewusste Reaktionen steuern, zum **limbischen System** gehören. Sie liegen v. a. im Hippocampus (Gyrus parahippocampalis), der Insula und den Mandelkernen (Corpus amygdaloideum; ➤ Fach Neurologie).

Riechschleimhaut

Bei der Riechschleimhaut handelt es sich um ein etwa **5 cm²** umfassendes Areal am **Dach der Nasenhöhle** im Bereich der oberen Nasenmuschel. Hier befinden sich insgesamt rund **10 Millionen Riechzellen** (Riechsinneszellen), die spezialisierte Nervenzellen darstellen (Hunde besitzen **1 Milliarde** Riechzellen) (➤ Abb. 1.7a). Ihre dendritischen Fortsätze ragen in der Form feiner, wenige µm langer Härchen in die Schleimschicht hinein. Auf der Oberfläche dieser Härchen befinden sich Rezeptoren, an denen eine Vielzahl unterschiedlichster Moleküle spezifisch gebunden werden. Erstaunlich und einmalig für Nervenzellen ist, dass die Riechzellen aus Basalzellen des Riechepithels heraus ständig neu aufgebaut werden, sodass sich das gesamte **Epithel** alle 40–50 Tage **erneuert** – einschließlich ihrer axonalen Verschaltungen zum Bulbus olfactorius.

Begleitet werden die eigentlichen Sinneszellen neben den Basalzellen von Stützzellen (➤ Abb. 1.7b), im Bereich der nicht myelinisierten Axone von Gliazellen. Diese Axone bündeln sich mit den begleitenden Gliazellen zu Fila olfactoria (= N. olfactorius) und ziehen durch die Lamina cribrosa zum Bulbus olfactorius der vorderen Schädelgrube.

Man kennt inzwischen annähernd 2.000 Gene, ein beachtlicher Anteil des gesamten Genoms menschlicher DNA, die für eine entsprechende Zahl an spezifischen Geruchsrezeptoren codieren. Auf diese Weise lassen sich feinste Nuancen von Geruchsstoffen unterscheiden und spezifischen Ursachen zuordnen, soweit sie durch entsprechende Erfahrungswerte im Lauf des Lebens geprägt worden sind.

Funktionen des Geruchssinns

Der **Geruchssinn** bildet eine **Einheit mit dem Geschmackssinn** der Zunge. Nahrung kann süße, saure, salzige und bittere Anteile enthalten. Sie kann würzig (Umami) schmecken und mehr oder weniger fettige Komponenten enthalten. Auf noch unbekannte Weise sind hier Grundbedürfnisse des Organismus abgebildet, die ständigen Schwankungen unterliegen. Dem Bedürfnis nach Süßem folgt eventuell dasjenige nach Salzigem oder Saurem. Der Geschmack bitter hat eine Warnfunktion und dient dazu, die Nahrung im Zweifelsfall wieder auszuspucken. Alle diese Grundeigenschaften sind im Geschmackssinn der Zunge repräsentiert (➤ Fach Verdauungssystem).

1 Anatomie

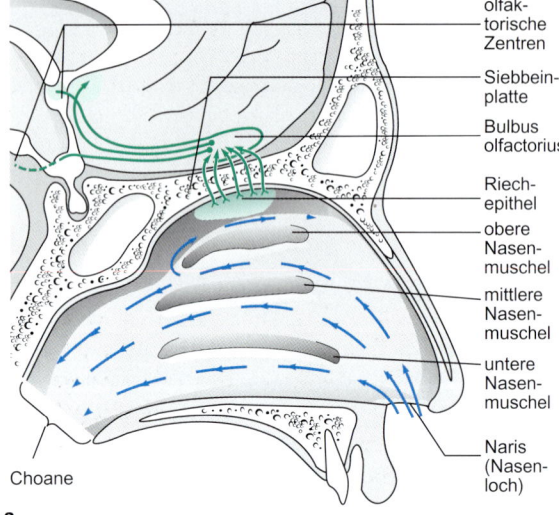

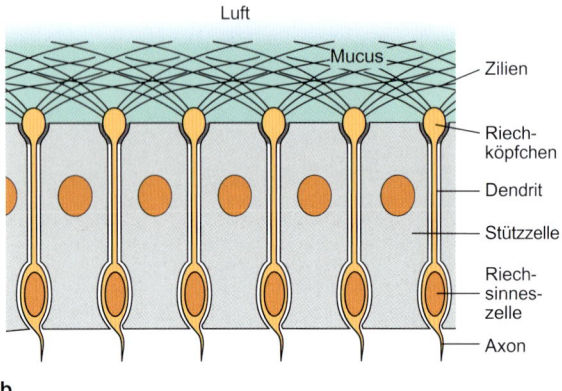

Abb. 1.7 a Lage des Riechepithels unter der Lamina cribrosa. **b** Schema seines histologischen Aufbaus. [L106]

Essen, das lediglich die angeführten Geschmacksrichtungen erkennen lässt, schmeckt fade und gleichartig – z. B. bei einer Rhinitis bzw. Sinusitis mit verstopfter Nase. Der eigentliche Genuss einer guten Mahlzeit entsteht erst durch die ergänzenden Funktionen der Riechschleimhaut. Einzelne **Moleküle** gelangen über die Atemluft zum **Riechepithel** und binden dort spezifisch und direkt, zumeist aber nach Diffusion durch den aufliegenden Schleim an ihre **Rezeptoren**. Dafür müssen diese Moleküle flüchtig sein, also **gasförmig** in die Atemluft gelangen. Dies erfolgt nicht ausschließlich von außen durch das Vestibulum nasi. Auch Duftstoffe derjenigen Nahrungsanteile, die sich bereits in der Mundhöhle befinden, werden bei der Ausatmung wahrgenommen, weil sie dabei durch die Choanen zur Riechschleimhaut gelangen.

Zuckerstrukturen oder Salze bzw. ihre Ionen sind nicht flüchtig, können also auch nicht wahrgenommen werden. Süß oder salzig kann man nicht riechen, sondern lediglich schmecken. Das Meer kann man nicht riechen, weil sein Wasser salzhaltig ist, sondern weil ungezählte weitere Inhaltsstoffe nebst der besonderen Reinheit der Luft eine besondere Komposition ergeben. Eine Inhalation von Salzwasser kann hinsichtlich des Salzgehaltes nicht sinnvoll sein. Es muss direkt auf die Schleimhäute aufgebracht werden, um z. B. osmotisch wirksam zu werden.

Neben dem **Genuss einer guten Mahlzeit** besteht die Funktion des Geruchssinns auch darin, die **Atemluft** danach zu **beurteilen**, ob sie verträglich und möglichst rein ist, oder ob sie wahrnehmbare toxische Substanzen enthält, die ein Verlassen des betreffenden Ortes als ratsam erscheinen lassen.

Zusammenfassung

Nase
- im vorderen Anteil **knorpelig**, im hinteren **knöchern** aufgebaut
- der Boden wird vom harten Gaumen gebildet

Nasenscheidewand (Septum nasi)
- teilt den Nasenraum in eine rechte und linke Hälfte
- besteht im hinteren, knöchernen Anteil aus Vomer und Teilen des Ethmoid
- Verbiegungen können zur Behinderung der Nasenatmung führen

Nasenmuscheln, Nasengänge
- 3 knöcherne Nasenmuscheln (Conchae nasales) teilen den Nasenraum von lateral her in 3 schmale Nasengänge (oberen, mittleren und unteren).

Nasennebenhöhlen
Lufthaltige knöcherne Höhlen
- Kieferhöhle (Sinus maxillaris)
- Stirnhöhle (Sinus frontalis)
- Siebbeinzellen (Sinus ethmoidales)
- Keilbeinhöhle (Sinus sphenoidalis)
- Die Ausführungsgänge von Nasennebenhöhlen und Tränennasengang münden in die Nasengänge.

Aufgaben
- Filterung (Haare, Schleimhaut mit Flimmerhaaren, Niesreiz)
- Befeuchtung der Atemluft
- Anwärmung der Atemluft
- Geruchssinn mit Warnfunktion

Nasenbluten (Epistaxis)
Meist aus der Schleimhaut des vorderen Nasenseptums mit ihren oberflächlich liegenden, mechanisch leicht verletzbaren Blutgefäßen (Locus Kiesselbachi)

Geruchssinn
- Die Axone der Sinneszellen (Riechzellen) am Dach der Nase bilden in ihrer Gesamtheit den N. olfactorius (I. Hirnnerv).
- Der Nerv zieht, aufgeteilt in 20 Bündel, durch die Lamina cribrosa des Os ethmoidale zum Bulbus olfactorius (vordere Schädelgrube).
- Die Neurone des Bulbus laufen als Tractus olfactorius zur Riechrinde: Teil des limbischen Systems.
- bildet bei Nahrungsaufnahme eine Einheit mit dem Geschmackssinn der Zunge

1.2 Rachen

Der Rachen (**Pharynx**) besteht aus den 3 Anteilen: Epipharynx, Mesopharynx und Hypopharynx (➤ Abb. 1.8). Epi heißt auf bzw. obendrauf, meso bedeutet in der Mitte und hypo schließlich unter bzw. unterhalb.

- Der **Epipharynx (Nasopharynx)** schließt sich dorsal an die Nasenhöhle an. Sein Dach wird vom **Os sphenoidale** (Keilbein) der Schädelbasis gebildet. Die dort liegende Keilbeinhöhle ist durch ihre tief im Schädel befindliche Lage als einzige der 4 Nasennebenhöhlen einer direkten, ambulanten Untersuchung nicht zugänglich. Am Dach des Rachens, also noch in direkter Nachbarschaft zur Nasenhöhle, befindet sich die **solitäre Rachenmandel** (**Tonsilla pharyngea** oder pharyngealis = **Adenoide**) und seitlich beidseits davon die Öffnung der **Ohrtrompete** (**Tuba auditiva, Eustachische Röhre**; ➤ Abb. 1.5). Die beiden Ohrtrompeten sind aus elastischem Knorpel aufgebaut und dienen der **Belüftung des Mittelohrs**, können allerdings bestehende Infektionen des Rachenraums nach dorthin weiterleiten (→ Otitis media) und/oder selbst zuschwellen und damit den Druckausgleich behindern.

> **PATHOLOGIE**
> Die **Rachenmandel** ist im **Kindesalter** häufig **vergrößert** (sog. **adenoide Vegetationen**) und behindert dadurch die **Nasenatmung**. Sie wird in diesen Fällen operativ verkleinert (nicht entfernt). Die Abtragung nennt man Adenotomie (AT), doch berichten die Eltern in der Regel fälschlicherweise von der „Polypenentfernung" bei ihren Kindern. Polypen sind Schleimhautwucherungen und haben mit lymphatischem Gewebe nichts zu tun.

- Der **Mesopharynx (Oropharynx)** folgt dorsal der Mundhöhle. Seine obere Begrenzung bildet die Uvula (= Gaumenzäpfchen als Teil des weichen Gaumens), seine untere die Epiglottis (Kehldeckel). Zwischen den beiden Gaumenbögen liegen seitlich beidseits die **paarigen Gaumenmandeln** (Tonsillae palatinae).
- Der **Hypopharynx (Laryngopharynx)** liegt direkt dorsal des Larynx (Kehlkopf) und, entsprechend dem gesamten Pharynx, direkt vor der Wirbelsäule. Er bildet lediglich eine schmale Tasche zwischen diesen beiden Strukturen. Nach kaudal geht er in die Speiseröhre (Ösophagus) über. Im Bereich des Hypopharynx **trennen** sich also **Atem-** und **Nahrungswege**.

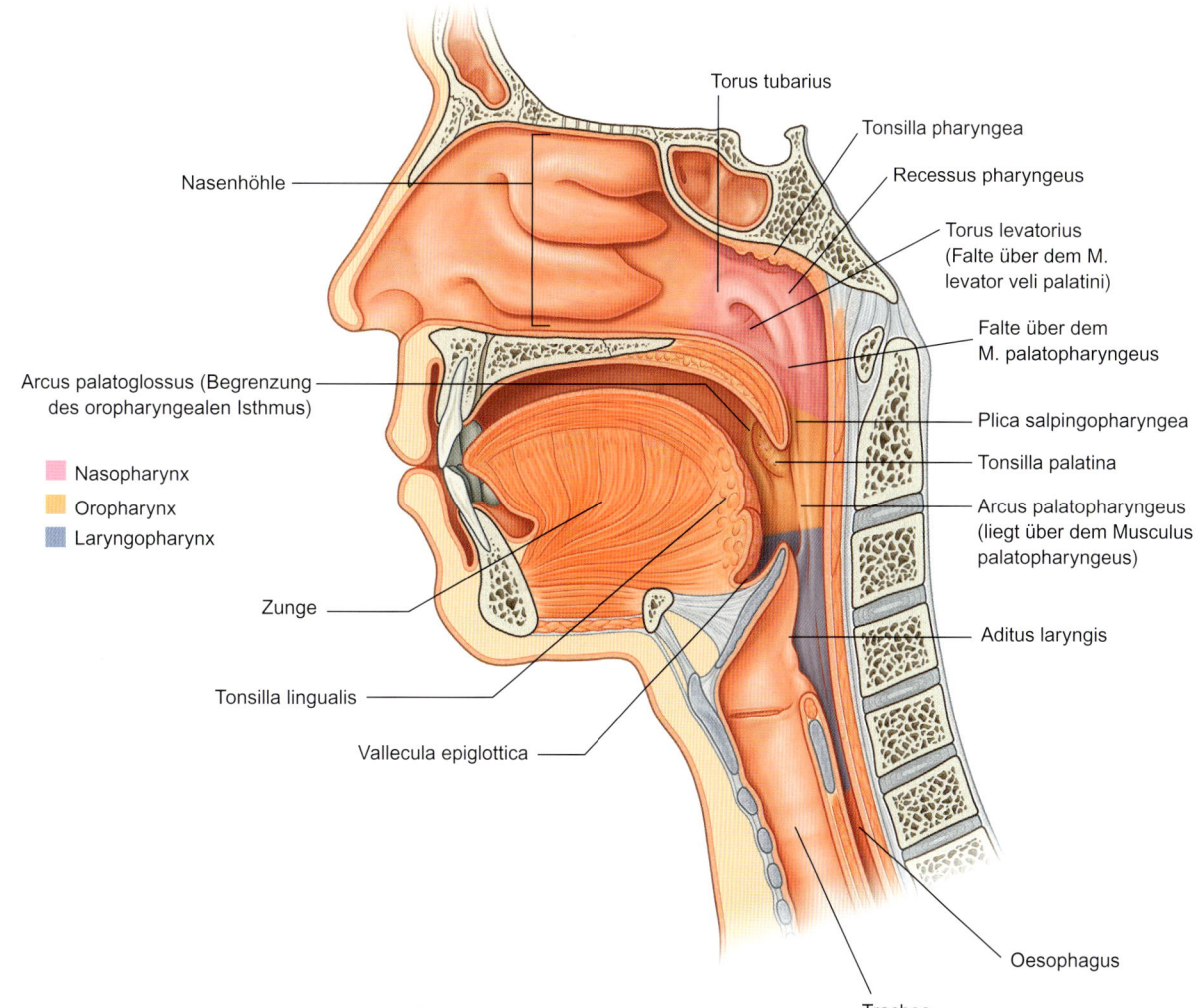

Abb. 1.8 Rachenanteile (Pharynx) und Übergang in den Kehlkopf (Larynx). [E402]

1 Anatomie

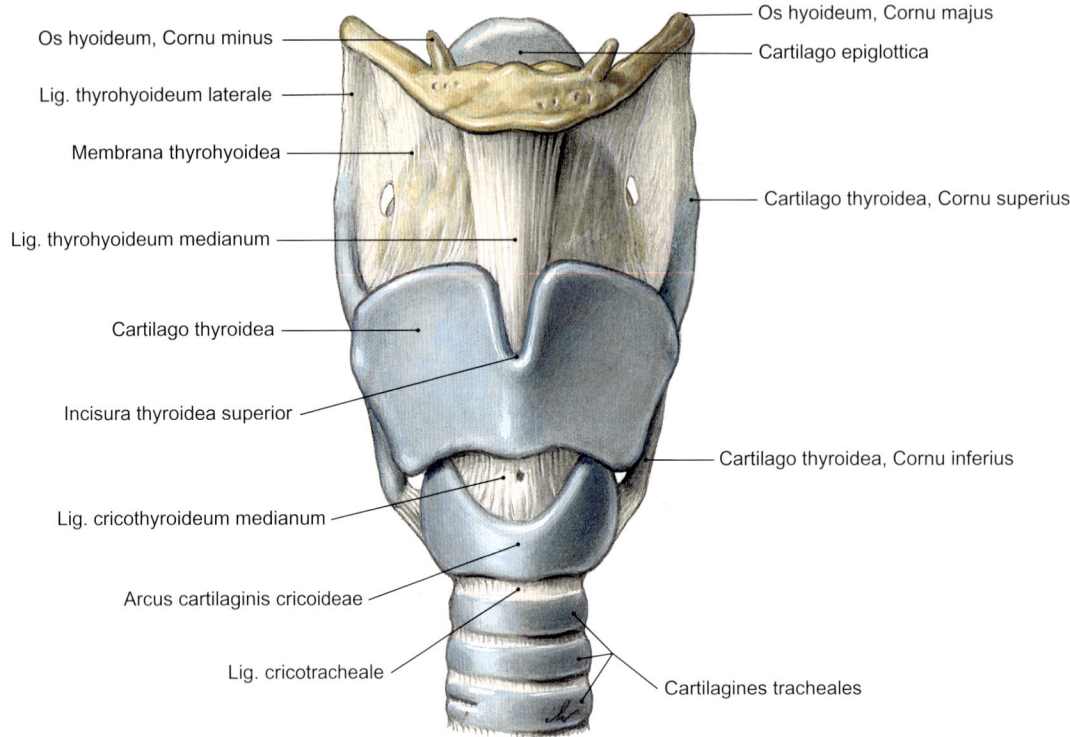

Abb. 1.9 a Kehlkopf von ventral. b Kehlkopf von dorsal. [S007-22]

1.3 Kehlkopf

Der Kehlkopf (**Larynx**) bildet den Beginn der unteren Luftwege. Aufgebaut ist er aus knorpeligen Strukturen, die bindegewebig und muskulär untereinander verbunden sind (> Abb. 1.9):
- Schildknorpel
- Ringknorpel
- Stellknorpel
- Kehldeckel

1.3.1 Schildknorpel

Der größte Teil des Kehlkopfs wird vom Schildknorpel (**Cartilago thyroidea**) eingenommen. Es handelt sich um eine breite Platte aus hyalinem Knorpel, die sich in einem Halb- bzw. Zweidrittelkreis **wie ein Schild** ventralseitig um wesentliche Strukturen des Kehlkopfes herumlegt, **dorsalseitig** also **offen** bleibt (> Abb. 1.9). In der Mitte des Oberrandes befindet sich ein kräftiger **Einschnitt** (Incisura thyroidea), der sich an der Außenseite des Halses gut tasten lässt. Der gesamte Oberrand einschließlich dieser Inzisur ist v. a. beim Mann noch weiter nach ventral verbogen und erscheint auf der Vorderseite des Halses als Vorwölbung („Adamsapfel"). Die **Mitte** des Schildknorpels projiziert sich beim Erwachsenen etwa auf den **5. HWK**.

An der Innenfläche des Schildknorpels sind **Kehldeckel** und vorderes Ende der **Stimmbänder** (Lig. vocale) befestigt (> Abb. 1.10). Die Stimmbänder stellen keine eigentlichen „Bänder", sondern Schleimhautfalten dar. Sie liegen in der Betrachtung des Halses von außen etwa 6–8 mm kaudal der Incisura thyroidea. Den gesamten stimmbildenden Raum unter Einschluss der beiden Stimmbänder nennt man **Glottis** (Stimmritze; > Abb. 1.11).

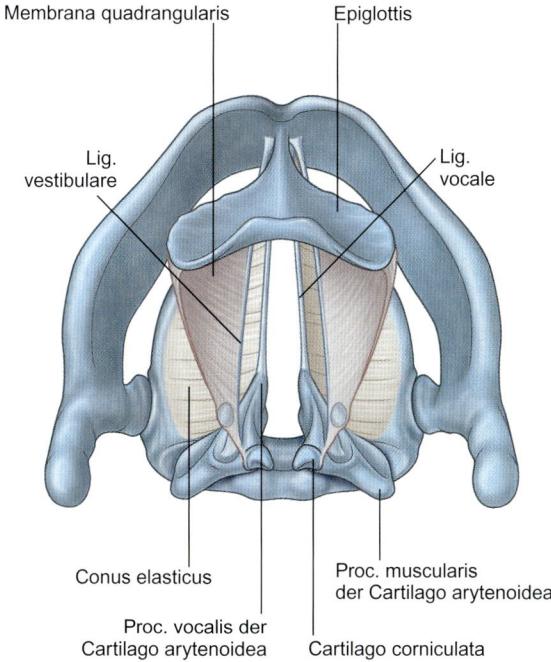

Abb. 1.10 Blick von kranial ventral auf die Strukturen der Glottis. [E402]

Ruheatmung

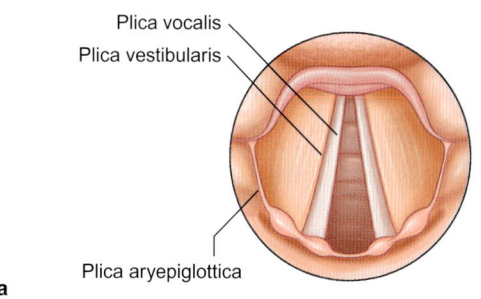

Forcierte Inspiration
- Abduzierte Plica vocalis und Rima glottidis weit geöffnet
- Vestibulum laryngis geöffnet

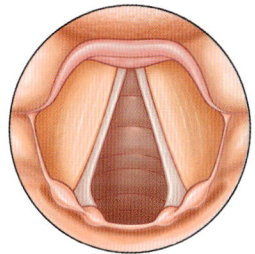

Phonation
- Plica vocalis ist adduziert und produziert bei Inspiration oder Exspiration ein pfeifendes Atemgeräusch
- Vestibulum laryngis geöffnet

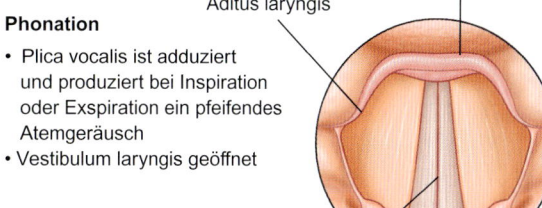

Geschlossene Stimmritze
- Plica vocalis und Plica vestibularis sind adduziert
- Stimmritze und Vestibulum laryngis geschlossen

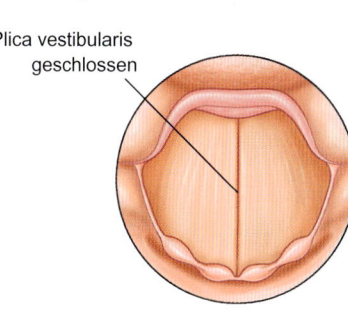

Schluckakt

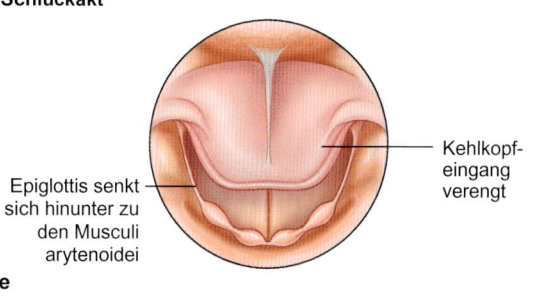

Abb. 1.11 Einstellungen der Glottis und Kehlkopfspiegelung. [E402]

1.3.2 Kehldeckel

Stimmritze Der Kehldeckel (**Epiglottis**) besteht aus schleimhautüberzogenem, **elastischem Knorpel**, während alle **anderen** Kehlkopfknorpel **hyalin** sind. Die Epiglottis ragt während der Atmung weit nach kranial aus den übrigen Strukturen des Kehlkopfes heraus (> Abb. 1.9), um beim Schluckvorgang nach unten zu klappen und den Eingang des Kehlkopfes gegen die Nahrung abzudichten. Dies ist im Wesentlichen ein passiver Prozess, bei dem der um einige Zentimeter nach kranial tretende Kehlkopf die Epiglottis gegen den Zungengrund und das eingeschobene Fettgewebe presst, wodurch dieselbe nach unten gedrückt wird. Diese Abdichtung ist aber keineswegs vollständig, sodass man aspiriert („sich verschluckt"), wenn versucht wird, während des Schluckvorgangs einzuatmen oder zu sprechen.

1.3.3 Ringknorpel

Der Ringknorpel (**Cartilago cricoidea**, Cricoid) liegt direkt unterhalb des Schildknorpels und ist mit diesem mittels einer kräftigen bindegewebigen Membran (**Membrana cricothyroidea**) verbunden, die sich ventral und lateral zwischen Schildknorpelunterrand und Ringknorpeloberrand ausspannt (> Abb. 1.9). Hier kann bei einer Fremdkörperaspiration bzw. bei einem Glottisödem mit vollständiger Verlegung der Atemwege ein lebensrettender Einschnitt (**Koniotomie**) vorgenommen werden. Diese Eröffnungsstelle ist der Tracheotomie im Bereich der 1.– 2. Trachealspange vorzuziehen, weil hier der Isthmus der Schilddrüse noch genügend weit entfernt ist, also nicht verletzt werden kann.

Der Ringknorpel umgibt ringförmig den **Larynx** und stellt dessen **kaudales Ende** dar. Ventral ist er recht niedrig, dorsal wesentlich höher. Er dient neben der Befestigung der Stellknorpel v. a. der Stabilisierung der Kehlkopfstruktur und der kaudal davon liegenden Luftröhre. Dorsal beginnt auf derselben Höhe (C5/C6) die Speiseröhre (Ösophagus) (> Abb. 1.12).

1.3.4 Stellknorpel

Am dorsalen Oberrand des Ringknorpels sind die dorsalen Enden der Stimmbänder über ihre beiden Stellknorpel (**Aryknorpel**, Cartilago arytaenoidea) befestigt (> Abb. 1.9, > Abb. 1.10). Die Stellknorpel regulieren durch ihre muskelgesteuerten Drehbewegungen **Spannung** und **Abstand** der **Stimmbänder** und damit auch die Tonhöhe sowie Atmung und Valsalva-Manöver (Husten, Bauchpresse).

1.3.5 Kehlkopffunktionen

Der Kehlkopf übernimmt verschiedene Aufgaben:
- Zum einen dient er mittels der enthaltenen Stimmbänder der **Stimmbildung**, ermöglicht also Sprache und Gesang, indem die beiden Stimmbänder im durchziehenden Luftstrom wie die Saiten eines Instruments schwingen.
- Zum anderen bietet er die Möglichkeit eines **dichten Verschlusses der Atemwege** und ermöglicht hierdurch die **Nahrungsaufnahme**, die **Bauchpresse** (Stuhlgang, Geburt) und schließlich auch effektive **Hustenstöße**, ohne die eingedrungene Fremdkörper oder der Schleim der Bronchien trotz deren Flimmerepithel nur unzureichend entfernt werden könnten. Hierbei wird nach maximaler Einatmung die Luft zunächst mittels der Exspirationsmuskulatur gegen die geschlossene Stimmritze (Glottis) gedrückt, um dann nach deren schneller Öffnung mit nahezu Schallgeschwindigkeit (ca. 1.100 km/h) wieder nach außen zu gelangen und dabei nicht allzu festhaftenden Inhalt mitzureißen.

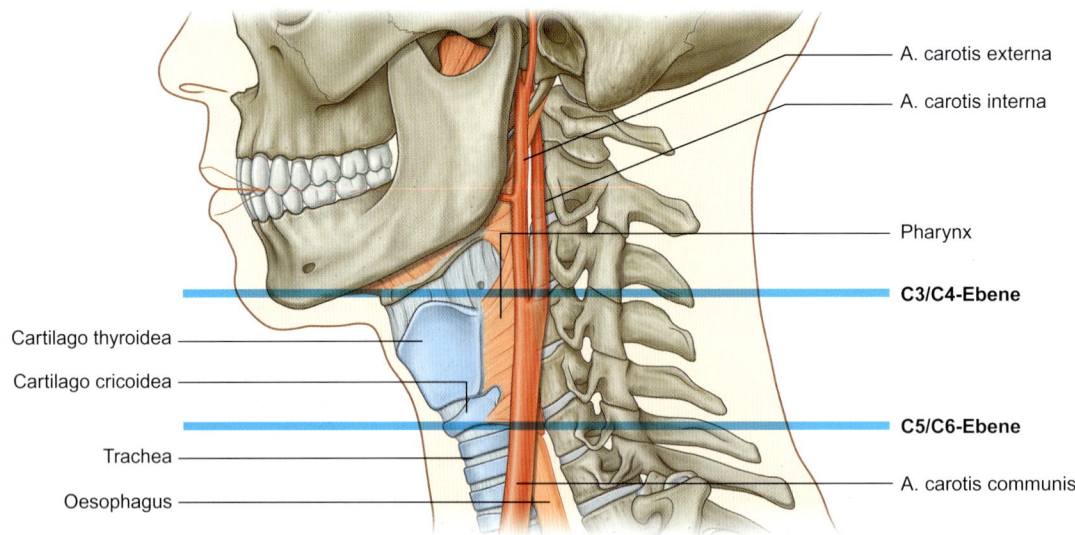

Abb. 1.12 Lage der Kehlkopfstrukturen. [E402]

Da sich der gesamte Kehlkopf im Lauf des Lebens ständig, also nicht nur in der Wachstumsphase, etwas absenkt, insgesamt um etliche Zentimeter, liegt er beim **Säugling** noch **deutlich weiter kranial** (> Abb. 1.13). Dies führt zu einem Hochstand von Epiglottis und weiteren Kehlkopfstrukturen, weshalb der Säugling **gleichzeitig trinken und atmen** kann. Dies macht aber gleichzeitig eine effiziente **Mundatmung unmöglich**, sodass gerade in den ersten Lebensmonaten dringend auf eine **unbehinderte Nasenatmung geachtet** werden muss.

MERKE
Die wesentlichen Kehlkopffunktionen werden von Glottis und Epiglottis erfüllt. Während die Epiglottis der etwas unvollständigen Abdichtung der Atemwege bei der Nahrungsaufnahme dient, steht die **Glottis** mit den Stimmbändern für Atmung, Stimmbildung und Gesang sowie eine **vollständige Abdichtung** der Atemwege zur Verfügung, ohne die eine wirksame Bauchpresse (Valsalva-Manöver) nicht möglich wäre.

Stimmbruch

Die Knorpelanteile des Kehlkopfes wachsen bei Jungen in der Pubertät testosteronstimuliert stärker als bei Mädchen, wodurch die **Stimmbänder länger** werden („Stimmbruch"). Gleichzeitig verändert sich mit dem Wachstum des Kehlkopfs auch der Winkel des Schildknorpels, wodurch sich die **Grundspannung** der Stimmbänder **vermindert**. Längere und geringer vorgespannte Stimmbänder lassen die **Stimme tiefer** werden, wobei auch noch die insgesamt größere, schwingende Luftsäule das Klangbild verschiebt.

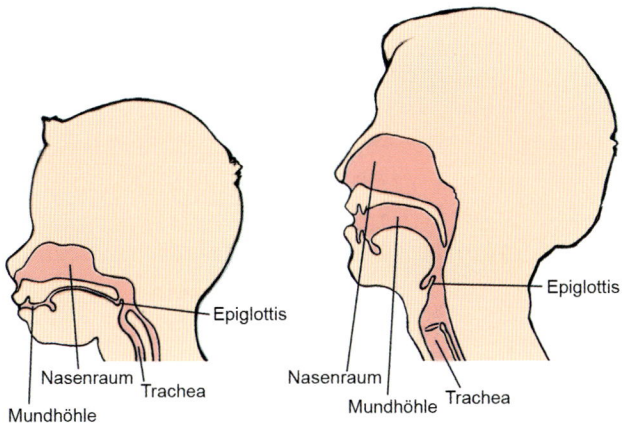

Abb. 1.13 Hoch stehende Kehlkopfstrukturen beim Säugling (links) und tiefer stehende beim Erwachsenen (rechts). [L216]

1.3.6 Zungenbein

Das Zungenbein (**Os hyoideum**) liegt direkt kranial des Schildknorpels und ist über zahlreiche Muskeln an Unterkiefer, Schläfenbein, Schildknorpel, Brustbein, Schlüsselbein und Schulter befestigt und gegen diese Strukturen beweglich (> Fach Bewegungsapparat; > Abb. 1.10). Daneben ist es über eine bindegewebige Membran mit dem Schildknorpel verbunden. Es gehört anatomisch **nicht zum Larynx** und damit zum Hals, sondern ist Bestandteil des **knöchernen Schädels**.

MERKE
Das Zungenbein stellt den einzigen Knochen im menschlichen Organismus dar, der keinerlei Kontakt zu weiteren knöchernen Strukturen aufweist.

Zusammenfassung

Rachen (Pharynx)
Befindet sich direkt vor der Wirbelsäule, lässt sich in 3 Anteile untergliedern:

Epipharynx (Nasopharynx)
- schließt sich dorsal an die Nasenhöhle an
- beinhaltet die solitäre Rachenmandel (Tonsilla pharyngea, Adenoide)
- Seitlich und unterhalb der Rachenmandel befinden sich die Öffnungen der beiden Ohrtrompeten (Tuba auditiva, Eustachische Röhre).

Mesopharynx (Oropharynx)
- folgt dorsal der Mundhöhle
- obere Begrenzung: Uvula
- untere Begrenzung: Epiglottis
- Zwischen den beiden Gaumenbögen liegen seitlich beidseits die paarigen Gaumenmandeln (Tonsillae palatinae).

Hypopharynx (Laryngopharynx)
- dorsal des Larynx (Kehlkopf)
- geht auf Höhe des Cricoids in die Speiseröhre über

Kehlkopf (Larynx)
Besteht überwiegend aus knorpeligen Strukturen

Schildknorpel (Cartilago thyroidea)
- legt sich ventral um den Kehlkopf herum, bleibt dorsal offen
- Auf der Innenfläche sind Kehldeckel und vorderes Ende der Stimmbänder befestigt.

Ringknorpel (Cartilago cricoidea)
- umgibt ringförmig den Larynx und stellt dessen kaudales Ende dar
- mit dem Schildknorpel über die Membrana cricothyroidea verbunden; im Bereich dieser Membran kann bei Verlegung der Glottis die Koniotomie erfolgen
- dient der Befestigung der Stellknorpel und der Stabilisierung der Kehlkopfstruktur und der Luftröhre

Stellknorpel (Cartilago arytaenoidea)
- sind am dorsalen Oberrand des Ringknorpels befestigt
- dienen der Anheftung der Stimmbänder und regulieren deren Spannung und gegenseitigen Abstand

Kehldeckel (Epiglottis)
- besteht als einzige Struktur des Larynx aus elastischem Knorpel
- dichtet den Kehlkopf beim Schlucken (etwas unvollständig) gegen die Nahrung ab

Aufgaben
- Stimmbildung
- dichter Verschluss der Atemwege
- Da er beim Säugling höher steht, kann dieser gleichzeitig trinken und atmen.

1.4 Luftröhre

Die Luftröhre (**Trachea**) beginnt im Anschluss an den Kehlkopf und endet an der Aufzweigung in den **rechten** und **linken Hauptbronchus**, der sog. **Bifurkation**. Sie ist **10–12 cm** lang und besteht aus 16–20 halbmondförmigen, **dorsal offenen Spangen** aus **hyalinem Knorpel** (> Abb. 1.14). Bei tiefer Einatmung (Inspiration) kann sie sich um bis zu 2 cm verlängern. Dies bedeutet, dass das Bindegewebe, das die Knorpelspangen verbindet, eine gewisse Elastizität besitzt. Dorsal wird das „Rohr" der Trachea von Muskulatur und Bindegewebe gebildet. Die **Bifurkation** (Bifurcatio tracheae) projiziert sich beim Erwachsenen etwa auf den **4. BWK** bzw. vorne auf den sternalen Ansatz der **3. Rippe**.

1.4.1 Bronchien

An der Bifurkation endet die Luftröhre und geht hier in die beiden **Hauptbronchien** (Stammbronchien) über. Der **rechte** (Bronchus principalis dexter) verläuft etwas **steiler** als der linke (Bronchus principalis sinister) und ist auch im Durchmesser etwas **weiter**, weil der rechte Lungenflügel aufgrund der Lage des Herzens den

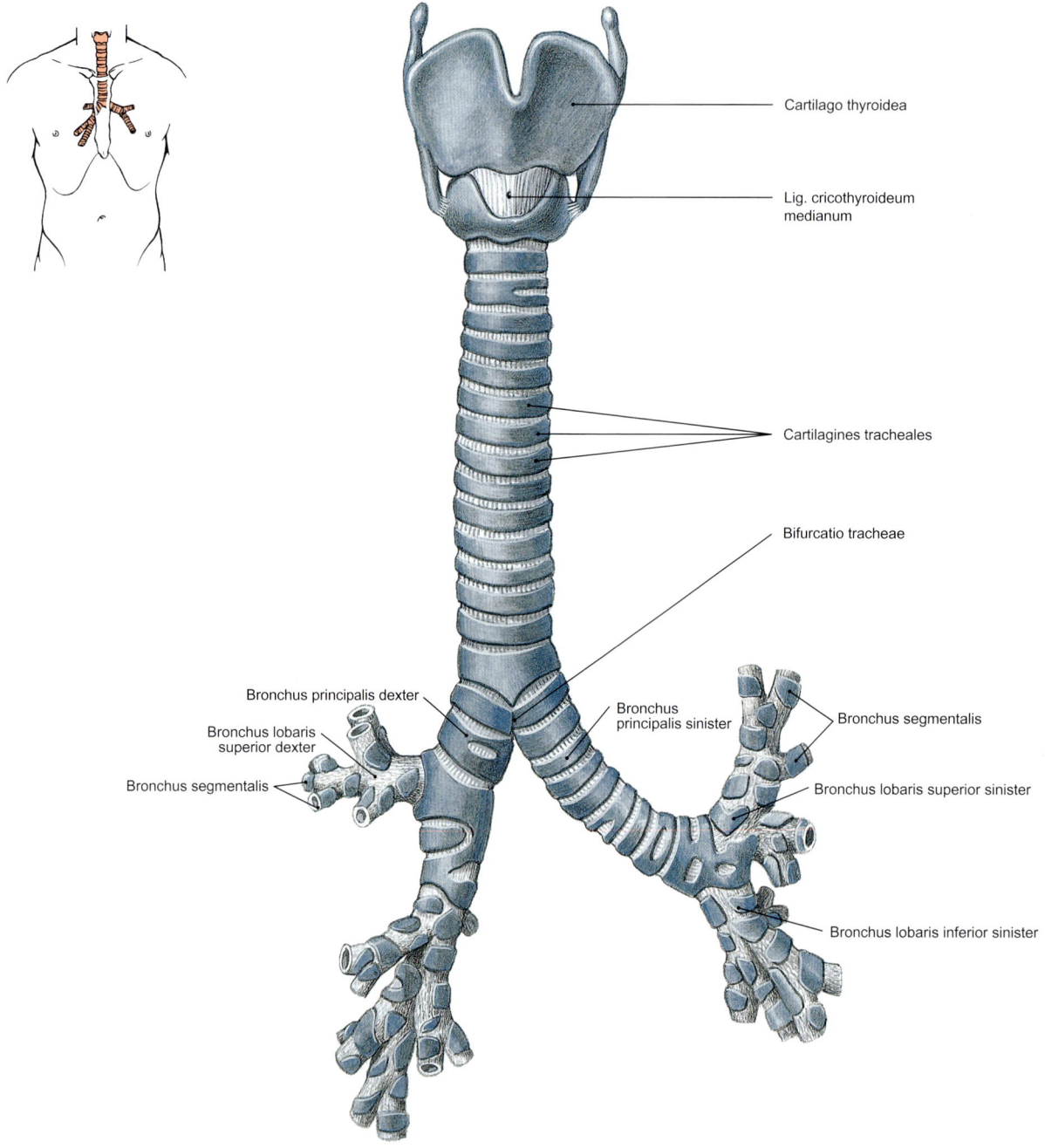

a

Abb. 1.14 a Kehlkopf und Trachea von ventral. Der rechte Hauptbronchus verläuft steiler als der linke. [S007-22]

linken an Volumen und Luftbedarf übertrifft. Dies führt dazu, dass aspirierte **Fremdkörper**, die die Engstelle des Larynx überwunden haben, zumeist in den **rechten Hauptbronchus** gelangen (> Abb. 1.14).

Die beiden Hauptbronchien verzweigen sich bereits am Lungenhilus weiter. Entsprechend der Anzahl der Lungenlappen entstehen aus dem **rechten** die **3 Lappenbronchien** dieser Seite, und aus dem **linken** lediglich **2** für die beiden linken Lungenlappen.

In den jeweiligen Lungenlappen erfolgt die weitere Aufzweigung in die **Segmentbronchien** und schließlich über immer feinere Bronchien in die **Bronchiolen**, die sich noch mehrmals weiter verzweigen. Sie bilden die Endstrecke der Atemwege. An ihren letzten und feinsten Aufzweigungen, den **Bronchioli respiratorii**, sitzen seitlich kleine Ausstülpungen, die **Lungenbläschen (Alveolen)**. Die letzten Bronchiolen proximal der Bronchioli respiratorii, die noch **keine Alveolen** tragen, nennt man **Bronchioli terminales** (> Abb. 1.15, > Abb. 1.16).

Die Bronchioli respiratorii münden in sackartige, blind endende Erweiterungen, die sog. Ductuli oder **Ductus alveolares**. Diese enthalten säckchenartige Ausstülpungen (**Sacculi alveolares**; > Abb. 1.16). Die Wandung der Ductus und Sacculi alveolares besteht nur noch aus **Alveolen** und stellt, gemeinsam mit den Bronchioli respiratorii, den Ort des **Übertritts der Atemgase** in die Kapillaren dar.

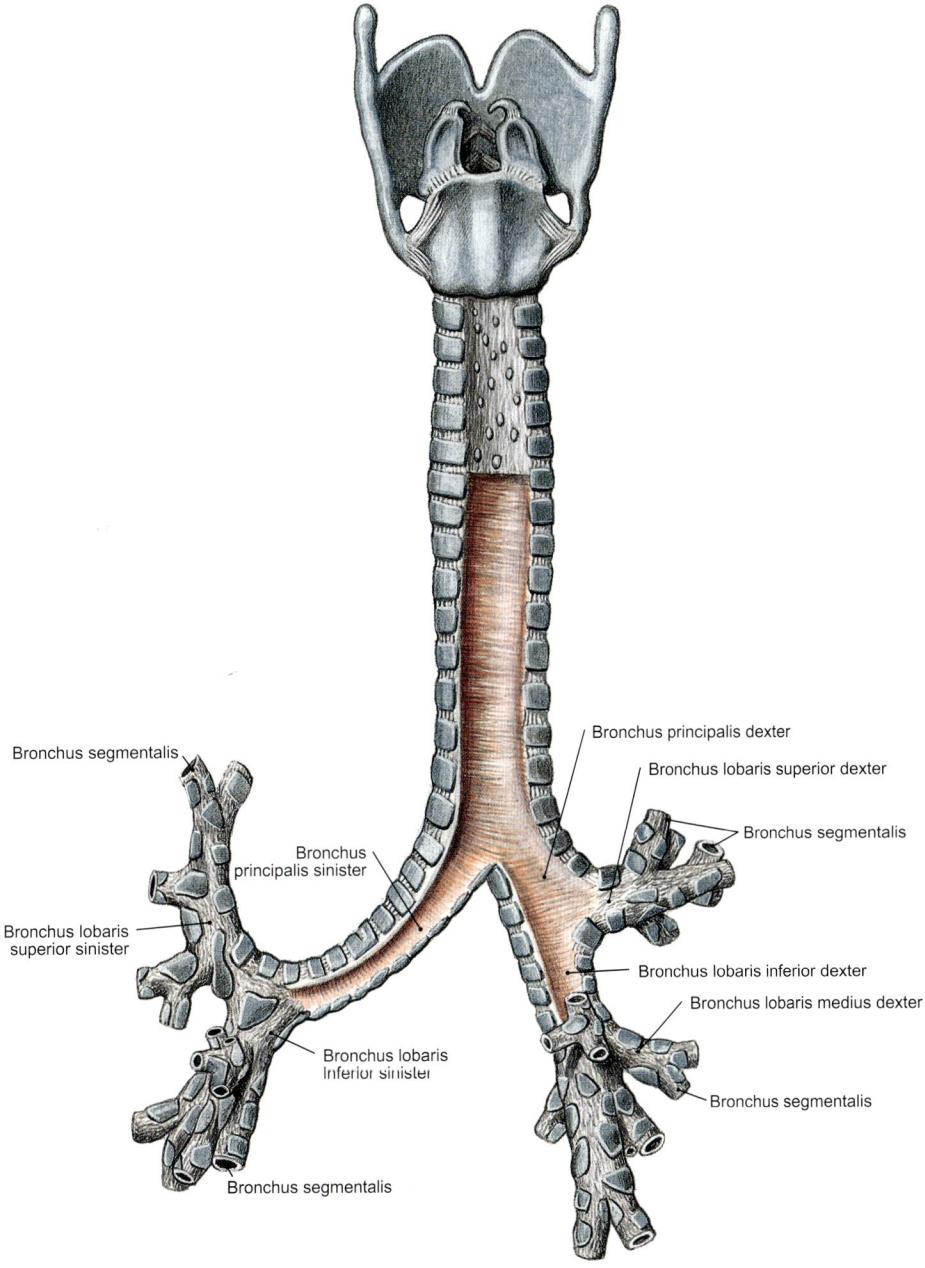

Abb. 1.14 *(Forts.)* **b** Kehlkopf und Trachea von dorsal. [S007-22]

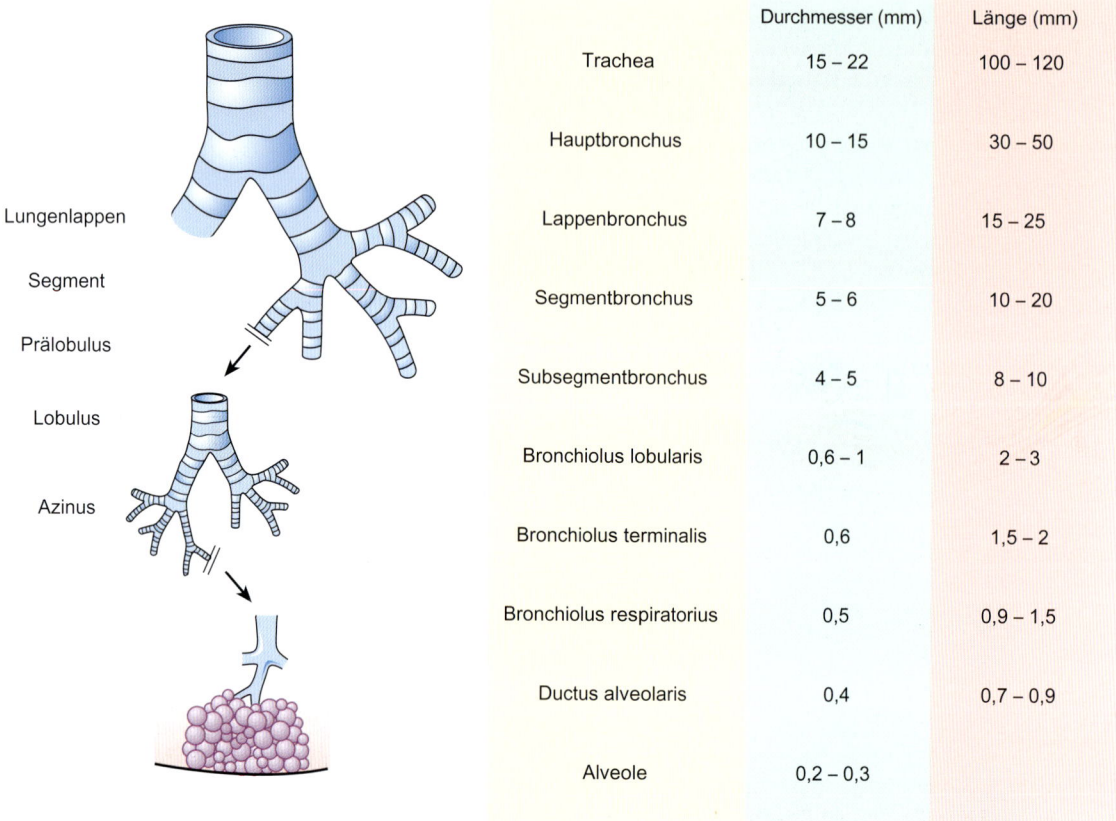

Abb. 1.15 Tochtergenerationen der Hauptbronchien und ihre jeweiligen Größenordnungen (ohne Prüfungsrelevanz). [L106]

	Durchmesser (mm)	Länge (mm)
Trachea	15 – 22	100 – 120
Hauptbronchus	10 – 15	30 – 50
Lappenbronchus	7 – 8	15 – 25
Segmentbronchus	5 – 6	10 – 20
Subsegmentbronchus	4 – 5	8 – 10
Bronchiolus lobularis	0,6 – 1	2 – 3
Bronchiolus terminalis	0,6	1,5 – 2
Bronchiolus respiratorius	0,5	0,9 – 1,5
Ductus alveolaris	0,4	0,7 – 0,9
Alveole	0,2 – 0,3	

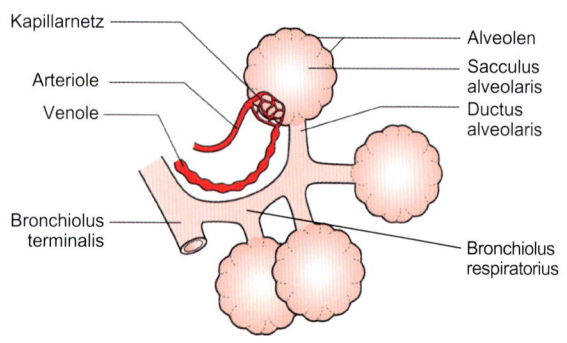

Abb. 1.16 Übergang der Atemwege (Bronchiolus terminalis) in das Lungengewebe. [G131]

MERKE
Während die **Bronchiolen** das Ende der **Atemwege** markieren, gehören die **Ductus alveolares** mit ihren Alveolen anatomisch bereits zur **Lunge**.

Bronchialbaum

Das gesamte **Bronchialsystem** lässt sich sehr anschaulich mit einem **Baum** vergleichen, dessen Stamm der Trachea entspräche, mit 2 dicken Ästen, den Stamm- bzw. Hauptbronchien, von denen insgesamt 5 weitere, bereits deutlich dünnere Äste entspringen (Lappenbronchien), die sich dann entsprechend der Krone eines Baumes in immer dünnere Zweige „verzweigen" (insgesamt > **20 Generationen**). An den letzten und kleinsten Zweigen, den Bronchioli respiratorii und Ductus alveolares, hängen dann entsprechend den Beeren eines Baumes bzw. Busches die Alveolen.

1.4.2 Wandaufbau der Atemwege

Bronchien

Der Aufbau der Wandung ist bis hinab zu den feinsten Bronchien weitgehend identisch: Eine Hülle aus **Bindegewebe** und **glatter Muskulatur** wird durch **Knorpeleinsätze** verstärkt und so am Zusammenfallen gehindert. Die Knorpelstücke bestehen bei den **größeren** Bronchien aus **hyalinem**, bei den **kleinen** aus **elastischem** Knorpel. Innen sind die Bronchialwände mit einer Schleimhaut ausgekleidet, enthalten demnach zahlreiche **Becherzellen**, die gemeinsam mit den **Schleimdrüsen** den Schleim produzieren, und zusätzlich ein **Flimmerepithel**, dessen feinste Haare (Zilien) so kräftig in Richtung Rachen schlagen, dass die Schleimschicht mitsamt eventuell enthaltener Verunreinigungen entgegen der Schwerkraft oralwärts befördert wird (➤ Abb. 1.17). **Fremdkörper** oder eine **Vermehrung** und/oder **Eindickung** des **Schleimes** führen zu **Hustenreiz**.

1.5 Lunge

1.5.1 Lage

Die Lunge (**Pulmo**; ➤ Abb. 1.18) besteht aus **2 Lungenflügeln**, die retrosternal zwischen sich einen Raum für Herz, Blutgefäße, Trachea mit Stammbronchien, Speiseröhre und weitere Strukturen freilassen. Dieser Raum heißt Mediastinum. Praktisch der gesamte restliche Raum innerhalb des knöchernen Thorax wird von den beiden Lungenflügeln ausgefüllt.

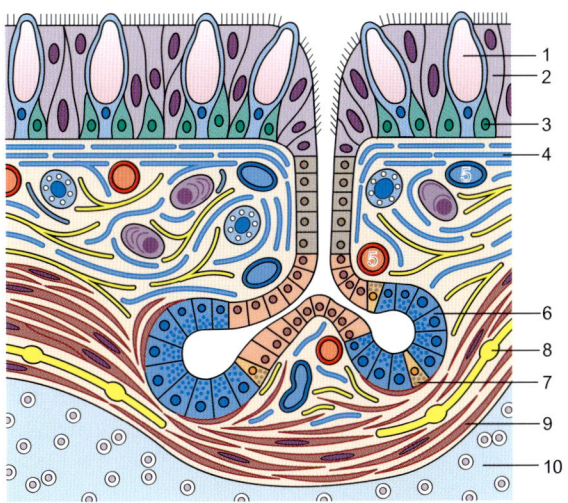

Abb. 1.17 Wandaufbau eines Bronchus. Oberflächenepithel mit Becherzellen (**1**), Flimmerzellen (**2**) und Basalzellen (**3**). **4** Kollagenfibrillen. **5** Blutgefäße. **6** Seromuköse Drüse mit endokrinen Zellen (**7**). **8** Nerv. **9** Glatte Muskulatur. **10** Hyaliner Knorpel. [L107]

Bronchiolen

Die Bronchiolen als Endstrecke des Bronchialbaumes enthalten **keine knorpelige Wandverstärkung** mehr. Dies ist gleichzeitig das wesentliche Unterscheidungsmerkmal zwischen Bronchien und Bronchiolen. **Becherzellen** und **Schleimdrüsen fehlen** ebenfalls; Flimmerhaare sind jedoch vorhanden. Das Lumen der Bronchiolen beträgt nur noch knapp 1 mm.

Zusammenfassung

Luftröhre (Trachea)
- beginnt im Anschluss an den Kehlkopf
- ist 10–12 cm lang
- besteht aus 16–20 halbmondförmigen, dorsal offenen Spangen aus hyalinem Knorpel
- Bifurkation: Aufzweigung in den rechten und linken Hauptbronchus, etwa auf Höhe von BWK 4 bzw. dem Ansatz der 3. Rippe

Bronchialbaum
- rechter Hauptbronchus steht etwas steiler und ist im Durchmesser weiter als der linke → Fremdkörper landen meist rechts
- Lappenbronchien → Segmentbronchien → weitere Tochtergenerationen → Bronchiolen → Bronchioli terminales → Bronchioli respiratorii mit Lungenbläschen (Alveolen)

Wandaufbau der Atemwege
- Bindegewebe und glatte Muskulatur mit Knorpeleinsätzen
- Schleimhaut mit Becherzellen, Schleimdrüsen und Flimmerepithel
- Bronchiolen ohne knorpelige Verstärkung, Becherzellen und Schleimdrüsen; enthalten nur noch Flimmerhaare

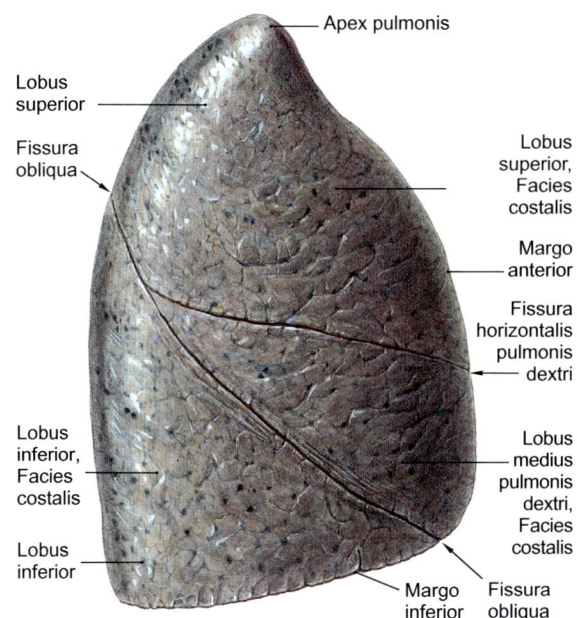

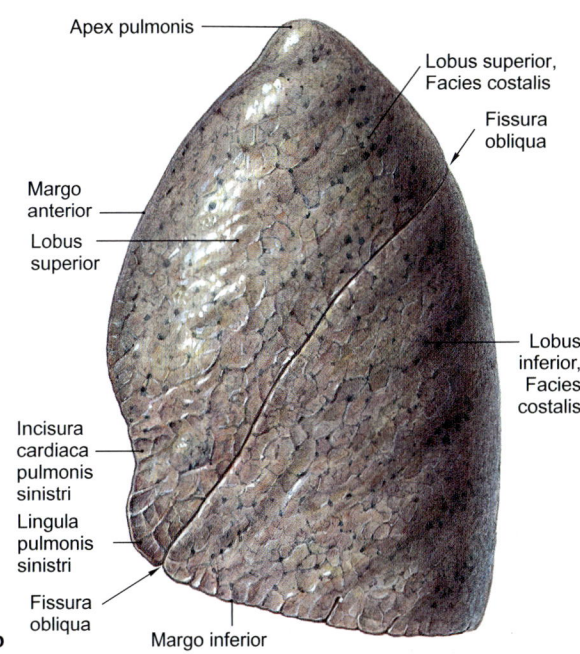

Abb. 1.18 a Rechte Lunge. **b** Linke Lunge. [S007-22]

Die Lunge schließt also dorsal, lateral und ventral direkt an **Wirbelsäule** und **Rippen** an, reicht kranial mit ihrer Spitze (Apex) bis über die Ebene von **Skapula-Oberrand** und **Klavikula** hinaus, kann also noch kranial dieser knöchernen Strukturen verletzt werden, und sitzt kaudal breitbasig auf dem **Zwerchfell** (Diaphragma) auf.

1.5.2 Aufbau

Durch schräg verlaufende, tiefe Einschnitte besteht der **rechte** Lungenflügel aus **3 Lappen** und der **linke** aus **2**. Jeder Lungenlappen lässt sich noch weiter in einzelne **Segmente** unterteilen, die jeweils von einem einzelnen Segmentbronchus versorgt werden und mit diesem und den Blutgefäßen gemeinsam eine Einheit bilden, die auch chirurgische Bedeutung hat. Auf der **rechten** Seite sind dies **10** und auf der **linken** zumeist **9** einzelne Segmente und zugehörige Segmentbronchien (➤ Abb. 1.19).

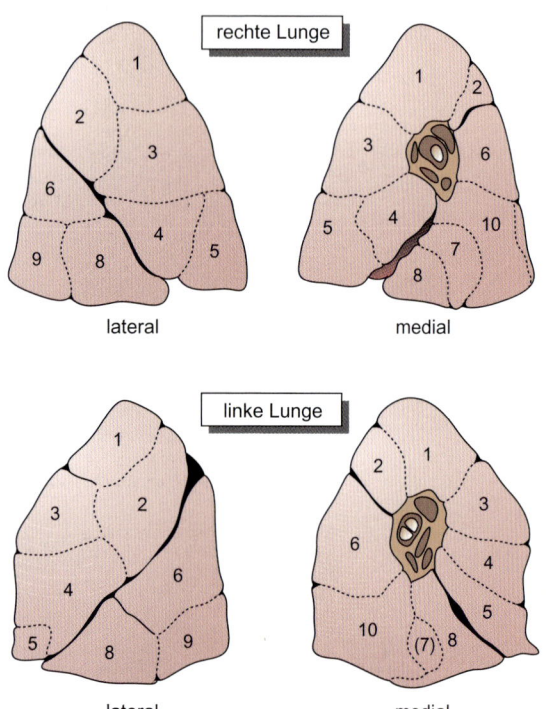

Abb. 1.19 Lungensegmente [L106]

In der **rechten** Lunge besteht der Oberlappen aus **3**, der Mittellappen aus **2** und der Unterlappen aus **5 Segmenten**. **Links**, wo der Oberlappen keinen zusätzlichen Mittellappen abgespalten hat, besteht dieser dementsprechend aus **5**, der Unterlappen aber nur aus **4 Segmenten**, weil hier zumeist das **7. Segment** der rechten Seite **fehlt**.

> **HINWEIS PRÜFUNG**
> Es ist zu beachten, dass die einzelnen Lungensegmente mit den arabischen Ziffern 1–10 und nicht mit den römischen I–X bezeichnet werden.

1.5.3 Alveolen

Die Alveolen (Lungenbläschen) besitzen einen Durchmesser von ca. 0,3 mm. Ihre Gesamtzahl in beiden Lungenflügeln liegt bei **300–400 Millionen**. Damit vergrößern sie die **Kontaktfläche** mit den Kapillaren des Blutes, an der sich die **äußere Atmung**, also die Diffusion der Atemgase zwischen den Alveolen der Lunge und den anliegenden Kapillaren des Blutes vollzieht, auf kaum vorstellbare **70–100 m^2**. Dies entspricht der Größe einer Tennisplatzhälfte (8 × 12 m). Es entspricht gleichzeitig auch etwa dem 50-fachen der gesamten Körperoberfläche (1,7 m^2) eines erwachsenen Menschen.

Aufgebaut sind die Alveolen aus einem einschichtigen Epithel mit zusätzlich eingestreuten Zellen (➤ 2.5.3). Zwischen den einzelnen Alveolen bzw. zwischen Alveolen und Kapillaren findet sich ein sehr zartes, elastisches Bindegewebe, welches das eigentliche Gerüst der Lunge darstellt.

1.5.4 Blutversorgung

Man unterscheidet im Kreislauf des Blutes durch den Körper 2 unterschiedliche Wege – den **großen** Kreislauf bzw. **Körperkreislauf** und den **kleinen** Kreislauf oder **Lungenkreislauf**. Die linke Herzkammer treibt das Blut über die Arterien in den gesamten Körper einschließlich des Gehirns und versorgt dort alle Organe und Strukturen mit Sauerstoff und Nährstoffen. Über die Venen dieser Organe und Gewebe gelangt das Blut, nun zumindest an Sauerstoff weit ärmer als zuvor, zum rechten Herzen zurück.

Dieses Blut wäre aber nach seiner Ausnutzung im Körperkreislauf kaum noch in der Lage, die teilweise recht dicke Wandung der Bronchien ausreichend zu versorgen. Es gibt daher in der Lunge Arterien und Venen, die mit dem üblichen Lungenkreislauf nichts zu tun haben. Die **Aa. bronchiales** entspringen also nicht der Lungenarterie mit ihrem sauerstoffarmen Blut, sondern den Arterien des Körperkreislaufs (zumeist direkt der **Aorta** oder der **A. thoracica interna**) und führen von dort aus sauerstoffgesättigtes Blut in die Lunge, wobei sie entlang der Bronchien verlaufen und sich auch gemeinsam mit ihnen verzweigen. Deren Blut wird dann von eigenen Venen (Vv. pulmonales) wieder aus der Lunge herausgeleitet (➤ Abb. 1.20).

Auch die Verzweigungen der beiden **Lungenarterien (Aa. pulmonales)**, die das Blut des rechten Herzens in die Lunge leiten (➤ Fach Herz-Kreislauf-System), laufen gemeinsam mit den Bronchien und schließlich Bronchiolen, um zuletzt an den **Alveolen** ihr **Kapillarnetz** auszubilden. Bronchial- und Lungenarterien besitzen Anastomosen zueinander.

1.5.5 Lungenhilus

An der Medialseite der beiden Lungenflügel, dem Herzen benachbart, treten in jeweils recht dichtgedrängter Anordnung sämtliche Strukturen in die Lunge ein bzw. aus ihr heraus, die hier Aufgaben zu erfüllen haben. Man bezeichnet diese Fläche deshalb als **Lungenwurzel** bzw. als **Lungenhilus** (➤ Abb. 1.21). Er projiziert sich in etwa auf die Höhe des **5. BWK**.

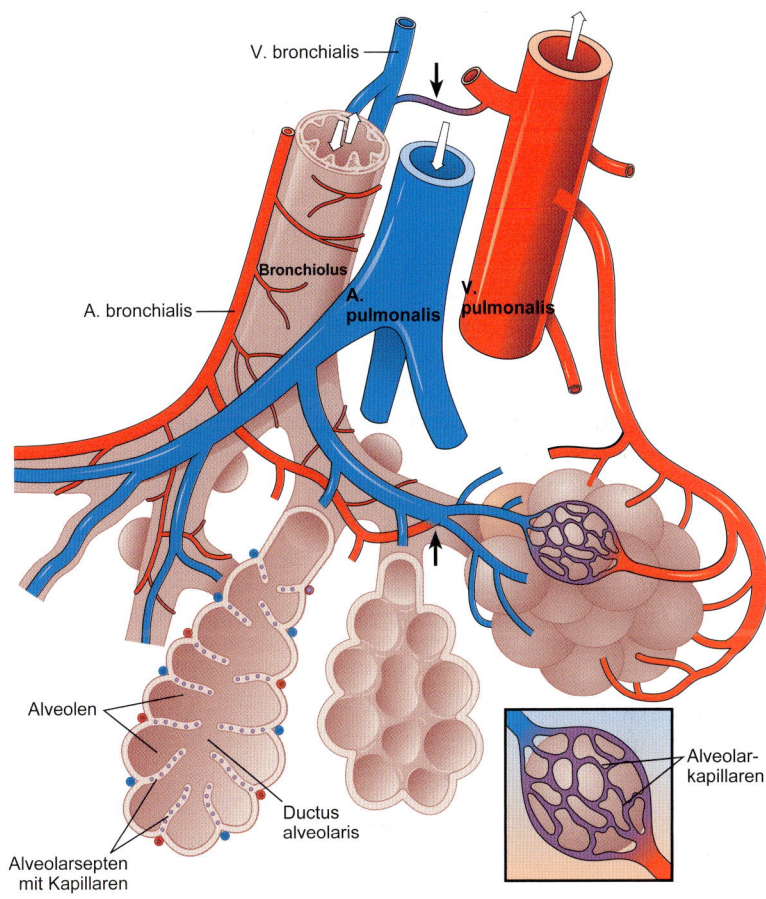

Abb. 1.20 Blutversorgung von Lunge und Bronchien. [L141]

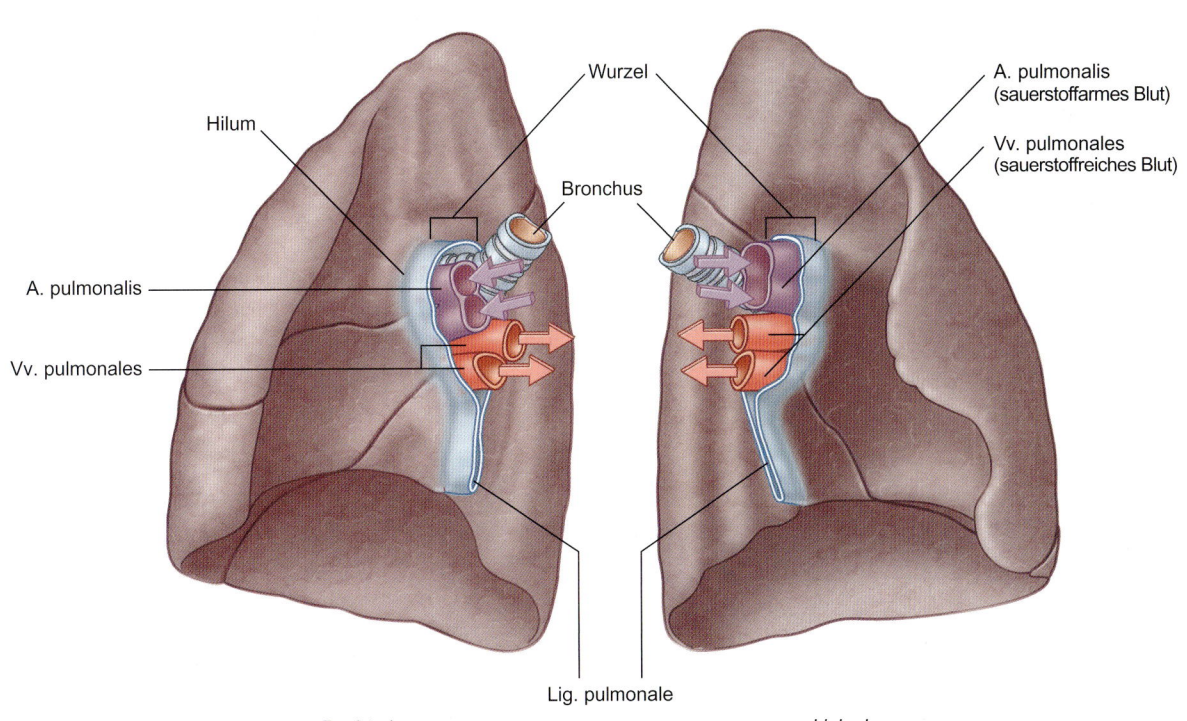

Abb. 1.21 Lungenhilus. [E402]

Die eintretenden Strukturen sind der jeweilige **Hauptbronchus** und die **Lungenarterie** (A. pulmonalis). Die austretenden Strukturen bestehen aus **2 Lungenvenen** (Vv. pulmonales) und **Lymphgefäßen**. Daneben verlaufen hier die Nerven des **vegetativen Nervensystems**, die v. a. die glatte Muskulatur von Bronchien und Bronchiolen versorgen und bestimmen, ob dieselben eng- oder weitgestellt werden. Dabei führen die **parasympathischen** Anteile zur **Verengung**, die **sympathischen** zur **Erweiterung** des Lumens. Zusätzlich treten noch **A. bronchialis** und **V. bronchialis** am Hilus ein bzw. aus.

Im Bereich des Hilus befindet sich auch eine große Anzahl an Lymphknoten, die sog. **Hiluslymphknoten**, die als Filterstation für Erreger, weitere Fremdstoffe einschließlich der Luftverunreinigungen sowie für ausgeschwemmte Zellen von Lungentumoren fungieren. Auch die stationären Makrophagen der Lunge, die als **Alveolarmakrophagen** hauptsächlich im Lumen der Alveolen ihre immunologische Funktion erfüllen, wandern nach Phagozytose von Fremdmaterial zu diesen Lymphknoten. Da sich in der Lunge selbst zwar Lymphgänge, aber keine Lymphknoten befinden, handelt es sich damit gleichzeitig um die **regionären Lymphknoten der Lunge**. Sie werden im Lauf des Lebens, zumindest bei Rauchern, regelrecht schwarz.

> **PATHOLOGIE**
> Lymphknoten sind üblicherweise klein und lassen sich im Röntgenbild nicht darstellen. Vor allem beim **Bronchialkarzinom**, bei **Sarkoidose** (➤ Abb. 1.22) und **Lungentuberkulose** nehmen die Hiluslymphknoten aber an Größe und Konsistenz dermaßen zu, dass sie im Röntgenbild die Form des Hilus verändern und damit Rückschlüsse auf Art und Verlauf der Krankheit zulassen.

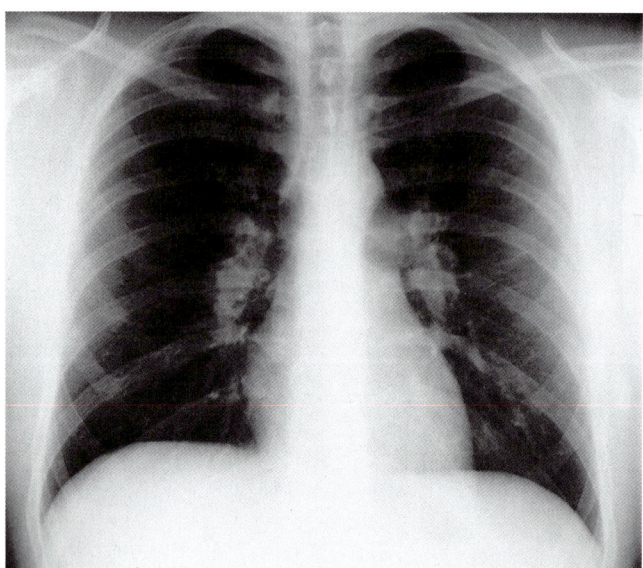

Abb. 1.22 Geschwollene Hiluslymphknoten bei Sarkoidose. [R132]

Zusammenfassung

Lunge (Pulmo)

- **2 Lungenflügel** im Thorax zwischen Wirbelsäule, Rippen und Mediastinum, sitzen kaudal breitbasig dem Zwerchfell auf.
- Rechte Lunge hat 3 Lappen und 10 Segmente, linke 2 Lappen und 9 Segmente; die Segmente werden mit arabischen Ziffern bezeichnet.
- Der Gasaustausch (äußere Atmung) erfolgt an den Alveolen.
- Blutversorgung der Lunge über den kleinen Kreislauf (rechtes Herz → Aa. pulmonales → Lunge), Versorgung der Atemwege durch die Aa. bronchiales (aus Aorta oder A. thoracica interna)
- Die Folgegefäße der Aa. pulmonales laufen mit den Bronchien und Bronchiolen bis zu den Alveolen, wo sie ihr Kapillarnetz für den Gasaustausch ausbilden.
- **Lungenhilus** etwa auf Höhe des 5. BWK: Am Hilus treten sämtliche Strukturen in die Lunge ein und aus (Hauptbronchus mit den ersten Aufzweigungen, Lungenarterie, Lungenvenen, Lymphgefäße, vegetative Nerven, A. und V. bronchialis); zusätzlich befinden sich hier die regionären Lymphknoten der Lunge (Hiluslymphknoten).

1.5.6 Pleura

Aufbau

So, wie nahezu jeder Muskel des Körpers seine eigene „Haut", die Muskelfaszie, hat und praktisch alle Organe eine ebenfalls bindegewebige Umhüllung, meist als Organkapsel, so wird auch die Lunge von ihrer „Lungenhaut", der **Pleura**, umgeben.

Dieselbe ist mit Ausnahme des Hilus auf der **gesamten Oberfläche der Lunge** festgewachsen („Lungenfell" = **Pleura visceralis**), um dann in der Peripherie des Hilus umzuschlagen und gewissermaßen die Oberfläche der Lunge ein zweites Mal mit einem Pleuraüberzug zu bedecken (➤ Abb. 1.23). Diesmal ist sie allerdings nicht auf ihrem ersten Blatt, und damit wieder direkt auf dem Lungengewebe, sondern auf ihrer Rückseite mit der **inneren Thoraxwand** verwachsen („Rippenfell" = **Pleura parietalis**), kleidet also die gesamte Innenfläche des knöchernen Thorax sowie das basal befindliche Zwerchfell aus.

Aufgebaut ist die Pleura aus einem einschichtigen Epithel und einer dünnen Schicht Bindegewebe, das mit der Lunge (Pleura visceralis) bzw. Thoraxwand (Pleura parietalis) verwachsen ist. Zwischen den beiden aufeinander liegenden Epithelschichten der Pleura verbleibt lediglich ein **sehr schmaler**, flüssigkeitsgefüllter **Spalt**, der **Pleuraspalt**.

Der Pleuraspalt ist **luftleer**, woraus zumindest bei Thoraxhebung und Zwerchfellkontraktion ein Unterdruck entsteht. Zusätzlich entsteht durch den Flüssigkeitsfilm eine **gewaltige Sogwirkung**, die man sich am besten verdeutlichen kann, wenn man auf die feuchte Oberfläche einer Glasplatte eine zweite Glasplatte legt und nun versucht, die beiden Platten auseinanderzuziehen. Dies wird kaum gelingen, während ein Verschieben gegeneinander jederzeit möglich ist. Auf diese Weise gleiten auch die beiden Pleurablätter bei den Atembewegungen aneinander entlang, trennen sich aber weder bei der Ein- noch bei der Ausatmung.

> **MERKE**
> Die Lunge liegt über den Pleuraspalt der Thoraxinnenfläche sowie dem Zwerchfell direkt auf.

1.5 Lunge

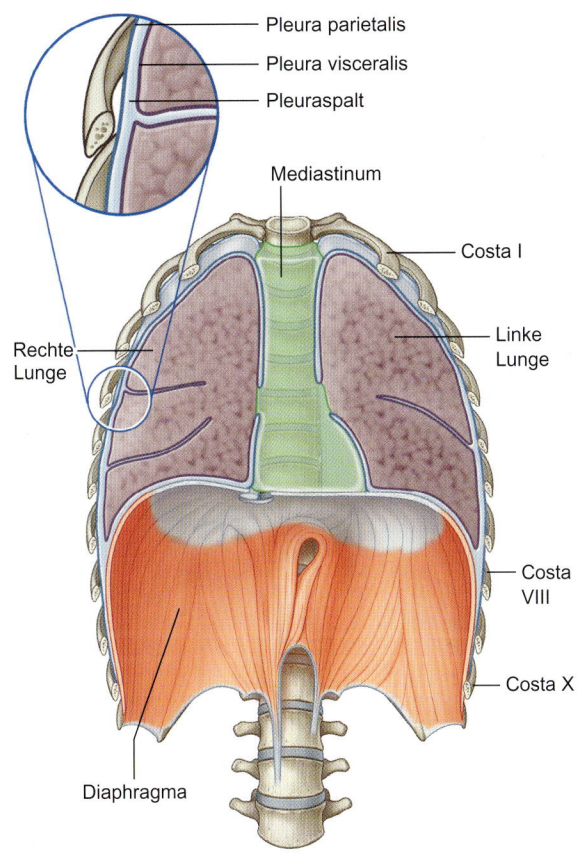

Abb. 1.23 Pleura und Pleuraspalt. [E402]

In- und Exspiration

Wenn sich der **knöcherne Thorax** bei der **Inspiration hebt** und **weitet** und sich gleichzeitig das **Zwerchfell** bei seiner Kontraktion nach **kaudal** bewegt, bleibt dem elastischen Lungengewebe aufgrund des Unterdrucks, von dem es allseits umgeben ist, sowie der Adhäsionskräfte des Flüssigkeitsfilms zwischen den beiden Pleurablättern nichts anderes übrig, als sich ebenfalls in alle Richtungen hin auszudehnen. Dabei werden sein Inneres, die luftgefüllten **Hohlräume** der **Alveolen** sowie das **Lumen** von **Bronchien** und **Bronchiolen aufgedehnt**. Der Unterdruck im Pleuraspalt verursacht also einen Unterdruck in dem sich entfaltenden Lungengewebe, wodurch die Luft der oberen Atemwege wie der umgebenden Außenluft in Richtung Lunge gesaugt wird. Diesen Vorgang nennt man **Inspiration** (Einatmung).

Erschlafft das Zwerchfell und verkleinert sich der intrathorakale Raum wieder, indem der Tonus der Inspirationsmuskulatur nachlässt, zieht sich die Lunge überwiegend aufgrund ihrer eigenen Elastizität und Retraktionskraft wieder zusammen. Dadurch bleibt einem Teil der Luft in ihrem Inneren wiederum nichts anderes übrig, als auf dem einzig offenen Weg über Bronchien, Trachea und obere Atemwege wieder nach draußen zu gelangen. Es kommt zur **Exspiration** (Ausatmung).

Die Hauptarbeit bei der Atmung besteht darin, den knöchernen Thorax entgegen der Schwerkraft zu heben, um sein inneres Volumen zu vergrößern, sowie v. a. den beachtlichen Widerstand, den die Lunge ihrer eigenen Ausdehnung entgegensetzt, zu überwinden (> Abb. 1.24). Man braucht hierbei nur an ein kräftiges Gummiband zu denken, das sich nur mit Anstrengung dehnen lässt und das sich umgehend wieder verkürzt, sobald die dehnende Kraft wegfällt. Es wird von daher verständlich, dass der weit überwiegende Anteil der gesamten **Atemmuskulatur** mit der **Inspiration** beschäftigt ist, während zur Mithilfe bei der Exspiration im Normalfall kein Muskel gebraucht wird und auch kaum einer zur Verfügung steht.

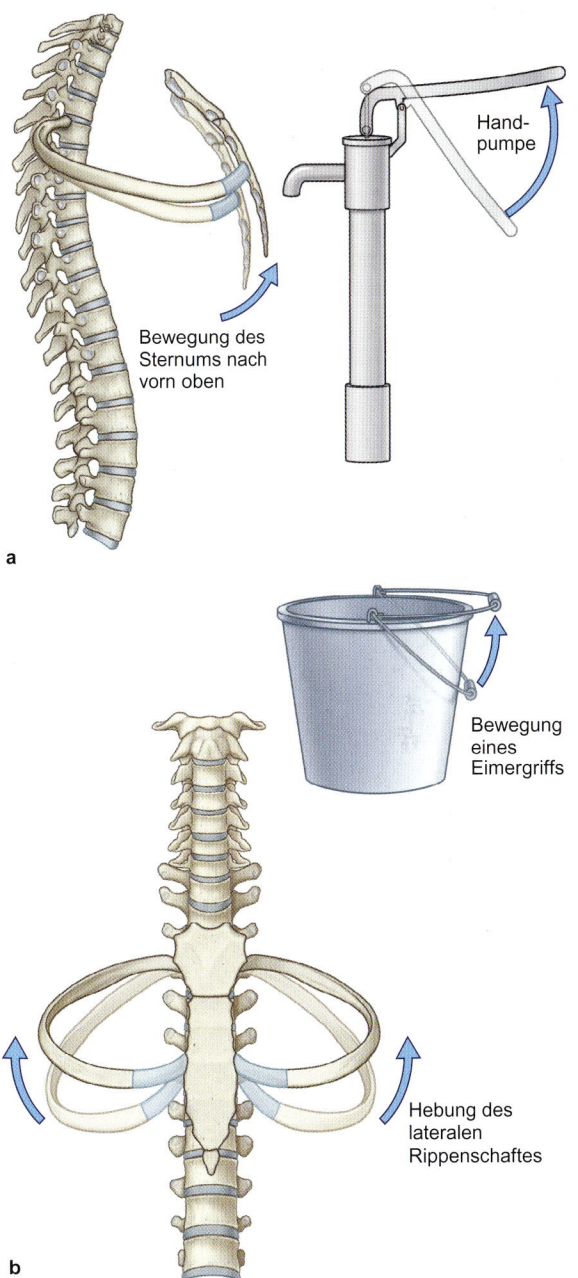

Abb. 1.24 Thoraxbewegung bei der Inspiration. **a** Einer Handpumpe vergleichbare Bewegung des Sternums. **b** Einem Eimergriff vergleichbare Bewegung der Rippen. [E402]

Darüber bräuchte man eigentlich nicht zu lamentieren, weil sich im Verlauf der Jahrmillionen nur herausbilden konnte, was sich dann schließlich auch bewährte. Der Emphysem- oder Asthma-Patient dürfte hierzu allerdings eine andere Meinung vertreten: Die geweiteten Lufträume der unelastisch gewordenen Lungen und die eng gestellten Bronchiolen lassen die Luft noch recht gut herein, aber kaum noch hinaus. Solche Patienten empfinden massive Atemnot und nicht unbegründete Todesangst.

Zusammenfassung

Pleura

- umgibt die beiden Lungenflügel, getrennt voneinander, wie eine „Haut"
- **Pleura visceralis (Lungenfell):** auf der Oberfläche der Lunge festgewachsen, schlägt am Rand des Hilus um in die Pleura parietalis
- **Pleura parietalis (Rippenfell):** mit allen umgebenden Strukturen (innere Thoraxwand, Zwerchfell, mediastinales Bindegewebe) verwachsen
- Zwischen Lungen- und Rippenfell befindet sich der Pleuraspalt, der flüssigkeitsgefüllt, aber luftleer ist → Sogwirkung.

1.6 Mediastinum

Der Raum zwischen den beiden Pleurasäcken bzw. Medialseiten der Lungenflügel wird Mediastinum genannt (➤ Herz-Kreislauf-System). Median bedeutet Mitte und stinum kommt von stare = stehen. Es handelt sich also um einen „Raum, der in der Mitte steht" (➤ Abb. 1.25).

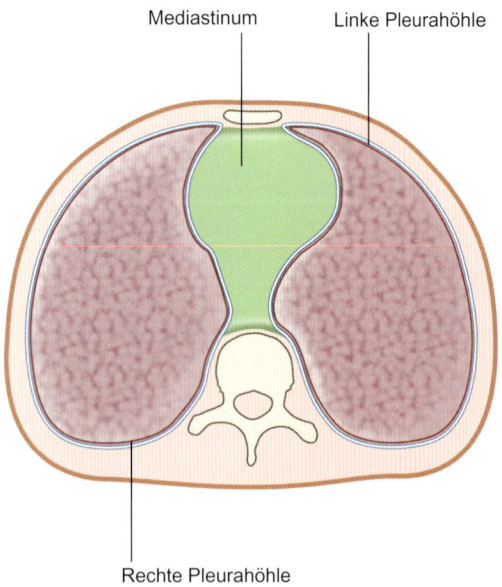

Abb. 1.25 Horizontalschnitt durch den Thorax. Mediastinum zwischen den beiden Lungenflügeln. [E402]

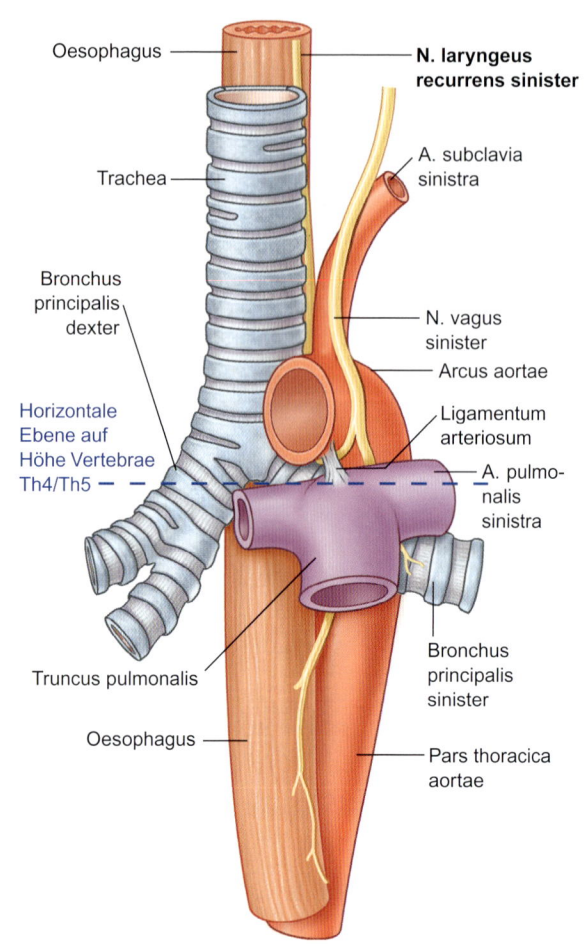

Abb. 1.26 Strukturen des Mediastinums. [E402]

Er ist angefüllt von lockerem, gut durchblutetem Bindegewebe. Die **kaudale** Begrenzung bildet das **Zwerchfell**, die **ventrale** das **Sternum** und die **dorsale** die **Wirbelsäule**. Nach **kranial** gibt es **keine** Begrenzung, sondern einen allmählichen Übergang zu den Weichteilen des Halses. Das bedeutet, dass Prozesse wie Entzündungen, Abszesse oder Tumoren im Bereich des Rachens oder Halses sich leicht der Schwerkraft nach ins Mediastinum absenken können.

Das Mediastinum wird willkürlich, also ohne ein entsprechendes anatomisches Substrat, in 4 einzelne Räume, nämlich ein **vorderes** und ein **hinteres**, ein **unteres** und ein **oberes** Mediastinum unterteilt (➤ Abb. 1.26). Der fiktive Schnittpunkt dieser vier Räume ist die **Bifurkation** der Trachea:

- **Ventral** dieser Grenze liegen das **Herz** mit seinen aus- und eintretenden **Gefäßen**, die **Thymusdrüse**, die **Trachea**, die beiden **Nn. vagi** und die beiden **Nn. phrenici**, die das **Zwerchfell** innervieren.
- Im **hinteren** Mediastinum befinden sich die **Speiseröhre**, der absteigende Teil der **Aorta** und der **Milchbrustgang** (Ductus thoracicus). Die Trachea verläuft direkt vor dem Ösophagus, in engem Kontakt mit ihm. Dieser wiederum liegt in seinem kranialen Anteil direkt vor der Wirbelsäule. Die Aorta zieht aus ihrem Aortenbogen über den linken Hauptbronchus hinweg und verdrängt etwa ab Th7 die Speiseröhre von ihrer Lage vor der Wirbelsäule.

PATHOLOGIE

Der **N. phrenicus** entspringt dem mittleren Halsmark (überwiegend C4). Motorisch gesteuert wird er überwiegend vom Atemzentrum (➤ 2.7.1). Da er auch **sensible Anteile** aus dem Bereich des Perikards, der Pleura mediastinalis (derjenige Teil der Pleura parietalis, der medialwärts das Mediastinum begrenzt und mit ihm verwachsen ist) sowie des Peritoneums der Zwerchfellunterseite enthält, können Erkrankungen wie Perikarditis, Pleuritis, Peritonitis oder Affektionen der Gallenblase **ausstrahlende Schmerzen** bis in den Bereich der **Schultern** (= Dermatome der mittleren HWS) hervorrufen. Daneben enthält der Nerv auch vegetative Fasern.

KAPITEL 2

Physiologie

2.1	Atemvolumina	26
2.1.1	Anatomischer Totraum	26
2.1.2	Atemzugvolumen	26
2.1.3	Lungenvolumen	27
2.1.4	Reservevolumina	27
2.1.5	Vitalkapazität und Totalkapazität	27
2.1.6	Atemminutenvolumen	28
2.1.7	Einsekundenkapazität	28
2.2	Diffusion der Atemgase	29
2.2.1	Grundlagen	29
2.2.2	Kriterien der Diffusion	29
2.2.3	Konzentrationsgefälle und Transport der Atemgase	30
2.3	Farbe des Blutes	33
2.4	Kohlendioxid als Säure	34
2.5	Atemmechanik	35
2.5.1	Atemmuskulatur	35
2.5.2	Retraktionskraft	36
2.5.3	Surfactant	36
2.6	Innere Atmung	37
2.7	Atmungsregulation	39
2.7.1	Atemzentrum	39
2.7.2	Beeinflussung des Atemzentrums	39
2.7.3	Abweichungen vom Atemrhythmus	41

Einführung

Äußere und innere Atmung

Man unterscheidet eine äußere von einer inneren Atmung. Unter dem Begriff der **äußeren** Atmung versteht man den **Gasaustausch** in der **Lunge**, unter der **inneren** denselben zwischen **Blut** und **Geweben**.

Zusammensetzung der Atemluft

Die Atemluft enthält im Idealfall **21 % Sauerstoff** (O_2), **78 % Stickstoff** (N_2) sowie etwa **1 % Edelgase** v. a. als **Argon**. Dazu addieren sich geringe Mengen an **Kohlendioxid** (CO_2; ca. **0,03 %**), das die tierischen Lebewesen abatmen und das von den Pflanzen aufgenommen, verstoffwechselt und als Sauerstoff wieder an die Umwelt abgegeben wird. Erhebliche Mengen an CO_2 resultieren allerdings zusätzlich aus den Verbrennungsgasen von Autos, aus den häuslichen Schornsteinen und aus industriellen Anlagen. Im Hinblick auf die Heilpraktikerprüfung ist zu beachten, dass **Stickstoff** und **Argon** als normale Bestandteile der Atemluft **keine Schadstoffe** darstellen können!

Luftverschmutzung

Die Luftverschmutzung kann je nach Jahreszeit, Wetterlage und industriellen Gegebenheiten erhebliche Ausmaße annehmen. Hier gilt **Schwefeldioxid** (SO_2) als wesentlicher Toxizitätsparameter. Weitere häufige Luftverunreinigungen, mit Reizung der Atemwege oder sogar als Antagonisten des Sauerstoffs, stellen gasförmige Stoffe wie **Kohlenmonoxid** (CO), **Ozon** (O_3), Stickoxide wie **Stickstoffdioxid** (NO_2) oder **Schwefeltrioxid** (SO_3) dar. Hierzu addieren sich Schwebeteilchen aus industriellen Abgasen, **Rußpartikel** aus Dieselmotoren und **Teerstaub**.

Ozon

Ozon entsteht in der **Atmosphäre** in einer Höhe von etwa 20–35 km durch das **UV-C** der Sonneneinstrahlung. UV-C stellt eine energiereiche Strahlung dar, die in der Lage ist, das O_2-Molekül in die beiden Sauerstoffatome zu spalten. O-Atome können jedoch mit ihren 6 Außenelektronen für sich alleine nicht existieren und sind damit gezwungen, sich direkt im Anschluss an ihre Bildung an irgendeinen potenziellen Partner anzulagern, um eine stabile Achterschale zu erreichen (➤ Fach Chemie). Steht ein weiteres O-Atom zur Verfügung, ist die Reaktion folgerichtig und führt zum stabilen O_2-Molekül. Allerdings steht infolge der schnellen Bewegungen der Atome und Moleküle der ursprüngliche Partner üblicherweise nicht mehr zur Verfügung, sodass es zu einem Notbehelf kommen muss: Das Sauerstoffatom lagert sich an ein benachbartes Sauerstoffmolekül an. Es entsteht ein Molekül aus **3 Sauerstoffatomen**, das Ozon. Dieses Molekül aus 3 Atomen, die jeweils 6 Außenelektronen aufweisen, kann chemisch nicht eindeutig beschrieben werden. Es stellt damit einen **instabilen Zwischenzustand** dar, der lediglich die „Not" von

Atomen aufzeigt, ihre Achterschale auf irgendeine, auch „unmögliche" Art und Weise erreichen zu müssen. Ozon zerfällt deshalb umgehend wieder in das O_2-Molekül und O, woraufhin sich das Spiel so lange wiederholt, bis das O-Atom einen Partner gefunden hat, bei dem die Achterschale nicht scheinbar und vorübergehend, sondern tatsächlich erreicht wird und bei dem es deshalb bleiben kann.

Am **Erdboden** wird Ozon v. a. bei **starker Sonneneinstrahlung** aus Luftschadstoffen wie NO_2 gebildet:

$$NO_2 + Energie\ (Sonne) \rightarrow NO + O$$
$$O + O_2 \leftrightarrow O_3$$

Der aus dem zerfallenden Ozon freigesetzte **atomare Sauerstoff** (O) oxidiert und schädigt lebende Strukturen, zu denen er Kontakt bekommt, sodass ab einer Konzentration von lediglich **0,2 mg/m³ Luft** bei Kindern oder empfindlichen Personen bereits **Reizungen von Atemwegen** und **Augen** entstehen. Über **Kopfschmerzen**, **Müdigkeit** und **Dyspnoe** kommt es im Rahmen körperlicher Aktivität oder bei höheren Konzentrationen zu **entzündlichen Lungenveränderungen** bis hin zum **Lungenödem**. **Asthmaanfälle** nehmen bei prädisponierten Personen an Häufigkeit zu.

Die oxidierende und biologische Membranen schädigende Wirkung des Ozons kann man auch daraus ersehen, dass es häufig anstelle von Chlor für **Desinfektionszwecke** eingesetzt wird. Irgendeinen **Sinn** in einer **Ozon-Therapie** zu erkennen, erscheint auf dem Boden biochemischer und physiologischer Gegebenheiten als **ausgeschlossen**. Wer ungeachtet dieser Gegebenheiten darauf bestehen möchte, sollte den hochsommerlichen Ozon-Alarm für kostenlose Spaziergänge nutzen, anstatt beim Therapeuten Geld für die gleiche Sache zu bezahlen (➤ Fach Pharmakologie).

2.1 Atemvolumina

2.1.1 Anatomischer Totraum

Die Alveolen stellen den Ort des Übergangs der Atemluft in das Blut der Kapillaren dar. Bevor die eingeatmete Luft aber zu den Alveolen kommt, muss sie zunächst einmal die **Atemwege** passieren. Sie gelangt also über Nase oder Mund in den Rachen, danach in Kehlkopf und Luftröhre, schließlich in die sich immer weiter verzweigenden Bronchien und zuletzt in den Teil der Bronchiolen, der noch keine Alveolen trägt. Da in diesem ganzen System zwar eine **Anwärmung**, **Filterung** und **Befeuchtung** erfolgt, aber noch **keinerlei Gasaustausch** mit den Lungenkapillaren, bezeichnet man es als **anatomischen Totraum**.

Dieser Totraum enthält beim Erwachsenen etwa **150 ml Luft**. Mit jedem Atemzug gelangen zuallererst diese 150 ml Luft zu den Alveolen, weil sie gewissermaßen vor der einströmenden Frischluft hergetrieben werden. Bei der Benutzung von **Atemhilfen** (z. B. bei Tauchern) **vergrößert** sich der Totraum um den Rauminhalt des benutzten Gerätes.

> **MERKE**
> Der anatomische Totraum entspricht den Atemwegen. Dabei sind die Luftwege von der Nase bis einschließlich Hypopharynx als obere, und die Strecke vom Kehlkopf bis zu den Bronchioli terminales als untere Atemwege definiert.

2.1.2 Atemzugvolumen

Ein durchschnittlicher Atemzug umfasst in **Ruhe** etwa **500 ml**. Das mittlere Atemzugvolumen liegt also bei 500 ml Atemluft (➤ Abb. 2.1).

Davon gelangen im Anschluss an die 150 ml des Totraums 350 ml bis in den Bereich der Alveolen, während die letzte Portion von 150 ml im Totraum liegen bleibt und bei der folgenden Exspira-

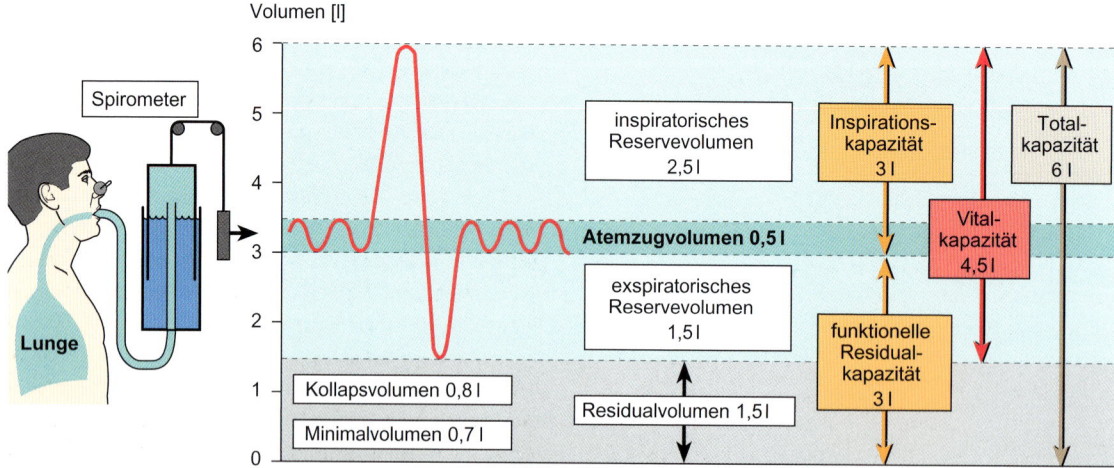

Abb. 2.1 Atemvolumina, gemessen mit dem Spirometer. [L106]

tion als erster Anteil der Ausatemluft wieder nach draußen gelangt. Die 500 ml Atemgase, die mit jedem Atemzug den Alveolarraum erreichen, bestehen also zu ca. 30 % aus Luft des **anatomischen Totraums** und nur zu 70 % aus **Frischluft**.

Man muss sich hierbei vor Augen halten, dass die Luft des Totraums nur im Verlauf der Inspiration aus reiner Frischluft besteht, nach beendeter Exspiration aber aus dem Gasgemisch des Alveolarraumes – also angereichert mit CO_2 und verarmt an O_2. Genau diese im Alveolarraum bereits ausgeschöpfte „Altluft" gelangt aber mit Beginn der folgenden Inspiration als erste in die Alveolen zurück.

MERKE
Atemzüge enthalten in Ruhe einen Anteil von 30 % (150 ml von 500 ml) bereits teilweise verbrauchter Luft, die dann in den Alveolen mit 70 % Frischluft vermischt werden.

2.1.3 Lungenvolumen

Die **Alveolen** sind nun allerdings nicht luftleer, um sich dann in der Inspiration mit 500 ml Atemgas zu füllen, sondern enthalten am Ende der Ausatmung bzw. am **Beginn der Einatmung** mit ca. **3.000 ml** sogar ein Vielfaches des Atemzugvolumens. Man bezeichnet diesen mit 3 l Gasgemisch gefüllten Raum als **Lungenvolumen**.

Der gesamte Lungeninhalt beträgt am **Ende** einer ruhigen **Inspiration 3,5 l** (3 l Lungenvolumen + 0,5 l Atemzugvolumen), wobei der **Frischgasanteil** lediglich **10 %** (350 ml) ausmacht.

Der Inhalt des anatomischen Totraums mit seinen 150 ml ist natürlich im Wesentlichen nicht veränderbar. Sämtliche weiteren Parameter sind dies allerdings schon. Dadurch verändert sich dann auch der prozentuale Anteil der Frischluft, die bis zu den Alveolen kommt: Eine oberflächliche **Hechelatmung** bedeutet, dass aus den 500 ml eines normalen Atemzugvolumens z. B. nur noch 200 ml werden. Hier würden dann die 150 ml des Totraums mit lediglich 50 ml Frischluft angereichert. Der Anteil von 10 % Frischluft am endinspiratorischen Lungenvolumen würde auf einen minimalen Rest zusammenschrumpfen, was durchaus bis zum Kreislaufkollaps führen kann, woran nicht nur der entstehende Sauerstoffmangel, sondern auch die sich ausbildende **respiratorische Azidose** wegen des unzureichend abgeatmeten CO_2 beteiligt ist.

2.1.4 Reservevolumina

Das Atemzugvolumen kann bei Bedarf (z. B. bei körperlichen Anstrengungen) problemlos und in extremem Maße gesteigert werden, wobei es dazu neben der Steigerung der Atemfrequenz zwei Möglichkeiten gibt, die üblicherweise kombiniert werden:
- **inspiratorisches Reservevolumen:** Zum einen kann über die normale Einatmung hinaus das inspiratorische Atemzugvolumen vergrößert werden, indem die **Inspiration** mit **maximaler Kraft** und so lange durchgeführt wird, bis die Lunge „randvoll" ist. Man nennt dieses zusätzliche, also über das normale Atemzugvolumen hinaus einatembare Zusatzvolumen das inspiratorische Reservevolumen (Abb. 2.1). Es beträgt beim jungen Erwachsenen von etwa 180 cm Körpergröße gut **2,5 l**, der gesamte Atemzug einschließlich der bereits eingeatmeten 500 ml also 3 l. Dies ist das 6-fache des Umfangs der Ruheatmung und gibt einen ersten Hinweis auf die gewaltigen Reserven, welche im Laufe der Evolution geschaffen wurden.
- **exspiratorisches Reservevolumen:** Die zweite Möglichkeit, das Atemvolumen einem gesteigerten Bedarf anzupassen, besteht darin, das Lungenvolumen mit einer **gesteigerten Ausatmung** zu verkleinern, um den prozentualen Anteil der Frischluft bei der folgenden Inspiration zu vergrößern. Von den 3 l Lungenvolumen am Ende einer normalen Exspiration lassen sich nochmals gut **1,5 l** abatmen (Abb. 2.1). Man bezeichnet dieses Volumen als exspiratorisches Reservevolumen.

Die in der Lunge dann noch verbleibenden **1,2–1,5 l** nennt man **Residualvolumen** (= Restvolumen, Restluft; Abb. 2.1). Es lässt sich nicht weiter verkleinern, weil die Lunge am Rippenkäfig hängt und der thorakale Raum nicht beliebig immer noch weiter verkleinert werden kann.

2.1.5 Vitalkapazität und Totalkapazität

Zählt man Atemzugvolumen sowie in- und exspiratorisches Reservevolumen zusammen, ergeben sich insgesamt rund **4,5 l** Luft, die man nach maximaler Inspiration ausatmen oder nach maximaler Exspiration einatmen kann, wobei es sich dabei um einen **Mittelwert** handelt, der je nach Alter, Größe, Geschlecht und Training deutlich nach oben oder unten abweichen kann. Man bezeichnet diese **gesamte aus- oder einatembare Luftmenge** als Vitalkapazität (Abb. 2.1).

Der sauerstoffreiche **Frischluftanteil** der Alveolen beträgt bei **Ruheatmung** lediglich **10 %**. Atmet der Erwachsene nun mit seiner **gesamten Vitalkapazität**, ergibt sich die folgende Rechnung: Am **Ende der Inspiration** befinden sich rund **6 l** Atemgas in der Lunge (= **Totalkapazität**; Abb. 2.1). Lediglich 1,5 l (Residualvolumen + Totraumvolumen) davon stellen verbrauchte Luft dar, während etwa 4,5 l, also die dreifache Menge, auf Frischluft entfallen. Hierdurch erhöht sich der **Frischluftanteil** in den Alveolen von 10 % auf nun doch beachtliche **75 %**.

Die **Lunge** bietet also dem Sauerstoffbedarf des Körpers **gewaltige Reserven**. Dies zeigt auch, dass man mit nur einem Lungenflügel noch recht bequem atmen, also leben kann, sofern die mediastinalen Strukturen nicht zu sehr verlagert werden.

Mit zunehmendem Lebensalter verkleinern sich die Reserven der Lunge (Abb. 2.2). Ursachen sind Umbauvorgänge in den Lungen wie z. B. ein mäßiges Altersemphysem, eine eingeschränkte Beweglichkeit der Rippenwirbelgelenke und der (hyalinen) Rippenknorpel sowie das Nachlassen der muskulären Leistungsfähigkeit auch in Bezug auf die Atemhilfsmuskulatur. Während sich dabei das Residualvolumen beständig vergrößert, nimmt der Umfang der Reservevolumina ab. Beide Mechanismen beschränken zunehmend die zur Verfügung stehende Menge an Atemluft (Vitalkapazität) und damit an Sauerstoff.

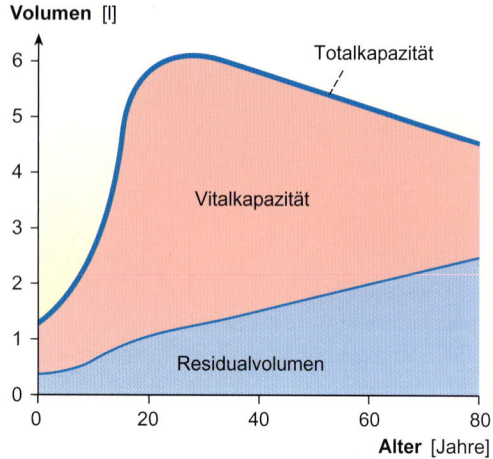

Abb. 2.2 Abnahme der Vitalkapazität mit zunehmendem Lebensalter. [L106]

2.1.6 Atemminutenvolumen

Der gesunde Mensch atmet bei fehlender Anstrengung, also fehlender Sympathikusaktivierung, etwa 15–18 Mal in der Minute. Meist wird der Mittelwert 16 für Berechnungen herangezogen.

Bei einer **Atemfrequenz** von **16/Min.** und einem **Atemzugvolumen** von **500 ml** in Ruhe beträgt das **Atemminutenvolumen** bzw. **Atemzeitvolumen 8 l**. Dies ist unter Zugrundelegen der Vitalkapazität und erhöhter Atemfrequenz auf > **150 l/Min.** steigerbar (> Abb. 2.3).

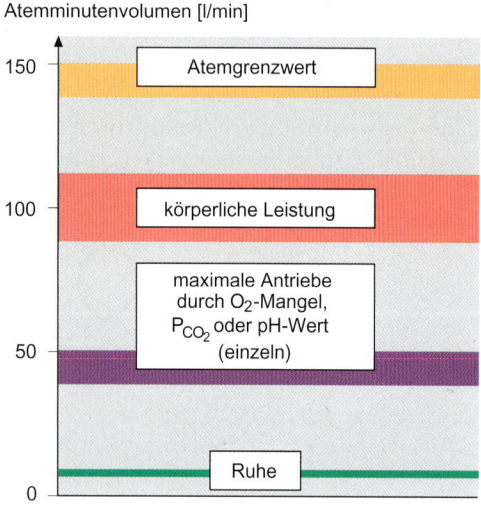

Abb. 2.3 Abhängigkeit des Atemminutenvolumens von unterschiedlichen Einflüssen. [L106]

2.1.7 Einsekundenkapazität

Erfolgt die **Exspiration** bei vollständig gefüllter Lunge **mit maximaler Kraft**, resultiert ein zunächst sehr kräftiger und in der Folge beständig nachlassender Luftstrom bis zum Erreichen des Residualvolumens. Die wesentliche Ursache ist in der Retraktionskraft der Lunge zu sehen, die bei geweiteten Alveolen besonders ausgeprägt und bei kleinen Alveolen nur noch gering vorhanden ist. Außerdem werden bei zunehmender Inspiration mit der Aufdehnung des Thorax auch die intrathorakalen Strukturen gedehnt, sodass der Widerstand für die Ausatemluft durch die geweiteten Bronchien und Bronchiolen zunächst sehr viel geringer ausfällt als im weiteren Verlauf der Ausatmung, bei der das Lumen zunehmend enger wird. Schließlich besitzt auch die Atemhilfsmuskulatur für die Exspiration infolge ihrer Vordehnung und der großen, sich ausbildenden Hebelarme am Beginn der Exspiration eine größere Kraftentwicklung und Wegstrecke als im weiteren Verlauf. Diese Faktoren summieren sich auf eine Weise, dass bereits während der **1. Sekunde** der Exspiration **80 % der gesamten Vitalkapazität** ausgeatmet werden können, während ein Vielfaches an Zeit benötigt wird, um auch noch die restlichen 20 % abzuatmen.

Die Einsekundenkapazität lässt sich sehr einfach mit dem **Peak-Flowmeter** bestimmen (> 3.4.1). Abhängig ist ihre Größe von Elastizität und Retraktionskraft der Lunge sowie vom Zustand der Atemwege. Sind dieselben bei Erkrankungen wie COPD oder Asthma bronchiale verengt, wächst ihr Widerstand und die Einsekundenkapazität nimmt ab. Dies gilt physiologischerweise auch für die 2. Lebenshälfte infolge zunehmender Umbauvorgänge der Lunge mit Vergrößerung ihres Residualvolumens und nachlassender Elastizität. Schließlich ist auch beim Sportler mit seiner gut trainierten Muskulatur (einschließlich der Atemmuskeln) gegenüber dem Untrainierten eine vergrößerte Einsekundenkapazität zu erwarten.

Zusammenfassung

Definitionen der Atemvolumina

- **anatomischer Totraum:** Gesamtraum der Atemwege von Mund bzw. Nase bis hinab zu den kleinsten Bronchiolen, die noch keine Alveolen tragen (Bronchioli terminales) = 150 ml
- **Atemzugvolumen:** Luftmenge, die bei ruhiger Atmung unter Ruhebedingungen ein- bzw. ausgeatmet wird = 500 ml
- **Atemfrequenz:** Anzahl der Atemzüge/Min. = ca. 16/Min. (in Ruhe)
- **Atemminutenvolumen:** die bei ruhiger Atmung, also bei der Atmung mit dem Atemzugvolumen, in einer Minute ein- und wieder ausgeatmete Luftmenge. Multipliziert man die durchschnittliche Atemfrequenz von 16/Min. mit den 500 ml des Atemzugvolumens, erhält man hierfür 8,0 l – steigerbar auf bis zu 150 l/Min.
- **inspiratorisches Reservevolumen:** Luftmenge, die nach normaler Einatmung unter Ruhebedingungen zusätzlich eingeatmet werden kann = 2,5 l
- **exspiratorisches Reservevolumen:** Differenz zwischen Lungenvolumen und Residualvolumen – also das Volumen, das im Anschluss an eine normale Ausatmung noch zusätzlich aus der Lunge herausgepresst werden kann = 1,5 l
- **Vitalkapazität:** Gesamtmenge der Atemluft, die nach maximaler Inspiration ausgeatmet bzw. nach maximaler Exspiration eingeatmet werden kann = 4,5 l

- **Lungenvolumen:** luftgefüllter Gesamtraum der Alveolen am Ende einer normalen Ausatmung unter Ruhebedingungen = 3,0 l
- **Residualvolumen (Residualluft, Restluft):** luftgefüllter Gesamtraum der Alveolen am Ende einer maximalen Ausatmung – also die Luftmenge, die auch bei größter Anstrengung nicht mehr abgeatmet werden kann = ca. 1,5 l
- **Totalkapazität:** Gesamtmenge der nach maximaler Inspiration in der Lunge vorhandenen Luft, entspricht also der Summe aus Vitalkapazität und Residualvolumen = 6 l
- **Einsekundenkapazität:** Luftmenge, die nach maximaler Inspiration innerhalb der 1. Sekunde der folgenden, mit maximaler Kraft durchgeführten Ausatmung gemessen werden kann = 80 % der Vitalkapazität

2.2 Diffusion der Atemgase

2.2.1 Grundlagen

Sauerstoff

Sobald die Atemluft den Raum der Alveolen erreicht hat, diffundiert der enthaltene **Sauerstoff** durch die trennende Membran hindurch **ins Blut** der Kapillaren. Hier wird er zu einem geringen Anteil (< 2 %) **physikalisch gelöst**, bevor er in die roten Blutkörperchen (Erythrozyten) gelangt, um nun – an seinem eigentlichen Bestimmungsort – **chemisch an das Eisen** des roten Blutfarbstoffs **Hämoglobin** gebunden zu werden.

> **MERKE**
> Mehr als 98 % des im Blut insgesamt vorhandenen O_2 sind chemisch in den Erythrozyten gebunden, weniger als 2 % frei im Plasma gelöst. Diese Relation stellt ein Gleichgewicht dar, das unter allen Bedingungen konstant gehalten wird.

Physikalisch gelöst bedeutet bei einem Gas wie O_2, dass die einzelnen Moleküle sich in der wässrigen Phase des Blutes genauso frei und mit großer Geschwindigkeit bewegen wie zuvor im Luftraum der Außenwelt oder der Alveolen, während sie bei der **chemischen Bindung** an das Eisen des Hämoglobins gebunden sind und dadurch **unbeweglich werden**.

Hämoglobin ist ein kompliziert aufgebautes Molekül aus 4 Proteinketten (Globin) und **4** daran gebundenen **Häm-Molekülen**, die zentral jeweils 1 Eisenatom als Fe^{2+}, also in zweiwertiger Form enthalten (> Abb. 2.4; > Fach Hämatologie). Fe^{3+} ist für die Bindung des O_2 **nicht geeignet**.

Kohlendioxid

Das in den Geweben des Körpers entstandene und zur Lunge transportierte Kohlendioxid nimmt den umgekehrten Weg aus den Blutkapillaren durch die Alveolarmembran hindurch, vermischt sich dort mit der Atemluft und wird bei der nächsten Exspiration abgeatmet.

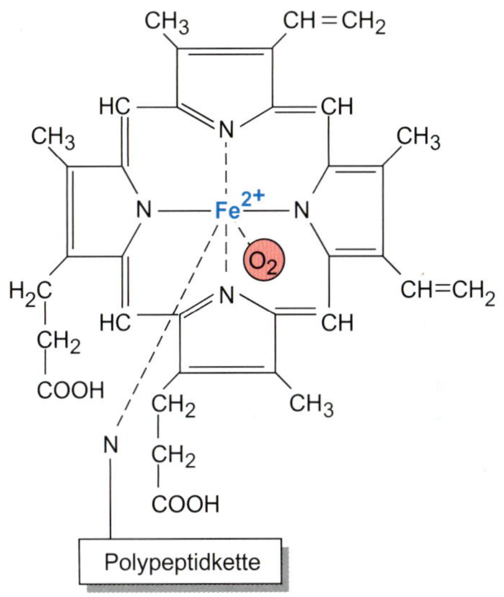

Abb. 2.4 Schematische Darstellung des Hämoglobins: Zwei α- und zwei β-Ketten mit je einem Häm mit einem zentralen Fe^{2+}. [L106]

Weitere Atemgase

Auch die übrigen Bestandteile der Atemluft diffundieren ins Blutplasma hinein. Da es sich bei **Stickstoff** (N_2) und den **Edelgasen** (Argon) aber um **inerte Gase** handelt, also um stabile, unter normalen Bedingungen gar nicht reagierende Substanzen, bleibt dies **ohne Folgen**. Sie werden physikalisch (nicht chemisch) im Blut gelöst und transportiert, stehen mit den Geweben im Gleichgewicht und kommen nach ihrem Kreislauf durch den Körper unverändert wieder in der Lunge an. Da sie also, von Extremsituationen wie Tiefseetauchen einmal abgesehen, keinerlei Rolle spielen, brauchen wir uns auch nicht mit ihnen zu beschäftigen. Von Interesse bleiben ausschließlich das Verhalten und der Transport von O_2 und CO_2 sowie die Wirkungen eventuell vorhandener, schädlicher Luftbeimengungen wie z. B. CO (Kohlenmonoxid).

2.2.2 Kriterien der Diffusion

Diffusionsgleichgewicht

Sind zwei benachbarte Behältnisse lediglich durch eine sog. semipermeable („halbdurchlässige") Membran getrennt, diffundieren sämtliche Bestandteile beider Behältnisse, sofern sie die Membran durchdringen können, so lange hin und wieder zurück, bis sie auf **beiden Seiten** der Membran genau in der **gleichen Konzentration** vorliegen. Die Diffusion kommt aber auch dann nur scheinbar zum Stillstand. Vielmehr entspricht dann lediglich der Anteil, der in einer bestimmten Zeit von A nach B diffundiert genau demjenigen, der von B nach A diffundiert, sodass die Menge der Stoffe auf beiden Seiten unter dem Strich unverändert bleibt. Sind auf beiden Seiten jeweils verschiedene Stoffe vorhanden, strebt jeder einzelne davon solange nach diesem Diffusionsgleichgewicht, bis es erreicht ist.

2 Physiologie

Dieses physikalische Gesetz gilt sowohl für in Wasser bzw. Blutplasma gelöste Moleküle als auch für Gase, die sich in einem Gasraum wie der Lungenalveole oder in einer Flüssigkeit wie dem Blutplasma frei bewegen können. Die uns interessierende **Alveolarmembran** hat allerdings eine **Durchlässigkeit** im Wesentlichen nur für die **Gase** des **Alveolarraumes** oder des **Blutplasmas**, soweit sie dort **physikalisch gelöst** sind. Für die **chemisch gelösten** Moleküle des Plasmas ist sie **nicht** permeabel, weil dieselben an die Flüssigkeit gebunden sind.

Diffusionsgeschwindigkeit

Die Diffusionsgeschwindigkeit hängt von verschiedenen Faktoren ab. Die wichtigsten sind einmal die **Eigenschaften** der trennenden **Membran** (Diffusionsstrecke), zum zweiten das **Konzentrationsgefälle** zwischen den beiden Räumen und schließlich auch die **Strömungsgeschwindigkeit** des an den Alveolen vorbeiströmenden Blutes.

Diffusionsstrecke

Die trennende Membran zwischen alveolärem Raum und dem Lumen der Kapillaren muss einen **Kompromiss** bieten zwischen einerseits ausreichender **mechanischer Stabilität** und andererseits ausreichender **Durchlässigkeit** für die Gase Sauerstoff und Kohlendioxid. Sie besteht in der Lunge aus der einreihigen Epithelschicht der Wand der Alveolen, der einreihigen Endothelschicht der Wandung der Blutkapillaren sowie einer dünnen Schicht Bindegewebe dazwischen (➤ Abb. 2.5). Dies ist ein Kompromiss, der unter normalen Bedingungen sehr gut funktioniert und sowohl der Stabilität der einzelnen Alveole als auch der benötigten Durchlässigkeit für die beiden Gase gerecht wird.

Dass er aber doch nur einen Kompromiss darstellt, sieht man sowohl an den physiologischen Verteilungsstörungen (➤ 2.2.4) als auch unter pathologischen Bedingungen. Zum Beispiel ist bei krankheitsbedingter Verdickung des bindegewebigen Anteils (**Lungenfibrose**) die Durchlässigkeit v. a. für Sauerstoff eingeschränkt (Diffusionsstörung). Bei der **Lungenatelektase** kollabieren die Alveolen, wodurch der Sauerstoff noch nicht einmal die Gelegenheit zur Diffusion erhält, weil die Atemluft die betroffenen Alveolen überhaupt nicht mehr erreicht.

2.2.3 Konzentrationsgefälle und Transport der Atemgase

Kohlendioxid

In der Atemluft liegt die Konzentration des CO_2 nahe bei null (0,03 %). Im peripheren Blut wird aufgrund der Abgabe von CO_2 aus den

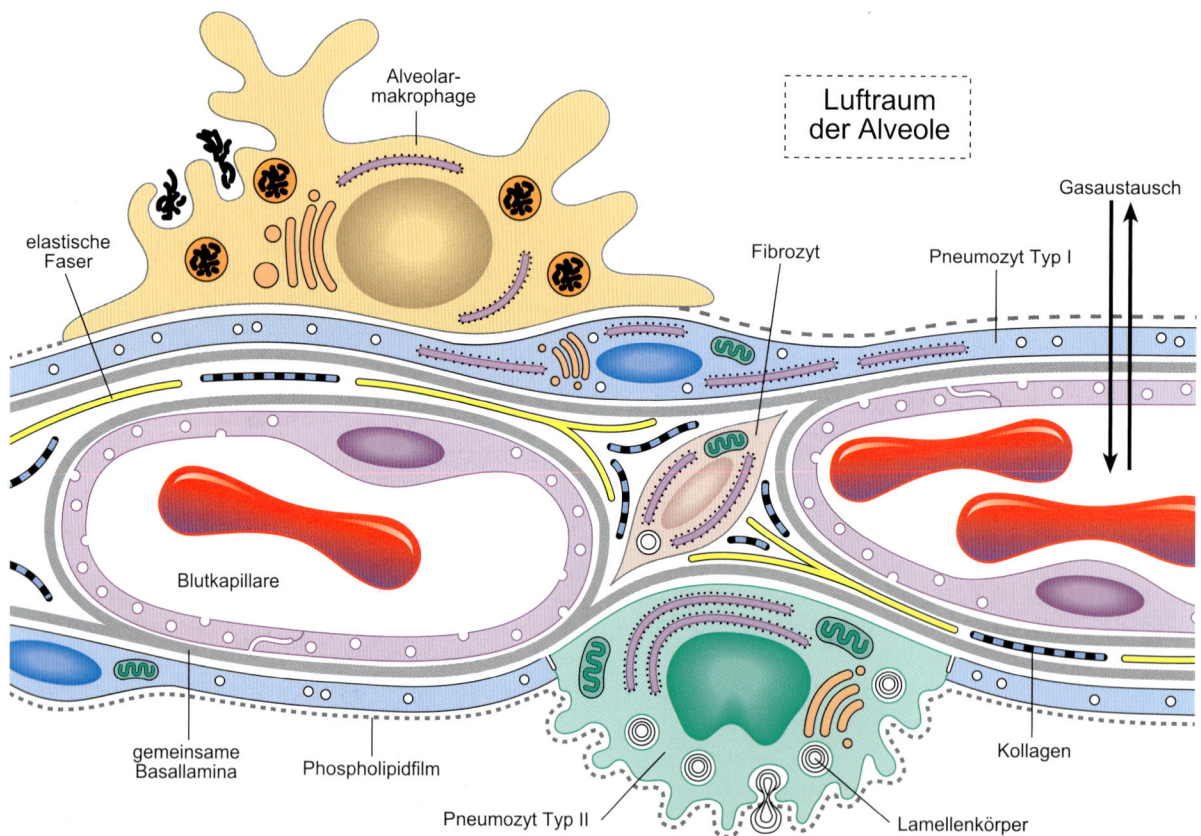

Abb. 2.5 Schema der Blut-Luft-Schranke (Diffusionsstrecke). [L107]

Geweben ein Gasdruck von etwa **45 mmHg** erreicht. Dieser Druck herrscht demzufolge auch im **Blut der Lungenkapillaren** und steht für den Austausch mit der Luft der Alveolen zur Verfügung. Die sehr **unvollständige Abatmung** der Alveolarluft bei der Ruheatmung führt allerdings dazu, dass hier ein Gasdruck von rund **40 mmHg** für CO_2 erhalten bleibt, demnach auch im Blut der Lungenvenen bzw. im arteriellen Blut des Körperkreislaufs vorhanden ist (> Abb. 2.6). Es werden also von den gut 45 mmHg des venösen Körperkreislaufs lediglich etwa 5 mmHg Kohlendioxid abgeatmet und beim nächsten Durchlauf durch die Peripherie wieder auf 45 mmHg ergänzt.

Da CO_2 relativ **leicht** durch die trennende Membran **diffundiert** und im Blutplasma **sehr gut** (physikalisch) **löslich** ist, wird das **Gleichgewicht** auch unter ungünstigen Bedingungen **rasch erreicht**. Dies bedeutet auch, dass der üblicherweise in den Lungenvenen verbleibende Druck von 40 mmHg durch eine Veränderung von Atemtiefe und -frequenz schnell an pathologische Situationen angepasst werden kann. Das gilt z. B. für eine Niereninsuffizienz, bei der der pH-Wert des Blutes unter 7,40 fällt (Azidose) und durch verstärkte Abatmung von CO_2 weitgehend ausgeglichen werden kann. In diesem Fall liegt der arterielle Gasdruck von CO_2 im arteriellen Blut der Peripherie dann unter 40 mmHg.

Der **Transport** des CO_2 im Blut erfolgt **physikalisch gelöst**, in **Bindung an das Globin** der Erythrozyten sowie durch Reaktion mit Wasser als **Kohlensäure** (H_2CO_3).

Sauerstoff

Sauerstoff vermag nicht ganz so leicht durch Membranen zu diffundieren wie Kohlendioxid, was aber erst unter pathologischen Bedingungen (Lungenfibrose) Bedeutung erlangt. Den ca. 21 % Anteil des O_2 an der Atemluft entspricht ein Gasdruck von ca. **150 mmHg**, weil der **Gesamtdruck** aus N_2, O_2 und Argon bei **760 mmHg** liegt (20 % von 760 mmHg = 150 mmHg). Für den Raum der **Alveolen** bleiben etwa **100 mmHg** übrig (> Abb. 2.6). Durch die unter physiologischen Bedingungen **vollständige Diffusion** ins Blut der Kapillaren steht dieser Druck auch im Blut zur Verfügung.

Der normale Luftdruck von 760 mmHg (= 1 bar) wird anteilig durch die enthaltenen Moleküle N_2, O_2 und Argon bewirkt, die mit großer Geschwindigkeit umhersausen und im Aufprall auf undurchdringliche Wände diesen (messbaren) Druck erzeugen.

Im Blut der **Lungenkapillaren** findet sich nach der Ausschöpfung im Körperkreislauf noch eine Konzentration von durchschnittlich **40 mmHg**, abhängig v. a. davon, ob die Muskulatur sich in Ruhe befindet oder Arbeit verrichtet und dadurch eine höhere Sauerstoffausschöpfung der Peripherie bewirkt. Damit ist das **Konzentrationsgefälle** zwischen den beiden Räumen scheinbar nicht sehr groß. Dabei ist allerdings zu berücksichtigen, dass der **Sauerstoff** im Blutplasma weit niedriger konzentriert ist, da sein Hauptanteil (> 98 %) **chemisch an Hämoglobin gebunden** ist und dadurch für die freie Diffusion gar nicht zur Verfügung steht (> Abb. 2.7). Tatsächlich besteht also zwischen den lediglich knapp 2 % im Plasma frei beweglichen O_2-Molekülen und denjenigen im Raum der Alveolen doch ein ganz erhebliches Konzentrationsgefälle, wodurch die Austauschvorgänge beschleunigt werden.

Die Relation von 98 % zu 2 % (Hämoglobin zu Plasma) stellt ein **Gleichgewicht** dar, das **stets konstant** gehalten wird. Strömen aus dem Alveolarraum O_2-Moleküle ins Plasma, gelangen dieselben umgehend und so lange zum Hämoglobin der Erythrozyten, bis dieses Gleichgewicht erreicht ist. Die Konsequenz daraus ist, dass das Konzentrationsgefälle zwischen Alveolarraum und Plasma ununterbrochen erhalten bleibt, sodass sich letztendlich die gesam-

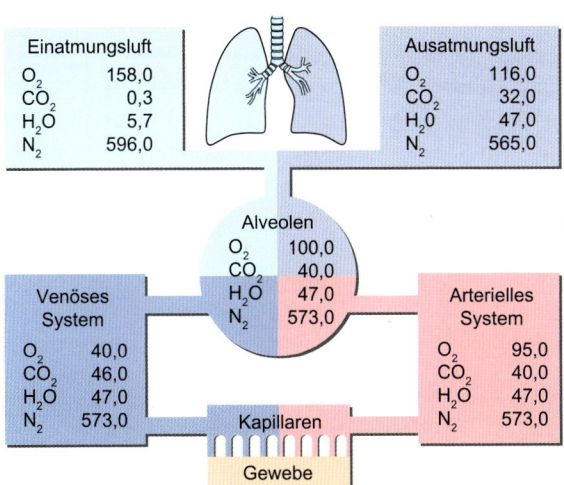

Abb. 2.6 Drücke der Atemgase in den verschiedenen Kompartimenten (in mmHg). [L106]

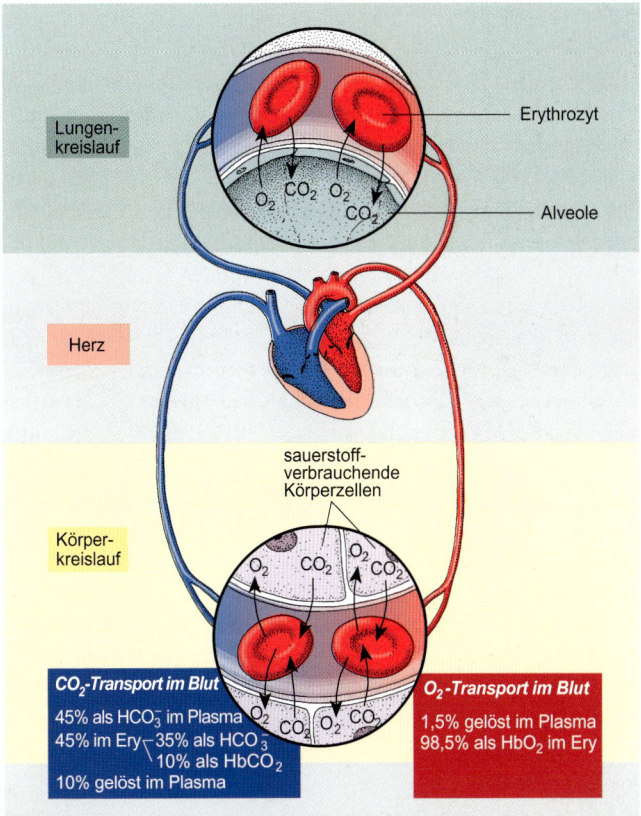

Abb. 2.7 Austauschvorgänge und Transport der Atemgase. [L190]

ten 100 mmHg O_2 des Alveolarraumes im Gesamtblut wiederfinden, die **Aufsättigung** also **vollständig** erreicht wird. Es bedeutet auch, dass **sämtliche Hämoglobinmoleküle oxygeniert**, also an Sauerstoff gebunden wurden.

Zusätzlich zum Konzentrationsgefälle spielen hinsichtlich der O_2-Diffusion noch andere Faktoren eine Rolle wie z. B. die sog. O_2-**Bindungskurve**, welche die **Affinität** des O_2 zum **Hämoglobin** bei Berücksichtigung von Temperatur, bereits bestehender Vorsättigung usw. beschreibt. Dies braucht aber nicht weiter ausgeführt zu werden. Es wird lediglich noch auf die Beeinflussung dieser Bindungskurve durch CO_2 eingegangen.

Zeitliche Faktoren und Verteilungsstörungen

Die **Strömungsgeschwindigkeit** des Blutes in den Kapillaren der Alveolenwandung spielt insofern eine Rolle, als die Gase bei einem sehr schnellen Durchfluss kaum Zeit fänden, ein Diffusionsgleichgewicht einzustellen. Nun erreicht allerdings der Blutdruck im kleinen Kreislauf nur einen Bruchteil des Druckes, den die linke Herzkammer für den Körperkreislauf bereitstellt. Systolisch liegt er bei ca. 20–25 mmHg, während im großen Kreislauf physiologischerweise ca. 120–140 mmHg gemessen werden. Im Bereich der **Lungenkapillaren** ist noch mit einem Fließdruck von **10–12 mmHg** zu rechnen. Das bedeutet, dass das Blut im Lungenkreislauf sehr gemächlich durch Arterien und Kapillaren fließt, wodurch im Bereich der Alveolen genügend Zeit für den Gasaustausch zur Verfügung steht.

Die niedrigen Drücke führen sogar dazu, dass die **Lungenspitze im Stehen** ausgesprochen **schlecht durchblutet** wird, weil hier der hydrostatische Druck der senkrechten Blutsäule dem niedrigen Druck der rechten Herzkammer entgegenwirkt. Dies führt schon unter physiologischen Bedingungen, also bei völlig gesunden Menschen, zu **Verteilungsstörungen**, indem Teile der Lunge im Stehen zwar **gut belüftet**, aber nur **mangelhaft durchblutet** werden, oder umgekehrt Teile der Lunge gut durchblutet, aber nicht mehr gut belüftet werden. Letzteres kann v. a. in den **basalen Anteilen** der Lunge, ebenfalls v. a. **im Stehen**, der Fall sein, weil die mittleren und oberen Bereiche des weichen Lungengewebes auf die basalen drücken und das dünne Lungengerüst soweit zusammenquetschen, dass die **Alveolen** hier teilweise **kollabieren** und zum Gasaustausch nicht mehr zur Verfügung stehen, während die **Durchblutung nicht beeinträchtigt** wird.

O_2-Bindungskurve

Die Festigkeit der **Bindung** von O_2 an Hämoglobin ist **nicht konstant**, sondern wird durch eine ganze Reihe von Faktoren beeinflusst. Die für uns wichtigsten sind die gleichzeitige Anwesenheit von CO_2 oder auch anderer Säuren, die Umwandlung des Hämoglobins in **Methämoglobin** sowie die Anwesenheit von **CO** (Kohlenmonoxid) im Blut.

CO_2 ist eine schwache Säure und verschiebt daher den pH-Wert des Blutes bzw. den der Erythrozyten in Richtung sauer. Bei seiner Anwesenheit **sinkt** die **Affinität** des Sauerstoffs zum Hämoglobin. Derselbe ist also **weniger fest gebunden** und wird demnach aus seiner Bindung auch **leichter abgegeben**. Ist kein Kohlendioxid oder eine andere Säure vorhanden, ist die Affinität bzw. die Bindung deutlich fester. Dies hat folgende Konsequenz:

- In den Kapillaren der **Lunge** wird das CO_2 **abgegeben**. Die Ansäuerung von Blutplasma und Erythrozyten geht zurück. Die **Affinität** des Hämoglobins gegenüber O_2 nimmt zu. Die Beladung mit Sauerstoff geht **besonders leicht** und **schnell** vonstatten, auch wenn sich das eigentliche Gleichgewicht von 98 % zu 2 % hierdurch gar nicht verändern lässt.
- In den peripheren Geweben entsteht aus dem hineindiffundierten Sauerstoff Kohlendioxid – und zwar umso mehr, je aktiver das jeweilige Gewebe, je höher also sein Sauerstoffbedarf ist. Dieses CO_2 diffundiert aus den Zellen ins vorbeiströmende Blut und **säuert** es an, wodurch der **Sauerstoff** genau im Bereich des Gewebes, das ihn besonders nötig hat, auch am leichtesten aus seiner **Bindung** ans Hämoglobin **gelöst** wird und ins Gewebe übertreten kann.

> **MERKE**
> Es resultiert aus diesem Zusammenhang eine **besonders gute O_2-Aufnahme** in der **Lunge** und eine **besonders leichte Abgabe** in den **Geweben** des Körpers.

Ergänzt werden soll, dass CO_2 nicht nur durch seine ansäuernden Eigenschaften die Affinität des Hämoglobins verändert, sondern auch durch direkte Bindung an den Eiweißanteil des Hämoglobins (Globin) in der Form des Carbamat -NH–COO$^-$.

Kohlenmonoxid

Kohlenmonoxid (CO) bindet genau wie Sauerstoff an das **Eisen des Hämoglobins**. Seine **Affinität** zu dem Molekül ist allerdings **200- bis 300-fach stärker**, sodass es den **Sauerstoff** aus seiner Bindung am Hämoglobin **verdrängt**. Das bedeutet, dass bereits geringe Mengen CO im Blutplasma ausreichen, um dessen Transportfähigkeit für O_2 erheblich einzuschränken und dadurch einen mehr oder weniger ausgeprägten Sauerstoffmangel in den Geweben auszulösen, der zum „inneren Ersticken" führen kann.

Glücklicherweise diffundiert das CO-Molekül nicht besonders leicht durch die Alveolarmembran, sodass die üblicherweise im Zigarettenrauch oder den Autoabgasen enthaltenen Mengen nicht zu ernsthaften O_2-Defiziten führen. Andererseits genügt bereits ein Anteil von lediglich 0,01 % an der Atemluft, um Gesundheitsstörungen auszulösen. Steigt der Anteil auf **> 0,1 %**, ist dies bereits **letal**.

> **MERKE**
> Die Bindung von Kohlenmonoxid an Hämoglobin verändert die **Farbe des Blutes** in Richtung **kirschrot**. Man kann deshalb die Vergiftung eines Patienten an dessen **Hautfarbe** erkennen oder zumindest vermuten.

Methämoglobin

Das Methämoglobin enthält statt des zweiwertigen **dreiwertiges Eisen**, also Fe^{3+}, das zur **Bindung** von O_2 **nicht geeignet** ist, in der Lunge also auch keinen Sauerstoff aufnimmt. Es entsteht durch Oxidation des zwei- zum dreiwertigen Eisen, wobei als Oxidationsmittel Medikamente wie Phenacetin, Sulfonamide oder Chinin, oder auch Nitrit (NO_2^-) aus der Nahrung fungieren können. Nitrit entsteht im Körper teilweise zusätzlich aus Nitrat (NO_3^-), z. B. durch bakterielle Einwirkungen in der Mundhöhle. Ein **geringer Anteil** des Blutes an Methämoglobin ist **üblich** und nicht weiter tragisch. Größere Mengen reduzieren aber entsprechend ihres prozentualen Anteils den Sauerstoffgehalt.

Erythrozyten enthalten ein spezifisches **Enzym (Methämoglobin-Reduktase)**, welches das entstandene dreiwertige Eisen im Methämoglobin wieder zu Fe^{2+} reduziert, aus dem Methämoglobin also wieder „normales" Hämoglobin herstellt. Bei **Säuglingen** wird dieses Enzym in den ersten Lebensmonaten noch **nicht ausreichend** gebildet, weshalb man ihnen nach Möglichkeit kein nitrathaltiges Essen geben sollte – von nitrithaltigem ganz zu schweigen. Er wäre sonst größeren Mengen an gebildetem Methämoglobin hilflos ausgeliefert, würde zyanotisch und müsste im Extremfall ersticken (bei einem Anteil des Blutes von > 50 %).

Zusammenfassung

Diffusion der Atemgase

Atemgase
- **Sauerstoff:** 98 % in den Erythrozyten an das Eisen des roten Blutfarbstoffs Hämoglobin gebunden, 2 % frei im Plasma gelöst; gelangt aus den Alveolen ins Blut und wird über die Kapillaren des Körperkreislaufs ins Gewebe abgegeben
- **Kohlendioxid:** entsteht im Gewebe aus der Verbrennung von Kohlenstoff (Glukose, Fettsäuren), wird zur Lunge transportiert und dort (unvollständig) abgeatmet
- **Stickstoff, Edelgase:** inerte Gase ohne Bedeutung für den Organismus

Diffusion
Hängt von den Eigenschaften der trennenden Membran, dem Konzentrationsgefälle und der Strömungsgeschwindigkeit des Blutes ab
- Kohlendioxid: diffundiert leicht durch Membranen, gut löslich → Gleichgewicht wird auch unter ungünstigen Bedingungen schnell erreicht
- Sauerstoff: diffundiert weniger leicht durch Membranen
- Bindungsfestigkeit von O_2 an Hämoglobin nicht konstant, sondern abhängig von Kohlendioxid (oder weiteren Säuren) und Kohlenmonoxid:
  - Ist viel CO_2 vorhanden, ist der Sauerstoff weniger fest gebunden und wird leichter abgegeben (z. B. im Gewebe).
  - Ist wenig CO_2 vorhanden, ist die Bindung des Sauerstoffs fester.
  - In der Lunge wird CO_2 abgegeben, die Affinität des Hämoglobins gegenüber O_2 nimmt zu.
- niedrige Strömungsgeschwindigkeit in den Lungenkapillaren → es verbleibt genügend Zeit für die Diffusion der Atemgase, andererseits ist deshalb die Lungenspitze im Stehen schlecht durchblutet

Kohlenmonoxid
- bindet wie Sauerstoff an das Eisen des Hämoglobins
- hat eine deutlich stärkere Affinität als Sauerstoff, sodass es diesen verdrängt
- verändert die Farbe des Blutes und damit der Haut → Hautfarbe wird kirschrot

Methämoglobin
- enthält dreiwertiges Eisen, das zur Bindung von O_2 nicht geeignet ist
- Erythrozyten enthalten Methämoglobin-Reduktase, die dreiwertiges Eisen im Methämoglobin wieder zu Fe^{2+} reduziert (bei Säuglingen noch nicht ausreichend vorhanden).

2.3 Farbe des Blutes

Die Anlagerung von O_2 ans Hämoglobin, den „roten Blutfarbstoff", **verändert dessen Farbe** und damit die Farbe des Blutes insgesamt:
- **Sauerstoffreiches** Blut, also das Blut der Körperarterien und Lungenvenen, ist **hellrot**.
- **Sauerstoffarmes** Blut ist **bläulich-dunkelrot**.

Man sieht dies sehr deutlich, wenn man aus der Vene entnommenes Blut mit demjenigen einer Arterie vergleicht. Auch venöses Blut ist je nach seinem Restgehalt an Sauerstoff mal heller und mal dunkler. Ist bereits das Blut, das in die Kapillaren strömt, an Sauerstoff verarmt, weil es in der Lunge nicht mehr ausreichend beladen worden ist, verfärben sich v. a. die Gewebebezirke, die ein dichtes Kapillarnetz enthalten und für das Auge sichtbar sind (Lippen, Ohren, Nagelbett, Schleimhäute), **livide** (blau-rötlich). Es kommt zur **Zyanose**, die den Sauerstoffmangel des Gewebes für das Auge sichtbar macht.

EXKURS

Die Ursache für die Farbänderungen ist in dem System aus vier 5er-Ringen (Pyrrolringen) des **Häm-Moleküls** mit dem zentralen Sauerstoffatom zu sehen. In diesem großen Molekül wechseln sich Einfach- und Doppelbindungen miteinander ab, wodurch ein sog. **mesomeres System** entsteht, das einen Teil des Lichtspektrums (in diesem Fall grün) absorbiert und den komplementären Teil des Lichts (rot) als Farbe emittiert. Abhängig davon, ob am zentralen Eisenatom Sauerstoff gebunden ist oder nicht, bzw. ob als Ersatz für Sauerstoff z. B. CO gebunden wird, verschiebt sich die Frequenz des absorbierten Lichtanteils um Nuancen, weil sich damit gleichzeitig auch die Wirkung des Eisenatoms auf das mesomere System um eine Kleinigkeit verschiebt. Als Resultat dieser Vorgänge verändert sich die für das Auge sichtbare Komplementärfarbe **rot** in Richtung **heller** oder **dunkler** bzw. bekommt bei der Zyanose sogar einen **Blaustich**.

Eine Zyanose entsteht immer dann, wenn der Anteil des **reduzierten**, also **sauerstofffreien Hämoglobins** etwa **5 g/100 ml** Blut **überschritten** hat. Bei einem Hämoglobingehalt von 15 g/100 ml Blut entsteht also eine sichtbare Zyanose, sobald im Bereich der Kapillaren zumindest ein Drittel des Sauerstoffs abgegeben worden ist bzw., wenn dieser Anteil schon vor dieser kapillären Endstrecke gefehlt hatte. Dementsprechend kann man eine zentrale Zyanose von einer peripheren unterscheiden:

- **zentrale Zyanose:** Diese Form entsteht in der Regel bei **Erkrankungen** der **Lunge** (keine ausreichende Aufsättigung mit O_2) oder des **Herzens** (Rechts-Links-Shunt bei angeborenen Herzfehlern), sodass von vornherein > 5 g/dl des Hämoglobins des Aortenblutes keinen Sauerstoff führen. Sind wie z. B. beim Asthmaanfall oder durch eine weitgehende Stenosierung der Glottis die **Atemwege** massiv **verengt**, entsteht eine vergleichbare Situation.
- **periphere Zyanose:** Sie entsteht trotz sauerstoffreichem Blut in der **Peripherie**, wenn Haut oder Schleimhaut einen besonders hohen Bedarf haben oder wenn die Durchblutung im Bereich der Haut derart gering ist, dass O_2 im Bereich der Kapillaren besonders intensiv ausgeschöpft wird. Dies ist z. B. bei **kalten Umgebungstemperaturen** der Fall, wenn die Hautdurchblutung sistiert und sich die Haut, zumindest aber Nagelbett und Lippen, livide verfärben. Man sieht dies bekanntlich bei Kindern, die sich zu lange im kalten Schwimmbad aufgehalten haben. Ein weiteres Beispiel für eine periphere Zyanose stellt die fortgeschrittene **Herzinsuffizienz** dar, bei der die linke Kammer zwar sauerstoffgesättigtes Blut aus der Lunge bekommt, dieses Blut aber dann nicht in ausreichendem Maße in die Peripherie treiben kann.

Natürlich gibt es auch **Mischformen**, bei denen eine nur mäßig ausgeprägte Lungenerkrankung erst bei erhöhten peripheren Anforderungen zur Zyanose führt. Auch ein entsprechender Anteil des Blutes an **Methämoglobin** führt zur **Zyanose**.

Bei einer **extremen Anämie**, bei der der Sauerstoff in den Geweben prozentual besonders intensiv entnommen wird, entsteht **keine Zyanose**, weil der notwendige Blutgehalt von > 5 g reduziertem Hämoglobin gar nicht erreicht wird. Es kommt also nicht auf den relativen Anteil von reduziertem zu oxygeniertem Hämoglobin an, sondern ausschließlich auf die absolute Menge des reduzierten, sauerstofffreien Hämoglobins. Entsprechend kann dann auch bei einem völligen **Sistieren der Durchblutung**, z. B. anlässlich eines arteriellen Verschlusses, **keine Zyanose** entstehen. Die Haut erscheint hier **blass** und **kalt**.

Die Abhängigkeit des Sichtbarwerdens der lividen (blau-roten) Farbe der Zyanose nicht vom relativen, sondern vom absoluten Gehalt des Blutes (> 5 g/dl) an sauerstofffreiem Hämoglobin lässt sich am besten verstehen, wenn man den folgenden Bezug herstellt: Eine zu geringe Menge an Farbe (livide) wird durch die Hautschichten hindurch nicht sichtbar bzw. hebt sich nicht ausreichend von der Umgebungsfarbe (rot) ab. Erst wenn deren Menge ein gewisses absolutes Minimum (5 g/dl) überschritten hat, wird sie erkennbar.

Zu beachten ist, dass die Ausschöpfung des Blutes auf > 5 g/dl reduziertes Hämoglobin nur dann zur Zyanose führt, wenn sie frühzeitig bereits am Beginn der Kapillaren erfolgt, weil nur durch deren dünne Wandungen hindurch die Blutfarbe überhaupt erkennbar wird. Die Endstrecken der Kapillaren ergeben in ihrer Summe keine ausreichende „Farbfläche" mehr.

Zusammenfassung

Farbe des Blutes

Sauerstoffreiches Blut ist hellrot, sauerstoffarmes bläulich-dunkelrot.

Zyanose

Bläuliche (livide) Verfärbung der (Schleim-)Haut bei Sauerstoffmangel des Gewebes (> 5 g/dl reduziertes Hämoglobin)
- v. a. sichtbar an Lippen, Ohren, Nagelbett, Schleimhäuten
- **zentral:** Erkrankungen der Lunge oder des Herzens, massiv verengte Atemwege
- **peripher:** kalte Umgebungstemperatur, fortgeschrittene Linksherzinsuffizienz

2.4 Kohlendioxid als Säure

Wenn man das Gas CO_2 in Wasser bzw. ins Blutplasma einleitet, bleibt es hier nicht entsprechend dem Sauerstoff chemisch unverändert, sondern es **verbindet sich** mit den H_2O-**Molekülen** des Wassers nach folgender Gleichung:

$$CO_2 + H_2O \leftrightarrow H_2CO_3 \leftrightarrow HCO_3^- + H^+$$

Kohlendioxid + Wasser ↔ Kohlensäure ↔ Bikarbonat + Proton

Die Pfeile in diesen Gleichungen zeigen in beide Richtungen. Es bildet sich ein **Gleichgewicht** aus sämtlichen 5 Stoffen, wobei dieses Gleichgewicht allerdings sehr weit auf der **linken Seite**, also auf der Seite des **unverändert bleibenden CO_2** liegt, weil die Moleküle CO_2 und H_2O sehr viel stabiler sind als das Molekül H_2CO_3. Auch die geringe Menge entstehender Kohlensäure zerfällt ihrerseits wiederum nur in einem geringen Umfang in Bikarbonat und Protonen, sodass insgesamt aus der Verbindung von Kohlendioxid und Wasser eine nur sehr kleine Anzahl an Protonen H^+ entsteht, weshalb **Kohlendioxid** eine recht **schwache Säure** ist.

H^+ wird überwiegend im Bereich des Hämoglobins gebunden, säuert also die Erythrozyten an, was zu dem oben beschriebenen Effekt einer erleichterten Sauerstoffabgabe führt. Ein Teil des CO_2 diffundiert nicht bis in die Erythrozyten, sondern verbleibt im Blutplasma, sodass auch hier Protonen entstehen. Die Abpufferung erfolgt durch Natriumbicarbonat ($NaHCO_3$), den wesentlichen Puffer des Blutes, sowie durch die Proteine des Plasmas.

Die **Reaktion** von CO_2 mit H_2O erfolgt **sehr langsam**, während die entstehende Kohlensäure sehr schnell weiter zerfällt, soweit es das entstehende Gleichgewicht zulässt. Um die Reaktion des Kohlendioxid mit Wasser zu Kohlensäure zu beschleunigen, gibt es entsprechend den Geweben in Niere oder Magen (Belegzellen → Salzsäure) und in anderen Organen auch in Blutplasma und Erythrozyten das Enzym **Carboanhydrase** (= Carboanhydratase). Unter dessen Katalyse erfolgt die Einstellung des Gleichgewichts so **schnell**, dass praktisch gleichzeitig mit der Diffusion des Kohlendioxid vom Gewebe ins Blut auch schon Protonen gebildet werden und dadurch die Abdiffusion des **Sauerstoffs ins Gewebe erleichtert und beschleunigt** wird.

Wie die anderen Enzyme des Körpers oder die Katalysatoren der Chemie beeinflusst auch die Carboanhydratase selbstverständlich nicht das Gleichgewicht zwischen CO_2 und H_2O und dem entstehenden H_2CO_3. Es beschleunigt lediglich dessen Erreichen. Nach wie vor liegt also weit überwiegend Kohlendioxid und nicht Kohlensäure vor.

In diesem Zusammenhang sei daran erinnert, dass **alles**, was wir essen, aus **Kohlenstoff (C)** und **Wasserstoff (H)** besteht. Aus jedem Kohlenstoffatom entsteht in den Geweben des Körpers durch die Oxidation mit dem eingeatmeten Sauerstoff CO_2 und aus diesem die Säure H_2CO_3, die dann im Blut durch Pufferbasen wie **Bikarbonat** oder auch das **Hämoglobin** der Erythrozyten so lange abgefangen wird, bis CO_2 über die Lunge, und kleinere Mengen an H^+ über die Niere wieder aus dem Körper ausgeschieden sind.

Auf diese Weise entstehen **physiologischerweise** Tag für Tag ungeheure Mengen an **Säure**. Dies sind **unabhängig von der Zusammensetzung der Nahrung** mehr als 24.000 mmol, entsprechend etwa **1 kg CO_2**. Der Organismus produziert also aus den rund 500–800 g fester Nahrung (ohne Wassergehalt), die der Mensch täglich zuführt, nach Oxidation mit dem eingeatmeten Sauerstoff, nicht weniger als 1 kg an saurem Gas CO_2, das der Organismus zunächst abpuffern und danach zur Ausscheidung bringen muss. Die Anhänger der „Übersäuerungstheorie" sollten sich überlegen, ob es da überhaupt noch auf ein paar Säuren oder Basen, die wir in der Nahrung gegeneinander austauschen, ankommen kann. Ausführlich diskutiert wird dies im ➤ Fach Biochemie und Fach Urologie.

2.5 Atemmechanik

Die Lunge besitzt eine große Elastizität und **Retraktionskraft**. Diese Kraft, sich zusammenzuziehen, ist so stark, dass sie vollkommen ausreicht, eine vollständige Exspiration zu erzwingen, sobald der Tonus der Inspirationsmuskulatur nachgelassen hat. Sie reicht sogar dazu aus, die Rippen des knöchernen Thorax über ihren eigentlichen Ruhepunkt hinaus noch weiter nach unten zu ziehen, sodass die spärlich vorhandene Hilfsmuskulatur für die Exspiration während einer ruhigen Atmung gar nicht benötigt wird.

2.5.1 Atemmuskulatur

Inspiration

Die **Inspirationsmuskulatur** ist sehr **kräftig** ausgebildet, um die Retraktionskraft der Lunge zu überwinden und die Inspiration überhaupt zu ermöglichen. Der mit Abstand wichtigste Muskel hierfür ist das **Zwerchfell (Diaphragma)**. Das Zwerchfell verursacht das, was man unter **Bauchatmung** versteht (➤ Abb. 2.8), bleibt aber genauso im Einsatz, wenn man mittels weiterer Muskeln den knöchernen Thorax hebt und weitet und damit die Lunge noch weiter aufdehnt, als es mit der alleinigen Bauchatmung möglich wäre.

Die wichtigsten **Hilfsmuskeln** für die Thoraxatmung der Inspiration sind die 3 **Mm. scaleni**, die an den beiden obersten Rippen ansetzen und dadurch den gesamten Thorax heben, sowie die **Mm. intercostales externi**, die durch Aufdehnung der Zwischenrippenräume auch den gesamten Thorax dehnen (➤ Abb. 2.9). Daneben helfen bei erhöhten Anforderungen auch M. sternocleidomastoideus sowie M. pectoralis minor, M. trapezius (oberer Anteil), M. serratus posterior superior und M. levator scapulae – im Notfall, z. B. beim Asthmatiker, zusätzlich noch bei festgestelltem Schultergürtel und Armen die Muskulatur, die vom Thorax auf die Oberarme übergreift (v. a. M. pectoralis major).

Exspiration

Die Ausatmung wird lediglich bei **erhöhten Anforderungen** aktiv durch die **Mm. intercostales interni** sowie durch die **Muskeln der Bauchpresse** (M. rectus abdominis, Mm. obliquus externi und interni) verstärkt, indem durch diese die Rippen nach unten gezogen und gleichzeitig durch Erhöhung des intraabdominellen Drucks das Zwerchfell und damit die Lunge nach oben geschoben werden. Auch der M. serratus posterior inferior ist (überwiegend) ein Hilfsmuskel für die Exspiration (➤ Fach Bewegungsapparat).

Wie kräftig die Retraktionskraft der Lunge an den sie umgebenden Strukturen zieht, ersieht man nicht nur an der üblicherweise fehlenden Beteiligung der Exspirationsmuskeln, sondern auch an der Inspirationsmuskulatur, die noch während der *Aus*atmung einen nur allmählich nachlassenden Tonus aufrechterhält, um die Bewegungen von Thorax und Zwerchfell dabei weich und fließend zu gestalten.

Angefügt werden soll, dass die **Exspiration** in der Ruhe deutlich **länger** dauert als die Inspiration, weil die Aktivierung der Inspirationsmuskulatur auf einmal geschieht, während ihre Kontraktion danach nur langsam nachlässt und bis in die Phase der Exspiration hineinreicht. Der physiologische Sinn ist darin zu sehen, dass durch diesen Mechanismus die **Kontaktzeit** der **Luft der Alveolen** mit dem **Blut der Kapillaren verlängert** wird, wodurch die Austauschvorgänge eine zusätzliche Zeitspanne erhalten.

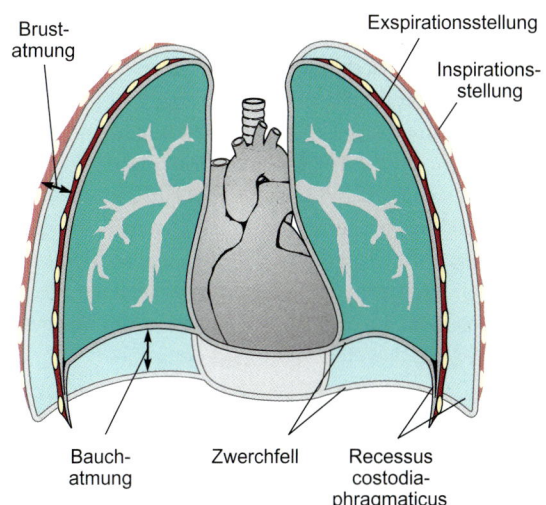

Abb. 2.8 Schema der Bewegungen von Thorax, Zwerchfell und Lunge bei In- und Exspiration. [L106]

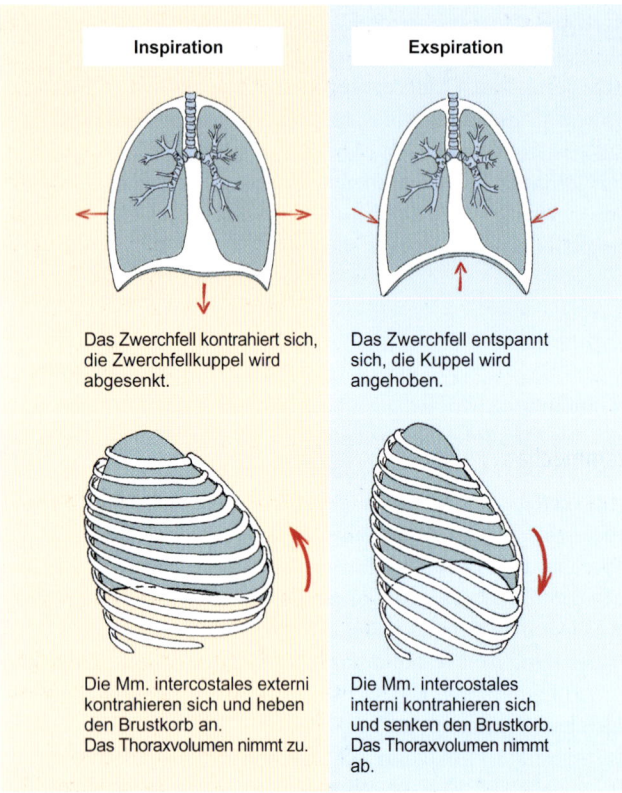

Abb. 2.9 Atemmechanik. Da die Lunge elastisch ist, folgt sie passiv den Exkursionen des Brustkorbs bei den Atembewegungen. [A400]

2.5.2 Retraktionskraft

Die **Elastizität** des Lungengewebes, das die ausgeprägten Bewegungen ermöglicht, ist durch **elastische Fasern** in seinen bindegewebigen Septen verursacht. Die große Kraft sich zusammenzuziehen, die **Retraktionskraft**, hat aber als wesentlichste Ursache die **Oberflächenspannung der Alveolen**, während die Elastizität der Fasern vergleichsweise wenig beiträgt: An einer **gekrümmten Membran** wie der kugeligen Wand der **Alveolen**, an der die Flüssigkeitsphase der Wandung mit der Gasphase des inneren Hohlraumes in Kontakt steht, besteht eine ausgeprägte **Spannung** bzw. ein Druck, der **von außen nach innen** gerichtet ist und **den Innenraum zum Kollabieren** bringt, sofern ihm nicht entgegengewirkt wird. Dieser Druck wird umso stärker, je größer der gasgefüllte Hohlraum ist und demgemäß umso schwächer, je kleiner dessen Durchmesser wird. Man kann sich dazu, auch wenn die Ursachen nicht übereinstimmen, einen Luftballon vorstellen, den man gegen Widerstand aufgeblasen hat. Sobald man das Einblasventil öffnet, entweicht die enthaltene Luft mit großer Geschwindigkeit und der Ballon kollabiert.

Das Bestreben und die Kraft des Lungengewebes, sich zusammenzuziehen, wird umso stärker, je mehr bei der Inspiration die 300–400 Millionen Alveolen aufgedehnt werden und dadurch ihren gasgefüllten Innenraum vergrößern. Selbst bei vollständiger Ausatmung ist aber diese Kraft noch so groß, dass nur der luftleere und mit einem Flüssigkeitsfilm versehene Pleuraspalt zwischen der Pleura visceralis und der Pleura parietalis die Alveolen und damit die gesamte Lunge am Zusammenfallen hindert. Sobald Luft in den Pleuraspalt gelangt, die Stabilisierung durch den Zug des knöchernen Thorax also wegfällt, kollabiert die Lunge.

> **PATHOLOGIE**
> Beim **Pneumothorax**, bei dem Luft in den Pleuraspalt eindringt und zu einer gegenseitigen Ablösung der beiden Pleurablätter führt, zieht sich die Lunge durch ihre eigene Retraktionskraft und entsprechend der Menge eingedrungener Luft in sich zusammen, sodass dabei evtl. **sämtliche Alveolen kollabieren** und dadurch die gesamte Luft aus ihrem Inneren gepresst wird (➤ 4.4).

2.5.3 Surfactant

Es gibt einen weiteren Mechanismus, um hinsichtlich der Retraktionskraft des Lungengewebes in Gestalt seiner Alveolen eine **Feinabstimmung** zu erreichen und die Arbeit der **Inspirationsmuskulatur zu erleichtern**. Gemeint ist die Wirkung des sog. **Surfactant**.
Die Wandung der Alveolen besteht aus 2 unterschiedlichen Zelltypen (➤ Abb. 2.10):
- Zum einen sind dies die „normalen" **Typ I-Zellen**, welche die eigentliche **Wandung** aufbauen.
- Zum Anderen sind es die **Typ II-Zellen**, deren Aufgabe es ist, ein flüssiges Fett aus **Phospholipiden** (weit überwiegend **Lecithin**) zu bilden und an die innere Oberfläche der Alveolen abzugeben. Dieser Fettfilm wird als Surfactant bezeichnet. Er **setzt** dort, wo er der Wandung aufliegt, deren **Oberflächenspannung herab** und damit gleichzeitig auch ihre **Retraktionskraft**, weil die Grenzfläche Flüssigkeit/Gas dadurch abhanden kommt. Daneben schützt der Fettfilm die Alveolenwandung vor Austrocknung und aktiviert die Alveolarmakrophagen.

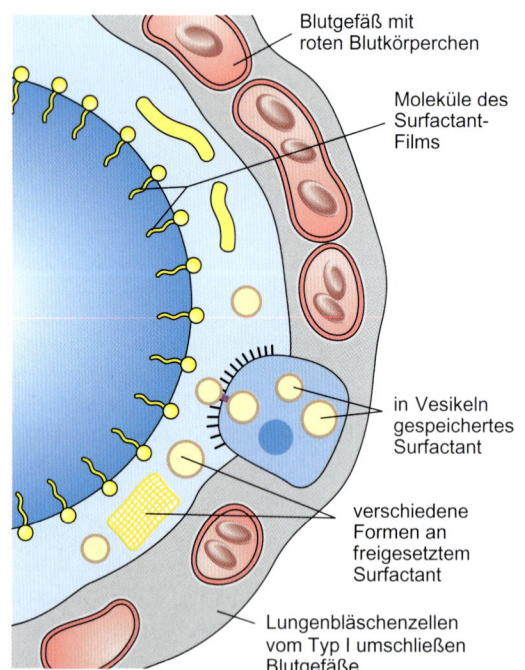

Abb. 2.10 Alveolenwandung mit Typ-I-Zellen und Typ-II-Zellen mit Surfactant. [L106]

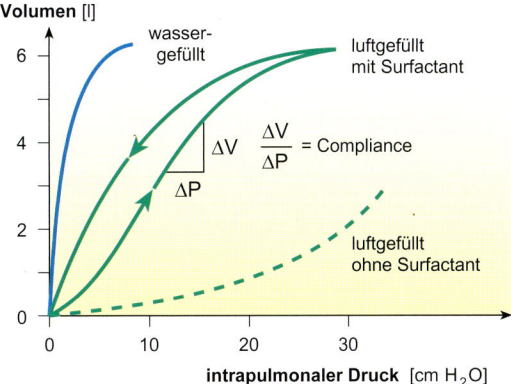

Abb. 2.11 Ruhedehnungskurve der Lunge. [L106]

Lecithin ist ein amphiphiles Molekül, ein Molekül aus einem hydrophilen und einem lipophilen Anteil. Wegen dieser Eigenschaft ist es wesentlicher Bestandteil sämtlicher Zellmembranen. Es baut gemeinsam mit Cholesterin die vollkommen wasserundurchlässige Hülle jeder tierischen Zelle auf (➤ Fach Biochemie). Gleichzeitig stellt es eine Art Seife, ein Syndet dar, das fettige Moleküle in einem wässrigen Umfeld in Lösung bringen kann. Sobald beim **Lungenödem** seröse Flüssigkeit in die Alveolen gelangt, bildet sich **Schaum** (→ Wasser, Seife, Luft), der abgehustet wird und damit das Lungenödem erkennbar werden lässt.

MERKE
Es ist zu beachten, dass der Schaum die Lungenbeteiligung beweist, weil es in den Atemwegen keinen Surfactant, mithin auch keine „Seife" gibt, die Schaum erzeugen könnte.

Die Moleküle des **Surfactant** überziehen nur bei geringem Luftgehalt der Lunge und damit **kleinen Alveolen** deren **gesamte Wandung** und **vermindern** dadurch in diesem Zustand die **Retraktionskraft** besonders stark. Bei zunehmendem Durchmesser der Alveolen, also während der Inspiration, entstehen Lücken im Fettfilm des Surfactant, wodurch seine retraktionsmindernde Wirkung zunehmend schwächer, die Eigenkraft der Lunge zur selbsttätigen Ausatmung also immer stärker wird (➤ Abb. 2.11).

PATHOLOGIE
Wie wichtig diese Feinabstimmung für die Atmung ist, sieht man beim **Atemnotsyndrom** des **Frühgeborenen**, bei dem infolge mangelnder Lungenreifung noch **kein oder zu wenig Surfactant** gebildet worden ist. Dadurch steigt die Retraktionskraft der Lunge so weit an, dass dem kleinen Menschen die **Einatmung**, also die Dehnung der Lunge und ihrer Alveolen gegen den Widerstand der Oberflächenspannung, **ungeheuer schwer** fällt. Hier muss maschinell beatmet werden. Zusätzlich gibt man Kortisol, um die Lungenreifung zu beschleunigen, wobei man berücksichtigen sollte, dass das mütterliche Kortisol in der Spätschwangerschaft diese Aufgabe auch physiologischerweise erfüllt.
Im umgekehrten Fall, wenn beim **Ertrinken** oder beim fortgeschrittenen **Lungenödem** Wasser statt Gas in den Alveolen vorhanden ist, nimmt die Retraktionskraft der Lunge beträchtlich ab, weil es hier keine Grenzschicht Gas/Wasser mehr gibt und damit auch keine Oberflächenspannung. Die geringe noch verbleibende Retraktionskraft wird dann im Wesentlichen nur noch von den elastischen Fasern aufrechterhalten. Beim Lungenödem muss also die **Exspirationsmuskulatur** kräftig bemüht werden, was dem Betroffenen als **Dyspnoe** ins Bewusstsein tritt.

Behindert wird die **Inspiration** in geringerem Maße auch durch den **Strömungswiderstand** in den oberen und unteren Atemwegen. Etwa die Hälfte dieses Widerstandes wird alleine durch die **Nase** verursacht. Bei stärkerer Anstrengung und demnach vermehrtem Sauerstoffbedarf und beschleunigter Atmung umgeht man dieses Hindernis, indem man den **Mund** zur Atmung benutzt.

Zusammenfassung

Atemmechanik
- Die Lunge besitzt eine große Elastizität und v. a. Retraktionskraft, d. h. Kraft, sich selbsttätig zusammenzuziehen.

Inspiration
- Die Inspirationsmuskulatur ist sehr kräftig ausgebildet, um die Retraktionskraft der Lunge zu überwinden.
- Wichtigster Muskel ist das Zwerchfell – gleichzeitig der einzige Atemmuskel, der grundsätzlich und ausnahmslos im Einsatz ist, also keinen Hilfsmuskel darstellt.
- Hilfsmuskeln: Mm. scaleni, Mm. intercostales externi, bei erhöhten Anforderungen auch M. sternocleidomastoideus sowie M. pectoralis minor, M. trapezius (oberer Anteil), M. serratus posterior superior und M. levator scapulae, in Notfällen (Asthmaanfall) zusätzlich M. pectoralis major

Exspiration
Dauert länger als die Inspiration
- Muskeln werden nur bei erhöhten Anforderungen benötigt, in Ruhe reicht die Retraktionskraft der Lunge aus.
- Hilfsmuskeln: Mm. intercostales interni, Muskeln der Bauchpresse (M. rectus abdominis, Mm. obliquus externi und interni), M. serratus posterior inferior

Surfactant
Fettfilm aus Lecithin
- wird in den Alveolen gebildet
- setzt die Oberflächenspannung der Alveolen herab und vermindert damit deren Neigung zum Kollabieren
- bei Frühgeborenen noch nicht (ausreichend) gebildet → Atemnotsyndrom, bei dem die Inspiration erschwert ist bzw. unmöglich wird; Therapie: Beatmung und Cortisolgaben bis zur Lungenreifung

2.6 Innere Atmung

Während der Begriff der äußeren Atmung den Austausch der Atemgase zwischen Alveolen und Lungenkapillaren beschreibt, versteht man unter der inneren Atmung den Austausch von Sauerstoff und Kohlendioxid zwischen den peripheren Geweben und ihren Kapillaren (➤ Abb. 2.12).

Die Diffusionsstrecke durch die Alveolarmembran in der Lunge ist sehr kurz und bereitet den Atemgasen keine Probleme. In den verschiedenen **Geweben des Körpers** ist diese Strecke deutlich länger. Die Schicht besteht dort ebenfalls aus dem Endothel der Kapillaren sowie, entsprechend den Zellmembranen der Alveolarzellen, aus der Zellmembran der zu versorgenden Gewebezellen. Während aber in der Lungenalveole der **Sauerstoff** gewissermaßen direkt hinter der Alveolarmembran auf seine Diffusion wartet, hat er in der Gewebezelle noch einen **Weg** durchs Zytosol zu den **Mitochondrien** zurückzulegen, in deren Innerem dann endlich das stattfinden kann, was bei den Einzellern ohne diesen ganzen Aufwand in jeder Sekunde abläuft: Die Verbrennung des O_2 im Cytochrom-System der Atmungskette zu H_2O und im Citratzyklus zu CO_2 unter Gewinnung großer Mengen Energie in Gestalt von ATP und Körperwärme.

Der Hauptunterschied zur Diffusionsstrecke der Lunge besteht allerdings darin, dass zwischen den angesprochenen Strukturen zumeist reichlich Bindegewebe sowie weitere Zellschichten liegen, die ebenfalls Bedarf an Sauerstoff haben. Nicht jede Gewebezelle verfügt über eine eigene Blutkapillare zu ihrer Versorgung, wie dies z. B. am Herzmuskel der Fall ist. Vielmehr müssen sich zumeist ganze Zell- und Gewebegruppen eine einzelne Kapillare „teilen", wodurch die **O_2-Konzentration** mit zunehmendem **Abstand von der Kapillare** immer weiter **abfällt**.

Schließlich ist auch an das **Gefälle in der Kapillare selbst** zu denken: O_2 diffundiert bereits am Beginn der kapillären Wegstrecke ins Gewebe, sodass gegen Ende der Kapillare weniger Sauerstoff zur Verfügung steht als an deren Anfang. Der **Bedarf an Sauerstoff** ist allerdings selbst in den am weitesten von der Kapillare entfernten Zellen im Bereich deren Endstrecke immer noch **weit geringer** als die tatsächlich **ankommende Menge**, was dazu führt, dass dem Blut üblicherweise und unter Ruhebedingungen lediglich 25–40 % des vorhandenen Sauerstoffs entnommen werden. Die aufgezählten Erschwernisse spielen deshalb erst unter pathologischen Verhältnissen eine Rolle, indem dann gerade dieser zuletzt versorgte Gewebeanteil in eine Sauerstoffmangelsituation kommen kann.

Abgabe des Sauerstoffs

Der **Sauerstoff** bleibt nach seiner Diffusion durch die Alveolarmembran zu weniger als **2 %** im Blut **physikalisch**, also ohne chemische Bindung, **gelöst**. Nur aus diesen knapp 2 % des gesamten, im Blut vorhandenen Sauerstoffs wird der Bedarf des Gewebes im Körperkreislauf gestillt.

Die Bindung des Sauerstoffs an das Eisenatom des Häms ist nicht allzu fest, sodass es sehr schnell an das Blutplasma abgegeben werden kann, sobald dort der Sauerstoffspiegel durch Abgabe an das durchströmte Gewebe gefallen ist. Es stellt sich also ein **Gleichgewicht** zwischen dem **chemisch ans Hämoglobin** gebundenen und dem **physikalisch im Blutplasma** vorhandenen Sauerstoff ein, sodass letztendlich auch der hämoglobingebundene Sauerstoff über das Blutplasma so lange ins umliegende Gewebe diffundiert, bis ein Gleichgewicht zwischen Blut und Gewebe erreicht, also dessen Bedarf gestillt ist.

Aufnahme des Kohlendioxids

Für CO_2 sind die teilweise langen Wegstrecken im peripheren Gewebe zumeist ohne Bedeutung, da es sehr leicht durch Membranen und Gewebe diffundiert und unterwegs auch nicht aufgenommen und teilweise verbraucht wird wie der Sauerstoff.

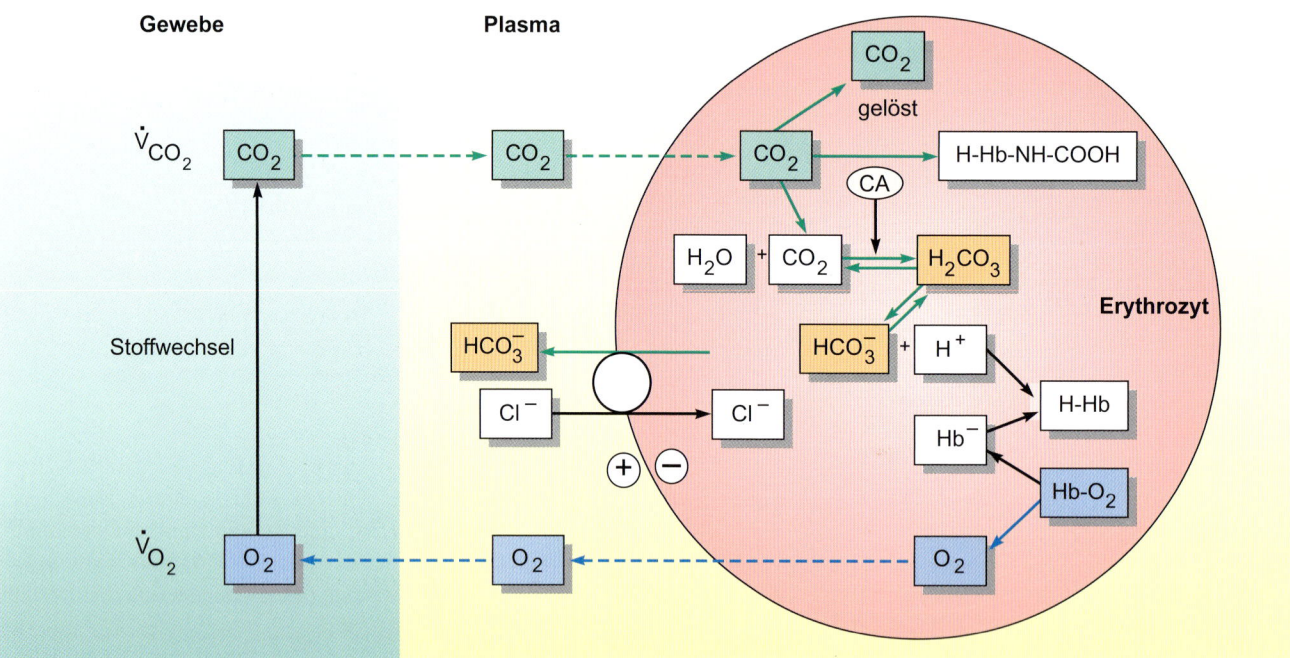

Abb. 2.12 Innere Atmung: Gasaustausch (Sauerstoff und Kohlendioxid) zwischen Erythrozyten, Plasma und Gewebe. [L106]

2.7 Atmungsregulation

Hierunter versteht man die **Anpassung der Lungenbelüftung** an die jeweiligen Bedürfnisse des Stoffwechsels. Wie wichtig diese Mechanismen sind, kann man besonders deutlich an der Skelettmuskulatur erkennen: Der Skelettmuskel schöpft das angebotene Sauerstoffpotenzial in Ruhe lediglich zu etwa 25 % aus. Während normaler Arbeit steigt dieser Wert bereits auf 80 %. Bei schwerer Arbeit wird die Durchblutung in der beanspruchten Muskulatur bis auf das 20-fache, und der gesamte O_2-Verbrauch auf das 70-fache gesteigert. Aus diesem Beispiel ergeben sich bereits die **Mechanismen** des Körpers zur **Anpassung** an einen **gestiegenen O_2-Bedarf**:
- Erhöhung der Durchblutung
- vermehrte Ausschöpfung des Blutsauerstoffs
- besseres Angebot durch vermehrte Atemtätigkeit

2.7.1 Atemzentrum

Während die Erhöhung der Durchblutung überwiegend durch die Herztätigkeit und die glatte Muskulatur der Blutgefäße beeinflusst wird und die Höhe der O_2-Ausschöpfung von den betroffenen Geweben selbst, obliegt die **Regulation der Atemtätigkeit** überwiegend dem **Atemzentrum** in der **Medulla oblongata** (verlängertes Mark) des Hirnstamms (direkt oberhalb des Halsmarks), wobei dieses „Zentrum" eigentlich aus verstreut liegenden Zellansammlungen bis hinunter ins obere Halsmark besteht.

Das Atemzentrum enthält – ähnlich wie der Sinusknoten und weitere Gewebe – **autonome Strukturen**, die durch **regelmäßige Impulse** (15–18/Min.) und deren Weiterleitung an die Inspirationsmuskulatur (v. a. Zwerchfell) einen regelmäßigen Grundrhythmus der Atmung erzeugen. Daneben gibt es aber zahlreiche Faktoren, die dem Atemzentrum über dessen eigene Blutversorgung oder auch durch nervale Übertragung gemeldet werden und diesen **Rhythmus verändern** (> Abb. 2.13).

2.7.2 Beeinflussung des Atemzentrums

Zahlreiche Faktoren interagieren mit dem Atemzentrum und beeinflussen oder steuern seine Tätigkeit. Während dies üblicherweise und ausnahmslos unbewusst, reflexartig geschieht, ist es auch möglich, alle diese Mechanismen willentlich zu überstimmen und dem Atemzentrum seinen Rhythmus vorzuschreiben. Die Kehrseite der willentlich gesteuerten Atmung besteht darin, dass es dabei sehr schnell zu erheblichen Abweichungen des pH-Werts oder zu Sauerstoffmangelzuständen kommen kann. Vor allem die pH-Wert-Änderungen bewirken allerdings „glücklicherweise" ebenso zügig Bewusstseinsstörungen bis hin zum Koma, wodurch die Automatismen nun in der Lage sind, die physiologischen Erfordernisse wiederherzustellen.

Die **wichtigsten Steuerungsmechanismen** des Atemzentrums sind das Vegetativum und Abweichungen im CO_2-Gehalt bzw. pH-Wert des Serums:
- Der **Sympathikus** bewirkt über seinen Überträgerstoff **Noradrenalin** eine **Zunahme** von **Frequenz** und **Atemtiefe**. Dies ist folgerichtig, weil der Sympathikus üblicherweise dann im Einsatz ist, wenn die körperliche und/oder zerebrale Leistungsfähigkeit erhöht werden soll, woraus dann auch ein erhöhtes Sauerstoff-

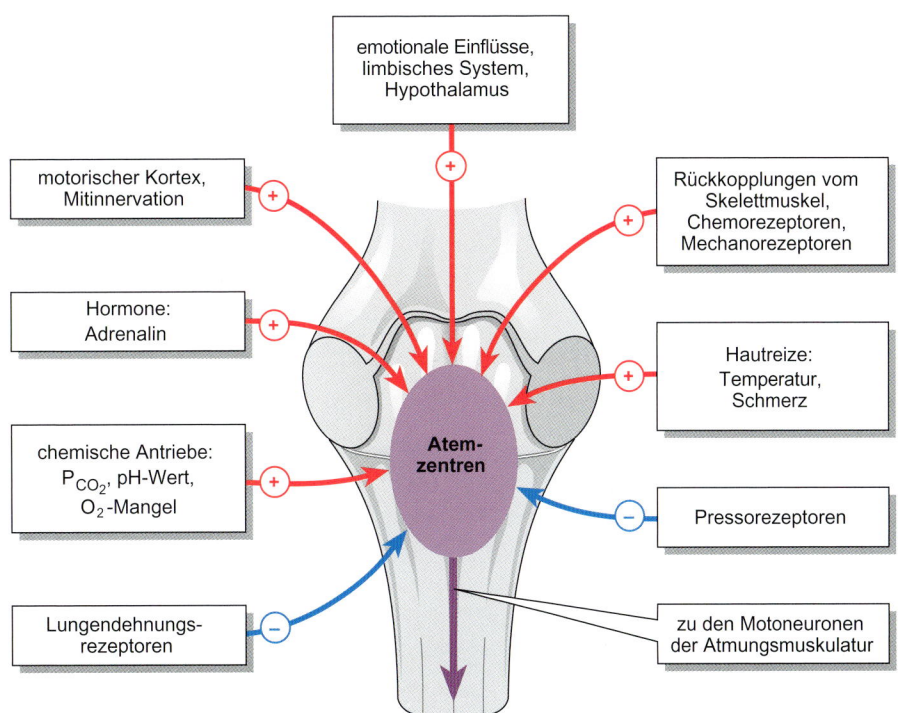

Abb. 2.13 Beeinflussung des Atemzentrums. [L106]

angebot resultieren sollte bzw., als Einheit damit, ein vermehrtes Abatmen von CO_2 erforderlich wird.
- Das **Adrenalin** des Nebennierenmarks als Reserve für den nervalen Sympathikus führt zur nochmals verstärkten **Aktivierung**, zusätzlich über sog. β_2-Rezeptoren (> Fach Endokrinologie) auch zur **Weiterstellung** der **Bronchien** und **Bronchiolen**, wodurch der Gesamtwiderstand in den Atemwegen abnimmt und die Mehratmung nicht behindert.
- Neben der willentlich oder sympathisch gesteuerten Atmungsregulation ist der wichtigste modulierende Faktor nicht etwa ein Mangel an O_2, sondern vielmehr ein **Überangebot an CO_2 (= Hyperkapnie)**, das zu einer wesentlich **vertieften** *und* **beschleunigten Atmung** führt. Diese bewirkt in der Konsequenz ein verstärktes Abatmen des Überangebotes und damit eine Normalisierung des arteriellen Kohlendioxid. Um die Zusammenhänge besser zu verstehen, sollte man sich in Erinnerung rufen, dass CO_2 **sowohl als CO_2** als auch in Teilen **als H^+** vorhanden ist. Der **CO_2-Anteil** bedingt dabei eine **Zunahme der Frequenz**, der **H^+-Anteil** dagegen eine **Zunahme der Atemtiefe** ohne Beeinflussung der Frequenz.
- Eine **Erniedrigung des Sauerstoffgehaltes** oder Veränderung des **pH-Wertes** lösen ebenfalls eine Antwort des Atemzentrums aus, die sich nun allerdings nicht mehr auf die Atemfrequenz, sondern lediglich auf die **Atemtiefe** auswirken. Dabei führt ein **Sauerstoffmangel** ebenso wie ein **Überangebot an Säure** (Azidose) zu **tieferen Atemzügen**, während ein **Mangel an H^+** (= Alkalose) eine **oberflächlichere Atmung** bedingt. Ein Überangebot an Sauerstoff ist unter physiologischen Bedingungen nicht möglich, weil das Blut in der Lunge zu 100 % aufgesättigt wird und mehr als 100 % nicht erreichbar sind.

> **MERKE**
> Die **einzige Ursache** für eine **beschleunigte** Atmung, sofern sie vom Atemzentrum und nicht willentlich herbeigeführt wurde, kann also immer nur ein **Überangebot an CO_2** oder eine Aktivierung durch den **Sympathikus** sein.
> Eine Frequenzsteigerung auf **> 25 Atemzüge/Min.** wird als **Tachypnoe** bezeichnet.

pH-Wert-Veränderungen

Der **physiologische pH-Wert** der Körperflüssigkeiten wird außerordentlich exakt auf den schwach alkalischen Wert von **7,40** eingestellt und penibel überwacht, weil bereits Abweichungen der 2. Kommastelle zu Störungen der Körperfunktionen führen – u. a. deshalb, weil zahlreiche Enzyme, Pumpen oder Carrier-Systeme nur noch eingeschränkt oder schließlich überhaupt nicht mehr funktionieren würden. Es gehört zu den vorrangigen Aufgaben von **Atemzentrum** und **Niere**, kleinste Abweichungen zu registrieren und in Gemeinschaftsarbeit umgehend wieder zu beseitigen (> Fach Urologie) (> Abb. 2.14). Deutliche Abweichungen sind deshalb so lange nicht möglich, wie diese beiden Strukturen nicht erheblich geschädigt sind oder wie nicht weitere massive Störungen des Stoffwechsels durch z. B. einen Diabetes mellitus Typ I solche Abweichungen erzwingen. Dies bedeutet u. a. auch, dass ein Mensch, der ohne derart erhebliche Erkrankungen seinen Alltag bestreitet, nicht „übersäuert" sein kann. Mögliche pH-Wert-Abweichungen und ihre wichtigsten Ursachen sind:

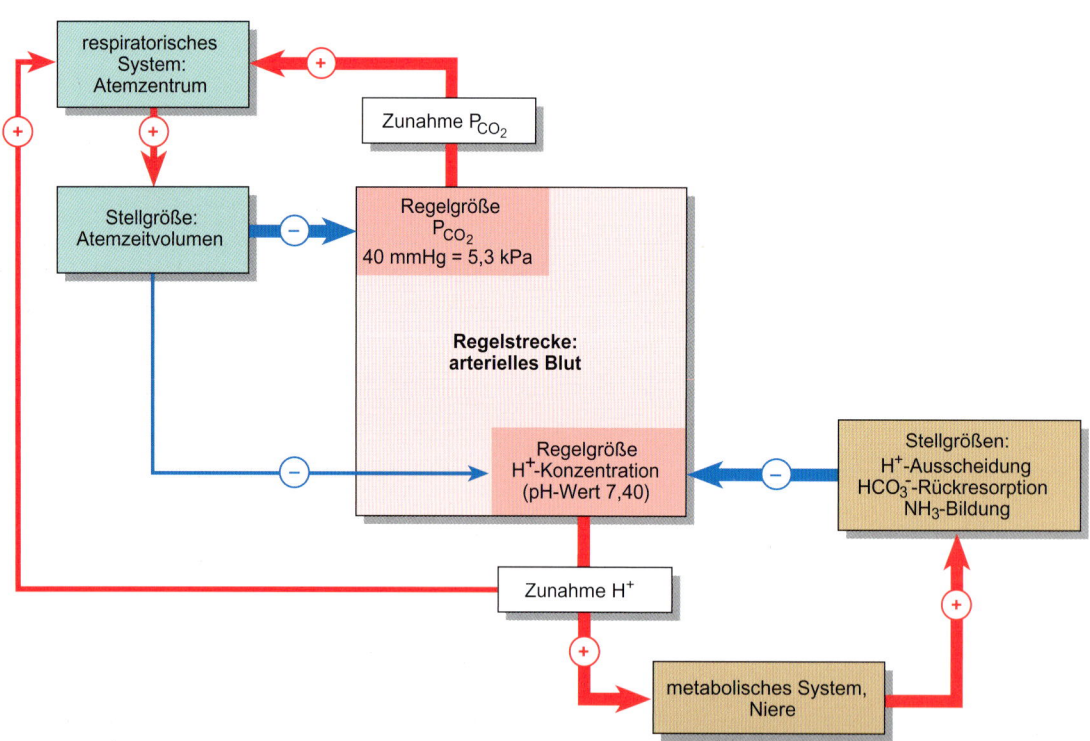

Abb. 2.14 Regelung der Atemtätigkeit in Abhängigkeit von pH-Wert und CO_2. [L106]

- **metabolische Azidose** (pH < 7,36): H^+-Vermehrung, z. B. als Laktatazidose, diabetische Ketoazidose oder im Schock (mit zusätzlicher Sympathikusaktivierung) → **vertiefte Atmung**
- **respiratorische Azidose** (pH < 7,36): H^+- *und* CO_2-Vermehrung durch unzureichende Abatmung bei Asthma bronchiale oder fortgeschrittener Lungenfibrose → **vertiefte** *und* **beschleunigte Atmung**
- **metabolische Alkalose** (pH > 7,44): z. B. sinnloser Kampf gegen die „Übersäuerung" des Organismus mit basischen Substanzen; bei Hypokaliämie bzw. Hyperaldosteronismus oder bei rezidivierendem Erbrechen → **oberflächliche Atmung** (Hypoventilation) normaler Frequenz zur Anreicherung von CO_2 mit der möglichen Folge einer vorübergehenden Hypoxie (Mangel an Sauerstoff)
- **respiratorische Alkalose** (pH > 7,44): willentlich oder emotional gesteuerte Hyperventilation mit vermehrtem Abatmen von CO_2 (= Hypokapnie), vertiefte Atmung bei O_2-Mangel → **oberflächliche** *und* **verlangsamte Atmung**, sobald die willentliche Beeinflussung unterbrochen wird bzw. der O_2-Mangel behoben ist

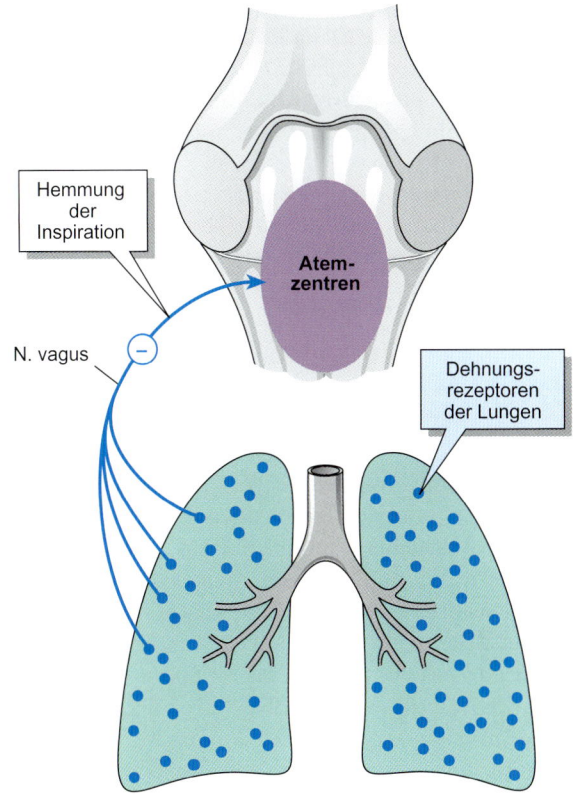

Hering-Breuer-Reflex

Die Lunge, v. a. ihre Bronchien, und die Trachea enthalten Rezeptoren, die auf ihre mechanische **Dehnung** ansprechen und diesen Reiz über den **N. vagus** ans Atemzentrum weiterleiten. Von hier aus erfolgt dann eine **Hemmung des Zwerchfells**. Je mehr sich also die Lunge bei einer besonders tiefen Inspiration weitet, desto stärker erfolgt durch diesen Reflex der Befehl des Atemzentrums ans Zwerchfell, es nun dabei bewenden zu lassen und seine Kontraktion zu beenden. Dies wird als **Hering-Breuer-Reflex** bezeichnet (▶ Abb. 2.15). Gleichzeitig **verengt** der **Parasympathikus** efferent die kleinen **Bronchien** und Bronchiolen.

Glomus caroticum

Im Glomus caroticum, einer Zellansammlung in der Wandung der **A. carotis** im Bereich ihrer Aufteilung in A. carotis externa und A. carotis interna, daneben auch im **Aortenbogen**, befinden sich weitere Rezeptoren, die ebenfalls auf alle 3 Veränderungen reagieren und steuernde Impulse ans Atemzentrum weitergeben. Diese Rezeptoren reagieren nun allerdings überwiegend auf **Veränderungen des O_2** und weniger auf die weiteren Parameter, sodass es hier auch zu Unstimmigkeiten mit dem Atemzentrum kommen kann. Dasselbe hat als übergeordnete Zentrale allerdings „**das letzte Wort**" in Sachen Atmungssteuerung.

Weitere Beeinflussungen

In den gesamten Atemwegen bis hinunter zu den Alveolen befinden sich Rezeptoren, die auf lokale Reize reagieren und den Hustenreflex auslösen. **Temperaturveränderungen** und **emotionale Ereignisse** sind mit dem Atemzentrum verschaltet und vermögen hier Veränderungen auszulösen. Schließlich enthält die Großhirnrinde Areale, die mit dem Atemzentrum verschaltet sind und die verschiedenen Automatismen überstimmen können. Man kann sogar bei **Zerstörung des Atemzentrums** über den **Willen weiteratmen**, benötigt dann allerdings im Schlaf Unterstützung durch eine maschinelle Beatmung, um nicht zu ersticken (sog. **Undine-Syndrom**).

2.7.3 Abweichungen vom Atemrhythmus

Die primäre Abhängigkeit der Atmung vom arteriellen CO_2-Druck ist nicht immer ideal:
- Eine **Vermehrung** von CO_2 löst unabhängig von seiner Ankurbelung der Atmung auch ein subjektives Gefühl der Beklemmung und Atemnot aus (= **Dyspnoe**), das den automatischen Atemantrieb durch den gleichgerichteten Willen unterstützt und eine vermehrte Atemtätigkeit verursacht. Dies ist physiologisch sinnvoll.
- Im Gegensatz dazu führt ein **Sauerstoffmangel** eher zu einem **Wohlbefinden** bis hin zur sog. **hypoxischen Euphorie** („**Höhenrausch**") – beispielsweise bei Segel- oder Drachenfliegern in

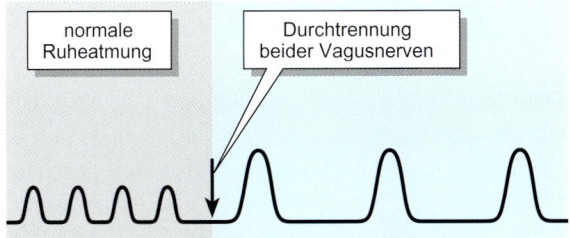

Abb. 2.15 Hering-Breuer-Reflex. [L106]

großer Höhe. Der Sauerstoffmangel führt zu einem Atemantrieb, der aber durch das Atemzentrum wieder abgebremst wird, damit der Mangel an CO_2 nicht zu groß wird. Es kommt im Ergebnis zu einer nur **mäßig vertieften Atmung** mit weiterbestehendem **Sauerstoffmangel** und leicht erniedrigtem CO_2 bei **Fehlen jeglicher subjektiven Warnung**. Segel- und Drachenflieger waren demnach in der Evolution nicht vorgesehen.

- Eine **Ansäuerung** des Blutes führt auch dann zu einer **vertieften Atmung**, wenn nicht ein Überangebot an CO_2 mit den hieraus entstehenden Protonen, sondern eine vollkommen andere Säure diese Ansäuerung verursacht. Wesentlich ist eben nur, dass es dabei zu keiner Beschleunigung der Atmung kommt.

Kussmaul-Atmung

Beim insulinpflichtigen **Diabetes mellitus** (Typ 1) kann bei zumeist nur mäßigen Blutzuckererhöhungen von etwa 300–500 mg/dl wegen des Insulinmangels eine **Ketoazidose** mit Ansäuerung des Blutes durch kurzkettige Fettsäuren bzw. Ketosäuren resultieren. Aus einer Azidose (= pH < 7,36) entsteht ab einem pH-Wert von etwa 7,2 eine Bewusstlosigkeit (Coma diabeticum). Ein aus diesem Grunde Bewusstloser hat durch die Ankurbelung des Atemzentrums eine **vertiefte**, **gleichmäßige**, bei normalem CO_2 nicht beschleunigte Atmung, die sog. Kussmaul-Atmung (> Abb. 2.16).

Hierbei sind zwei Dinge zu beachten: Zum einen wird durch die vertiefte Atmung vermehrt CO_2 abgeatmet. Daraus entsteht eine Erniedrigung des CO_2 im Blut (Hypokapnie), weshalb sich die Atmung **trotz der Azidose** bei unveränderter Tiefe in der Folge sogar **verlangsamen** kann. Zum anderen ist die Kussmaul-Atmung zwar die Atmung des diabetischen (ketoazidotischen) Koma, doch ist sie dafür **nicht beweisend**, weil sie lediglich *irgendein* azidotisches (säurebedingtes) Koma anzeigt, von denen das diabetische lediglich das häufigste ist. Nur die Übersäuerung durch Hyperkapnie kommt differenzialdiagnostisch nicht in Betracht, weil die vertiefte Atmung dabei nicht verlangsamt, sondern beschleunigt wäre.

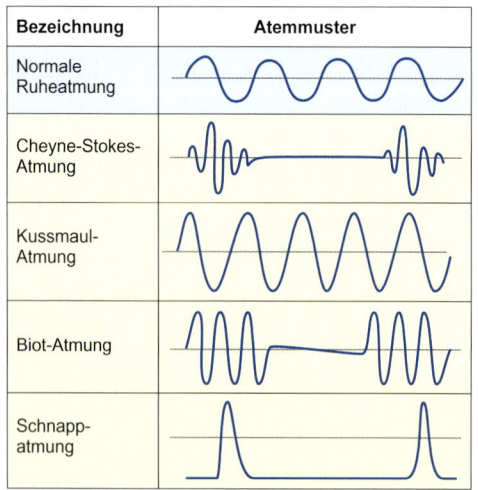

Abb. 2.16 Pathologische Atmungsmuster. [L157]

Cheyne-Stokes-Atmung

Mögliche Ursachen einer Cheyne-Stokes-Atmung (> Abb. 2.16) sind z. B. ein Aufenthalt in **sehr großer Höhe** oder eine **Schädigung des Atemzentrums** durch Hirndruckerhöhung etwa nach Verletzung oder Enzephalitis.

Dem massiven O_2-**Mangel** in großer Höhe folgt eine **vertiefte Atmung**, die jedoch vom entstehenden CO_2-**Mangel** alsbald wieder gebremst wird und sogar in einer **Atempause** mündet. Der noch weiter zunehmende O_2-**Mangel** wie die jetzt allmählich durch die Atempause entstehende **Hyperkapnie** führen zum Wiedereinsetzen der sich so lange steigernden **Atmung**, bis trotz Sauerstoffmangel die sich ausbildende Hypokapnie die Atmung erneut verlangsamt und schließlich für die nächste Pause „beendet". Es handelt sich also im Wesentlichen um eine Steigerung des Mangels, der z. B. bei Segelfliegern in geringerer Höhe entsteht, wobei hier aber in der Regel gleichzeitig eine gewisse Vorschädigung oder Labilität des Atemzentrums angenommen werden muss. Die Beeinträchtigung von Hirnstammstrukturen wird allerdings bereits durch die ausgeprägte Hypoxie selbst erzeugt.

Weitere mögliche Ursachen für diesen Atemtypus sind eine **fortgeschrittene Linksherzinsuffizienz** mit ebenfalls massivem O_2-Mangel, ein **besonders niedriger Blutdruck** oder eine **Überdosierung** von **Morphin** oder **Barbituraten**. Morphin verursacht allerdings auch oftmals eine Atemdepression mit nur noch seltenen Atemzügen und resultierender Zyanose.

Biot-Atmung

Die Biot-Atmung (> Abb. 2.16) findet sich **ausschließlich** bei **Schädigungen des Atemzentrums**, entweder direkt (traumatisch) oder als Folge einer Hirndrucksteigerung bei Meningitis oder Enzephalitis oder auch bei Frühgeborenen, bei denen das Atemzentrum noch nicht vollständig ausgereift ist. Hier ist die übliche CO_2-Steuerung nicht mehr vorhanden, sodass das Atemzentrum v. a. auf einen **Sauerstoffmangel** bzw. auf Impulse aus dem Glomus caroticum mit **tiefen** und **gleichmäßigen Atemzügen** reagiert. Sobald der Mangel ausgeglichen ist, folgt eine längere **Atempause** bis zu Eintritt und Meldung des nächsten Sauerstoffmangels. Es ist zu beachten, dass die Atmung nicht wie bei der Cheyne-Stokes-Atmung zunimmt, um schließlich wieder abzuflachen und in die nächste Atempause zu versanden. Bei der Biot-Atmung wird entweder geatmet (Sauerstoffmangel) oder eben nicht (Apnoe bei noch ausreichendem Sauerstoffvorrat).

Inverse Atmung

Senkt sich bei einer tiefen Inspiration das Zwerchfell, wölben sich dadurch die Bauchdecken vor. Gleichzeitig hebt und weitet sich der Thorax. Erfolgt die **Inspiration** aber **ohne gleichzeitige Luftzufuhr**, wie dies beim **Glottisschluss** oder einer pathologischen **Obstruktion der oberen Atemwege** (Aspiration, Glottisödem, Epiglottitis der Kleinkinder) möglich ist, entsteht über den Sog des Zwerchfells ein thorakaler Unterdruck und deswegen begleitend zur Hebung der Bauchdecken eine **Absenkung des knöchernen Thorax**. Entsprechend erfolgt bei der darauf folgenden **Exspiration** unter Einsatz der Bauchpresse eine Einziehung des Bauches und, wegen der Erschlaffung des Zwerchfells, **Hebung des Thorax**.

Die **Bewegungen** von **Bauchdecken** und **Thorax** erfolgen also gegenläufig bzw. „umgedreht" (invers). Die Betroffenen sind komatös und zyanotisch; auskultatorisch sind keine Atemgeräusche mehr zu vernehmen. Die inverse Atmung wird manchmal auch der paradoxen Atmung zugeordnet.

Paradoxe Atmung

Die Lunge zieht mit ihrer Retraktionskraft gleichmäßig an allen Anteilen des knöchernen Thorax. Ebenso bewegt sich der **Thorax** beim Einsatz der Atemhilfsmuskulatur (Mm. scaleni usw.) während einer tiefen **Inspiration als Ganzes nach oben**. Dabei kommt es durch das Tiefertreten des Zwerchfells mit Verkleinerung des abdominellen Raums synchron mit dem Heben des Thorax auch zum Heben der Bauchdecken. Wenn diese Symmetrie gestört ist, spricht man von einer paradoxen Atmung:

- Bei einer **Rippenserienfraktur** wird der **betroffene Abschnitt** wie üblich von der Lunge nach innen gezogen, aber von der Hilfsmuskulatur **nicht mehr beeinflusst**, weil er den Zusammenhang mit dem restlichen Thorax verloren hat. Dadurch bleibt er während der Inspiration gegenüber den übrigen, sich weitenden und hebenden Thoraxanteilen zurück, um sich bei der Exspiration relativ zum übrigen Thorax nach außen zu bewegen. Ein Teil des Thorax bewegt sich also paradox. In der Folge der thorakalen Schmerzen kommt es dabei auch teilweise zu einer überwiegenden Bauchatmung, die paradox als **Schaukelatmung** imponieren kann, indem sich die **Bauchdecken** bei der **Inspiration senken**, und bei der **Exspiration heben**.
- Bei der einseitigen **Lähmung des N. phrenicus**, der das Zwerchfell innerviert, entsteht eine paradoxe Atmung, indem das Zwerchfell während der Inspiration auf der **gelähmten Seite oben verbleibt**, während es auf der gesunden Seite zu den physiologischen Bewegungen der Bauchdecke kommt.

Nasenflügelatmen

Das Nasenflügelatmen bezeichnet eine Mitbewegung der Nasenflügel, verursacht durch eine **besonders ausgeprägte Atemnot** überwiegend bei **Säuglingen** und **Kleinkindern**. Zugrunde liegende Erkrankungen sind v. a. **Bronchiolitis** und **bakterielle Pneumonie**.

Schnappatmung

Bei der Schnappatmung bestehen **lange Atempausen**, unterbrochen durch sporadische Atemzüge (> Abb. 2.16). Ursache ist eine schwere und präfinale **Schädigung zerebraler Strukturen**, die ohne intensivmedizinische Hilfestellung zum Tode des Patienten führt.

Zusammenfassung

Atmungsregulation
Anpassung der Lungenbelüftung an die jeweiligen Bedürfnisse des Stoffwechsels
- 15–18 Atemzüge pro Minute unter Normalbedingungen
- **Atemzentrum** in der Medulla oblongata

Stimulierung des Atemzentrums
- Vertiefung der Atmung: metabolische Azidose des Serums (H^+), Sauerstoffmangel
- Erhöhung der Atemfrequenz: emotional, willentlich
- Verlangsamung der Atemfrequenz: willentlich, Überwiegen des Parasympathikus gegenüber dem Sympathikus (z. B. im Schlaf)
- Stimulation von Atemtiefe *und* Frequenz: Sympathikus, willentlich, Hyperkapnie (CO_2)
- Verlangsamung von Atemtiefe *und* Frequenz: willentlich, Hypokapnie

Hering-Breuer-Reflex
Die zunehmende Weitung der Lunge bei Inspiration informiert über den N. vagus das Atemzentrum → Hemmung des Zwerchfells und Beendigung der Einatmung.

Glomus caroticum
Zellansammlungen in A. carotis und Aortenbogen, die mit dem Atemzentrum verschaltet sind und v. a. auf einen Mangel an O_2 reagieren

Abweichungen vom Atemrhythmus
- **Kussmaul-Atmung:** vertiefte, gleichmäßige, nicht beschleunigte Atmung; bei jeder metabolischen Azidose (z. B. Ketoazidose bei Diabetes mellitus)
- **Cheyne-Stokes-Atmung:** anschwellende und wieder versandende Atmung mit Atempausen; bei Aufenthalt in sehr großer Höhe, Schädigung des Atemzentrums, fortgeschrittener Linksherzinsuffizienz, besonders niedrigem Blutdruck, Überdosierung von Morphin oder Barbituraten
- **Biot-Atmung:** tiefe und gleichmäßige Atemzüge mit eingeschobenen längeren Atempausen; bei Schädigungen des Atemzentrums
- **inverse Atmung:** bei Inspiration Hebung der Bauchdecken und Absenkung (statt Hebung) des knöchernen Thorax, bei Exspiration Einziehung des Bauches und Hebung des Thorax; bei Verlegung der oberen Atemwege
- **paradoxe Atmung:** Symmetrie der Thorax- und Bauchdeckenbewegung gestört; bei Rippenserienfraktur, Lähmung des N. phrenicus
- **Nasenflügelatmen:** Mitbewegung der Nasenflügel beim Atmen; bei besonders ausgeprägter Atemnot überwiegend bei Säuglingen und Kleinkindern
- **Schnappatmung:** lange Atempausen, unterbrochen durch sporadische Atemzüge; bei präfinaler Schädigung zerebraler Strukturen

KAPITEL 3

Untersuchung

3.1	**Auskultation**	45		3.4	**Apparative Untersuchungen**	53
3.1.1	Durchführung	45		3.4.1	Lungenfunktionsprüfung	53
3.1.2	Physiologische Atemgeräusche	47		3.4.2	Bronchoskopie	53
3.1.3	Pathologische Atemgeräusche	48		3.4.3	Bronchographie	54
3.1.4	Bronchophonie	50		3.4.4	Mediastinoskopie	54
				3.4.5	Röntgen	54
3.2	**Palpation**	50		3.4.6	Szintigraphie	54
3.2.1	Stimmfremitus	50				
3.3	**Perkussion**	51				
3.3.1	Durchführung	51				
3.3.2	Qualität des Klopfschalls	52				
3.3.3	Perkussion von Organgrenzen	52				

Einführung

Die **Lunge** ist von den inneren Organen dasjenige, das einer Untersuchung mit am besten zugänglich ist. Der Therapeut kann über die **Perkussion** und **Palpation** die Hände benutzen und über die **Auskultation** das Ohr. Das Auge erkennt bereits im Rahmen der **Inspektion** Atemfrequenz und Atemtiefe, die bevorzugte Körperhaltung (z.B. bei der Orthopnoe) und die Zyanose, über das **Röntgenbild**, die **Bronchoskopie** oder die **Mediastinoskopie** sogar Strukturen von Lunge oder Bronchien, über die Menge und Beschaffenheit des **Sputums** mögliche Ursachen ihrer Veränderungen. Selbst der **Geruchssinn** lässt sich einsetzen, indem z.B. im diabetischen (ketoazidotischen) Koma der aromatische, obstartige Geruch der Ausatemluft, verursacht durch die enthaltenen Ketonkörper, wahrgenommen wird.

Man kann die verschiedenen **Atemvolumina** samt ihrer Zusammensetzung **messen** und damit die **Lungenfunktion** und den Erfolg einer etwaigen Therapie überprüfen. Das **arterielle Blut** zeigt den Gehalt an Sauerstoff und Kohlendioxid und dadurch ziemlich exakt die Funktion der Lunge, sofern das Herz nicht gleichzeitig geschädigt ist.

Schließlich steht auch das subjektive Urteil des Patienten in weit besserem Ausmaß als bei den meisten anderen Organen zur Verfügung, solange man daran denkt, dass ein subjektiver „Lungenschmerz" zumeist nicht von Lunge oder Pleura, sondern eher vom knöchernen Thorax, u.a. einer Blockade der BWS herrührt.

3.1 Auskultation

MERKE
Die wichtigste Untersuchung für den Alltag ist die Auskultation der Lunge.

3.1.1 Durchführung

Bei der Auskultation mit dem Stethoskop ist zunächst daran zu denken, dass **ventral** nur **Ober-** und **Mittellappen** (rechts) beurteilt werden können, während zur Untersuchung des **Unterlappens** beider Lungenflügel der **Rücken** des Patienten benötigt wird (➤ Abb. 3.1). Das Stethoskop ist flächig und mit ausreichendem Druck, unter Verdrängung der Weichteile, auf dem knöchernen Thorax aufzusetzen.

Des Weiteren ist zu beachten, dass sowohl Kleidungsstücke als auch Körperhaare zwischen Thoraxwand und Stethoskop Nebengeräusche verursachen können und dadurch die Untersuchung stören und verfälschen. Kleidung kann man ablegen, Körperhaare im Allgemeinen nicht. Man sollte dieselben bei stark behaarten Männern notfalls eincremen oder zumindest mit Wasser befeuchten, bevor eine reguläre Auskultation unmöglich wird.

Damit das Atemgeräusch deutlich hörbar wird, muss die Luft mit ordentlichem Druck in die Lunge strömen. Der Patient sollte also **durch den Mund** sowie auch **tiefer als üblich atmen**, wobei aber

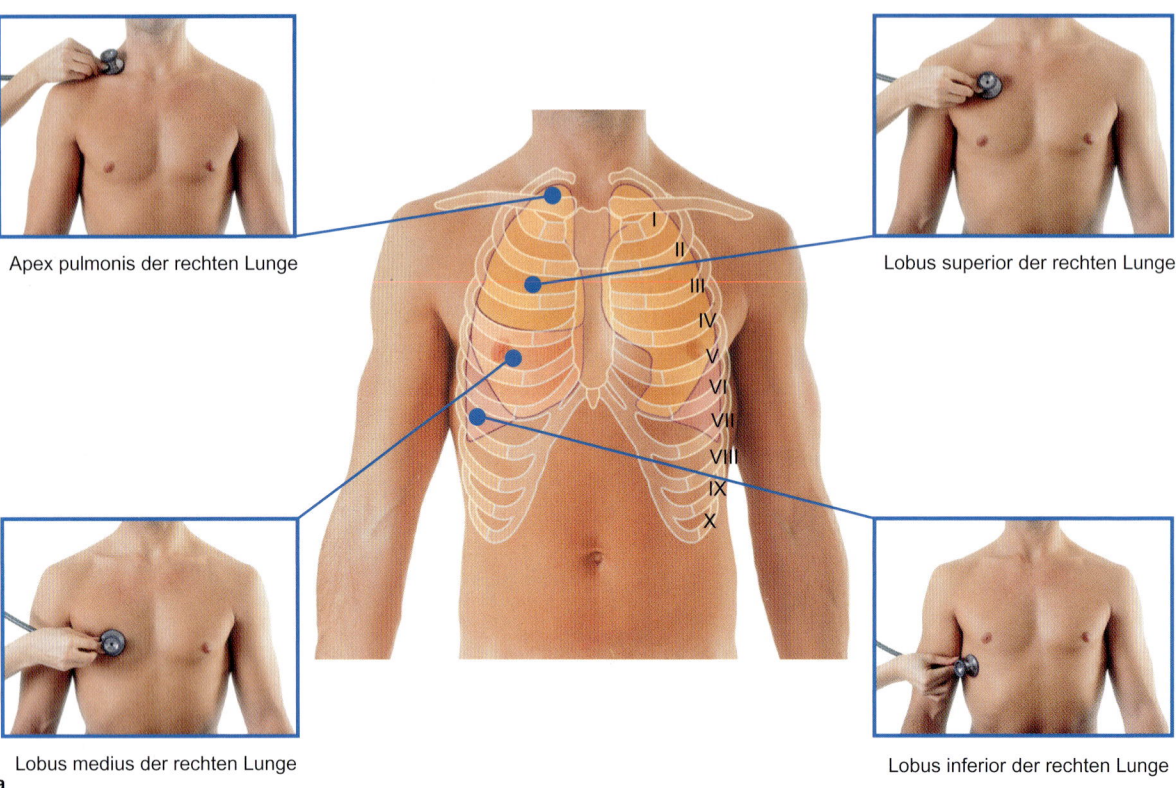
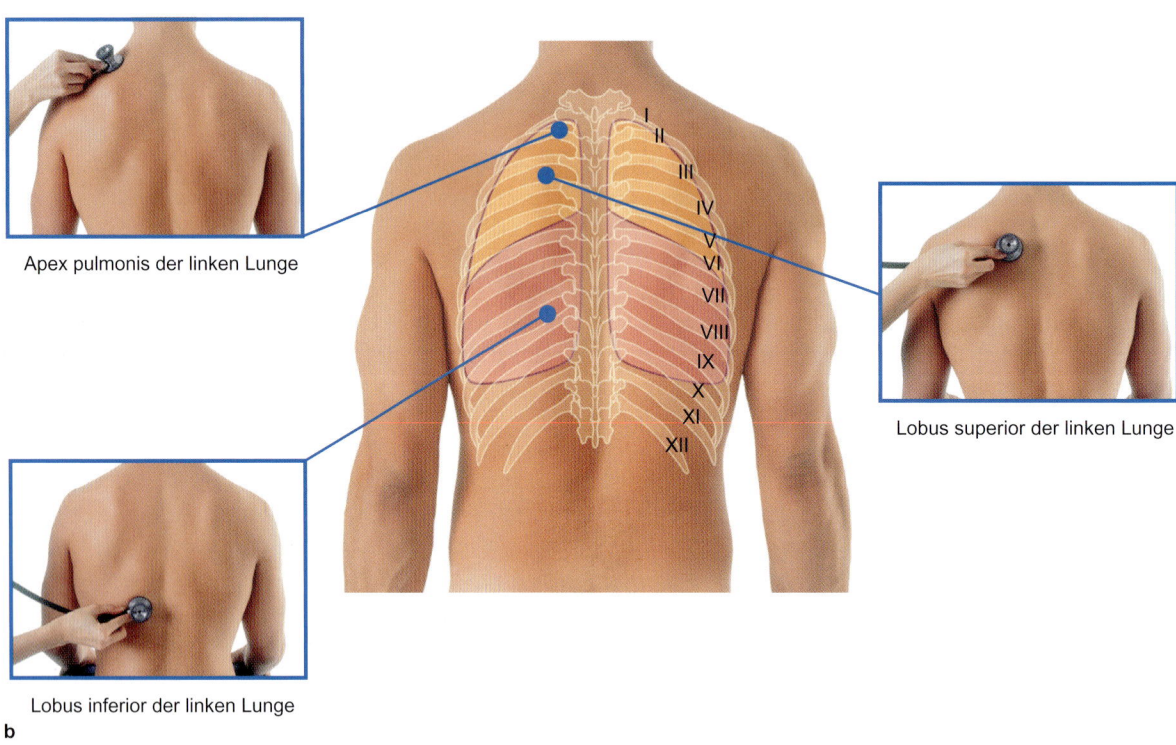

Abb. 3.1 Auskultationsstellen der Lunge. [E402]

wiederum eine extreme Hyperventilation zu vermeiden ist, weil dadurch mehr oder weniger schnell aus der resultierenden Hypokapnie und respiratorischen Alkalose Kreislaufprobleme mit Schwindel entstehen könnten.

Der Raum darf schließlich auch nicht zu kalt sein, weil das Muskelzittern des frierenden Patienten wiederum Geräusche verursacht, die ins Stethoskop gelangen und die Atemgeräusche überlagern und verfälschen, wobei es daneben auch selbstverständlich ist, dass sich der Patient so wohl fühlen sollte, wie es in der Untersuchungssituation möglich ist. Dazu gehört auch ein **gut beheiztes Zimmer**. Muskelzittern entsteht im Übrigen im völlig unbekleideten Zustand bereits bei einer Umgebungstemperatur von 27 °C.

3.1.2 Physiologische Atemgeräusche

Vesikuläratemgeräusch

Bei der **gesunden** Lunge des **Erwachsenen** hört man über **allen Anteilen** das sog. Bläschenatmen (Vesikuläratmen). Es klingt im Stethoskop wie der zarte, säuselnde Hauch einer Brise Luft, was es ja auch darstellt. Verursacht wird es überwiegend von der Luftströmung der bewegten Luft in den unteren Atemwegen, also zwischen Kehlkopf und Bronchiolen. Die Luftbewegung in den sich weitenden Alveolen ist sicherlich nicht mehr besonders kräftig, doch dürfte sie durch deren ungeheure Anzahl von 300–400 Millionen ebenfalls in geringem Umfang zum Atemgeräusch beitragen.

Das vesikuläre Atemgeräusch entsteht folgendermaßen:
- In den **weiteren Anteilen** der unteren Atemwege, also in Trachea, Stamm-, Lappen- und Segmentbronchien mit etwa noch 2 weiteren Teilungsgenerationen, wird die **Luft** sowohl bei der Inals auch bei der Exspiration **kräftig verwirbelt**. Das entstehende Geräusch besteht aus Frequenzen von etwa **400–4.000 Hertz**, enthält also niederfrequente, **tief klingende** sowie höherfrequente, **hellere Anteile**.
- Etwa ab der 5. Bronchiengeneration, in den **kleineren Bronchien und Bronchiolen**, herrscht keine turbulente Strömung mehr, sondern eine gleichmäßige, an den Wänden entlang streichende sog. **laminare Strömung**, die nur noch Schallphänomene mit einer Frequenz von ca. **400–600 Hertz** verursacht.

Das **Lungengewebe** leitet die **tieferen Anteile** des Gesamtspektrums **bis etwa 600 Hertz** sehr gut bis zur Thoraxwand, während die **höheren Anteile** v.a. von der **Luft** des lufthaltigen Lungengewebes **absorbiert** („verschluckt") , also auch nicht wahrgenommen werden.

> **MERKE**
> Das **vesikuläre Atemgeräusch** beinhaltet lediglich Frequenzen **zwischen 400 und 600 Hz** und ist dementsprechend **tieffrequent** und **leise**. Es ist während einer tiefen Inspiration ausreichend gut zu hören, um mit zunehmender Exspiration wieder zu verschwinden (➤ Abb. 3.2).

Das Abklingen im Verlauf der Exspiration hängt mit der Größe der Alveolen und dem von ihnen erzeugten Luftstrom zusammen, der bei anfangs schnell abnehmender Alveolengröße zunächst

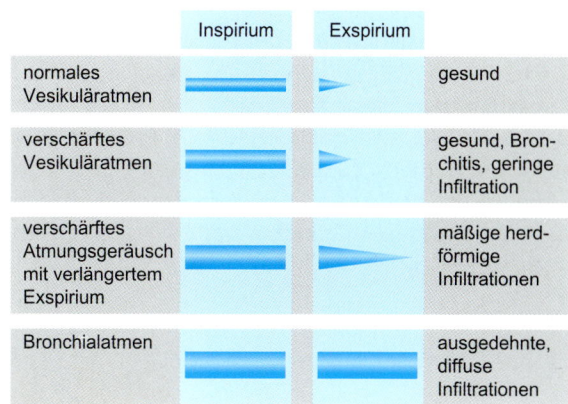

Abb. 3.2 Relative Vernehmbarkeit der Auskultationsgeräusche unter physiologischen und pathologischen Zuständen. [L106]

mehr Druck entwickelt als im weiteren Verlauf. Dadurch geht auch die Strömung in den Atemwegen im Verlauf der Exspiration immer weiter zurück und verursacht dadurch auch immer weniger Geräusche. Zusätzlich muss berücksichtigt werden, dass die **Weiterleitung** eines Geräusches bevorzugt **in Strömungsrichtung** erfolgt, während der Inspiration also in Richtung Thoraxwand und während der Exspiration **oralwärts** und eben nicht zur Lungenperipherie.

Pueriles Atmen

Das physiologische Atemgeräusch des Bläschenatmens ist so leise, dass es beim Adipösen im Extremfall durch die aufliegenden Schichten so weit gedämpft sein kann, dass es weitgehend unhörbar wird. Umgekehrt erscheint es beim mageren Menschen verschärft und bildet hier einen Übergang zum noch weiter verschärften **physiologischen Atemgeräusch** des **Kindes** bzw. schlanken **Jugendlichen**, das sich anhört, als streife ein frischer Wind durch die Bäume eines Waldes. Man bezeichnet es als pueriles Atmen (pueril = kindlich, jugendlich). Auch das **Exspirium** ist hier **gut und laut zu hören**, wozu wohl einerseits die dünnere Thoraxwand ihren Teil beiträgt als auch die „dünnere" Lunge mit ihrem geringeren Luftgehalt, welche das proximal durch die turbulente Strömung entstehende Bronchialatemgeräusch auch weniger stark abschwächt.

Entfaltungsknistern

Von den Rasselgeräuschen (➤ 3.1.3) ist das eigentlich physiologische Entfaltungsknistern zu unterscheiden. Es handelt sich dabei um das Knistern kleinster **Bronchiolen** und anschließender **Alveolen**, die bis dahin kollabiert und deshalb **nicht belüftet** waren. Zu erinnern ist an die bereits erwähnten Verteilungsstörungen (➤ 2.2.3). Besonders häufig zu vernehmen ist es bei der Auskultation von Menschen, die **sehr oberflächlich atmen**. Betroffen sind also überwiegend **bettlägerige Patienten**, die im Rahmen der Auskultation nun erstmals wieder tiefere Atemzüge machen und dabei auch bisher mangelbelüftete Bezirke mit Atemgas füllen. Sehr **typisch** für das Entfaltungsknistern ist daher sein **Verschwinden nach wenigen Atemzügen**, während ein pathologisches Rasseln auch weiterhin zu auskultieren ist.

Auch die Klangqualität unterscheidet sich: Es handelt sich um ein **trockenes Knistern**, da sich keine Flüssigkeit in Bronchiolen oder Alveolen befindet, und es erscheint völlig ohne begleitendes Giemen oder Pfeifen oder Brummen, weil es mit Schleimfetzen in den Atemwegen nicht das Geringste zu tun hat.

3.1.3 Pathologische Atemgeräusche

Bronchialatmen

Werden zusätzlich zu den tiefen **auch** die **hohen Frequenzen** bis 4.000 Hz bis zur Thoraxwand fortgeleitet und wahrgenommen, ist dies ein Hinweis auf eine **Erkrankung der Lunge**, die mit einem **verminderten Luftgehalt** einhergeht, wodurch die hohen Frequenzen nicht mehr herausgefiltert werden. Gleichzeitig muss die Luft durch **Flüssigkeit** ersetzt worden sein, weil Wasser die Schallwellen besonders gut, fast ohne Verluste leitet. Tatsächlich ist der Luftgehalt der Lunge überwiegend dann vermindert, wenn ein **flüssiges Infiltrat** die Luft teilweise oder vollständig verdrängt hat wie z.B. bei der **Pneumonie** oder beim ausgedehnten **Lungenödem**.

Dieses pathologische Atemgeräusch wird als Bronchialatemgeräusch oder auch als Röhrenatmen bezeichnet, weil es in den größeren Bronchien („Röhren") mit ihrer turbulenten Strömung entsteht. Es enthält überwiegend höhere Frequenzen und erinnert im Stethoskop entfernt an das Fauchen einer Katze, ist also deutlich **heller** und **schärfer** als das vesikuläre Atemgeräusch. Es ist aufgrund seiner Lautstärke und im Gegensatz zum vesikulären Atemgeräusch nicht nur während der **Inspiration** und frühen Exspiration, sondern während der **gesamten Exspiration** zu auskultieren (➤ Abb. 3.2).

Physiologisch, also auch beim Gesunden hörbar, ist das Bronchialatemgeräusch im Bereich des oberen Mediastinum **über Trachea** und **Hauptbronchien**, weil hier die Weiterleitung nicht von lufthaltigem Lungengewebe unterbunden werden kann.

Bei der **Lungenfibrose** ist die Lunge in Teilen bindegewebig umgewandelt, demnach ebenfalls weniger lufthaltig. Gleichzeitig mit dem Lungengewebe geht dabei allerdings auch derjenige Teil der Atemwege verloren, der diese Lungenanteile ursprünglich belüftet hatte. Gleichzeitig wird die Luft durch Bindegewebe und nicht durch Flüssigkeit ersetzt. Bei der Lungenfibrose entsteht aus diesen Gründen kein verschärftes, sondern ein gegenüber dem leisen Vesikuläratmen noch weiter **abgeschwächtes Atemgeräusch**.

Amphorisches Atemgeräusch

Das amphorische Atemgeräusch wird auch als **Höhlenatmen** oder **Krugatmen** bezeichnet, weil es über höhlenartig aufgeweiteten, glattwandigen Hohlräumen der Lunge entsteht, z.B. über einer **tuberkulösen Kaverne**. Es handelt sich um ein **helles** und **lautes**, **metallisch klingendes**, teilweise auch „musikalisches" Geräusch, das dem Geräusch ähnelt, das beim schrägen Anblasen eines Flaschenhalses entsteht. Kavernen sind nicht belüftet. Die Luft streicht an ihren „Flaschenhälsen" vorbei zum benachbarten belüfteten Gewebe, sodass das Geräusch auch ursächlich dem entspricht, was man mit dem Anblasen eines Flaschenhalses nachahmen kann.

Über **Emphysemblasen** entsteht dieses Atemgeräusch **nicht**, weil deren **Eingang** nicht breit wie bei der Kaverne, sondern besonders **eng** ist. Der Patient mit **Lungenemphysem** zeigt deshalb ein **abgeschwächtes Atemgeräusch** – und dies desto ausgeprägter, je fortgeschrittener die Erkrankung ist, je weniger belüftetes Lungengewebe zur Verfügung steht.

Rasselgeräusche

Zu den pathologischen Atemgeräuschen gehören neben dem Bronchialatmen und dem amphorischen Atmen die sog. Rasselgeräusche, die trocken oder feucht sein können – je nachdem, ob die Luft durch flüssige Phasen strömt oder nicht.

Trockene Rasselgeräusche

Trockene Rasselgeräusche (= bronchitische Geräusche) entstehen in den **Bronchien** durch **Membranen** oder **Fäden aus Schleim**, wobei dieser zumeist sehr zähe Schleim das Lumen nie vollständig ausfüllt, da in einem solchen Fall keine Luft vorbeiströmen und Geräusche hervorrufen könnte. Verursacht die Luft an den Schleimgebilden niederfrequente (tiefe) Geräusche, bezeichnet man dies als **Brummen**. Höherfrequente Geräusche imponieren als **Pfeifen** oder **Giemen**. Die Geräusche sind typischerweise sowohl beim **Ein-** als auch beim **Ausatmen** zu hören, können aber durchaus verschieden stark sein oder in einer Atemphase auch einmal fehlen. Zumeist erscheinen sie aber doch weitgehend kontinuierlich.

Trockene Rasselgeräusche erscheinen häufig bei der **chronischen Bronchitis** und v.a. als beständige „Begleitmusik" des **Asthma bronchiale**, bei dem sie aufgrund ihrer Lautstärke zumeist schon ohne Stethoskop gehört werden können. Hier spricht man auch vom **exspiratorischen Stridor** (➤ 4.1).

Bei der **akuten Bronchitis** sind trockene Rasselgeräusche v.a. in den Fällen zu hören, bei denen es zur vermehrten Bildung eines **zähen Schleimes** kommt. Zuvor ist das entzündliche Sekret allerdings häufig dünnflüssig-serös, woraus dann feuchte Rasselgeräusche resultieren, soweit die Sekretmenge dafür ausreicht. Andernfalls muss bei der akuten Bronchitis, vielleicht mit Ausnahme eines etwas rauen Atemgeräusches, nichts Pathologisches zu hören sein.

Analog zum Asthma bronchiale, bei dem nicht nur zähes Sekret, sondern zusätzlich auch eine **Spastik** das Lumen von Bronchiolen und kleinen Bronchien einengt und dadurch die Entstehung des Pfeifens und Giemens fördert, treten die trockenen Rasselgeräusche auch bei der **akuten Bronchitis** von **atopischen Kindern und Erwachsenen** verstärkt in Erscheinung. Gerade bei Kindern ist dies ein ernst zu nehmender Hinweis auf die Gefahr eines sich später entwickelnden Asthma bronchiale, der durch geeignete Maßnahmen begegnet werden sollte (➤ 4.13).

Feuchte Rasselgeräusche

Die feuchten Rasselgeräusche lassen sich differenzieren in die **grobblasigen** und in die **feinblasigen** Rasselgeräusche. Daneben können sie **klingen** oder **nicht klingen**. Sie entstehen ganz allgemein, wenn Luft durch ein **dünnflüssiges Sekret** (Ödem, Blut, dünner Eiter, entzündliches Exsudat) strömt.

Das Geräusch und den Entstehungsmechanismus kann man sich vor Augen führen, indem man sich an seine Kindheit zurückerinnert bzw. den eigenen Kindern zuhört, wenn sie mit einem Trinkhalm Luft in ein Glas mit Flüssigkeit blasen. Je nachdem, ob der Halm sehr weit oder sehr eng ist, werden die in die Flüssigkeit perlenden Luftblasen durch die unterschiedliche Größe mal höher und mal tiefer klingen:

- Die **großen Blasen** entstehen aus dem weiten Trinkhalm bzw. den **größeren Bronchien**. Sie klingen **tiefer** und entstehen in einer **langsamen Abfolge**.
- Die **kleinen Bläschen** entstehen aus den dünnen Halmen, also aus **dünnen Bronchien und Bronchiolen** bis hinab zu den **Alveolen**. Sie klingen **höher** und besitzen eine höhere Frequenz, erscheinen im Stethoskop also in **schnellerer Abfolge**.

> **MERKE**
> Die **feinblasigen** Rasselgeräusche entstehen in der **Endstrecke der Atemwege**, in den flüssigkeitsgefüllten Bronchiolen und Alveolen, die **grobblasigen** in den **größeren Bronchien**, die theoretisch noch abgrenzbaren mittelblasigen in den Etagen dazwischen.
> **Trockene** Rasselgeräusche entstehen grundsätzlich in den **Atemwegen**, während **feuchte** sowohl in den **Atemwegen** (mittel- bis grobblasig) als auch in der **Lunge** (feinblasig) entstehen können.

Klingende Rasselgeräusche

Die luftgefüllte Lunge filtert hohe Frequenzen, sodass das normale Atemgeräusch des Vesikuläratmens nur aus tiefen Frequenzen um 400–600 Hz besteht. Die klingenden Rasselgeräusche haben nun allerdings **höhere Frequenzen**. Sie klingen **heller** und daneben auch sehr „ohrnah" – so als ob sie beinahe erst im Ohrstück des Stethoskops entstehen würden. Das bedeutet, dass das Lungengewebe, das sie zur Thoraxoberfläche leitet, flüssigkeitsgetränkt sein sollte. Entsprechend hat man es beim Vorliegen klingender Rasselgeräusche mit **infiltriertem Lungengewebe** zu tun – zumeist mit einer bakteriell verursachten Lungenentzündung (**Lobärpneumonie**), welche die Lufträume der Alveolen durch flüssiges, entzündliches oder eitriges Exsudat ersetzt hat. Ergänzt werden diese klingenden Rasselgeräusche deshalb durch das helle und scharfe Atemgeräusch des **Bronchialatmens**.

Nicht klingende Rasselgeräusche

Beim **Lungenödem** ist die Luft der Alveolen in der Regel nur unvollständig durch Flüssigkeit ersetzt. Das Gewebe ist also bei Weitem nicht vollständig durchtränkt. Dies bedeutet, dass die Luft wohl durch die Flüssigkeit der Alveolen und kleinen Bronchiolen geatmet wird, sodass feinblasige Rasselgeräusche entstehen, dass die Weiterleitung aber weniger ungehindert erfolgt als bei der Lobärpneumonie. Die Rasselgeräusche sind daher „ohrfern" und nicht klingend.

Knisterrasseln

Ähnlich wie das Entfaltungsknistern klingt das Knisterrasseln, das v.a. im Rahmen einer **Pneumonie** dann entsteht, wenn sich verklebte Bronchiolen entfalten. Im Gegensatz zum Entfaltungsknistern **verschwindet es nicht** während der Auskultation, weil sich die entzündliche Verklebung nicht vollständig löst.

Lederknarren

Eine bis zur Pleura visceralis („Lungenfell") fortgeleitete Entzündung führt dort zu einem **Exsudat** in den **Pleuraspalt**. Typisch ist dies für eine **Lobärpneumonie**, also die bakterielle Entzündung eines ganzen Lungenlappens (Lobus = Lappen). Ein solches Exsudat enthält Eiweiß, darunter im Allgemeinen auch Fibrin. Es entsteht die **Pleuritis exsudativa**. Das Exsudat wird in der Folge zumeist (je nach der Pleuritis-Ursache) wieder absorbiert, wobei dann aber teilweise Verklebungen mit der Pleura parietalis („Rippenfell") übrig bleiben. Es entsteht die **Pleuritis sicca** (sicca = trocken).

Die **Pleuritis exsudativa** muss **keine Geräusche** machen, solange keine Verklebungen oder Auflagerungen auf den Pleurablättern entstanden sind. Die **Pleuritis sicca** dagegen verursacht schabende **Reibegeräusche** bzw. in ausgeprägten Fällen das typische **Lederknarren**, das an eine neue, nicht allzu weiche Lederjacke erinnert. Es kommt zu knarrenden Reibegeräuschen im Rhythmus der sich nach unten und wieder zurück bewegenden Lunge, die nicht nur zu hören, sondern unter den aufgelegten Händen häufig auch zu fühlen sind. Obwohl eine Pleuritis in jedem Teil der Pleura entstehen kann, sind die Geräusche typischerweise nur in den **basalen und mittleren Lungenanteilen** zu hören, weil dort die Atembeweglichkeit besonders groß ist. Die Pleura parietalis ist gut mit Nerven versorgt. Das Bewegen der entzündeten Pleurablätter aufeinander ist demnach für den Patienten zumeist **schmerzhaft**, weshalb er eine oberflächliche und einseitige **Schonatmung** bevorzugt. Für die Zeit der Auskultation sollte er möglichst trotzdem vertiefte Atemzüge durchführen, weil das Reiben oder Knarren andernfalls nicht zu hören ist.

Eine **Perikarditis** (Entzündung des Herzbeutels) kann **ähnliche Geräusche** verursachen. Die Unterscheidung gelingt durch den differenten Rhythmus der beiden Organe: Was im Takt des Herzschlags knarrt, muss vom Herzen kommen. Was im Takt der Atemfrequenz knarrt, muss auch mit der Atmung zu tun haben.

Abgeschwächtes Atemgeräusch

Zu beachten ist, dass die Lunge bei einer Flüssigkeitsansammlung im Pleuraspalt der inneren Thoraxwand nicht mehr anliegen kann, sondern je nach Flüssigkeitsmenge mehr oder weniger weit zurückgewichen sein muss. Dasselbe gilt für den Fall, dass Luft zwischen die Pleurablätter eingedrungen ist (**Pneumothorax**) oder sich, wie z.B. bei der Tuberkulose, eine dicke **Pleuraschwarte** gebildet hat. In jedem Fall hat sich die Lunge ein Stück weit von der Thoraxwand entfernt, sodass das **Atemgeräusch** im Stethoskop ganz unabhängig von der eigentlichen Ursache **abgeschwächt** sein muss; möglicherweise ist es sogar **aufgehoben**.

Weiterhin ist zu beachten, dass es nicht dasselbe ist, ob sich Flüssigkeit im Pleuraspalt (Pleuraerguss) oder im Lungengewebe selbst (Pneumonie) angesammelt hat. Im einen Fall weicht einfach eine evtl. unveränderte Lunge immer weiter vom aufgelegten Stethoskop zurück, bis ihr Geräusch sozusagen in der Ferne verschwindet; im anderen Fall liegt eine infiltrierte Lunge der Thoraxwand direkt an und leitet die entstehenden Geräuschphänomene auch direkt an sie weiter.

Zusammenfassung

Physiologische Atemgeräusche
Vesikuläratmen
- physiologisches Atemgeräusch des Erwachsenen

Pueriles Atemgeräusch
- beim Kind

Bronchialatmen
- über dem Mediastinum

Entfaltungsknistern
- trockenes, vorübergehendes Knistern (beim Bettlägerigen)

Pathologische Atemgeräusche
Bronchialatmen
- helles, lautes Atemgeräusch bei flüssiger Infiltration der Lunge

Trockene Rasselgeräusche
- Giemen, Pfeifen, Brummen bei zähem Schleim und/oder Stenosierung in den Atemwegen

Feuchte Rasselgeräusche
- grobblasig: Flüssigkeit in den großen Bronchien
- mittelblasig: Flüssigkeit in den kleinen Bronchien
- feinblasig: Flüssigkeit in Alveolen und Bronchiolen
  - klingend, ohrnah: Leitung durch flüssigkeitsgetränktes Lungengewebe (Lobärpneumonie)
  - nicht klingend, ohrfern: infiltriertes Lungengewebe, das noch lufthaltig ist (Lungenödem)

Amphorisches Atemgeräusch
- hell, metallisch klingend, über tuberkulösen Kavernen

Knisterrasseln
- trockenes, anhaltendes Knistern verklebter Bronchiolen, bei Pneumonie

Reibegeräusche, Lederknarren
- Pleuritis sicca, evtl. verbunden mit einseitiger Schonatmung

Abgeschwächtes Atemgeräusch
- Zurückweichen der Lunge von der Thoraxwand: Pleuraerguss, Pneumothorax, Pleuraschwarte
- funktionell verringertes Lungengewebe: Emphysem, Lungenfibrose, Atelektase

Akute Bronchitis
- normales Atemgeräusch oder trockene (zäher Schleim) oder feuchte Rasselgeräusche (entzündliches bzw. eitriges Exsudat)

3.1.4 Bronchophonie

Bei der Bronchophonie lässt man den Patienten während der **Auskultation** mit **Flüsterstimme** Worte mit **Zischlauten**, z.B. die Zahl **66** sagen. Flüsternd gesprochene Worte mit Zischlauten enthalten einen relativ großen Anteil hoher Frequenzen, die physiologischerweise von der Luft des gesunden Lungengewebes verschluckt werden. Ist nun das Gewebe unter dem Stethoskop **flüssig infiltriert**, werden diese Frequenzen zur Thoraxwand **fortgeleitet**.

Man auskultiert also die Lunge des Patienten, während derselbe seine Zischlaute produziert. Bestehen umschriebene oder großflächige Infiltrationen wie v.a. bei einer Pneumonie, erklingen die Zischlaute in diesem Bereich deutlich und scharf, während sie über normalem Lungengewebe kaum zu hören sind.

> **HINWEIS PRÜFUNG**
> Die Bronchophonie ist prüfungsrelevant, bietet aber für den Praxisalltag keine Vorteile, weil ihre Veränderungen lediglich dem entsprechen, was mit einer normalen Auskultation auch in Erfahrung zu bringen ist.

3.2 Palpation

3.2.1 Stimmfremitus

Zur Prüfung des Stimmfremitus werden die **Hände flach auf den Thorax** des Patienten gelegt, während derselbe mit möglichst **tiefer Stimme** spricht, z.B. die **Zahl 99**. Die Schwingungen der Luftsäule werden dabei auf die Thoraxwand übertragen und versetzen sie in Vibration. Das Ausmaß der Vibration wird dann im Seitenvergleich beurteilt und bei Abweichungen möglichen Ursachen zugeordnet.

Hohe Frequenzen werden von einem gesunden, luftgefüllten Lungengewebe weitgehend verschluckt, während die tiefen Frequenzen bis zur Thoraxwand übertragen werden. Dieser Zusammenhang gilt auch für die Stimme, die zwar überwiegend mittels Zunge und Stimmbändern gebildet wird, dann aber den gesamten Luftraum der Atemwege einschließlich der Nasennebenhöhlen als Resonanzboden benutzt. Dementsprechend werden die **tieffrequenten Anteile** in den **gesamten luftgefüllten Anteil des Thorax** bis zu seiner Wandung **weitergetragen**.

Man erkennt mit dem Stimmfremitus Veränderungen im Bereich der Lunge, die mit **Veränderungen** in deren **Luftgehalt** einhergehen, oder auch Veränderungen zwischen Lunge und Thoraxwand, welche die **Weiterleitung** auf die Thoraxwand **unterbrechen**. Wichtig ist dabei nicht das absolute Maß der Schwingung, das individuell sehr unterschiedlich ist, sondern der direkte **Seitenvergleich** am Patienten. Die Hände müssen also immer vergleichend auf beide Thoraxhälften aufgelegt werden.

- **Abgeschwächt** oder **aufgehoben** ist der Stimmfremitus über dem Bereich einer ausgeprägten **Pleuritis exsudativa**, eines **Pneumothorax** oder auch eines Lungenbezirkes, der nicht mehr belüftet ist (**Atelektase**, **Fibrose**) und demzufolge auch keine

Schwingung über die darüber befindlichen Luftwege erhalten kann.

- **Verstärkt** durch den zusätzlichen Anteil höherer Frequenzen ist er über Lungenbezirken, die **flüssige Infiltrate** aufweisen wie z.B. bei der **Pneumonie** oder beim ausgeprägten **Lungenödem**. Da der Stimmfremitus tiefer Frequenzen bedarf, ist er bei **Frauen** häufig **nicht allzu deutlich**, und bei **Kindern** so gut wie **nie** auslösbar. In jedem Fall sollte sich der Patient um eine möglichst tiefe Stimme bemühen und damit dann z.B. die Zahl 99 sprechen.

HINWEIS PRÜFUNG

Der Stimmfremitus ist prüfungsrelevant, bietet aber gegenüber der Auskultation keinerlei Vorteile. Bronchophonie (> 3.1.4) und Stimmfremitus verändern sich in ihren Qualitäten (Abschwächung, Verstärkung) stets gleichsinnig zur Auskultation, weil für sie dieselbe Ursache-Wirkungs-Beziehung gilt.

Zusammenfassung

Bronchophonie

- Auskultation, während der Patient Worte mit hohen Frequenzen (Zischlauten) produziert – z.B. die Zahl 66 flüstert
- über gesunden Lungenanteilen kaum zu hören
- deutlich über flüssig infiltriertem Gewebe
- prüfungsrelevant, aber im medizinischen Alltag vollkommen entbehrlich

Stimmfremitus

- erspüren der Thoraxschwingung unter den beidseits aufgelegten Händen, während der Patient mit möglichst tiefer Stimme spricht – z.B. die Zahl 99
- über gesunden Lungenanteilen gut zu spüren, zumindest bei männlichen Patienten
- über flüssig infiltriertem Gewebe im Seitenvergleich verstärkt
- abgeschwächt, wenn die Lunge von der Thoraxwand verdrängt wird (Pneumothorax, Pleuraerguss, Pleuraschwarte) oder wenn die Lunge minderbelüftet ist, ohne dabei flüssiges Infiltrat zu enthalten (Fibrose, Emphysem, Atelektase)
- prüfungsrelevant, liefert jedoch gegenüber der Auskultation keinerlei zusätzliche Informationen

3.3 Perkussion

3.3.1 Durchführung

Zur Perkussion wird der Zeige- oder Mittelfinger der einen Hand **flächig** und **mit Druck** auf die zu untersuchende Körperregion aufgelegt (sog. **Plessimeter-Finger**) und der Mittelfinger bzw. 2 oder sogar 3 nebeneinander liegende Finger der anderen Hand werden zum Klopfen auf den aufgelegten Finger verwendet. Während der Plessimeter-Finger flächig und gleichmäßig auf dem Gewebe aufliegt, sollten die anderen Finger dieser Hand keinen Kontakt zum Gewebe behalten, also abgehoben sein. Wichtig ist, dass die Klopfbewegung nicht starr, sondern **locker** aus dem Handgelenk heraus durchgeführt wird, weil die Schallphänomene bei steifem Handgelenk verfälscht werden. Dies gilt auch für den Fall, dass die perkutierenden Finger nicht mit den Kuppen, sondern flächig mit den Fingerbeeren auf dem Plessimeter-Finger auftreffen.

Von dieser sog. **indirekten** oder **abgrenzenden Perkussion** ist die **direkte** (vergleichende) Perkussion zu unterscheiden, bei der **ohne Plessimeter** direkt mit Fingern oder Perkussionshammer ein Klopfschall erzeugt wird (> Abb. 3.3). Während ein **Plessimeter** benötigt wird, um **Organgrenzen** zu erkennen, also unterschiedliche Gewebe gegeneinander abzugrenzen, soll die **direkte** Perkussion angeblich besser für einen **Vergleich innerhalb von Organen** geeignet sein, z.B. um den Zustand verschiedener Lungenanteile miteinander zu vergleichen. Dies darf in Frage gestellt werden.

Die **Eindringtiefe** der Perkussion beträgt bis zu etwa **6 cm**, direkt **abhängig** von der **Stärke** des Klopfens. Will man ein Gewebe beurteilen, das an der Thoraxoberfläche liegt, sollte die Perkussion sanft, also mit wenig „Durchschlagskraft" durchgeführt werden, weil man sonst zu tief eindringt und das Gewebe in der Tiefe beurteilt. Dies spielt z.B. eine Rolle, wenn man den oberen und unteren Leberrand perkutiert und dadurch die Größe der Leber bestimmen möchte: Der untere (dünne) Leberrand liegt sehr oberflächlich unter der Bauchdecke bzw. direkt unter dem Rippenbogen, der obere mehr in der Tiefe mit Lungenanteilen davor. Zur Bestimmung des **unteren Leberrandes** wird in der MCL **sanft** vom lufthaltigen Bauchraum in Richtung Rippenbogen perkutiert, bis die Dämpfung des Klopfschalls die Lebergrenze anzeigt. Zum Erkennen des **oberen Leberrandes** wird in der MCL von kranial nach kaudal **sehr kräftig** perkutiert, bis der sonore Lungenschall in die Dämpfung der Leber übergeht.

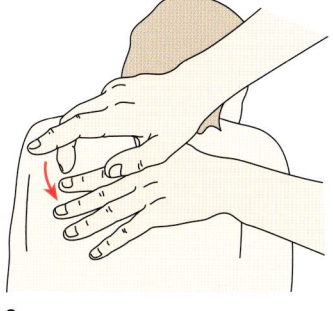
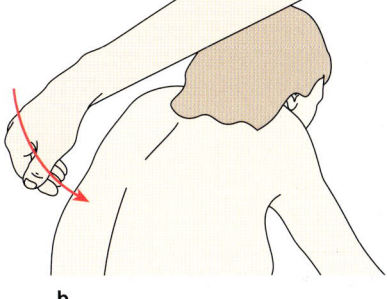

Abb. 3.3 a Indirekte (abgrenzende) Perkussion mit einem Plessimeter-Finger. **b** Direkte (vergleichende) Perkussion. [L106]

MERKE
Die Abhängigkeit der Eindringtiefe direkt von der Stärke des Klopfens ist der Grund dafür, dass man grundsätzlich mit den **3 Fingern D2–D4** perkutieren sollte: Mit 3 Fingern kann man sowohl sehr sanft als auch sehr kräftig klopfen, mit einem einzelnen lässt sich zur Beurteilung tief liegenden Gewebes kein ausreichender Druck erzeugen.

3.3.2 Qualität des Klopfschalls

Sonorer Klopfschall

Der **normale** Lungenschall ist sonor, also **klingend, nachschwingend** und **laut**. Er klingt musikalisch bzw. wohltönend mit tieffrequenten Anteilen. Verursacht wird er von der Luft des Lungengewebes, die durch das Beklopfen in Schwingungen versetzt wird.

Gedämpfter Klopfschall

Fehlt die **Luft** unter dem klopfenden Finger wie bei der **Pneumonie**, dem fortgeschrittenen **Lungenödem**, der **Atelektase**, einer **dicken Pleuraschwarte** oder einem **Pleuraerguss**, bei fortgeschrittener **Lungenfibrose** oder einem umfangreicheren **Tumor**, wird der Schall gedämpft und leise. Er ist dann vergleichbar mit dem Perkussionsgeräusch, das man über einem Muskel, z.B. im Bereich des Oberschenkels, erhält und heißt deswegen auch **Schenkelschall**.

Hypersonorer Klopfschall

Ist der **Luftanteil vermehrt** wie beim **Lungenemphysem** oder **Pneumothorax**, bei dem die zusammengeschnurrte Lunge zwar weniger Luft enthält als zuvor, dafür aber zwischen ihr und der Thoraxwand jede Menge zusätzliche Luft eingedrungen ist, perkutiert man den hypersonoren Klopfschall. Dieser ist **lauter** als der sonore Klopfschall und schwingt auch **länger** nach. Eine veraltete Bezeichnung für dieses Schallphänomen ist die Bezeichnung **Fassschall**. Man kann sie sich merken, wenn man daran denkt, dass der Patient mit Lungenemphysem einen „Fassthorax" aufweist (➤ 4.15).

Tympanitischer Klopfschall

Über einer **überblähten Darmschlinge** perkutiert man den tympanitischen Klopfschall, der auch als **Schachtelton** bezeichnet wird. Er klingt wie ein kleiner Paukenschlag, schwingt **länger** und **gleichmäßiger** als der sonore oder hypersonore Klopfschall und lässt entsprechend seines Namens an eine darunter liegende Schachtel denken. Im Bereich der Lunge erscheint er praktisch nur über **sehr großen Hohlräumen** wie einer **Lungenkaverne** oder auch über einem **vollständigen Pneumothorax**, bei dem der hypersonore in einen tympanitischen Schall übergeht. Hierbei muss allerdings klar sein, dass subjektiv empfundene Phänomene auch immer subjektiv, also unterschiedlich beurteilt werden; was für den einen noch hypersonor ist, das erklingt dem nächsten bereits tympanitisch.

3.3.3 Perkussion von Organgrenzen

Man benutzt die Perkussion auch dazu, **Organe** gegeneinander **abzugrenzen**, sofern diese einen **unterschiedlichen Luftgehalt** haben. Man erkennt damit also die **Grenzen** zwischen Lunge und Leber, Lunge und Herz, Leber und Darm usw. sowie den dorsalen Unterrand der Lunge an der Grenze zur Rückenmuskulatur.

Die **Lungengrenze** liegt auf der **linken Seite** etwas **tiefer** als auf der rechten, weil dort das Herz mit seinem Gewicht dem Zwerchfell aufsitzt, während rechts die Leber dem Zwerchfell direkt von kaudal anliegt und dasselbe eher etwas nach oben schiebt. Die Lungengrenze wird am **Rücken** des Patienten definiert, weil es ventral keine eindeutig zu bestimmende Grenze gibt. Hier geht das lufthaltige Lungengewebe in den Bauchraum mit seinen mehr oder weniger lufthaltigen Darmschlingen über, bietet also keine klare Schallveränderung an der Lungengrenze. Beim Gesunden ist die hintere Lungengrenze in der **Atemruhelage** bei Th10 zu erwarten.

Je nach Atemzustand gibt es zwei unterschiedlich tiefe Lungengrenzen, deren Differenz man als **Atemverschieblichkeit** der Lunge oder auch als **Zwerchfellverschieblichkeit** bezeichnet. Es ist die **Differenz der Vitalkapazität**, also die Differenz zwischen maximaler In- und Exspiration, welche die beiden Grenzen festlegt. Beim Gesunden tritt die Lunge bei maximaler Inspiration etwa **4–6 cm** tiefer als nach maximaler Exspiration. Bei Erkrankungen wie dem **Lungenemphysem**, bei dem eine bereits geweitete, tiefer stehende Lunge vorliegt, **verringert** sich die Atemverschieblichkeit.

Zur Bestimmung der Atemverschieblichkeit befindet sich der Therapeut hinter dem stehenden Patienten. Perkutiert wird zunächst die Lungengrenze nach maximaler Inspiration und bei angehaltenem Atem. Hier kann man die Grenze mit einem Stift markieren. Anschließend perkutiert man nach maximaler Ausatmung mit wiederum angehaltenem Atem und markiert die erhaltene Höhe. Die Differenz zwischen den beiden Strichen wird schließlich gemessen und beurteilt.

ACHTUNG
Patienten sind „folgsam" und halten auch dann noch den Atem an, wenn es nicht mehr erforderlich wäre. Der Therapeut sollte also direkt nach erfolgter Definition der Lungengrenze zum Weiteratmen auffordern.

Eine ähnliche Aussage über die Elastizität von Lunge und Thorax wie mit der Bestimmung der Atemverschieblichkeit kann man auch dadurch treffen, dass man den **Thoraxumfang** sowohl bei maximaler Inspiration als auch bei maximaler Exspiration mit dem **Maßband** misst und die erhaltene Differenz in Bezug zur Norm setzt. Diese **Umfangsdifferenz** beträgt bei gesunden jüngeren Menschen etwa **4–6 cm**, liegt also exakt in derselben Größenordnung wie die Atemverschieblichkeit. Gemessen wird bei Männern im Bereich der Mamillen, bei Frauen am Brustansatz, also direkt oberhalb der Brust.

Zusammenfassung

Perkussion

- Plessimeter-Finger gleichmäßig, flächig, mit Druck; restliche Hand ohne Kontakt zum Gewebe
- Perkussion aus lockerem Handgelenk mit den Fingern D2–D4
- die Finger klopfen mit den Kuppen, nicht mit den Fingerbeeren
- leichtes Klopfen zur Beurteilung oberflächlichen, kräftiges Klopfen zur Beurteilung tief liegenden Gewebes
- **sonorer Klopfschall (Lungenschall):** gesunde Lunge
- **hypersonorer Klopfschall:** Vermehrung der Luftanteile – entweder in der Lunge selbst (Emphysem) oder zwischen Thoraxwand und Lunge (Pneumothorax)
- **tympanitischer Klopfschall:** große Lufträume unter dem perkutierenden Finger bei vollständigem Pneumothorax oder über einer großen tuberkulösen Kaverne
- **gedämpfter Klopfschall:** Verminderung bzw. Fehlen der Luftanteile – entweder in der Lunge selbst (Pneumonie, Fibrose, Atelektase) oder zwischen Thoraxwand und Lungengewebe (Pleuraerguss, Pleuraschwarte)

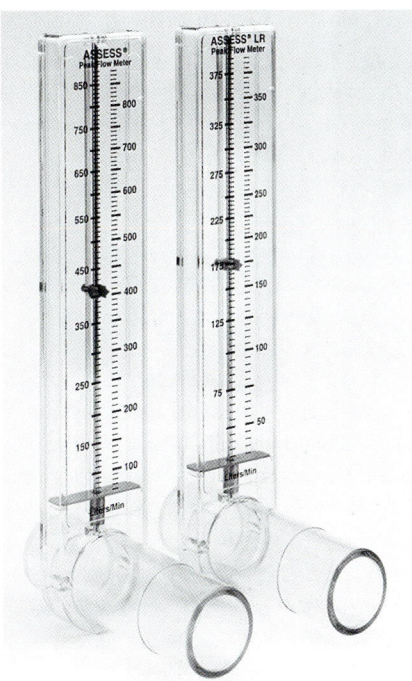

Abb. 3.4 Peak-Flowmeter zur Messung des FEV_1 (Einsekundenkapazität). [G132]

3.4 Apparative Untersuchungen

HINWEIS PRÜFUNG
Apparative Untersuchungen stellen keinen eigentlichen Prüfungsstoff dar und sind auch für das Verständnis der Zusammenhänge nicht erforderlich. Sie werden deshalb nur kurz vorgestellt.

3.4.1 Lungenfunktionsprüfung

Mit dem **Spirometer** lassen sich die diversen Atemvolumina messen, also **Atemzugvolumen, exspiratorisches** und **inspiratorisches Reservevolumen** und die **Vitalkapazität**. Das Residualvolumen lässt sich so nicht feststellen, da es nicht in das Gerät abgeatmet werden kann. Mit manchen Geräten lässt sich auch die Zusammensetzung der Atemgase messen.

Im **Atemstoßtest** lässt sich die **Einsekundenkapazität** bestimmen – also das Volumen, das bei einer **Ausatmung mit maximalem Druck** innerhalb der **ersten Sekunde** ins Gerät strömt. Es liegt bei **80%** der gesamten ausatembaren Luftmenge. Bezeichnet wird dieses Volumen auch als FEV_1, also als **f**orciertes **e**xspiratorisches **V**olumen. Seine Bestimmung kann mit dem **Peak-Flowmeter** (> Abb. 3.4) einfach und schnell in jeder Praxis durchgeführt und dem Ansprechen einer etwaigen Therapie zugeordnet werden. Besondere Bedeutung erhält der Atemstoßtest bei Stenosen der Atemwege (Asthma bronchiale, COPD) bzw. zur Beurteilung des Therapieerfolgs bei diesen Erkrankungen.

3.4.2 Bronchoskopie

Die Bronchoskopie erlaubt die **direkte Sicht** in das Bronchialsystem bis etwa zur 7. Teilungsgeneration, also noch bis zu Tochterge-

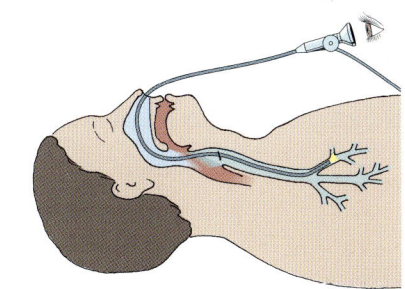
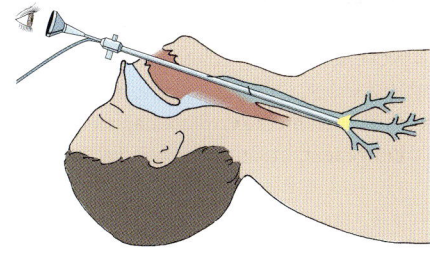

Abb. 3.5 Bronchoskopie mit einem flexiblen (oben) und starren (unten) Bronchoskop. [L190]

nerationen der Segmentbronchien. Die Bronchoskope aus Fiberglas sind starr oder flexibel – je nachdem, ob man einen hoch sitzenden Fremdkörper entfernen will oder ob man tiefer liegendes Gewebe inspizieren möchte (> Abb. 3.5). Ihr Durchmesser liegt heute, trotz Lichtquelle und integriertem Instrumentarium, bei wenigen Millimetern, sodass die Belastung für den Patienten nicht mehr sehr groß ist. **Komplikationen** in Gestalt von Blutungen, Arrhythmien oder einem Pneumothorax gibt es etwa bei 0,1% der Fälle. Dies ist für eine invasive Methode **wenig**.

Bedeutung besitzt die Bronchoskopie bei **unklaren Blutbeimengungen** im Sputum (Hämoptyse), zur Gewinnung von **Gewebeproben** beim Verdacht auf einen Tumor, bei langandauerndem **Husten ohne erkennbare Ursache** oder zur **Entfernung von aspirierten Fremdkörpern**.

3.4.3 Bronchographie

Bei der Bronchographie wird zumeist über eine Bronchoskopie wasserlösliches **Kontrastmittel** in einen **Teil des Bronchialsystems** gegeben, wodurch sich das Lumen von Bronchien und Bronchiolen in diesem Bereich über ein nachfolgendes **Röntgenbild** darstellen lässt.

3.4.4 Mediastinoskopie

Bei **unklaren Prozessen im Mediastinum**, z.B. vergrößerten Lymphknoten ohne erkennbare Ursache oder zur bioptischen Abklärung von Mediastinaltumoren, benutzt man zur Untersuchung die Mediastinoskopie, bei der eine Fiberglasoptik in das weiche Gewebe des oberen Mediastinum vorgeschoben wird (> Abb. 3.6).

Die Komplikationsrate ist wesentlich höher als bei der Bronchoskopie, da das Mediastinoskop dabei nicht in vorgeformten Hohlräumen bewegt wird, sondern Weichteile durchstoßen und verletzt werden. Es kann dabei u.a. auch zu Verletzungen der großen Gefäße, des Ductus thoracicus oder des N. recurrens kommen. Die Untersuchungsmethode wird also nur bei sehr dringender Indikation durchgeführt.

3.4.5 Röntgen

Auf Röntgenuntersuchungen braucht nicht detailliert eingegangen zu werden, obwohl sie ein wichtiges Instrument zur Beurteilung der Lunge und ihrer Erkrankungen darstellen, verfeinert häufig als Computertomographie (CT). Man erkennt im normalen Röntgenbild (> Abb. 3.7) Verdichtungen des Lungengewebes etwa ab einer Größe von 1 cm, eine erhöhte oder verminderte Strahlentransparenz, eventuell Gefäßabbrüche bei der Lungenembolie bzw. die Mehrdurchblutung der Gegenseite, ganz allgemein Mehr- oder Minderdurchblutungen anhand der sichtbaren Gefäßzeichnung oder auch Tumoren bzw. Lymphknotenvergrößerungen im Bereich des Hilus.

3.4.6 Szintigraphie

Die Szintigraphie der Lunge dient u.a. dem Nachweis von **Embolien** (> Abb. 3.8). Nach der intravenösen Injektion einer sehr kleinen Menge **radioaktiv strahlenden Materials** mit kurzer Halb-

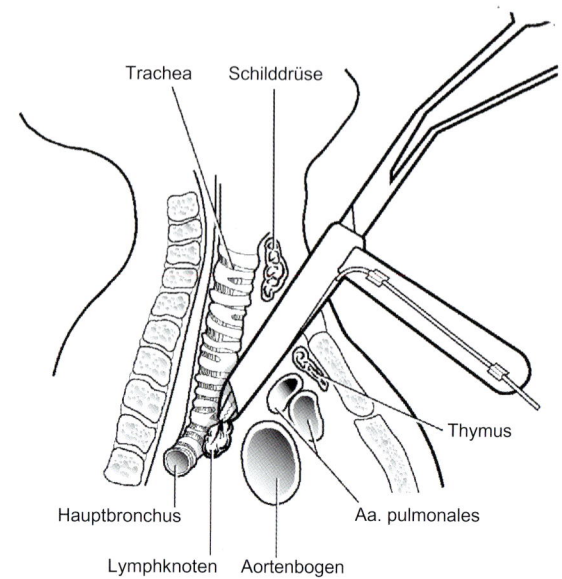

Abb. 3.6 Mediastinoskopie. [E479]

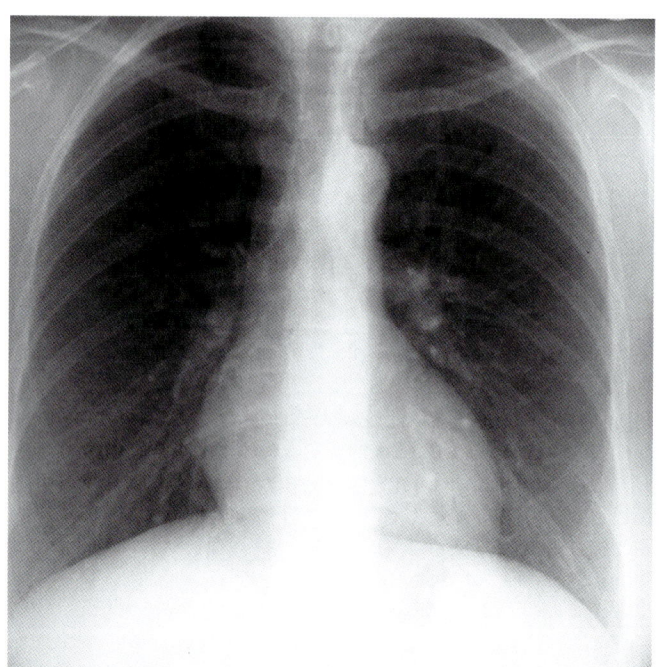

Abb. 3.7 Röntgenbild der Lunge (Normalbefund). [E349]

wertszeit verteilt sich dieses auf alle **durchbluteten Partien der Lunge**, aber nicht auf den nicht mehr durchbluteten Bereich jenseits des Embolus. Dieser Bezirk lässt sich nun mittels einer sog. Gamma-Kamera erfassen.

Während nicht oder wenig durchblutete Bezirke Aussparungen oder Minderungen der Strahlungsintensität zeigen, findet man über Tumoren, Tumormetastasen oder Entzündungen infolge der Mehrdurchblutung Anreicherungen der strahlenden Substanz.

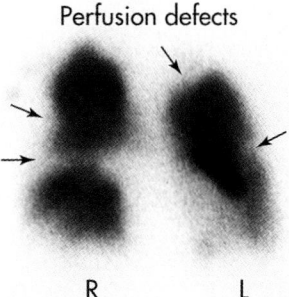 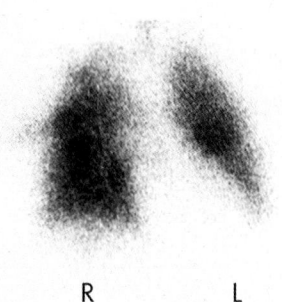

Abb. 3.8 Szinitigraphie der Lunge bei Lungenembolie. [G130]

KAPITEL 4 Krankheitsbilder

4.1	Stridor und Fremdkörperaspiration	57	4.11	Pneumonie ... 79
4.2	Schlafapnoe-Syndrom und Schnarchen	60	4.12	Pleuritis ... 82
4.2.1	Schlafapnoe-Syndrom	60	4.12.1	Pleuritis sicca ... 82
4.2.2	Schnarchen	62	4.12.2	Pleuritis exsudativa ... 82
4.3	Hyperventilationssyndrom	62	4.13	Asthma bronchiale ... 84
4.4	Pneumothorax	63	4.14	Heuschnupfen ... 88
4.5	Bronchiektasen	66	4.15	Lungenemphysem ... 90
4.6	Atemwegsinfekte	68	4.16	Atelektase ... 92
4.7	Sinusitis	72	4.17	Lungenfibrose ... 93
			4.17.1	Silikose ... 94
4.8	Laryngitis	73	4.17.2	Asbestose ... 95
4.8.1	Pseudokrupp	73		
4.8.2	Epiglottitis	74	4.18	Lungenembolie ... 95
4.8.3	Krupp	74		
4.8.4	Chronische Laryngitis	74	4.19	Lungenödem ... 98
4.9	Tracheitis	75	4.20	Bronchialkarzinom ... 99
4.10	Bronchitis	75	4.21	Sarkoidose ... 102
4.10.1	Akute Bronchitis	75		
4.10.2	Chronische Bronchitis	76		
4.10.3	Obstruktive Bronchitis (COPD)	77		

HINWEIS PRÜFUNG
Die Themenbereiche Zyanose, Dyspnoe, Husten, Heiserkeit, Hämoptyse, Lungenödem und Thoraxschmerzen werden im ➤ Fach Leitsymptome ausführlicher besprochen.

4.1 Stridor und Fremdkörperaspiration

Typisch für den Stridor ist, dass man zu seiner Feststellung **kein Stethoskop** benötigt. Er ist bereits mit „unbewaffnetem" Ohr als pfeifendes, klingendes, zumeist „musikalisches" Geräusch der In- und/oder Exspiration zu vernehmen.

Krankheitsentstehung

Die Ursache des Stridor ist immer eine **Einengung des Lumens der Atemwege (Stenose)** ab dem Bereich des Mesopharynx bis hinab zu den kleinen Bronchien und ersten Generationen der Bronchiolen, wobei der Bereich von Larynx und Trachea überwiegt. Die an dem mehr oder weniger großen Hindernis vorbeiströmende Luft verursacht dann das Geräusch.

Allein die Zuordnung eines Stridor zur Atemphase gestattet im Allgemeinen bereits eine Höhenlokalisation der Stenose:
- Der rein **inspiratorische** Stridor wird von Stenosen verursacht, die sich **oberhalb der Trachea** befinden.
- Etwa ab der Trachea bis in den Bereich der ersten Bronchien-Generationen kommt es bei Lumeneinengungen überwiegend

zu in- und exspiratorischem Stridor, wobei der **inspiratorische** desto mehr überwiegt, je **höher** die Lokalisation ist.
- Noch weiter in der **Peripherie** besteht dann nur noch ein **exspiratorischer** Stridor, z.B. bei der Verengung der Bronchiolen und kleinen Bronchien des Asthma bronchiale.

> **MERKE**
> Man kann dem Stridor noch den sog. **Stertor** gegenüberstellen, womit ein **röchelndes Atemgeräusch** bei **Schleimansammlungen** in den Bronchien bezeichnet wird.

Eine Stenose im Bereich des **Kehlkopfes** wird z.B. verursacht durch:
- ein **Ödem der Glottis** oder **Epiglottis** (anaphylaktische Reaktion)
- eine bakterielle **Epiglottitis** oder **Kehlkopf-Tuberkulose**
- die Belag bildende **Diphtherie (Krupp)**
- eine virusbedingte Entzündung (**Laryngitis, Pseudokrupp**)
- einen **Spasmus** (Verkrampfung)
- die vollständige **Lähmung der Stimmbänder** durch beidseitige Lähmung des N. recurrens (**Rekurrensparese**)
- **Tumoren** des Kehlkopfs

Ein solcher Stridor entsteht je nach der Ursache vom einen Augenblick zum nächsten (Spasmus, Anaphylaxie) oder langsam zunehmend (Tumor).

Die Stenose im Bereich der **Trachea** wird überwiegend verursacht durch **Tumoren** oder große **Strumen** (Vergrößerung der aufliegenden Schilddrüse mit Lumeneinengung und Verdrängung der Trachea).

Stenosen in der **Peripherie** des Bronchialbaumes mit exspiratorischem Stridor werden verursacht durch **Asthmaanfälle**, **Tumoren** und sehr kleine **Fremdkörper**. Der exspiratorische Stridor entspricht in diesen Fällen den exspiratorischen, **trockenen Rasselgeräuschen** (Giemen, Pfeifen und Brummen), wobei an dieser Stelle erwähnt werden soll, dass der Begriff des Stridor teilweise (Pschyrembel) ausschließlich für das in den oberen Atemwegen entstehende, inspiratorische Stenosegeräusch benutzt wird.

Fremdkörper, soweit sie nicht aus dem Hypopharynx in den Ösophagus fallen, sondern **aspiriert** werden, also in den **Kehlkopf** gelangen, bestehen überwiegend aus kleineren oder größeren Nahrungsbestandteilen. Bei Kleinkindern kommt nahezu alles in Frage; besonders häufig sind es Nüsse, seltener Kleinteile von Spielsachen. Bei vollständiger Lumenverlegung im Bereich des Larynx kommt es zum Ersticken, falls der Fremdkörper nicht zügig entfernt werden kann oder, wenn dies nicht gelingt, durch eine umgehende Koniotomie die Frischluft unterhalb der Stenose in die Atemwege gelangt.

Falls der Fremdkörper die Engstelle des Larynx passiert, kann er sich in der Trachea festsetzen oder in den (zumeist **rechten**) **Hauptbronchus** fallen. Dort führt er dann zum Stridor und zu einer Minderbelüftung der entsprechenden Lungenseite, die auskultatorisch durch die Abschwächung des Atemgeräusches nachgewiesen werden kann. Ein völlig **aufgehobenes Atemgeräusch** einer Seite ist bei **vollständiger Verlegung** möglich, wobei dann natürlich **kein Stridor** mehr entsteht. Bei entsprechender Anamnese muss in einem solchen Fall auch an einen Pneumothorax (> 4.4) gedacht werden.

Symptomatik

Der Stridor stellt selbst nur das Symptom einer Vielzahl von möglichen Ursachen dar, kann aber von weiteren Symptomen begleitet werden. Je nach der Größe des Fremdkörpers oder Tumors besteht eine mehr oder weniger ausgeprägte **Dyspnoe** bis hin zu **Bewusstseinsstörungen** und **Zyanose**. Tumoren oder kleine Fremdkörper müssen keine Atemnot verursachen, führen aber häufig zu **Hustenreiz** und zu entzündlichen Reaktionen.

Diagnostik

Der Nachweis der Ursache eines Stridor im Rachen- oder Kehlkopfbereich muss, sofern die Anamnese keinen ausreichenden Hinweis liefert, der Zustand des Patienten dies zulässt und bei der Inspektion des Rachens nichts gefunden wurde, über eine HNO-ärztliche **Kehlkopfspiegelung** erfolgen. Bei tiefer liegenden, Stridor verursachenden Erkrankungen wird man vor der Tracheoskopie bzw. Bronchoskopie eine **Röntgenaufnahme** (> Abb. 4.1) zu Rate ziehen, wobei allerdings zahlreiche Fremdkörper (z.B. Nüsse) oder Erkrankungen damit nicht darstellbar sind.

> **ACHTUNG**
> Beim Verdacht auf eine **Epiglottitis** eines Kleinkindes muss eine **Racheninspektion unterbleiben** und das Kind in Intubationsbereitschaft in die nächste (Kinder-)Klinik eingewiesen werden. Es besteht hier die Gefahr eines reflektorischen Atemstillstands.

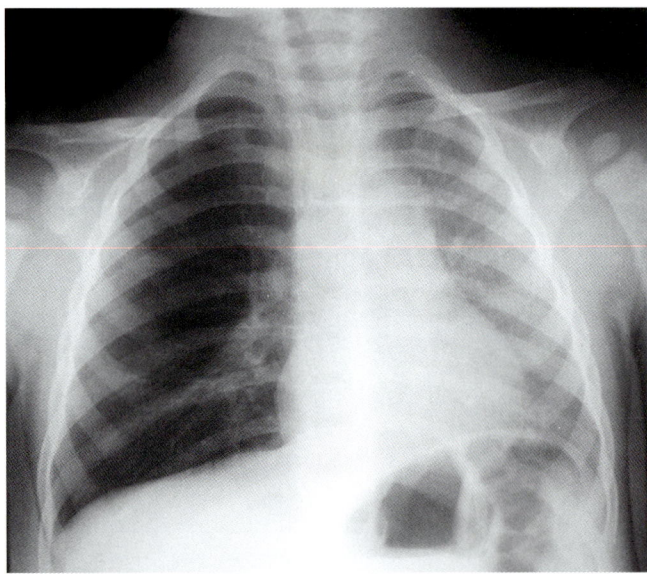

Abb. 4.1 Röntgen-Thorax nach Aspiration einer Mandel (linker Hauptbronchus). Die linke Lunge ist überbläht, das Mediastinum zur rechten Seite verlagert. [M552]

Therapie

Ein Aspirat, das vom Patienten nicht abgehustet werden kann und das bereits zu ausgeprägter Dyspnoe und Zyanose geführt hat, wird idealerweise mit dem **Heimlich-Handgriff** entfernt (➤ Fach Notfallmedizin). Dabei wird der stehende oder sitzende Patient von hinten im Bereich der unteren Rippen umfasst, wobei die Hände im Epigastrium gedoppelt werden. Daraufhin wird eine plötzliche Druckerhöhung im Thorax des Patienten dadurch erzeugt, dass der Helfer seine Hände ruckartig nach schräg hinten oben zu sich heranzieht (➤ Abb. 4.2a). Liegt der Patient eingetrübt oder bewusstlos auf dem Boden, kniet sich der Helfer über den Patienten und presst seine wiederum epigastrisch gedoppelten Hände ruckartig nach schräg oben, um den erforderlichen Überdruck zu erzeugen (➤ Abb. 4.2b).

Mögliche **Komplikationen** des Heimlich-Handgriffes bestehen in Verletzungen von Rippen oder Oberbauchorganen, sodass nach seiner erfolgreichen Durchführung eine entsprechende Kontrolle zu erfolgen hat. Wegen dieser potenziellen Gefährdung des Patienten wird der Heimlich-Handgriff inzwischen **für Laienhelfer nicht mehr empfohlen**. Stattdessen sollen dem Patienten bei **vornübergebeugtem Oberkörper Schläge** mit der flachen Hand **zwischen die Schulterblätter** verabfolgt werden.

Gelingt die Entfernung des Fremdkörpers auf diese Weise nicht, bleibt als lebensrettende Maßnahme beim bereits komatösen Patienten nur noch die **Koniotomie**. Koniotomie bedeutet Durchtrennung der **Membrana cricothyroidea** direkt unterhalb des Schildknorpels, also **zwischen Schild- und Ringknorpel** – notfalls mit einem Taschenmesser (➤ Abb. 4.3). Diese Membran liegt sehr oberflächlich. Die Blutungsgefahr ist gering. Der Isthmus der Schilddrüse liegt im Bereich der 2.–3. Trachealspange, ist also genügend weit entfernt, sofern nicht gerade ein sog. Lobus pyramidalis vorliegt, der aber getastet werden könnte. Der Kopf sollte rekliniert sein.

Die erhaltene Öffnung muss mit einem geeigneten Gegenstand **offen gehalten** werden – idealerweise mit einem Stück Schlauch, einem Trinkhalm oder einem entsprechenden Gegenstand. Man kann aber auch, wegen der Notwendigkeit des Offenhaltens, bereits für die Eröffnung der Membrana cricothyroidea das vordere Ende eines Kugelschreibers benutzen, aus dem man die Mine entfernt und den man dann in der erhaltenen Perforation belässt.

Aspirierte Fremdkörper, die bei stabilen Patienten keine Notfallmaßnahmen erforderlich machen, lassen sich HNO-ärztlich oder mit dem **Bronchoskop** entfernen. Weitere Erkrankungen mit dem Symptom eines Stridor werden entsprechend ihrer Ursache therapiert.

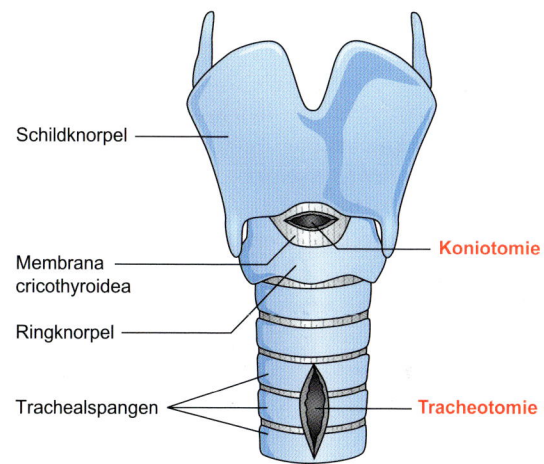

Abb. 4.3 Koniotomie zwischen Schild- und Ringknorpel. [L106]

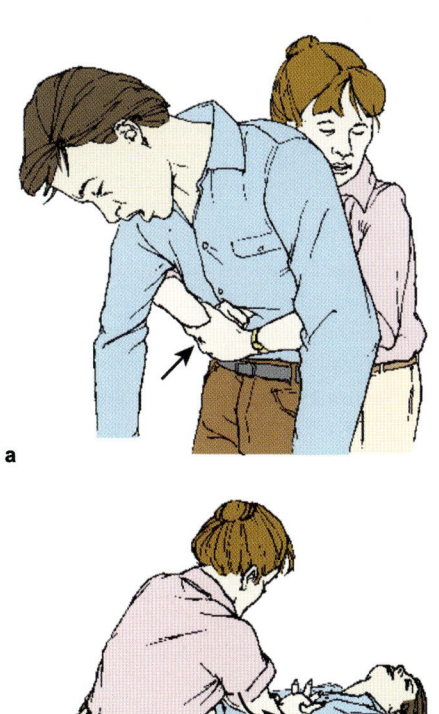

Abb. 4.2 Heimlich-Handgriff beim wachen (**a**) und beim bewusstlosen Patienten (**b**). [E909]

Zusammenfassung

Stridor

Pfeifendes, klingendes Atemgeräusch der In- und/oder Exspiration – inspiratorisch bei einem Hindernis in den oberen Atemwegen, rein exspiratorisch ab den kleinen Bronchien, gemischt in den Etagen dazwischen

Ursachen
- Aspiration
- stenosierende Laryngitis (Krupp, Pseudokrupp)
- Epiglottitis, Kehlkopf-Tuberkulose
- Glottisödem (Anaphylaxie)
- Tumoren

- Recurrensparese
- obstruktive Bronchitis, Asthma bronchiale

Zusätzliche Symptome
- Dyspnoe
- Husten
- Zyanose
- Heiserkeit (Laryngitis)
- kloßige Sprache und hohes Fieber (Epiglottitis)

Diagnostik
- Anamnese
- Racheninspektion, Kehlkopfspiegelung
- Röntgen, Bronchoskopie

Therapie
- mechanische Lockerung bei vornübergeneigtem Oberkörper
- Heimlich-Handgriff
- Koniotomie
- Bronchoskopie
- entsprechend der Ursache

4.2 Schlafapnoe-Syndrom und Schnarchen

4.2.1 Schlafapnoe-Syndrom

Das Syndrom ist charakterisiert durch **nächtliche Apnoephasen** von **mehr als 10 Sekunden** Dauer, die vorzugsweise während der **Tiefschlafphasen** auftreten. Die Apnoephasen können sich Nacht für Nacht hundertmal oder öfter wiederholen. Betroffen sind rund 2 Millionen Bundesbürger – 4% der Männer und 2% der Frauen, besonders bevorzugt **adipöse Männer** zwischen **40 und 60 Jahren**. Neben der (häufigen) Adipositas wirken auch **Schlafmittel** und abendlicher **Alkoholgenuss** begünstigend.

Krankheitsentstehung

Die **Ursache** für die Atempausen ist noch nicht ganz geklärt. Man vermutet hauptsächlich zwei Ursachen, eine mechanische und eine regulatorische, welche das Atemzentrum betrifft:

- **obstruktives Schlafapnoesyndrom (OSAS):** Die **mechanische** Form soll aufgrund eines **muskulären Hypotonus** der Wandungen von Rachen und weichem Gaumen zu einem inspiratorischen **Kollaps des Hypopharynx** und einem **Zurückrutschen der Zunge** führen. Verdächtigt wird teilweise auch eine „zu große Zunge" (**Makroglossie**). Bei **sehr adipösen Menschen** entsteht als Sonderform das sog. **Pickwick-Syndrom** (➤ Abb. 4.4), bei dem nicht nur der Bereich des Rachens, sondern auch die Umgebung der Lunge durch **Fettablagerungen** eingeengt wird. Nicht zur obstruktiven Theorie passend ist die Tatsache, dass die einzelnen Apnoephasen häufig mit einer besonders tiefen, seufzenden Inspiration beginnen, der dann sehr flache Atemzüge und die Atempause nachfolgen. Dies erinnert an den Typus einer Cheyne-Stokes-Atmung.
- **Regulationsstörung:** Als zentrale Ursache wird eine **Schädigung des Atemzentrums** im Rahmen von Infektionen, Mangeldurchblutungen und Tumoren im Bereich des Hirnstamms oder in der Form eines **unvollständigen Undine-Syndroms** angenommen, bei dem es bei Ausfall der willkürlichen Atmung zu Apnoe-Phasen kommt. Merkwürdig an dieser Vermutung ist allerdings, dass die übliche Steuerung tagsüber ganz offensichtlich nicht beeinträchtigt ist.

Man geht davon aus, dass die **obstruktive Form** (OSAS) **am häufigsten** ist, während die Schädigung des Atemzentrums oder die Kombination aus beiden Ursachen seltener vorkommen.

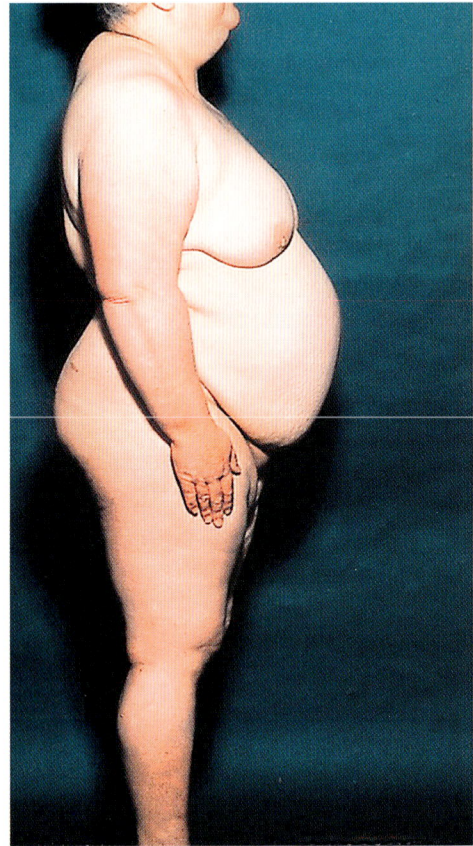

Abb. 4.4 Pickwick-Syndrom. [G133]

> **EXKURS**
> In der griechischen Sage zerstörte die Nixe Undine ihrem untreuen Mann die autonome Steuerung des Atemzentrums, sodass er nur noch über den Willen weiteratmen konnte und keinesfalls einschlafen durfte. Menschen mit angeborenem oder erworbenem Undine-Syndrom müssen nachts maschinell beatmet werden, um nicht zu ersticken.

Es entwickelt sich eine allnächtliche **Hypoxämie** mit einer möglichen Sauerstoffsättigung des arteriellen Blutes von **weniger als 50%**. Die gleichzeitig entstehende **Hyperkapnie** führt zur Weckreaktion und zum Wiedereinsetzen der Atmung (➤ Abb. 4.5). Die **Minderbelüftung der Alveolen** mit entsprechender Verringerung des Sauerstoffdruckes führt in der Lunge im genauen Gegensatz zur Peripherie zu einer **Engstellung der Arteriolen** mit resultierender Minderdurchblutung und **Erhöhung des Gesamtwiderstandes**. Dieser Mechanismus der Lungengefäße ist sehr folgerichtig, denn nicht belüftete Lungenanteile können zur Aufsättigung des Blutes

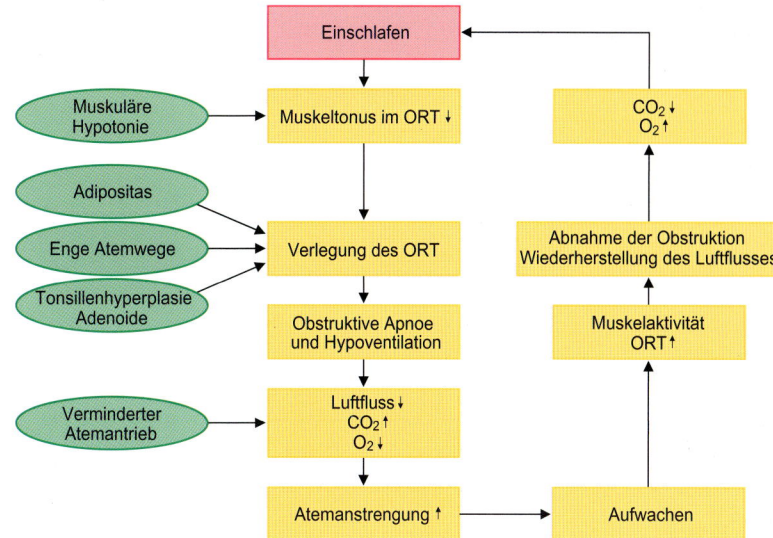

Abb. 4.5 Allnächtlicher Kreislauf des OSAS (obstruktives Schlafapnoesyndrom). [L141]

keinen Beitrag leisten, sodass das Blut sinnvollerweise zu den belüfteten Bereichen umgeleitet werden muss. Die gibt es allerdings bei der Schlafapnoe nicht, weil **sämtliche Gefäße** von der Sauerstoffnot betroffen sind. Der **rechte Ventrikel** reagiert auf den erhöhten Widerstand im Verlauf der Zeit mit einer **Hypertrophie**, die letztendlich in eine **pulmonale Hypertonie** und ein **Cor pulmonale** mündet. Hierin ist die eigentliche Gefährdung des Patienten zu sehen.

Symptomatik

Symptome und mögliche Folgen bei den betroffenen Patienten bestehen in lautem und unregelmäßigem **Schnarchen**, (nächtlichen) **Herzrhythmusstörungen**, **Tagesmüdigkeit** mit **Reizbarkeit** und **Kopfschmerzen**, **Polyglobulie** sowie einer **pulmonalen** und eventuell auch **peripheren Hypertonie**, verursacht von der sich entwickelnden Hypervolämie und allnächtlichen Sympathikusaktivierung. **Persönlichkeitsveränderungen** sind möglich. In der Folge der pulmonalen Hypertonie kann sich eine **Rechtsherzinsuffizienz** (Cor pulmonale) ausbilden.

Ursache der arteriellen Hypertonie

Der **periphere** Hochdruck, der **zusätzlich** zum **pulmonalen Hochdruck** entsteht und neben der **Rechtsherzhypertrophie** auch eine Hypertrophie des **linken Ventrikels** entstehen lässt, ist gut zu verstehen: Die Funktion des sympathischen Nervensystems besteht darin, Höchstleistungen zu ermöglichen bzw. einem Mangel hinsichtlich überlebensnotwendiger Faktoren vorzubeugen. Diese essenziellen Faktoren bestehen in Glukose, Sauerstoff und einem ausreichenden Blutdruck. Beim Schlafapnoe-Syndrom führt der anhaltende nächtliche Sauerstoffmangel zur Aktivierung. Dies bedeutet gleichzeitig, dass allnächtlich über mehrere Stunden auch das RAAS stimuliert wird (➤ Fach Endokrinologie). Das RAAS nun führt über eine Zunahme des Blutvolumens unter Verengung der peripheren Widerstandsgefäße zur arteriellen Hypertonie, die sich am Folgetag nicht zurückbilden kann, weil dieses System bereits in der jeweils folgenden Nacht erneut stimuliert wird. Die Situation entspricht weitgehend der Blutdruckerhöhung des Leistungssportlers, nur dass derselbe in der Regel bei Tag und nicht nachts trainiert.

Therapie

Zur Therapie wird adipösen Patienten eine **Gewichtsreduktion** angeraten. **Theophyllin-Präparate** zur Erweiterung der Atemwege werden versucht. In ausgeprägten Fällen muss nachts mit **nasalem Überdruck** (sog. **nCPAP-Maske** = **n**asaler **c**ontinuous **p**ositive **a**irway **p**ressure) **beatmet** werden. Alternativ zu CPAP können **Bissschienen (Protrusionsschienen)** versucht werden, die Unterkiefer und Zunge während des Schlafes um einige Millimeter nach vorne zwingen.

Auch **operative Methoden**, die eine Verkleinerung des Weichteilgewebes im Rachen oder eine Korrektur des Nasenseptums, Entfernung evtl. vorhandener Nasenpolypen oder Verkleinerung der Nasenmuscheln zum Ziel haben, sind im Gebrauch.

Zusammenfassung

Schlafapnoe-Syndrom

Nächtliche Apnoephasen von mehr als 10 Sekunden Dauer; obstruktive Form (OSAS) und zentrale Form bei Schädigung des Atemzentrums (selten)

Ursachen
- Einengung der oberen Atemwege durch Fettablagerungen und muskulären Hypotonus, Tonsillenhypertrophie, Makroglossie, nasale Polyposis
- bei schlanken Menschen mit fehlendem Alkohol- und Tablettenkonsum oft unklar

Symptome
- lautes und unregelmäßiges Schnarchen
- Atempausen (> 10 Sekunden)
- Tagesmüdigkeit

- Kopfschmerzen
- Wesensänderungen

Folgen
- pulmonale und periphere Hypertonie
- Herzhypertrophie bis hin zum Herzversagen
- Herzrhythmusstörungen
- Polyglobulie

Therapie
- Gewichtsreduktion bei Adipositas
- Verzicht auf Schlaftabletten und abendlichen Alkoholgenuss
- Bronchien erweiternde Medikamente (Theophyllin)
- Protrusionsschienen
- Überdruckbeatmung (nCPAP-Maske)
- notfalls operative Korrekturen

4.2.2 Schnarchen

Gewissermaßen als Vorstufe bzw. als **Minimalvariante des Schlafapnoe-Syndroms** kann das übliche Schnarchen betrachtet werden, das mit zunehmendem Alter, auch bei Frauen, immer häufiger wird.

Krankheitsentstehung

Ursachen sind, wiederum begünstigt durch **Alkohol** oder **Schlaftabletten**, eine verstopfte, evtl. **polypöse Nase**, vergrößerte **Gaumentonsillen**, die in Rückenlage **zurückfallende Zunge**, das **erschlaffte Gaumensegel** (Uvula), das im Luftstrom flattert, oder ein **eingeengter Rachen** (Adipositas, muskulär, Fehlbildungen). Einen guten Hinweis auf „schnarchförderndes Fettgewebe" geben Kragenweiten oberhalb 43 cm.

Teilweise können, in leichterer Ausprägung, die beim Schlafapnoe-Syndrom beschriebenen Auswirkungen auf den nachfolgenden Tag bzw. auf Lunge und Herz gesehen werden.

Therapie

Abhilfe gelingt häufig durch **Hilfsmittel**, die den **Kopf** des Schläfers **in Seitenlage zwingen** – z.B. ein sog. **Anti-Schnarch-Kissen** oder eine „Pyjamaeinlage" in Gestalt eines Tennisballs, den man, eingewickelt in ein Taschentuch, zwischen den Schulterblättern am Pyjama festnäht.

In den Apotheken gibt es „**Antischnarchtropfen**", die v.a. ätherische Öle enthalten und zum gründlichen Mundspülen vor dem Schlafen benutzt werden sollen. Eine tatsächlich vorhandene Wirksamkeit wird überwiegend bestätigt.

> **HINWEIS DES AUTORS**
>
> Nicht wenige Ehefrauen berichten, dass ihre Männer seit einer **Schlafplatzsanierung** nicht mehr oder kaum noch schnarchen würden, sodass der Autor in der **Geopathie** zumindest eine Mitursache für Schnarchen und Schlafapnoe vermutet.

4.3 Hyperventilationssyndrom

Hyperventilation bedeutet eine Atmung, die **über das eigentlich erforderliche Maß** hinausgeht.

Krankheitsentstehung

Die **Ursachen** sind zumeist psychischer Natur **(Angst)**. **Schädigungen des Atemzentrums** (Trauma, Meningitis, Enzephalitis) können ebenfalls eine Hyperventilation auslösen.

Die wesentliche **Folge** der Hyperventilation ist in der **verstärkten Abatmung von CO_2** zu sehen, die zur **Hypokapnie** führt. Da Kohlendioxid in wässriger Lösung eine Säure darstellt, führt deren Mangel zur Alkalisierung des Blutes, also zur **respiratorischen Alkalose** mit einem pH-Wert > 7,44. Selbst diese geringe Verschiebung des Blut-pH gegenüber dem Normalwert von 7,40 reicht aus, um einen Teil des zuvor in ionaler Form gelösten, also freien Serum-Calcium (Ca^{2+}) nun zusätzlich an die Eiweiße des Serums zu binden, sodass der **freie Calcium-Spiegel abfällt**. Es resultiert ein (scheinbarer) Calciummangel mit angeblicher Destabilisierung der Natriumkanäle, weil für deren Funktion Calcium benötigt wird.

> **EXKURS**
>
> Die **Proteine des Serums** stellen in Bezug auf deren Gehalt an sauren Aminosäuren (Asparaginsäure, Glutaminsäure) **Polyanionen** dar. Ursache ist die beim Serum-pH von 7,40 teilweise erfolgende Abdissoziation des H^+ von deren Carboxylgruppe, sodass ein Teil der COOH-Gruppen als COO^- vorliegt. Das positiv geladene Ion Ca^{2+} bindet an einen Teil dieser Negativladungen, sodass lediglich rund die Hälfte des Serum-Calciums in freier, die andere Hälfte aber in gebundener Form vorliegt. **Sämtliche Wirkungen des Calciums** – von seiner Beteiligung an der Blutgerinnung (Faktor IV) über diejenige bei der Muskelkontraktion bis hin zur Sekretion exokriner Drüsen – werden vom **freien Anteil** übernommen. Die gebundene Hälfte steht hierfür nicht zur Verfügung.
>
> Wenn also im Rahmen einer metabolischen oder respiratorischen Alkalose zusätzliche Protonen (H^+) von COOH-Gruppen abdissoziieren und dadurch zusätzliche Negativladungen COO^- an den Proteinen entstehen, verschiebt sich die Relation des freien zum gebundenen Anteil. Derjenige Teil des Calciums, der jetzt zusätzlich an die neu entstandenen COO^--Anionen der Proteine bindet, steht als freies Ca^{2+} nicht mehr zur Verfügung. Daraus geht auch hervor, dass die Symptome eines tatsächlichen Calciummangels (Hypokalzämie) sich nicht von denen eines scheinbaren bei Alkalose unterscheiden können. Lediglich die notwendige Therapie muss sich verändern.

Auch das **Magnesium** des Serums ist als zweiwertiges Ion (Mg^{2+}) an einen Teil der Negativladungen der Proteine gebunden und deshalb über denselben Mechanismus von der Alkalose betroffen. *Eine Funktion der freien Magnesiumionen besteht in der Stabilisierung der präsynaptischen Vesikel der Nervenendungen sämtlicher Synapsen. Ein Mangel an Magnesium – scheinbar oder als echte **Hypomagnesiämie** – destabilisiert die präsynaptischen Vesikel, sodass deren Neurotransmitter Aktionspotenziale erzeugen, z.B. an der motorischen Endplatte, obwohl der physiologische Befehlsmechanismus überhaupt nicht ausgelöst worden war. Auf diese Weise entstehen die nächtlichen Wadenkrämpfe oder Parästhesien und weitere Störungen.*

Symptome der Alkalose

Die **Hypokalzämie** wird also von einer **Hypomagnesiämie** begleitet und führt damit zu einer **Übererregbarkeit** der **muskulären** und **neuronalen Elemente**, in deren Folge **Parästhesien** bzw. sogar **muskuläre Krämpfe** entstehen. Es kommt zu **tonischen Krämpfen (Tetanie)** zunächst typischerweise an den Händen und/oder Füßen, zu **Schwindel** und zu **Synkopen** bzw. **Absencen**. An der glatten Muskulatur können **kolikartige Schmerzen** auftreten (z. B. Gallekolik), was zeigt, dass die Hypokalzämie nicht im Vordergrund der Symptome stehen kann: An der glatten Muskulatur gibt es keine schnellen Natriumkanäle, die beim Calciummangel destabilisiert werden könnten. Die Destabilisierung zerebraler Synapsen kann im Einzelfall sogar zu **epileptischen Krämpfen** führen.

Die muskulären Krämpfe (**Karpopedalspasmen**) an Händen und Füßen führen an den Händen zu einem typischen Verziehen der Finger: Die Finger werden in den Grundgelenken angebeugt und in den weiteren Gelenken gestreckt, der Daumen adduziert. Gleichzeitig verzieht sich auch das proximale Handgelenk in Beugestellung. Dadurch ergibt sich insgesamt das Bild der **Pfötchenstellung** (➤ Abb. 4.6).

Diagnostik

Sofern die Hyperventilation einschließlich der nachfolgenden Karpopedalspasmen nicht direkt aus der Beobachtung des Patienten offenkundig werden, stehen weitere diagnostische Zeichen zur Verfügung:

- **Trousseau-Zeichen:** Die **Pfötchenstellung** lässt sich bei Patienten, die anamnestisch an derartigen Symptomen leiden, erzeugen, wenn man den Oberarm komprimiert und damit eine Ischämie erzeugt. Die auf diese Weise hervorgerufene Pfötchenstellung wird als Trousseau-Zeichen bezeichnet.
- **Chvostek-Zeichen:** Beim **Beklopfen des N. facialis** im Bereich der Parotis, also präaurikulär, entstehen muskuläre Zuckungen der zugehörigen Gesichtshälfte.
- **Zungenphänomen:** Beim **Beklopfen der herausgestreckten Zunge**, z. B. mit dem Reflexhammer, kommt es infolge muskulärer Kontraktionen zu Dellen und Wulstbildungen.

Zu beachten ist, dass die Bestimmung der Ionen des Serums selbst im muskulären Anfall ohne verwertbares Ergebnis bleibt, weil im Labor der Gesamtgehalt und nicht der Gehalt an freien Ionen gemessen wird.

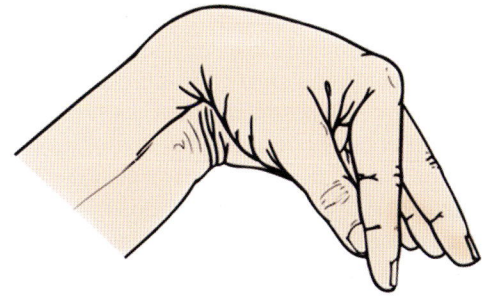

Abb. 4.6 Trousseau-Zeichen bzw. Pfötchenstellung bei Hyperventilationssyndrom. [G134]

Therapie

Die Therapie besteht aus einem **beruhigenden Gespräch** und in der vorübergehenden **Rückatmung** in eine **Plastiktüte**, die der Patient vor das Gesicht hält. Durch die nunmehr erzwungene neuerliche Einatmung des zuvor in die Tüte ausgeatmeten CO_2 normalisiert sich der pH-Wert des Blutes. Eine i.v. Calciumgabe ist nicht indiziert. Der Notarzt, falls gerufen, wird evtl. zusätzlich zur Beruhigung des Patienten **Diazepam** (Valium®) spritzen.

> **Zusammenfassung**
>
> ### Hyperventilationssyndrom
>
> Der körperlichen Situation unangemessen gesteigerte Atmung (willentlich oder emotional) mit Erzeugung einer respiratorischen Alkalose
>
> **Folgen**
> - Verschiebung der freien zweiwertigen Ionen (Calcium, Magnesium) aus dem Serum zum gebundenen Anteil → scheinbare Hypokalzämie und Hypomagnesiämie mit Destabilisierung der Synapsen
>
> **Symptome**
> - Parästhesien
> - tonische Muskelkrämpfe (Tetanie) z.B. als Karpopedalspasmen (→ Pfötchenstellung der Hände, evtl. unter begleitenden Krämpfen der Füße)
> - Schwindel
> - evtl. abdominelle Koliken
> - evtl. epileptische Krämpfe
>
> **Therapie**
> - beruhigendes Gespräch
> - Rückatmung
> - Diazepam (Notarzt)

4.4 Pneumothorax

Pneuma heißt im Griechischen Hauch oder Luft. Pneumothorax bedeutet also das Eindringen von **Luft** in den **Thorax** (nicht in die Lunge, in der sie ohnehin vorhanden ist).

Krankheitsentstehung

Der **Pleuraspalt** muss, um seine Funktion der „Befestigung" der Lunge an der Innenfläche des Thorax und auf dem Zwerchfell zu erfüllen, nicht nur befeuchtet, sondern auch **luftleer** sein. Sobald aus irgendeinem Grund **Luft zwischen die beiden Pleurablätter** gedrungen ist, **gibt** die **Lunge** ihrer eigenen **Retraktionskraft nach** und **löst** sich damit **umschrieben** oder **vollständig** von der Thoraxwandung. Es gibt im letzteren Fall keinerlei die Lunge aufdehnenden Kräfte mehr, weil die Bewegung des Zwerchfells nach kaudal genauso wenig an der Lunge zieht wie die Hebung und Weitung des Thorax mittels der Atemhilfsmuskulatur. Nur eine durch die oberen Atemwege mit Überdruck hineingeblasene Luft könnte sie noch zu einer teilweisen Entfaltung bringen und damit einen Übertritt dieser Luft in die Kapillaren des

Blutes bewirken. Wesentlich häufiger als einen vollständigen Pneumothorax bewirken geringere Mengen an eingedrungener Luft lediglich umschriebene Ablösungen der beiden Pleurablätter voneinander.

Ein Pneumothorax kann **traumatisch** (Trauma = Verletzung) entstehen, indem durch eine Stichverletzung, eine Rippenfraktur mit entsprechend spitzem Knochenfragment oder durch eine zu tief gestochene Kanüle z.B. bei einer fehlerhaften Neuraltherapie die **Luft von außen** durch die **Pleura parietalis** in den Pleuraspalt dringt. Die Luft kann aber genauso **von innen** über die luftgefüllten Hohlräume der Lunge und durch die **Pleura visceralis** in den Pleuraspalt gelangen, sofern dieses Pleurablatt durch andere Ursachen verletzt worden ist. In beiden Fällen besteht dann eine **Verbindung zur lufthaltigen Außenwelt**, wodurch es zur teilweisen oder vollständigen Ablösung der Pleurablätter voneinander kommt, sofern sich die entstandene Öffnung nicht selbsttätig oder durch geeignete Maßnahmen wieder verschließt. In einem solchen Fall wird die eingedrungene **Luft allmählich resorbiert**, bis die Pleurablätter wieder aufeinander liegen. Das entstehende Ausmaß des Pneumothorax und die Folgen hängen also auch wesentlich von der Größe der entstandenen Öffnung und den körpereigenen Reparationsmechanismen ab.

Der **häufigste** Entstehungsmechanismus ist der sog. **Spontanpneumothorax**, bei dem ohne zunächst erkennbare Ursache eine Verletzung der **Pleura visceralis** („Lungenfell") erfolgt. Besonders häufig betroffen sind hiervon **junge Erwachsene** (Männer > Frauen) zwischen **20 und 35 Jahren**, oft im Rahmen **körperlicher Anstrengungen**. Die wesentlichste Ursache dieses Lufteintritts in den Pleuraspalt stellen **kleine Blasen** im Bereich der **viszeralen Pleura** dar, die rupturieren und eine Verbindung zwischen Pleuraspalt und luftgefülltem Alveolarraum herstellen. Die Ursache dieser Blasen ist unklar. Da sie aber zumeist in der Mehrzahl vorkommen, ist die Rezidivgefahr relativ groß (ca. 50%).

Weitere Ursachen für die Entstehung eines Pneumothorax von innen sind Krankheitsprozesse im Bereich der inneren Pleura – z.B. bei der **Tuberkulose**, bei **Abszessen** oder beim **Lungenemphysem** nach langjährigem Asthma oder chronischer Bronchitis, wenn eine der inneren Pleura aufliegende Emphysemblase platzt.

Symptomatik

Die Pleura visceralis liegt dem Lungengewebe der jeweiligen Seite direkt auf und ist mit ihm verwachsen. Am Rand der beiden Lungenwurzeln (Lungenhili) schlägt sie um, läuft über die gesamte Fläche des jeweiligen Lungenflügels zurück und ist hier dann auf der dem Thorax zugewandten Seite mit der inneren Thoraxwand und dem Diaphragma verwachsen (Pleura parietalis, „Rippenfell"). Der Pleuraspalt der beiden Lungenflügel ist ein in sich abgeschlossener Raum, vom Pleuraspalt der Gegenseite also ebenfalls getrennt. Entsprechend betrifft der Pneumothorax glücklicherweise nur **einen Lungenflügel**, sodass der Betroffene mit der anderen Seite weiteratmen kann. Dies hat nun allerdings bei einem zunehmenden (Spannungspneumothorax) oder vollständigen Pneumothorax **Auswirkungen** sowohl auf das **Mediastinum** als auch auf die **Thoraxwand**:

- Der gesunde Teil der Lunge zieht mittels seiner Retraktionskraft auch weiterhin an seinen umgebenden Strukturen. Die Thoraxwand dieser Seite bleibt also unverändert, das **Mediastinum** aber wird mitsamt seinen Strukturen aus der Mittellage heraus **zur gesunden Seite hinübergezogen**. Dies kann dazu führen, dass die großen zuführenden Venen einschließlich der V. cava superior geknickt werden, weil sie die Verschiebung des Herzens nicht in vollem Umfang mitmachen können. In ausgeprägten Fällen bestehen also **Dyspnoe**, **Tachypnoe** und **Tachykardie**. Bei einer Abknickung der Venen erkennt man **gestaute Halsvenen**, evtl. mit Zyanose von Haut und Schleimhäuten. Der Blutdruck fällt ab. **Schmerzen** können bestehen, müssen aber nicht.
- Auf der Seite des Pneumothorax, auf der die Lunge im Extremfall zur Faustgröße kollabiert und an ihrem Hilus hängend zur gesunden Seite verlagert ist, demnach auch keinerlei Zug mehr auf die sie umgebenden Strukturen ausüben kann, kommen die **Rippen aus ihrer Mittellage** heraus. Diese war bis dahin bestimmt als Gleichgewicht einerseits durch die Kräfte der Lunge, die sie nach unten zogen, und durch die eigentliche Ruhelage des Thorax andererseits, bei der die Rippen höher stehen. Hieraus folgt, dass in dem Moment, in dem die Kraft der Lunge zur Verkleinerung des Thoraxraumes wegfällt, die Rippen dieser Seite **höher treten**, während auf der Gegenseite die Retraktionskraft dieses Lungenflügels weiterhin an ihren Rippen zieht. Man sieht daher als Folge eines umfangreicheren Pneumothorax eine **Asymmetrie des knöchernen Thorax**.
- Höher stehende Rippen können bei der Inspiration mittels der Hilfsmuskulatur weniger verändert werden als auf der gesunden Gegenseite. Dasselbe passiert bei der Exspiration, bei der die nach kaudal ziehende Retraktionskraft der Lunge entfällt. Daraus entsteht eine insgesamt deutliche, mit dem Auge sichtbare **Minderbeweglichkeit der erkrankten Seite**, die der kontralateralen Seite gewissermaßen „hinterherhinkt". Man spricht deshalb vom **Nachschleppen der erkrankten Thoraxseite**.

Diagnostik

Die Diagnose kann zumeist ambulant ohne apparative Untersuchungen gestellt werden. Im typischen Fall (akute Dyspnoe bei jungen Männern im Rahmen körperlicher Belastungen) ist bereits die Anamnese wegweisend. Typische Befunde sind:

- Bei der **Inspektion** fallen eine Thoraxasymmetrie und ein Nachschleppen der betroffenen Seite auf.
- Die **Auskultation** ergibt, je nach Vollständigkeit des Pneumothorax, ein auf der betroffenen Seite stark **abgeschwächtes** oder sogar **völlig fehlendes Atemgeräusch**.
- Der **Stimmfremitus** ist im Vergleich mit der Gegenseite deutlich **vermindert oder aufgehoben**.
- Die **Perkussion** ergibt einen lauten, je nach entstehendem Luftgehalt **hypersonoren** oder sogar **tympanitischen Klopfschall**.
- Die **Verlagerung** des **Mediastinum** ist durch die Verlagerung der **enthaltenen Strukturen** nachweisbar, z.B. durch die perkutorisch nachweisbare Verschiebung des Herzens zur gesunden Seite.
- Im **Röntgenbild** erkennt man die Überblähung des betroffenen Lungenanteils und die eventuelle Verlagerung des Mediastinums (➤ Abb. 4.7). Die **inspiratorische** Verschiebung des Mediastinums zur **kranken** und **exspiratorische** Rückverlagerung zur **gesunden** Seite (durch deren Zug auf die mediastinalen Strukturen) wird als **Mediastinalflattern** bezeichnet.

Komplikationen

Extreme Ausmaße kann die Verlagerung des Mediastinums beim sog. **Spannungspneumothorax** annehmen, bei dem wie bei einem Ventilmechanismus die Luft bei der Inspiration in den Pleuraspalt gesaugt wird, bei der Exspiration aber nicht mehr entweichen kann (➤ Abb. 4.8). Dadurch füllt sich der Pleuraspalt mit jedem Atemzug noch mehr mit Luft, wodurch die Mediastinalverlagerung immer weiter zunimmt. Durch Abklemmungen der oberen Hohlvene mit resultierendem Einflussstau kann hierbei der Tod eintreten.

ACHTUNG

Eine sich zügig entwickelnde und beständig verschlimmernde Dyspnoe, Tachypnoe und Tachykardie, von Zyanose und Bewusstseinsstörungen begleitet, muss bei erkennbar gestauten Halsvenen immer an einen Spannungspneumothorax denken lassen. Wichtige Differenzialdiagnosen sind Lungenembolie, Herzinfarkt und Perikarderguss, bei denen allerdings Auskultation und Perkussion der Lunge im Wesentlichen unauffällig sind.

Therapie

Die Therapie besteht primär darin, das entstandene **Loch** in Thorax und Pleura parietalis zu **verschließen**, damit sich die eingedrungene Luft wieder resorbieren kann, sofern dies bei einer kleinen Verletzung nicht selbsttätig erfolgt und man dann lediglich noch bis zur vollständigen Resorption den Patienten überwachen muss. Letzteres gilt auch für den Spontanpneumothorax.

Ein großer Pneumothorax wird mit einer **Bülau-Drainage** abgesaugt (➤ Abb. 4.9). Ein kleinerer wird durch spezielle Katheter, deren Ventil nur einen Luftdurchlass nach außen ermöglicht, behandelt. Im Notfall des Spannungspneumothorax behilft man sich mit einer dicken Kanüle, über die ein Gummifingerling oder ähnliches gesteckt wird. Dieser wirkt wie ein Ventil, lässt die Luft heraus, aber nicht mehr hinein. Eingestochen wird die Kanüle am **Oberrand der Rippe** (am Unterrand laufen die Gefäße) in der **MCL** des **2.** oder **3. Interkostalraumes** der betroffenen Seite. Auch die **Axillarlinie** kommt in Frage. Erkennbar wird der therapeutische Erfolg am hörbaren Zischen der entweichenden Luft und der raschen Besserung des Patienten.

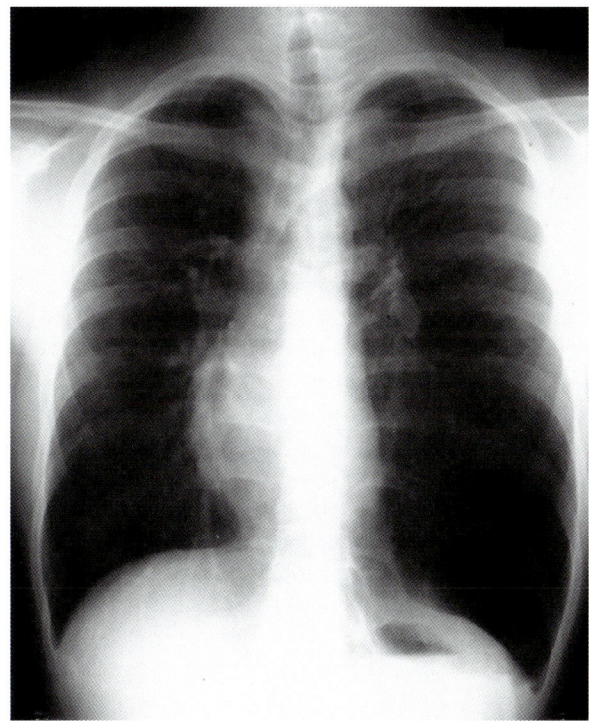

Abb. 4.7 Pneumothorax links mit Verlagerung des Mediastinums nach rechts. [F561]

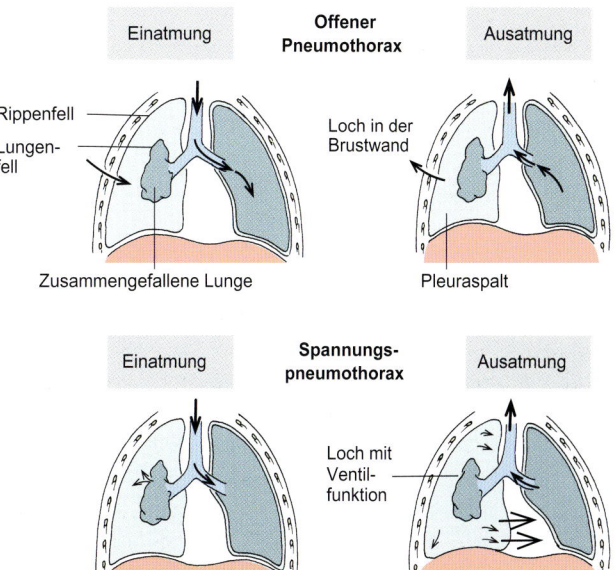

Abb. 4.8 Formen des Pneumothorax. Beim offenen Pneumothorax tritt die Luft durch einen Brustwanddefekt in den Pleuraspalt ein und bei der Ausatmung des Patienten wieder aus. Im Gegensatz dazu kann beim Spannungspneumothorax die in den Pleuraspalt eindringende Luft nicht mehr entweichen. Der entstehende Überdruck im Pleuraraum der kranken Seite verdrängt das Herz und komprimiert die gesunde Lunge. [L190]

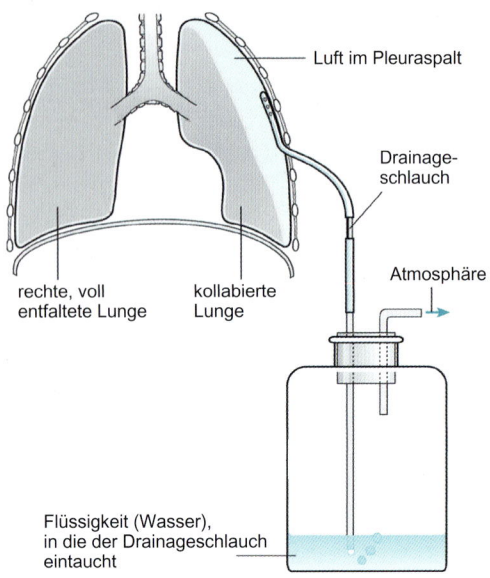

Abb. 4.9 Prinzip der Bülau-Drainage. [G135]

Zusammenfassung

Pneumothorax
Eindringen von Luft in den Pleuraspalt

Ursachen
- Verletzung von Thoraxwand und Pleura parietalis: traumatisch, bei Rippenfraktur
- Einreißen der Pleura visceralis: Spontanpneumothorax, Emphysemblasen, Lungenabszess, Tuberkulose

Symptome
- Dyspnoe, Tachypnoe
- Tachykardie
- evtl. gestaute Halsvenen, Zyanose
- Blutdruckabfall
- Schmerzen

Komplikationen
- obere Einflussstauung v.a. beim Spannungspneumothorax

Diagnostik
- Asymmetrie des Thorax
- Nachschleppen der betroffenen Seite
- fehlendes Atemgeräusch in der Auskultation
- hypersonorer Klopfschall

Therapie
- stationäre Überwachung bei einem kleineren, selbstlimitierenden Pneumothorax
- notfallmäßige Punktion beim Spannungspneumothorax
- evtl. absaugen (Bülau-Drainage) in der Klinik

4.5 Bronchiektasen

Hierunter versteht man die umschriebene **Erweiterung** (= Ektasie) in einem größeren oder kleineren **Bronchus**, also in dem Teil des Bronchialsystems, in dem noch knorpelige Verstärkungen vorhanden sind. Je nach der Ursache kommen sie in der Einzahl oder multipel vor (> Abb. 4.10). Erweiterung bedeutet **irreversible Überdehnung** der elastischen und muskulären Wandanteile des betroffenen Bronchus, die sich zwischen den Knorpelanteilen nach außen stülpen. Man könnte eine solche Ektasie mit dem Aneurysma einer Arterie oder einem Divertikel im Magen-Darm-Trakt vergleichen.

Krankheitsentstehung

Die wichtigste Ursache von Bronchiektasen ist die **nekrotisierende** (gewebezerstörende) **Entzündung der Bronchialwand** – meist durch eine Infektion. Die Entzündung verursacht also eine Nekrose des Gewebes, die in einer sich anschließenden geringeren mechanischen Widerstandskraft mündet. Eine weitere Ursache besteht in kongenitalen, also **angeborenen** Veränderungen der Bronchialwände.

Umschriebene Wandschwächen bei oder nach infektiösen Entzündungen führen isoliert noch nicht zu Aussackungen. Erst wenn ein **Überdruck** in den Atemwegen dazukommt, gibt die betroffene Wand diesem Druck nach. Überdruck entsteht nicht bei normaler Atmung, sondern beim **Valsalva-Manöver** (Bauchpresse) bzw. beim **Husten**, bei dem nach maximaler Inspiration zunächst eine Exspiration gegen die geschlossene Stimmritze erfolgt, bevor nach deren abrupter Öffnung die Luft beschleunigt nach außen gelangt. Direkt vor dem Öffnen der Stimmritze entsteht also ein gewaltiger Überdruck in den Atemwegen, der die beim Hustenstoß entweichende Luft nahezu auf Schallgeschwindigkeit beschleunigt.

Man findet demnach Bronchiektasen überwiegend bei Erkrankungen, die von chronischen Entzündungen und ebensolchem chronischen Husten begleitet sind. Hierunter fallen die **chronische Bronchitis**, das **Asthma bronchiale** und der **Keuchhusten** (Pertussis) der Kinder, bei dem oft schlimme Hustenattacken über Monate bestehen. Auch nach **Masern** oder der echten **Virusgrippe** (Influenza) kommt es aufgrund der nekrotisierenden Viren häufig zu Bronchiektasen, regelmäßig auch bei Erkrankungen der Atemwege, die wie bei der **zystischen Fibrose** (Mukoviszidose) mit der Bildung eines **zähen, fest haftenden Schleimes** einhergehen. Die Teilstenosierung durch die Schleimverlegung führt im Bereich der Engstellen zur Verwirbelung der Luft und damit zusätzlichen Druckerhöhung an den Bronchialwänden, die durch die rezidivierenden Infekte gleichzeitig geschädigt sind. Dieser Mechanismus begünstigt auch beim Asthma oder der chronischen Bronchitis die zügige Entstehung der Bronchiektasen.

Symptomatik

Je mehr Bronchiektasen beim einzelnen Patienten bestehen und je größer diese sind, desto mehr Schleim kann sich darin ablagern. Ein typisches Symptom stellen daher die mehr oder weniger **reichlichen Sputummengen** dar, die der Patient v.a. **morgens** abhustet. Man spricht hier von der sog. **maulvollen Expektoration**.

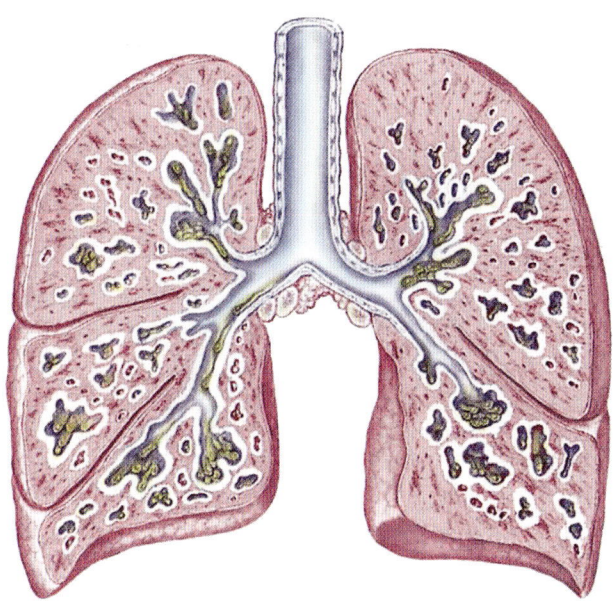

Abb. 4.10 Bronchiektasen. [E748]

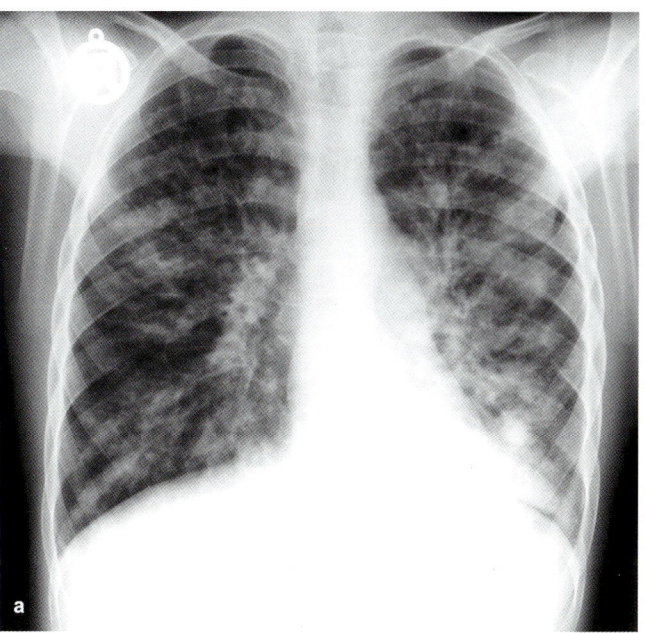

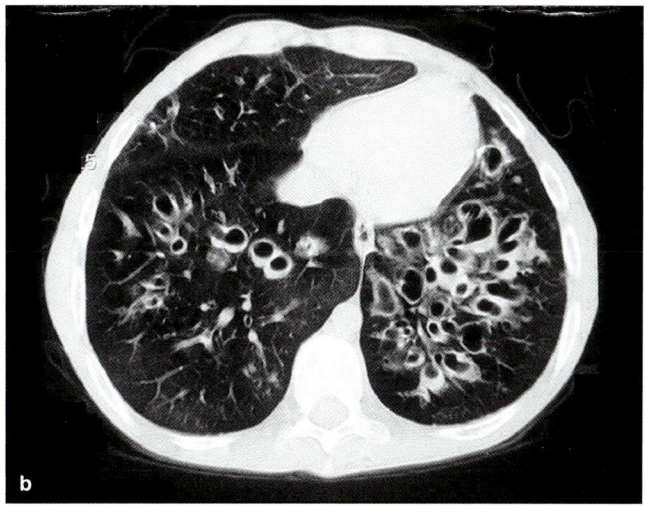

Abb. 4.11 Multiple Bronchiektasen bei zystischer Fibrose im Röntgenbild des Thorax (**a**) und Thorax-CT (**b**). [M552]

Das **Sputum** ist **hell**, solange kein Infekt besteht. Sputum bildet allerdings einen idealen Nährboden für Bakterien, sodass die Patienten häufig ein **eitriges Sputum** abhusten. Teilweise ist der Schleim infolge der entzündlichen Reizung und Schädigung der Bronchialwände auch **blutig** tingiert (**Hämoptyse**). Im typischen Fall erhält man ein **dreischichtiges Sputum** aus Schleim, Eiter und Blut. Durch den Reiz des reichlichen Sputums entsteht wiederum ein **chronischer Hustenreiz** (besonders ausgeprägt am frühen Morgen), der die Entstehung neuer Bronchiektasen begünstigt.

Diagnostik

Hinweise auf die Erkrankung bestehen in den **großen Sputummengen** (teilweise mit **Hämoptyse**), **Husten**, **rezidivierenden Infekten** und **mittel- bis grobblasigen feuchten Rasselgeräuschen** durch die reichlichen Schleimansammlungen. Bei den Bronchiektasen der **zystischen Fibrose** ist der Schleim nicht flüssig, sondern besonders zäh. Hier sind die Rasselgeräusche nicht feucht, sondern **trocken** (Giemen, Pfeifen, Brummen).

Der eigentliche Nachweis erfolgt durch die **Bronchographie**, die **Bronchoskopie** oder das **CT** (> Abb. 4.11).

Komplikationen

Nach jahrelangem Bestand bilden sich nicht so selten durch die zunehmende Lumenverlegung der Bronchien ein **Lungenemphysem** und dessen Folgen wie **Dyspnoe**, **Zyanose**, **Polyglobulie** und **Trommelschlägelfinger**. Die Widerstandserhöhung in der Lungenstrombahn bedingt die Ausbildung einer **Rechtsherzhypertrophie** und schließlich eines chronischen und symptomatischen **Cor pulmonale**.

Therapie

Eine **Heilung** ist **nicht** möglich. Man kann lediglich versuchen, den Circulus vitiosus aus chronischem Hustenreiz in der Folge der Schleimvermehrung und immer neuer Bronchiektasenbildung zu durchbrechen und damit den weiteren Fortgang aufzuhalten. Ganz im Vordergrund steht eine regelmäßige **physikalische Therapie** mit Atemgymnastik, Drainagelagerung und Klopfmassage zur Lockerung des Schleimes. Von großer Bedeutung ist auch die **Sekretolyse**, also die Verflüssigung des Sekretes, damit es leichter abgehustet werden kann (> 4.6). Üblich sind **Antibiotikagaben** bei jedem Infektrezidiv oder prophylaktisch über längere Zeiträume.

Zusammenfassung

Bronchiektasen

Irreversible Aussackungen der Bronchialwand

Ursachen
- angeboren, zystische Fibrose, chronische Bronchitis, Asthma bronchiale
- infektiös: Keuchhusten, Influenza, Masern

Symptome
- v.a. morgendlicher Husten mit „maulvoller Expektoration"
- im Verlauf Dyspnoe und weitere Zeichen des Sauerstoffmangels

Folgen
- rezidivierende bakterielle Bronchitiden
- Lungenemphysem
- Cor pulmonale

Diagnostik
- reichliche Sputummengen
- feuchte, mittel- bis grobblasige Rasselgeräusche
- apparativ durch Röntgen, CT und Bronchoskopie

Therapie
- physikalische Therapie
- Schleimverflüssigung (Sekretolyse)
- Antibiotika

4.6 Atemwegsinfekte

Krankheitsentstehung

Jeder Anteil der oberen und unteren Atemwege kann sich im Rahmen eines viralen oder bakteriellen Infektes entzünden. Die weit überwiegende Mehrzahl der Infekte ist zunächst rein **viral** bedingt. Eine Ausnahme bilden Patienten **mit chronisch geschädigten Schleimhäuten** (chronische Bronchitis, Asthma bronchiale, zystische Fibrose) bzw. lokaler oder allgemeiner Immunschwäche, bei denen auch **Bakterien** häufig zu primären Infektionen führen. Nur vergleichsweise wenige Bakterien wie die Streptokokken von Angina und Scharlach, Bordetella pertussis als Erreger des Keuchhustens, Corynebakterien als Erreger der Diphtherie oder Hämophilus bei Kleinkindern können ohne Vorerkrankung, primär und mit hoher Ansteckungskraft (Kontagiosität) Erkrankungen, teilweise sogar als Epidemie auslösen.

Die sog. **„Erkältung"** (= grippaler Infekt) wird nicht durch eine Erkältung im Sinne einer lokalen oder allgemeinen Unterkühlung verursacht, wie dies von Laien allgemein angenommen wird. Sie bedarf eines viralen Erregers und **Viren** fliegen mangels Flügeln nicht durch geöffnete Fenster. Es handelt sich vielmehr um eine **Ansteckung bei Kontaktpersonen** mit dieser Erkrankung oder, im Einzelfall, auch um die akute **Vermehrung von pathogenen Keimen**, die **bereits im Körper** vorhanden waren. Diese zweite Möglichkeit ist z.B. die regelmäßige Ursache einer Exazerbation der sog. „Reizblase", bei der die auslösenden Bakterien (meist Chlamydien) chronisch im Körper vorhanden sind und die Gelegenheit einer lokalen (kaltes Becken) oder reflektorischen (kalte Füße) Unterkühlung mit **Minderdurchblutung** benutzen, um sich zu vermehren und symptomatisch zu werden (> Fach Urologie).

> **MERKE**
> Die **Unterkühlung** sorgt bei der üblichen Erkältungskrankheit in vielen Fällen dafür, dass das Immunsystem lokal oder generalisiert soweit geschwächt wird, dass die gerade zu diesem Zeitpunkt übertragenen Viren angehen und zur symptomatischen Erkrankung führen. Sie ist also nicht als Ursache, aber doch als **Verstärkungsfaktor** anzusehen.
> Dies gilt allerdings nicht für alle Viren. So wird das Angehen eines grippalen Infektes durch **Rhinoviren** durch eine gleichzeitige **Unterkühlung nicht** deutlich **gefördert**. Hier hat der entstehende Schnupfen mit der zurückliegenden Unterkühlung, an die sich der Patient im Rahmen der üblichen subjektiven Ursachenforschung erinnert, nicht das Geringste zu tun.

Erreger von Atemwegsinfekten

Es gibt eine sehr große Anzahl unterschiedlicher Viren, die bevorzugt den Respirationstrakt befallen und hier das Bild des grippalen Infektes auslösen können. Wissenschaftlich erfasst sind bisher annähernd 1.000 Viren aus unterschiedlichen Virenfamilien. Man rechnet mit einigen weiteren Hundert bisher noch unbekannten Viren.

Die meisten Infekte werden von der Gruppe der **Rhinoviren** verursacht, bei der man weit mehr als 100 verschiedene Serotypen unterscheidet. Aber auch Viren aus den Gruppen der **Coronaviren**, **RS-Viren** (**R**espiratory-**s**yncytial-Viren), **Parainfluenzaviren**, **Coxsackieviren** sowie der **Adenoviren** verursachen häufig die typischen Erkältungskrankheiten. Im Vordergrund steht seit 2001 auch das sog. **Metapneumonievirus**, das v.a. im Kindesalter Infekte verursacht. Influenzaviren werden nicht dazugerechnet, weil sie keine grippalen Infekte, sondern die „echte" Virusgrippe verursachen.

Organotropie

Prinzipiell kann jedes Virus die **gesamte Schleimhaut des Respirationstraktes** befallen, sofern der Wirtsorganismus dem nicht schnell genug Einhalt gebietet. Was bei dem Individuum mit starkem Immunsystem und angepasster Therapie nur einen Schnupfen verursacht, kann beim Immunsupprimierten, beim Säugling oder sehr alten Menschen zur Pneumonie führen. Im Allgemeinen besteht aber doch eine deutliche **Organotropie** – d.h. ein bestimmtes Virus beschränkt sich auf den Nasen-Rachen-Raum, während ein anderes bevorzugt eine Bronchitis oder weitere Erkrankungen auszulösen vermag. Eine kleine Minderheit der Infektviren verursacht gleichzeitig eine Enteritis (Erkrankung des Dünndarms).

Die Organotropie kann von den Vermehrungsbedingungen der Viren abhängig sein. So vermehren sich **Rhinoviren** besonders schnell bei ca. 33–34 °C, also der Temperatur der Nasenschleimhaut. Entsprechend verursachen sie überwiegend nur einen **Schnupfen** und eventuell **Halsschmerzen**. Fieber und weitere Allgemeinsymptome fehlen zumeist. Bei Kleinkindern kann es allerdings auch bis zur Pneumonie kommen und bei Asthmapatienten zur Exazerbation dieser Erkrankung. **RS-Viren** verursachen häufig eine **Pneumonie**, bei Kleinkindern auch die nicht ungefährliche **Bronchiolitis**, also Entzündungen im Bereich der kleinen präalveolären Bronchiolen.

Zahlreiche Viren werden von der Salzsäure des Magens inaktiviert, während andere unbehindert passieren und in der Folge zur Enteritis führen können. Bei der Infektion durch **Rotaviren** steht die **Gastroenteritis** mit Durchfällen und Erbrechen sogar weit im Vordergrund, doch sind die Atemwege regelmäßig mitbetroffen.

Übertragungswege

Die Übertragung der Viren erfolgt hauptsächlich durch **Händedruck** mit nachfolgender Autoinokulation in Nase oder Augen (**Kontaktinfektion**) sowie durch die **Tröpfcheninfektion**, bei der durch Husten oder Niesen, teilweise schon beim normalen Sprechen, kleinste Schleimpartikel mit enthaltenen Viren vom einen Menschen auf den anderen übertragen werden. Eher selten ist die indirekte Übertragung mittels **kontaminierter Gegenstände** (**Schmierinfektion**).

Die Mehrzahl der Viren ist nur ab einer Mindestmenge von einigen Hundert oder Tausend infektiös. Die Übertragung geringerer Mengen führt nicht zur Ansteckung. Als Ausnahme seien Masern- und Rotaviren erwähnt, bei denen bereits einige wenige die Erkrankung auszulösen vermögen. Ein Teil der Erkältungsviren führt nur bei einzelnen Menschen zur Erkrankung. Die Virulenz ist bei diesen Viren also gering. Andere, wie z.B. wiederum die Masern-Viren, führen nahezu bei jedem Menschen zur Erkrankung, sofern die Krankheit nicht bereits früher durchgemacht wurde oder ein Impfschutz besteht. Entsprechend treten bei dem Auftreten eines bestimmten Virus entweder nur vereinzelte Krankheitsfälle auf oder es kommt in anderen Fällen zu regelrechten Epidemien.

Die **Vermehrung** der Viren ist uneinheitlich. Während sich z.B. Rhinoviren auf eine **lokale** Vermehrung in den betroffenen Schleimhäuten beschränken, deshalb auch keine Allgemeinsymptome verursachen, führt die Infektion mit anderen Erkältungsviren zunächst zu einer **Virämie**, also zur Ausbreitung über den Blutweg und Vermehrung in weiten Teilen des Körpers.

Inkubationszeit

Die Inkubationszeit, also die Zeitspanne zwischen Ansteckung und erkennbarem Ausbruch der Erkrankung, ist bei den üblichen **Erkältungsviren** mit ca. **1–2 Tagen** zumeist sehr kurz. Beim Influenza-Virus, dem Erreger der „echten" Virusgrippe, beträgt sie 1–4 Tage, beim Masern-Virus 8–14 Tage, bei anderen Viren bis zu 3 Wochen oder länger.

Symptomatik

Die Wirkung der Viren auf die Schleimhäute besteht in einer Schädigung bzw. Zerstörung eines Teils der Zellen, worauf das Immunsystem u.a. mit einer massiven Gefäßerweiterung reagiert. Diese führt zu einem Plasmaaustritt ins Gewebe und in das Lumen der betroffenen Atemwege. Gleichzeitig werden Becherzellen und Schleimdrüsen zu vermehrter Schleimproduktion angeregt und die einzelnen Anteile des Immunsystems aktiviert. Es entsteht also ein **Ödem**, welches das Gewebe anschwellen lässt und die Atmung behindert, sowie **reichliches Sekret**, das v.a. der Virusausscheidung dient und in den Atemwegen **Hustenreiz** verursacht. Das eventuell vorhandene **Fieber** aktiviert das Immunsystem genauso, wie es manche Viren in ihrer Vermehrung behindert. Bei viralen Infekten, bei denen sich die Erreger über eine Virämie verbreiten, entstehen Allgemeinsymptome wie **Kopf-**, **Glieder-** und **Rückenschmerzen**, **Abgeschlagenheit**, **Inappetenz**, **Schüttelfrost** oder **Kältegefühl** und **Fieber**. Diese Symptome gehen dem spezifischen Infekt wie z.B. einer Laryngitis oder Bronchitis häufig voraus.

Chronische Erkrankung

Der akute Befall mit einem der Erkältungsviren verursacht die akute Erkrankung, also die akute Rhinitis, Sinusitis, Bronchitis usw. Die chronische Rhinitis oder Sinusitis wird nicht durch Viren verursacht, sondern durch **Bakterien**, begünstigt bzw. erst ermöglicht durch lokale oder systemische **Anomalien** oder eine **Immunschwäche**, z.B. auf dem Boden einer Atopie oder eines Diabetes mellitus.

Die Suche nach der zugrunde liegenden Ursache ist manchmal schwierig und setzt dann den Einsatz einer medizinischen oder alternativen Testmethode voraus, sofern man mit einiger Zuverlässigkeit Heilungen erzielen möchte. Zuvor sollte man die Richtung seiner Suche definieren, indem man ganz grob die Bereiche **Atopie** (erkenntlich an der Anamnese, am Titer des IgE und an den körperlichen Hinweisen), **Intoxikation** (Blei, Quecksilber, Pestizide usw.) und **Focus** (Zähne, Narben, Meridianstörungen), **Wirbelsäule** oder z.B. auch eine **nasale Polyposis** gegeneinander abgrenzt.

Bei den Polypen der Nase handelt es sich um **Hypertrophien der Schleimhaut**, die in der Regel auf dem Boden einer **chronischen Rhinitis** entstehen und die Atmung auch dann behindern, wenn die ursächliche Rhinitis abgeklungen ist. Die nasale Polyposis entsteht in der Regel auf dem Boden einer **Atopie**. Man sollte sie nicht mit der Vergrößerung der Rachenmandel (Tonsilla pharyngealis = Adenoide) verwechseln, nach deren (Teil-)Entfernung im Kleinkindesalter die Eltern häufig von der „Polypenentfernung" berichten.

> **HINWEIS DES AUTORS**
> An den Effekt einer **Geopathie** ist stets zu denken – schon deswegen, weil andernfalls auch die schönste Therapie verpuffen wird. Die oft gefundene **Hausstaubmilbe** ist meist die Spitze des Eisbergs, aber nicht der eigentliche Auslöser. **Candida** ist **Verstärkerelement** jeglicher Atopie, teilweise auch ohne eine solche mit im Spiel. Die häufig in den Vordergrund gerückte Nasenscheidewandverkrümmung sollte mehr im Hintergrund bleiben. Sie ist in der Regel nur bei starker Ausprägung ursächlich mitbeteiligt.

Diagnostik

Der eigentliche Virusnachweis ist nur durch **Speziallaboratorien** zu führen, für den Praxisalltag demnach viel zu teuer. Er ist aber auch nicht notwendig, weil er hinsichtlich der Therapie üblicherweise keinerlei Konsequenzen hätte. Die **Unterscheidung** im Anfangsstadium einer Erkrankung einer **viralen Ursache** von einer **bakteriellen** ist nicht immer ganz einfach. Von wenigen Ausnahmen (Beispiel: Scharlach) abgesehen, kann man aber davon ausgehen, dass ein Beginn mit **Allgemeinsymptomen** wie Müdigkeit, Inappetenz, Kopf- und Gliederschmerzen sowie fakultativ mäßigem Fieber genauso **typisch für einen Virusinfekt** ist wie ein

Beginn mit Schnupfen und Halsschmerzen und eventuell Husten. Gerade der **Schnupfen** ist ein recht **sicherer Hinweis**.

Ist das Sekret der Nasenschleimhaut überwiegend **schleimig-serös**, handelt es sich auch dann um eine **Virusätiologie**, wenn gleichzeitig oder direkt nachfolgend Bronchien oder Nasennebenhöhlen befallen werden. Wird das anfangs seröse Sekret des Nasenraumes oder der Bronchien **eitrig**, liegt eine **bakterielle Superinfektion** vor. Dies bedeutet, dass die Schädigung der Schleimhäute durch den Befall mit Viren von der Bakterienflora dieses Bereiches dazu genutzt wurde, sich nun ihrerseits zu vermehren. Der eigentliche Virusinfekt kann zu diesem Zeitpunkt durch die Wirkung körpereigenen Interferons (> Fach Immunologie) bereits wieder am Abklingen sein – üblicherweise spätestens nach 1 Woche.

Therapie

Die Therapie der akuten Erkältungskrankheit ist prinzipiell bei jedem Virusbefall des Respirationssystems die gleiche. Das, was der Körper selbst gegen die Eindringlinge unternimmt, ist richtig und sinnvoll, auch wenn es dem Patienten mit verstopfter und triefender Nase, Fieber und Husten anders erscheint. Die symptomatische Therapie der vorherrschenden Medizin bekämpft all diese sinnvollen Symptome, senkt das Fieber, dämpft den Hustenreiz und lässt die Nasenschleimhäute abschwellen bzw. den Sekretfluss stoppen, indem sie gefäßverengende Nasentropfen appliziert. Der Krankheitsverlauf wird durch die Unterdrückung der Symptome für den Patienten tatsächlich leichter, gleichzeitig aber auch länger und hinsichtlich der gesamten Immunitätslage sicherlich nicht günstiger. Antibiotika sind zu diesem Zeitpunkt sinnlos, sofern sie nicht bei gefährdeten Patienten einen Schutz vor einer bakteriellen Superinfektion bieten sollen. Aus homöopathischer Sicht sind derartige Therapien in ihrer Form der „Unterdrückung" bedenklich und erschweren möglicherweise jegliche weitere Therapie.

Das bessere Konzept besteht darin, den **Körper** in seinen Funktionen nicht zu behindern, sondern vielmehr zu **unterstützen**, indem man die Nase „am Laufen" hält, die Fieberreaktion fördert, ganz allgemein mit Immunstimulantien das Immunsystem zu Höchstleistungen anspornt und den Patienten „naturheilkundlich begleitet". Symptome, die der Körper zeigt, aber nicht zur Heilung benötigt wie z.B. Gliederschmerzen, dürfen mit **Paracetamol** (Benuron® und Generika), **Ibuprofen** oder **ASS** (Aspirin® – nicht bei Kindern) behandelt werden. Auch eine Fiebersenkung v.a. zur Nacht ist hiermit möglich und hat gegenüber „natürlichen" Maßnahmen wie Waden- oder Brustwickeln keine Nach-, sondern Vorteile (> Fach Immunologie). Die begleitende Homöopathie wird hierdurch in keinster Weise beeinträchtigt, der Krankheitsverlauf also nicht verzögert.

Die **abendliche** Gabe abschwellender **Nasentropfen** ist evtl. sinnvoll, wenn die Nachtruhe mit ihrem immunstimulierenden Schlaf dadurch verbessert werden kann. Bei **Säuglingen** muss man in den ersten Lebensmonaten dann, wenn eine befreiende Sekretolyse nicht sehr schnell gelingt, auch **tagsüber** an solche **Nasentropfen** denken, weil sie mangels effektiver Mundatmung dringend auf eine halbwegs unbehinderte Nasenatmung angewiesen sind.

Es befinden sich eine Reihe von homöopathischen Komplexpräparaten auf dem Markt, die über Inhaltsstoffe wie Echinacea das Immunsystem unspezifisch stimulieren und über weitere Inhaltsstoffe die üblichen Symptome bekämpfen. Besonders bewährt hat sich mir **Bryonia Similiaplex®**, das jeden üblichen grippalen Infekt auf sehr beeindruckende Weise abzukürzen vermag, sofern es bereits bei den ersten Symptomen angewendet wird. Hohe Vitamin C-Dosen können den Infekt zusätzlich verkürzen. Bei Säuglingen und Kleinkindern stehen **Contramutan®** Saft und **Viburcol®** Zäpfchen im Vordergrund.

Bakterielle Superinfektionen werden üblicherweise **antibiotisch** behandelt. Bei Infekten, die für den Heilpraktiker nicht unter das Behandlungsverbot fallen, können mit homöopathischen Mitteln häufig eher bessere Erfolge erzielt werden. Geeignet sind Komplexpräparate wie z.B. **Hevertotox®** oder einzelne Similiaplexe. Der homöopathisch ausgebildete Therapeut wird erst nach langen Jahren der Erfahrung in der Lage sein, mit Einzelmitteln ähnlich gute oder bessere Ergebnisse zu erzielen.

Sekretolytika

Vor allem bei länger andauernden bzw. superinfizierten Infekten steht die **Sekretolyse** ganz im Vordergrund jeglicher Therapie. Das Sekret in Nase, Nebenhöhlen, Ohrtrompeten oder Bronchien muss verflüssigt werden, damit es expektoriert (abgehustet) werden bzw. damit die betroffene Schleimhaut sich reinigen kann. Dafür steht ein breites Spektrum an nicht verschreibungspflichtigen Medikamenten zur Verfügung.

Wesentliche Medikamente sind **Ambroxol** (Mucosolvan® und Generika) und **Acetylcystein** (ACC®, NAC®, Fluimucil®), daneben auch **pflanzliche Expektorantien** wie **Gelomyrtol®**, **Soledum®**, **Sinupret®** oder **Ipalat®** Lutschpastillen (ätherische Öle). Ambroxol ist ein wirksames Präparat, das seit Jahrzehnten auf dem Markt ist und von dem keine erwähnenswerten Nebenwirkungen bekannt sind. Beim Acetylcystein handelt es sich um eine der ohnehin in menschlicher Nahrung vorhandenen Aminosäuren, die v.a. für die Ausbildung von Disulfidbrücken in Proteinen zuständig ist. Cystein wird ganz nach Bedarf zusätzlich im Organismus synthetisiert. Man sollte dem Patienten mitteilen, dass es sich bei einem derartigen Medikament nicht um „Chemie", sondern lediglich um ein (physiologisches) Nahrungsergänzungsmittel handelt, um Ängsten bzw. der weit verbreiteten Non-Compliance zu begegnen. Dies bedeutet gleichzeitig, dass man die üblicherweise empfohlene Dosis von ACC (600 mg/Tag) oder auch Ambroxol (75–90 mg/Tag) durchaus vorübergehend steigern kann, um die Wirkung zu intensivieren. Besonders Sinupret® hilft erfahrungsgemäß erst dann spürbar, wenn die empfohlene Dosis überschritten wird (z.B. 4 × 2 oder 3 × 3 anstatt 3 × 2 Dragees).

Gut geeignet sind **Kräutertees** oder ihre Extrakte (Saft, Tropfen) aus **Thymian** (Herba Thymi), **Spitzwegerich** (Herba Plantaginis), **Eibisch** (Radix Althaeae), **Efeu** (Hedera Helix), **Zwiebel** (Allium cepa), **Huflattich** (Folia Farfarae), **Fenchel** (Fructus Foeniculi), **Malve** (Flores und Herba Malvae), **Primel** (Flores Primulae), **Eukalyptus** (Folia Eucalypti), **Brechwurz** (Radix Ipecacuanhae), **Sonnentau** (Herba Droserae), **Bibernelle** (Herba Pimpinellae) und andere. Ein Teil der Präparate wirkt nicht nur **schleimverflüssigend**, sondern auch **entzündungshemmend** auf die Atemwege. Alle diese Expektorantien bzw. Sekretolytika stehen auch dem Heilpraktiker zur Verfügung. Weitere Sekretolytika stellen die **Inhalation** sowie eine möglichst **reichliche Flüssigkeitszufuhr** dar, die deshalb begleitend nicht vergessen werden darf.

Immunisierung

Die Anzahl der Infekte liegt bei Kindergartenkindern bei 6–8/Jahr und bei jungen Erwachsenen mit 3–4/Jahr deutlich darunter, um dann im Alter allmählich gegen null zu streben. Abweichungen in beide Richtungen sind häufig. Die wesentliche Ursache für die Abnahme im Verlauf der Lebensjahre liegt in der Immunität, die mit jeder Erkältung zunimmt, bis die meisten Viren erworben sind und eine **spezifische Immunisierung** dagegen aufgebaut worden ist.

Ein überstandener Virusinfekt, sowie in etwas geringerem Ausmaß auch eine Impfung, lässt eine **langjährige Immunität** entstehen. Die harmloseren Varianten der einzelnen Viren, z.B. unter den Rhinoviren, bieten zumeist keine lebenslange Immunität, doch verläuft die spätere Zweiterkrankung in aller Regel deutlich milder. Andere Viren wie diejenigen der Kinderkrankheiten (Masern, Windpocken, Mumps usw.) bieten überwiegend einen lebenslangen Schutz, sofern sie nicht verimpft, sondern „im Original" vorhanden waren.

MERKE
- Rhinitis: entzündliche Erkrankung des Nasenraumes, also der Schnupfen
- Sinusitis: Entzündung der Nasennebenhöhlen (NNH), näher definiert als
  - Sinusitis frontalis: Entzündung der Stirnhöhle
  - Sinusitis maxillaris: Entzündung der Kieferhöhle
  - Sinusitis ethmoidalis: Entzündung der Siebbeinzellen
  - Sinusitis sphenoidalis: Entzündung der Keilbeinhöhle
  - Pansinusitis: Entzündung mehrerer oder aller Nebenhöhlen
- Otitis externa: Entzündung des Gehörgangs
- Otitis media: Entzündung des Mittelohrs
- Mastoiditis: Entzündung des Mastoids (fortgeleitet aus einer Otitis media)
- Tubenkatarrh: Entzündung der Tuba auditiva (Eustachische Röhre, Ohrtrompete)
- Pharyngitis: Entzündung des Rachens
- Tonsillitis: Entzündung der (Gaumen-)Tonsillen („Mandeln")
- Laryngitis: Entzündung des Kehlkopfs
- Krupp: stenosierende Kehlkopfentzündung der Diphtherie
- Pseudokrupp: unspezifische, stenosierende Kehlkopfentzündung der Kleinkinder, verursacht durch die Viren der grippalen Infekte (Parainfluenza, RS)
- Epiglottitis: Entzündung des Kehldeckels (durch Hämophilus-Bakterien)
- Tracheitis: Entzündung der Trachea
- Bronchitis: Entzündung der Bronchien
- obstruktive Bronchitis: Bronchitis mit begleitender Obstruktion (Verengung der Bronchien und Bronchiolen)
- Tracheobronchitis: Entzündung von Trachea und Bronchien
- Bronchiolitis: Entzündung der Bronchiolen
- Pneumonie: Lungenentzündung
- Bronchopneumonie: Entzündung, die von den Bronchien auf Lungengewebe übergegriffen hat

- Hyperkapnie: Erhöhung des arteriellen CO_2-Druckes (> 45 mmHg) → respiratorische Azidose
- Hypokapnie: Verminderung des arteriellen CO_2-Druckes → respiratorische Alkalose
- Hypoxie: verminderter Sauerstoffgehalt des arteriellen Blutes (< 70 mmHg) bzw. auch Sauerstoffmangel der Gewebe
- Hämoptyse: Bluthusten – das Abhusten eines blutigen Sputums
- Sekundärinfektion: zusätzliche Infektion eines Infizierten mit einem weiteren Erreger, ermöglicht durch die Gewebeschäden des Primärinfektes
- Superinfektion: laut ursprünglicher (überholter) Definition Zweitinfektion mit demselben Erreger bei noch bestehendem Primärinfekt und unvollständiger Immunität. Im medizinischen Alltag wird der Begriff allerdings synonym zur Sekundärinfektion benutzt. Zum Beispiel meint man mit der Diagnose einer bakteriellen Superinfektion die bakterielle Sekundärinfektion auf dem Boden eines viralen Primärinfektes – das zunächst schleimige Sekret wird eitrig.

Zusammengesetzte Worte wie Laryngotracheobronchitis bezeichnen Entzündungen von **Geweben**, die **aneinander grenzen**. Man sagt also in der Regel nicht „Pharyngobronchitis", sondern trennt in Pharyngitis und Bronchitis, weil diese Gewebe nicht aneinander grenzen. Als Ausnahme darf der Begriff Sinubronchitis gelten, der die (häufige) gleichzeitige Entzündung von NNH und Bronchien anzeigt.

Zusammenfassung

Atemwegsinfekte

Meist akute Infektion der oberen und/oder unteren Atemwege

Ursachen
- weit überwiegend virale Vermehrung auf den Schleimhäuten des Atemtraktes – mit oder ohne begleitende Virämie, bakteriell meist nur als Superinfektion oder bei Vorschädigungen bzw. Immunschwäche

Übertragungsweg
- meist Tröpfchen- oder Kontaktinfektion (Autoinokulation über die Hände auf die eigenen Schleimhäute)

Häufigste Erreger
- Rhinoviren
- Parainfluenzaviren
- Coxsackieviren
- RS-Viren
- Adenoviren
- Coronaviren
- Metapneumonieviren

Symptome
- Beginn mehrheitlich mit Krankheitsgefühl, Kopf- und Gliederschmerzen
- mäßiges Fieber
- Husten und Schnupfen mit schleimig-serösem Sekret

Diagnostik
- Inspektion des Rachens
- Palpation der regionären Lymphknoten (zervikal, submandibulär, bei Verdacht auf Röteln oder Mononukleose auch nuchal und retroaurikulär)
- Auskultation
- keine Erregersuche bei unkomplizierten Infekten

Therapie
- symptomatisch mit Analgetika bzw. Antipyretika, Antitussiva (Codein, Silomat®) und abschwellenden Nasentropfen
- homöopathische Einzel- oder Komplexmittel (z.B. Bryonia Similaplex®, Mato®)
- Antibiotika bei primären oder sekundären bakteriellen Infektionen, alternativ Hevertotox® oder homöopathische Einzelmittel
- Sekretolytika, überwiegend mit zusätzlich antientzündlichen bzw. reizmildernden Effekten:
  - Ambroxol, Acetylcystein
  - Gelomyrtol® Kapseln, Soledum® Kapseln, Ipalat® Lutschpastillen, Sinupret® Dragees
- Teedrogen: Thymian, Spitzwegerich, Eibisch, Efeu, Huflattich, Sonnentau u.a.
- reichliche Flüssigkeitszufuhr, Inhalationen

4.7 Sinusitis

Die akute **Entzündung der Nasennebenhöhlen** entsteht zumeist im Rahmen eines **Virusinfektes** oder (seltener) als sekundäre **bakterielle Superinfektion**. Letztere erfolgt in der Regel durch **Staphylokokken**, **Streptokokken** oder **Haemophilus influenzae**.

Symptomatik

Die Ausführungsgänge der Nasennebenhöhlen können im Rahmen eines Schnupfens leicht zuschwellen und führen dann zum **Sekretstau**. Die spürbare Folge ist ein **Druckgefühl** bzw. **Schmerzen** im Bereich der jeweiligen Nasennebenhöhle. Betroffen sind in dieser Reihenfolge: Kieferhöhlen, Stirnhöhlen, Ethmoid und Keilbeinhöhlen.

Diagnostik

Während die **Sinusitis frontalis, maxillaris und ethmoidalis** durch **Inspektion**, **Palpation** und **Perkussion** neben den typischen Angaben des Patienten relativ leicht diagnostiziert werden kann, ist dies bei der Entzündung der **Keilbeinhöhle** nicht möglich. Man sollte daher im Zusammenhang mit der Entzündung der übrigen Nasennebenhöhlen besonders auf **zusätzlich** auftretende **Schmerzen** im Bereich von **Scheitel**, **Mastoid** (bei normalem Trommelfell) und **Hinterkopf** achten, weil diese Ausstrahlungen den entscheidenden Hinweis liefern. Im Zweifelsfall wird die Diagnose einer Sinusitis über Ultraschall oder das Röntgenbild erbracht.

Klinische Untersuchung der Nasennebenhöhlen
Abgesehen von der Sinusitis sphenoidalis ist die Diagnostik einer Sinusitis zuverlässig und ohne apparative Zusatzuntersuchungen möglich:
- **Sinusitis frontalis:** Die **Perkussion** ergibt über den sekretgefüllten Anteilen eine **Dämpfung** des Klopfschalls. Häufig besteht auch **Druckschmerz** bei der Palpation.
- **Sinusitis maxillaris:** Die **Weichteile** über den Kieferhöhlen sind bei ihrer Entzündung reaktiv **verquollen** und lassen sich in ihrer Konsistenzveränderung problemlos beurteilen. Die **Palpation** ist für den Patienten **schmerzhaft**, was bei noch mangelnder Erfahrung für den Therapeuten hilfreich sein kann. Benutzt werden für die Palpation die **Schmalseiten des Daumenendglieds**, weil man bei zu breiter Auflagefläche der Finger nicht in die schmale Knochenlücke zwischen Jochbein und Maxilla gelangt. Man versucht also, durch Eingehen zwischen den angrenzenden Knochen das Gewebe in der Tiefe zu beurteilen. Ist es weich, ist die Kieferhöhle der betreffenden Seite reizlos. Am Umfang einer palpatorisch erkennbaren Verquellung kann dagegen das Ausmaß der Sinusitis abgeschätzt werden.
- **Sinusitis ethmoidalis:** Der **Druck** auf die **Nasenwurzel**, zwischen Os nasale und Stirnbein, erzeugt einen **Druckschmerz** beim Patienten. Während also zur Diagnose einer Sinusitis frontalis oder maxillaris nach einiger Erfahrung keinerlei Rückmeldung durch den Patienten für eine sichere Diagnose benötigt wird, ist sie hier unumgänglich.
- **Sinusitis sphenoidalis:** Eine sichere Diagnose kann **nur apparativ** erhalten werden, üblicherweise durch das Röntgenbild. Da diese Sinusitis praktisch nie isoliert entsteht, kann auf eine Diagnostik meist verzichtet werden, denn sie wird im Rahmen der Therapie der weiteren Nasennebenhöhlen automatisch mitbehandelt.

Therapie

Akute Sinusitis
Die Therapie entspricht derjenigen der Rhinitis, wobei bei der Sinusitis die **Sekretolyse** noch wichtiger und dringender ist, um die sekundäre Besiedelung mit Bakterien und einen chronifizierten Verlauf über Wochen und Monate zu vermeiden. **Inhalationen** und **ätherische Öle**, soweit sie die begleitende Homöopathie nicht stören, sind meist erforderlich, wenn man Antibiotika vermeiden will. Im Vordergrund stehen aber zunächst Präparate wie Acetylcystein, Ambroxol, Gelomyrtol® und Sinupret®, wobei letzteres nur in hoher Dosierung (z.B. 4 × tgl. 3 Dragees) eine gute Wirkung zeigt. Lokal sollte mit **Nasensprays** wie Euphorbium comp.®, Luffa comp.®, Nasic Cur® oder Rhinomer® unterstützt werden. Führen diese Maßnahmen nicht zügig zum Erfolg (selten), kann man sich den Einsatz abschwellender Nasentropfen überlegen, um das gestaute Sekret leichter abfließen zu lassen.

Chronische Sinusitis
Die chronisch gewordene, bakterielle Sinusitis bedarf über die Sekretolyse hinaus eines **Enzympräparates** wie z.B. Karazym®. Sehr hilfreich sind dann auch z.B. **Sinusitis Hevert N®** Lutschtabletten, ein gut abgestimmtes homöopathisches Komplexpräparat, sofern nicht bereits Erfahrungen mit homöopathischen Einzelmitteln gesammelt worden sind.

Schulmedizinisch werden in der Regel auch im viralen Akutfall **Antibiotika** und **abschwellende Nasentropfen** verordnet. **Sinupret®** ist teilweise ebenfalls im Gebrauch, wobei es allerdings vollkommen sinnlos häufig mit Nasentropfen kombiniert wird. SinupretR soll die Sekretolyse fördern; abschwellende Nasentropfen bewirken genau das Gegenteil.

Komplikationen

Eine sehr seltene, aber dann um so ernstere Gefahr v.a. der **bakteriellen Sinusitis sphenoidalis** besteht in ihrem Übergreifen durch die teilweise sehr dünnen knöchernen Wände auf das Gehirn, was zur lebensbedrohenden **eitrigen Meningitis** bzw. zum **Hirnabszess** führen kann. Auch eine **Thrombosierung** des **Sinus cavernosus** ist möglich. Dieselbe Gefahr eines Übergreifens auf Gehirnstrukturen besteht bei einer Mastoiditis, die aus der eitrigen Otitis media hervorgehen kann.

Zusammenfassung

Sinusitis

Entzündung einer oder mehrerer Nasennebenhöhlen, am häufigsten der Kieferhöhlen

Ursachen
- akute Sinusitis meist viral, chronische Form fast immer bakteriell bedingt
- in der Regel fortgeleitet aus der Nasenhöhle
- Sekretstau durch Zuschwellen der Ausführungsgänge
- chronische oder chronisch rezidivierende Sinusitis besonders häufig bei atopischer Genese

Symptome
- Druck oder Schmerzen im Bereich der betroffenen Nebenhöhle
- behinderte Nasenatmung
- bei der bakteriellen Form evtl. Fieber
- mögliche Komplikation der bakteriellen Sinusitis sphenoidalis: Übergreifen auf Gehirnstrukturen

Diagnostik
- anamnestisch typische Symptome
- tastbare, druckschmerzhafte Schwellung bzw. ödematöse Verquellung über der betroffenen Nebenhöhle (Kiefer- und Stirnhöhle)
- gedämpfter Klopfschall bei Sinusitis frontalis
- Druckschmerz über der Nasenwurzel bei Sinusitis ethmoidalis
- apparative Untersuchung durch Röntgen oder Ultraschall: einzige diagnostische Möglichkeit bei Sinusitis sphenoidalis, ergänzend bei den weiteren Sinusitiden

Therapie
- Antibiotika und abschwellende Nasentropfen
- Inhalationen
- Sekretolytika
- bei der chronischen Form ergänzend Enzymtherapie, Homöopathie
- Behandlung der atopischen Genese

4.8 Laryngitis

Ausgelöst wird die akute Entzündung des Kehlkopfs in der Regel durch die Viren der grippalen Infekte. Die Entzündung kann isoliert auftreten oder gemeinsam mit weiteren Anteilen der Atemwege. Das **typische Symptom** der Laryngitis unter Einschluss der Glottis ist die **Heiserkeit**. Trockener, **bellender Husten** ist häufig. Stridor und Dyspnoe sind selten, dann aber ein Alarmzeichen, da sie die Verlegung der Atemwege anzeigen.

> **MERKE**
> Das Symptom des bellenden Hustens weist auf die Entzündung des Gesamtraums der Glottis hin, die Heiserkeit auf diejenige der Stimmbänder.

4.8.1 Pseudokrupp

Beim Pseudokrupp besteht eine **Stenosierung** im Bereich von **Glottis** und **nachfolgendem Kehlkopfanteil (subglottische Laryngitis)**. Die verursachenden Viren stammen überwiegend aus der Gruppe der **Parainfluenza-** oder **RS-Viren**. Allerdings kann es auch im Rahmen weiterer viraler Infekte, u.a. bei **Masern** oder **Influenza**, zu den Symptomen eines Pseudokrupps kommen.

Krankheitsentstehung

Betroffen sind wegen der noch bestehenden **anatomischen Enge Kleinkinder** überwiegend im Alter zwischen 1 und 3 Jahren (**6 Monate–6 Jahre**), **Jungen** häufiger als Mädchen. Neben den anatomischen Verhältnissen stellen **hohe Luftverschmutzung** (inklusive Zigarettenrauch) und **erhöhte IgE-Spiegel** (u.a. gegen Parainfluenza-Viren) weitere **Risikofaktoren** dar. Unter Bezugnahme auf die regelhaft erhöhten IgE-Spiegel der betroffenen Kinder könnte man die ödematöse Stenosierung des Pseudokrupps auch als Teilaspekt eines Angioödems (Quincke-Ödems) betrachten (> Fach Dermatologie).

> **HINWEIS DES AUTORS**
> Die atopische Diathese mit erhöhten IgE-Spiegeln begünstigt v.a. im Kindesalter neben rezidivierenden Pseudokrupp-Anfällen auch Rezidive an eitrigen Tonsillitiden und Otitiden sowie Bronchialspastiken bei üblichen (harmlosen) viralen Infekten – teilweise und abgesehen vom Pseudokrupp bis ins Erwachsenenalter hinein. Man sollte auch aus diesem Grund frühzeitig mit der Substitution mit γ-Linolensäure beginnen anstatt abzuwarten, bis eine definierte Erkrankung aus dem atopischen Formenkreis entstanden ist (> Fach Immunologie).

Symptomatik

Die Erkrankung beginnt zumeist mit den Zeichen eines viralen Infektes einschließlich mäßigen Fiebers um 38 °C. Nach 1–2 Tagen entsteht ein **bellender Husten** als erstem Hinweis auf die Mitbeteiligung des Kehlkopfs. Die Stimme wird **heiser**. Zumeist **abends** oder **nachts** kommt es dann zur **Atemnot** mit **inspiratorischem Stridor**, der von erkennbaren **Einziehungen** in **Epigastrium** und **Jugulum** (= Drosselgrube kranial des Sternums) begleitet werden kann. Atemnot und **Angst** führen zur Sympathikusaktivierung mit **Unruhe, blasser Haut, Tachykardie** und **Tachypnoe**. In ausgeprägten Fällen entsteht eine **Zyanose**. Extrem selten soll es bei fehlender oder unzureichender Therapie sogar zu Todesfällen gekommen sein.

Therapie

Die Therapie besteht neben der **Anfeuchtung** der (**sauerstoffreichen** und **kalten**) **Atemluft** (z.B. am offenen Fenster), **Flüssigkeitszufuhr** und Sekretolytika sowie **Beruhigung** von Eltern und Kind in der **einmaligen** rektalen Gabe von 100 mg **Cortison**. Im Krankenhaus werden **Adrenalin-Inhalationen** zur Schleimhautabschwellung und **Sauerstoff** gegeben. Der Wert einer Anfeuchtung der Atemluft wird nach einer kanadischen Studie von 2006 bestritten.

> **MERKE**
> Im Gegensatz zur Epiglottitis sind Rezidive wegen der Vielzahl in Frage kommender Viren etwa bis zum 6. Lebensjahr jederzeit möglich.

4.8.2 Epiglottitis

> **ACHTUNG**
> Der Pseudokrupp (➤ 4.8.1) muss sehr genau gegen die Epiglottitis abgegrenzt werden, die **lebensgefährdend** ist und die **sofortige Notfalleinweisung** unter Intubationsbereitschaft erfordert (➤ Tab. 4.1).

Krankheitsentstehung

Betroffen sind Kleinkinder, etwa bis zum 5. Lebensjahr. Die Ursache ist kein Virusinfekt, sondern eine bakterielle Entzündung und massive Schwellung der Epiglottis zumeist durch **Haemophilus influenzae B** (Hib).

Symptomatik

Im Gegensatz zum Pseudokrupp ist das **Fieber** in aller Regel **hoch** um 40 °C, der Beginn **hochakut**. Die Kinder klagen über starke **Halsschmerzen** und **Schluckbeschwerden**. Die Sprache ist wegen der fehlenden Stimmbandbeteiligung nicht heiser, sondern „**kloßig**". Der **Speichel**, der nicht mehr geschluckt werden kann, **läuft die Mundwinkel herab**. Zumeist besteht ein **inspiratorischer Stridor**.

> **ACHTUNG**
> Bei dem geringsten Verdacht auf Epiglottitis darf der **Rachen nicht** mehr **inspiziert** werden, da wegen eines reflektorischen Laryngospasmus akute Erstickungsgefahr droht.

Therapie

Die Therapie im Krankenhaus besteht neben der **Intubation** aus **Penicillin**. Bei akut einsetzender Erstickung ist an eine **Tracheotomie** (bei Kleinkindern keine Koniotomie) zu denken.

Angefügt werden soll, dass dieses erschreckende Krankheitsbild selten geworden ist, weil die **Impfung** gegen Haemophilus influenzae B (Hib) inzwischen auf breiter Front eingesetzt wird. Auch Impfgegner sollten sie akzeptieren und bedenken, dass Impfschäden im homöopathischen Sinne (z.B. mit Thuja oder spezifischen Nosoden) gut ausgeleitet werden können, ohne den eigentlichen Impferfolg zu gefährden.

Haemophilus influenzae B hinterlässt nach einer **ersten schweren Erkrankung** (Epiglottitis, Meningitis, Pneumonie) im Allgemeinen eine ausreichende **Immunität**.

Hib ist **meldepflichtig** nach § 7 IfSG. Damit besteht für den Heilpraktiker ein **Behandlungsverbot** nach § 24 IfSG (➤ Fach Infektionskrankheiten), was sich allerdings wegen der Sorgfaltspflicht bei einem derart bedrohenden Krankheitsbild ohnehin von selbst versteht.

4.8.3 Krupp

Der sog. echte diphtherische Krupp wird heute kaum noch gesehen. Sein Kennzeichen ist eine **pseudomembranöse** und **stenosierende** Entzündung des Kehlkopfs im Rahmen einer zu spät oder unzureichend behandelten **Diphtherie** (➤ Fach Infektionskrankheiten).

4.8.4 Chronische Laryngitis

Die chronische Laryngitis bzw. **Heiserkeit** ist stets **fachärztlich abzuklären**, weil sich dahinter von der Kehlkopf-Tuberkulose bis hin zum Karzinom alles mögliche verbergen kann (➤ Fach Leitsymptome).

Anders verhält es sich beim sog. **Globus-Gefühl** („Globus hystericus"), das auch mit einer chronischen Heiserkeit verbunden sein kann, und dem als Ursache eine Blockade der oberen HWS zugrunde liegt. Die Patienten empfinden einen Kloß, Druck- oder Engegefühl im Hals, müssen sich teilweise ständig räuspern, klagen manchmal auch über das Gefühl, regelrecht gewürgt zu werden. Die

Tab. 4.1 Differenzialdiagnose Epiglottitis/Pseudokrupp.

	Pseudokrupp	Epiglottitis
Beginn	Entwicklung der Symptome im Rahmen eines grippalen Infekts	Entwicklung hochakut innerhalb weniger Stunden, schweres Krankheitsgefühl
Ursache	Viren (v.a. Parainfluenza, RS)	Bakterien (Hib)
Fieber	mäßiges Fieber (um 38 °C)	hohes Fieber (> 39 °C)
Sprache	heiser	kloßig
Inspiratorischer Stridor	ja	ja
Begleitsymptome, Besonderheiten	Unruhe, Angst, Tachykardie, Tachypnoe, bellender Husten, evtl. Zyanose	Halsschmerzen, Speichel läuft die Mundwinkel herab, Gefahr des reaktiven Atemstillstands bei der Racheninspektion
Therapie	frische, kalte, feuchte Luft, Glukokortikoide	Notfalleinweisung, Antibiotika, evtl. Intubation
Rezidive	ja	nein
Behandlungsverbot	nein	ja (§§ 7 und 24 IfSG)

Therapie besteht in der chirotherapeutischen **Deblockierung der HWS**. Das Syndrom ist, sofern keine fassbare Ursache gefunden wird, überwiegend als psychosomatisch definiert.

Zusammenfassung

Pseudokrupp
Viral verursachte, entzündlich-ödematöse Schwellung der Kehlkopfschleimhäute mit inspiratorischem Stridor und Atemnot, in aller Regel nicht lebensbedrohend

Epiglottitis
Hochakute, bakteriell (Hib) verursachte Schwellung des Kehldeckels mit inspiratorischem Stridor, massiver Atemnot und unmittelbarer Lebensgefahr

Krupp
Akute Erstickungsgefahr durch Bildung von Pseudomembranen auf den Kehlkopfstrukturen im Rahmen einer Diphtherie

4.9 Tracheitis

Die Tracheitis braucht nicht weiter besprochen zu werden, weil sie in der Regel **begleitend** im Rahmen mancher Atemwegsinfektionen entsteht, besonders regelmäßig bei der **Virusgrippe** (> Fach Infektionskrankheiten). Es sei lediglich darauf hingewiesen, dass sie an der typischen, „rauen" Veränderung des **Hustengeräusches** gut erkannt werden kann. Spätestens während der **Auskultation** ist es unüberhörbar. Man sollte also den Patienten beim Abhören husten lassen, wobei sich das Stethoskop sinnvollerweise über der Trachea zu befinden hat. Für den Patienten wird der **Hustenstoß** bei der Tracheitis zumeist als **retrosternaler Schmerz** empfunden.

> **HINWEIS PRÜFUNG**
> Während Hustenstöße bei einer isolierten Bronchitis üblicherweise nicht schmerzhaft sind, werden sie bei der Tracheobronchitis schmerzhaft. Im Hinblick auf die Heilpraktikerprüfung muss allerdings **auch** bei der **isolierten Bronchitis** von **schmerzhaften Hustenstößen** ausgegangen werden.

4.10 Bronchitis

Man unterscheidet einerseits zwischen der **akuten** und der **chronischen** Bronchitis, und andererseits zwischen einer **infektiösen** und einer **irritativen Ursache**.

4.10.1 Akute Bronchitis

Krankheitsentstehung

Die akute Bronchitis wird in ca. 90 % aller Fälle durch **Viren** ausgelöst. Die **oberen Atemwege** sind bei dieser Form üblicherweise **mitbetroffen**.

Die **irritative Form** wird durch inhalative Dämpfe, Gase und Rauch oder durch aspirierte Fremdkörper verursacht. Eine ebenfalls nichtentzündliche Form einer Bronchitis (sog. **Stauungsbronchitis**) entsteht bei einer akuten oder sich verschlimmernden **Linksherzinsuffizienz**.

Bei der **entzündlichen Form** ist, entsprechend jeder Entzündung, die Schleimhaut durch die Erweiterung der Blutgefäße stark gerötet und durch die Exsudation ins Gewebe aufgelockert. Die Schleimproduktion ist deutlich erhöht. In der Folge kommt es deshalb zu einem schleimig-serösen Exsudat ins Lumen der Bronchien, das **Hustenreiz** verursacht und abgehustet wird. Hustenreiz entsteht allerdings bereits zu Beginn der Bronchitis alleine durch den entzündlichen Reizzustand in den Bronchien. Im Gegensatz zum **produktiven Husten** bei vermehrter Schleimbildung spricht man hier vom **irritativen Husten**.

Symptomatik

Die übliche virale Bronchitis beginnt mit den **Allgemeinsymptomen der Virämie** (Abgeschlagenheit, Gliederschmerzen, eventuell Fieber mit Schüttelfrost), der Entzündung der oberen Luftwege sowie einem anfangs trockenen und später schleimigen **Reizhusten**.

Bei einem bevorzugten Befall von Trachea und großen Bronchien ergibt sich meist das Bild der **Laryngotracheobronchitis** mit **Halsschmerzen**, **Heiserkeit** und **retrosternalem Schmerz** zumindest beim Husten. Sind kleinere Bronchien befallen, ist eine Weiterleitung zu den Alveolen bzw. ins Lungengewebe möglich (**Bronchopneumonie**). In diesen Fällen kommt es dann auch zur **Dyspnoe**. Eine weitere Komplikationsmöglichkeit besteht in einer sekundären **bakteriellen Superinfektion**, die am Eitrigwerden des Sputums erkannt wird.

Im Normalfall bildet sich die Hauptsymptomatik bereits nach wenigen Tagen zurück, wobei lediglich bis zur vollständigen Geweberegeneration ein trockener (irritativer) Reizhusten bestehen bleiben kann.

Diagnostik

Die **Auskultation** führt bei **zähem Sekret** zu mäßigem **Giemen** und **Brummen**, das lediglich bei einer zusätzlichen spastischen Komponente verstärkt wird. Spätestens hier besteht dann auch eine **Dyspnoe**. Bei **ausgeprägter Sekretproduktion** findet man neben der Dyspnoe evtl. **feuchte Rasselgeräusche**, die je nach Hauptlokalisation und Übergang auf das Lungengewebe (Bronchopneumonie) grob-, mittel- oder feinblasig erscheinen.

> **MERKE**
> In der Mehrzahl der Fälle ist die **Auskultation unauffällig**, weil die Sekretproduktion zur Erzeugung von Nebengeräuschen nicht ausreicht. **Perkussion** und **Stimmfremitus** geben Aufschlüsse über das Ausmaß einer Lungenbeteiligung, werden aber durch die **Bronchitis** selbst **nicht verändert**.

Therapie

Die Therapie entspricht grundsätzlich derjenigen aller Atemwegsinfekte: Die **Sekretolyse** zur Erleichterung des Abhustens steht im Vordergrund. Wertvoll sind **Phytotherapeutika** wie Gelomyrtol® bzw. pflanzliche Extrakte (> 4.6). Ein **unproduktiver trockener Reizhusten** sollte **gedämpft** werden (Silomat®). Codein unterdrückt den Hustenreiz besser, ist allerdings verschreibungspflichtig. Die sekundäre Besiedelung mit **Bakterien** (Hämophilus, Streptokokken, Chlamydien, Mykoplasmen) wird schulmedizinisch durch **Antibiotika** behandelt.

4.10.2 Chronische Bronchitis

Die chronische Bronchitis ist nach der WHO definiert als Erkrankung, die über einen Zeitraum von **mindestens 2 Jahren** jeweils über **mindestens 3 Monate/Jahr Husten** und **Auswurf** verursacht.

Die chronische Bronchitis ist häufig. Sie ist der Wegbereiter der **chronisch obstruktiven Lungenerkrankung** (COPD), des **Lungenemphysems** und – bei Rauchern – des **Lungenkarzinoms**.

Krankheitsentstehung

Die **Hauptursache** der chronischen Bronchitis ist das **Rauchen**. Noch ausschließlicher gilt dies für die Verursachung der obstruktiven Form (COPD; > 4.10.3). Missbildungen in den Atemwegen, Abwehrschwäche mit chronisch rezidivierenden Infekten, eine ausgeprägte Atopie mit Bronchialspastik, Bronchiektasen oder chemisch-physikalisch ausgelöste Schleimhautschäden sind weitere, seltenere Ursachen.

Je nach der Ursache finden sich Formen mit **Vermehrung der Becherzellen** und **Schleimdrüsen**, die mit entsprechend vermehrter Schleimproduktion einhergehen, und Formen wie bei der atopischen Genese, bei denen die **Verdickung der glatten Muskulatur** der Bronchialwände sowie ihrer **Schleimhäute** im Vordergrund steht und gemeinsam mit der Schleimvermehrung zu einer Verlegung des Lumens führt. Sind die kleineren Bronchien und Bronchiolen betroffen, kommt es zur Obstruktion und in der Folge zum **Lungenemphysem**.

Rezidivierende **bakterielle Superinfektionen** auf dem Boden der geschädigten Schleimhäute verursachen weitere Schädigungen und gefährden bei Immunschwäche oder im Alter auch das Leben der Patienten. Inzwischen (2002) hat man herausgefunden, dass gerade bei **Rauchern** mit chronischer Bronchitis regelmäßig eine **Superinfektion durch Chlamydien** stattfindet, die offensichtlich an Symptomen und Folgen der Entzündung ganz entscheidend beteiligt ist.

Symptomatik

Dyspnoe, zunächst bei Belastung, entsteht v.a. bei der **obstruktiven Form** (COPD) und in **späteren Krankheitsstadien**, wenn Lungengewebe irreversibel geschädigt ist, also Atelektasen und v.a. Emphysemblasen entstanden sind oder wenn sehr viel Schleim in Bronchien und Bronchiolen sitzt.

Die veränderten und ständig gereizten Schleimhäute sind auf der Basis der karzinogenen Wirkung der Bestandteile des Tabakrauches (z.B. Benzpyren) sozusagen die ideale Voraussetzung zur Entstehung des **Bronchialkarzinoms**. **Bronchiektasen** sind regelmäßig zu finden. Bei fortgeschrittener Schädigung des Lungengewebes kommt es aufgrund der Reduzierung des Gefäßquerschnittes zur Hypertonie im Lungenkreislauf (**pulmonale Hypertonie**) mit Überlastung des rechten Herzens. Das entstehende **Cor pulmonale** mit nachfolgendem Rechtsherzversagen kann dann letztendlich zur **Todesursache** werden.

Therapie

Die Therapie von Bronchitis und obstruktiver Bronchitis sollte an den Ursachen, also dem **Rauchen** ansetzen (> Abb. 4.12). Abgesehen davon stehen die **Sekretolyse** und die jeweilige **antibiotische** Behandlung bakterieller Exazerbationen im Vordergrund. Geeignet zur Sekretverflüssigung sind Präparate wie z.B. **ACC**, **Ambroxol** und **Phytopharmaka**, ergänzt durch **Inhalationen** (> 4.6).

Die obstruktive Komponente, also der Übergang in ein **COPD** oder **Asthma bronchiale** (nur bei vorbestehender Atopie), wird mit Medikamenten behandelt, welche die Spastik der glatten Bronchialwandmuskulatur aufheben – z.B. Theophyllin, Salbutamol (Sultanol® und Generika), Fenoterol (Berotec®) u.a. Dies sind sog. **β-Sympathikomimetika**, also Dosieraerosole mit Wirkstoffen, die entsprechend dem Adrenalin des Sympathikus (NNM-Anteil) auf die $β_2$-Rezeptoren der Bronchialwand wirken und über eine Muskelrelaxation zur Erweiterung des Lumens führen. Alternativ können auch Präparate benutzt werden, die den Parasympathikus hemmen (sog. **Parasympatholytika** wie Atrovent®). In Berodual® sind beide Wirkprinzipien kombiniert, die Wirkung damit verstärkt. In fortgeschrittenen Fällen wird die entzündliche Komponente mit **Glukokortikoiden** (inhalativ, notfalls sogar oral) bekämpft.

Die Gabe von **Sauerstoff** mildert im Spätstadium die Dyspnoe. Physikalische Maßnahmen wie z.B. eine **Atemtherapie** sind sinnvoll. Auch eine **Klimakur** kann hilfreich sein.

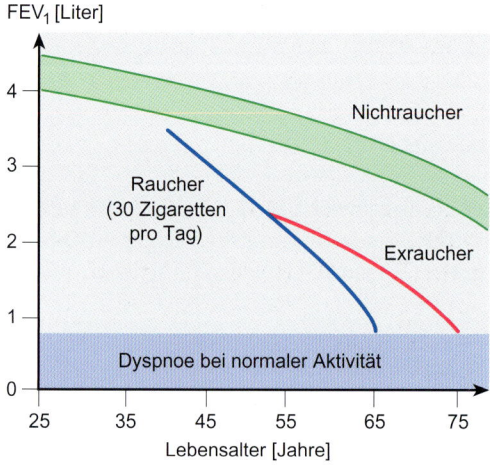

Abb. 4.12 Abnahme des Lungenfunktionsparameters FEV_1 in Abhängigkeit vom Alter – Darstellung für Nichtraucher, Raucher und Exraucher. [R132]

4.10.3 Obstruktive Bronchitis (COPD)

Abgegrenzt werden muss die „normale" chronische Bronchitis mit Entzündung und Sekretvermehrung von der **obstruktiven Form**, die mit dem Kürzel **COPD** (chronisch obstruktive Lungenerkrankung = **c**hronic **o**bstructive **p**ulmonary **d**esease) definiert wird. Anstelle des COPD ist auch das Kürzel COAD (**c**hronic **o**bstructive **a**irways **d**eseases) in Gebrauch. Laut einer Studie leiden 13% der über 40-jährigen Deutschen an einer COPD. Die Erkrankung gilt inzwischen (2011) weltweit als **vierthäufigste Todesursache**.

> **MERKE**
> Die Abgrenzung der COPD gegenüber der „einfachen" Bronchitis ist deshalb von Bedeutung, weil **nur** die **COPD** in ein **Lungenemphysem** übergeht und die Lebenserwartung beschränkt, wenn man einmal vom Bronchialkarzinom absieht, das bei beiden Formen entstehen kann.

Ursachen und Symptomatik

Während **Ursache** (Rauchen) und **Symptome** (chronischer Husten und Auswurf) bei **chronischer Bronchitis** und COPD **übereinstimmen**, besteht bei der COPD zusätzlich eine **Stenosierung der Atemwege** mit allmählich sich entwickelnder **(Belastungs-)Dyspnoe**, die durch übliche Bronchodilatatoren nicht vollständig behoben werden kann, also **irreversibel** ist. Wesentliche Ursache ist neben einer geringen Spastik der Bronchialwand die polsterförmige **Verdickung der Schleimhaut**, die zu Lasten des Lumens geht.

Diagnostik

Die COPD wird durch eine Lungenfunktionsprüfung mit dem **Peak-Flowmeter** (> Abb. 3.4) nachgewiesen, vor der man durch die Gabe eines Bronchodilatators die spastische Komponente des Atemwegswiderstandes eliminiert. Gemessen und für die Einteilung des Schweregrades der COPD benutzt wird das **FEV$_1$**, also das **f**orcierte **e**xspiratorische **V**olumen, das in **1** Sekunde in das Gerät ausgeatmet werden kann. Wird das FEV$_1$ durch die vorherige Gabe eines **Bronchodilatators wesentlich gebessert**, spricht dies eher für ein **Asthma bronchiale** des Patienten, andernfalls für eine COPD. Ist das FEV$_1$ von vornherein nicht wesentlich eingeschränkt, handelt es sich um eine „einfache" chronische Bronchitis, soweit deren Kriterien erfüllt sind.

Die strikte Abgrenzung der COPD vom Asthma bronchiale erscheint etwas willkürlich – v.a. in Bezug auf die Ursache einer allergischen Verursachung. Dies wurde 2009 auch in einer großen Studie an norwegischen Farmern bestätigt. Unabhängig von Rauchgewohnheiten waren Viehzüchter sehr viel häufiger von einer chronischen Bronchitis oder einer COPD betroffen als Ackerbauern, weil sie in größerem Umfang Stäuben ausgesetzt waren, die anorganische Bestandteile, Ammoniak oder Hydrogensulfat enthielten. Beim Vorliegen einer **Atopie** war der **Übergang** in eine **COPD** zusätzlich **erhöht**.

Derselbe Hinweis ergibt sich daraus, dass **gehäufte Atemwegsinfekte** im **Kindesalter** als **Risikofaktor** für die spätere Entwicklung einer COPD gelten. Exakt derselbe Zusammenhang kann allerdings auch in Bezug auf die spätere Entwicklung eines Asthma bronchiale hergestellt werden – v.a. in den Fällen, bei denen kindliche Bronchitiden von einer Spastik der Atemwege mit Giemen, Pfeifen und Brummen begleitet werden. In nahezu allen Fällen lässt sich anhand erhöhter IgE-Spiegel und begleitender Umstände (Milchschorf in der Säuglingszeit, trockene Haut, Familienanamnese) eine **Atopie** nachweisen.

Schließlich ist die Definition der COPD und Abgrenzung gegenüber dem Asthma bronchiale genau genommen ohnehin nicht korrekt, denn die angebliche medikamentöse Aufhebung der Atemwegsobstruktion beim Asthmatiker besteht lediglich während der ersten Monate oder wenigen Jahre, in denen sich die Hyperreagibilität der Atemwege in sporadischen Anfällen manifestiert. Sobald jedoch der Übergang in ein chronisches Asthma bronchiale stattgefunden hat, zeigt sich beim Patienten zumindest dieselbe polsterförmige Verdickung der Atemwege wie bei der COPD und der erhöhte Atemwegswiderstand wird irreversibel. Weil dieser Zusammenhang auch allgemein bekannt ist, macht man nun einen Knoten in die eigenen Definitionen und spricht von einem **Asthma-COPD-Mischkollektiv** (> Abb. 4.13).

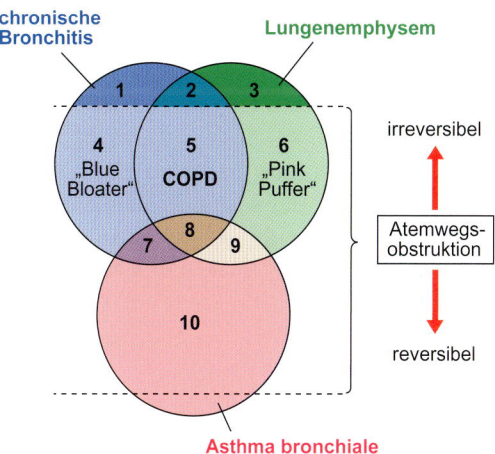

Abb. 4.13 Schematische Übersicht zu den obstruktiven Atemwegserkrankungen mit Überschneidungen der Patientenkollektive mit chronischer Bronchitis, Lungenemphysem und Asthma bronchiale. [R132]

> **MERKE**
> Die COPD kann deshalb auch als „Asthma bronchiale ohne erkennbare Asthmaanfälle" verstanden werden. Während die atopische Widerstandserhöhung und Hyperreagibilität der Atemwege beim Asthmapatienten im Vordergrund stehen und erst über eine Chronifizierung zur polsterförmigen Verdickung der Bronchialwände führen, stehen dieselben bei der COPD infolge der inhalativen Noxen am Beginn, ergänzt und verstärkt durch die atopische Komponente.
> Raucher ohne Atopie entwickeln eine chronische Bronchitis, mit begleitender Atopie eine COPD. Beim Asthmapatienten ist die Atopie unabhängig von den Rauchgewohnheiten nochmals verstärkt, erkennbar an deutlich höheren IgE-Serumspiegeln meist zwischen 200 und 500 I.E. und manchmal noch weit darüber hinaus.

Differenzialdiagnose

COPD, „einfache" chronische Bronchitis und Asthma bronchiale weisen etliche Gemeinsamkeiten, aber auch sehr markante Unterscheidungsmerkmale auf. Dies bezieht sich auf ihre jeweiligen

Tab. 4.2 Differenzialdiagnose chronische Bronchitis/COPD/Asthma bronchiale.

	Chronische Bronchitis	**COPD**	**Asthma bronchiale**
Übereinstimmende Symptome	Husten und Auswurf	Husten und Auswurf	Husten und Auswurf (nach Chronifizierung)
Unterscheidungskriterien	• kein vermehrter Widerstand in den Atemwegen • keine wesentliche Dyspnoe	• Widerstandserhöhung in den Atemwegen • Dyspnoe, durch Medikamente nicht vollständig behebbar	• Widerstandserhöhung in den Atemwegen • Dyspnoe, durch Medikamente angeblich reversibel
Folgen	• Bronchiektasen • Bronchialkarzinom	• Bronchiektasen • Lungenemphysem • Cor pulmonale • Bronchialkarzinom	• Bronchiektasen • Lungenemphysem • Cor pulmonale
Therapie	• Nikotinverzicht • Sekretolyse	• Nikotinverzicht • Sekretolyse • Bronchodilatatoren	• Glukokortikoide • Sekretolyse • Bronchodilatatoren

Ursachen und symptomatischen Folgen und hat gleichzeitig Auswirkungen auf die Form einer angemessenen Therapie (➤ Tab. 4.2).

Therapie

Die Therapie der COPD ist eine Therapie der chronischen Bronchitis, ergänzt durch Medikamente, die die Bronchien erweitern sowie durch **Glukokortikoide**, wenn damit keine ausreichende Besserung der Symptomatik erreicht wird (➤ 4.10.2). Sie entspricht damit letztendlich der Therapie des **Asthma bronchiale**.

Zusammenfassung

Akute Bronchitis

Akute Entzündung der unteren, mehrheitlich verbunden mit derjenigen der oberen Atemwege

Ursachen
- viral (90%), seltener bakteriell
- irritativ durch inhalierte Noxen oder aspirierte Fremdkörper

Symptome
- zunächst irritativer, nachfolgend meist produktiver Husten – schmerzhaft nur bei Beteiligung der Trachea (Tracheobronchitis)
- Allgemeinsymptome viraler Infekte mit Krankheitsgefühl und mäßigem Fieber
- bei lokaler oder systemischer Immunschwäche häufig bakterielle Superinfektion, evtl. mit Übergreifen auf Lungengewebe (Bronchopneumonie)

Diagnostik
- Auskultation meist unauffällig, nur bei sehr umfangreicher Sekretbildung feuchte Rasselgeräusche
- bei zähem Sekret, v.a. in Verbindung mit spastischer Komponente, trockene Rasselgeräusche

Therapie
- homöopathische Therapie entsprechend aller viralen Infekte, z.B. durch Bryonia Similiaplex®, Vitamin C
- Sekretolyse mittels ACC, Ambroxol und/oder Phytotherapeutika
- v.a. bei unproduktivem Husten Reizunterdrückung durch Codein (verschreibungspflichtig) oder Silomat®

Chronische Bronchitis

Chronische Entzündung der unteren Atemwege (→ WHO-Definition beachten)

Ursachen
- inhalatives Rauchen
- angeborene oder erworbene Veränderungen wie z.B. Bronchiektasen

Symptome
- chronischer Husten mit Auswurf

Komplikationen
- bakterielle Superinfektionen (→ eitriges Sputum)
- Bronchiektasen
- Bronchialkarzinom

Diagnostik
- meist trockene Rasselgeräusche in der Auskultation
- bei guter Sekretolyse feuchte Rasselgeräusche

Therapie
- Nikotinabstinenz
- Sekretolyse (ACC, Ambroxol, Phytotherapie)
- Atemgymnastik

Obstruktive Bronchitis (COPD)

Chronische Entzündung der unteren Atemwege mit obstruktiver Komponente

Ursachen
- inhalatives Rauchen in Verbindung mit atopischer Diathese

Symptome
- chronischer Husten mit Auswurf
- Dyspnoe

Komplikationen
- bakterielle Superinfektionen (→ eitriges Sputum)
- Bronchiektasen
- Bronchialkarzinom
- Lungenemphysem, Cor pulmonale

Diagnostik
- trockene Rasselgeräusche in der Auskultation
- Kontrollen mit dem Peakflowmeter

Therapie
- entsprechend der einfachen chronischen Bronchitis
- zusätzlich bronchienerweiternde Inhalationssprays
- Atemgymnastik
- Glukokortikoide nach Bedarf

4.11 Pneumonie

Die **Lungenentzündung** (Pneumonie) ist in jedem Lebensalter eine mögliche und, v.a. im Alter, bei Immunschwächen oder postoperativ, auch **häufige Todesursache**. In der amtlichen Statistik der Todesursachen steht sie mit rund 50.000 Todesfällen/Jahr an fünfter Stelle, unter den infektiösen sogar an erster. Beeindruckend ist auch die hochgerechnete Zahl von rund 750.000 Pneumonien/Jahr in Deutschland. Damit gilt sie bei uns sowie weltweit als **häufigste Infektionskrankheit** überhaupt, sofern man grippale Infekte und Kinderkrankheiten wie Masern oder Windpocken außen vor lässt. Entsprechend ihrer Bedrohlichkeit wird die Erkrankung in der Regel stationär behandelt. Eigentliche Todesursache ist häufig ein **Lungen-** oder **Herzversagen** (begleitende Myokarditis) oder eine **Sepsis** aus dem infizierten Gewebe heraus. Hierdurch bedingt muss die offizielle Statistik ein wenig relativiert werden. So mancher an einer Pneumonie Verstorbene ist in Wahrheit der begleitenden, nicht erkannten Sepsis erlegen.

Krankheitsentstehung

Lungenentzündungen entstehen besonders häufig aus pathologischen Veränderungen von Atemwegen oder Lunge, bei lokaler oder systemischer Immunschwäche, bei Bettlägrigkeit oder im Alter (➤ Abb. 4.14).

Die Pneumonie ist die Entzündung des Lungengewebes, also des Bereiches der Alveolen und des angrenzenden Interstitiums. Sie kann nach den verschiedensten Kriterien eingeteilt bzw. unterschieden werden:

- Sie kann als **primäre** Pneumonie direkt in einer gesunden Lunge entstehen oder **sekundär** als Superinfektion oder **fortgeleitet** aus den Atemwegen (Bronchopneumonie).
- Sie kann als **Lobärpneumonie** durch eine Vielzahl von **Bakterien** ausgelöst werden und betrifft dann „nur" einen **einzelnen Lungenlappen** (Lobus). Obwohl nur ein einzelner Lappen betroffen ist, verläuft sie im Allgemeinen sehr heftig mit **hohem Fieber** und einer **hohen Letalität**.
- Eine durch **Viren** verursachte Pneumonie breitet sich dagegen auf die gesamte Lunge aus, erfasst aber hierbei im Wesentlichen nur das **interstitielle Lungengerüst** unter Aussparung der Alveolen, sodass sie in der Regel **mildere Symptome** verursacht und mit deutlich geringerer Letalität verbunden ist. Diese Form heißt dementsprechend **interstitielle Pneumonie**. Interstitiell verlaufen aber auch Pneumonien, die durch **intrazellulär** lebende und sich vermehrende **Bakterien** (z.B. **Mykoplasmen**, **Chlamydien**, **Rickettsien** und **Legionellen**) verursacht werden.
- Historisch bedingt wird die **bakterielle Lobärpneumonie** zusätzlich noch als **typisch** bezeichnet, weil sie typische und ausgeprägte Symptome verursacht. Entsprechend heißt dann die **interstitielle Pneumonie** auch **atypische** Pneumonie, weil die Symptome zumeist milder und nicht immer gleich auf Anhieb der Lunge zuzuordnen sind.
- Entzündliche Lungeninfiltrate, die z.B. im Rahmen einer **Lungentuberkulose** entstehen und weder mit dem Begriff der Lobär- noch mit demjenigen einer interstitiellen Pneumonie vereinbar sind, fasst man unter dem Begriff der **spezifischen Pneumonie** zusammen.
- Die **Bronchopneumonie** entsteht **fortgeleitet** aus einer bakteriellen **Bronchitis**. Sie kann aber auch aus dem nekrotischen Gewebe eines Bronchialkarzinoms durch **bakterielle Superinfektion** entstehen. Die Entzündung greift auf das **peribronchiale**

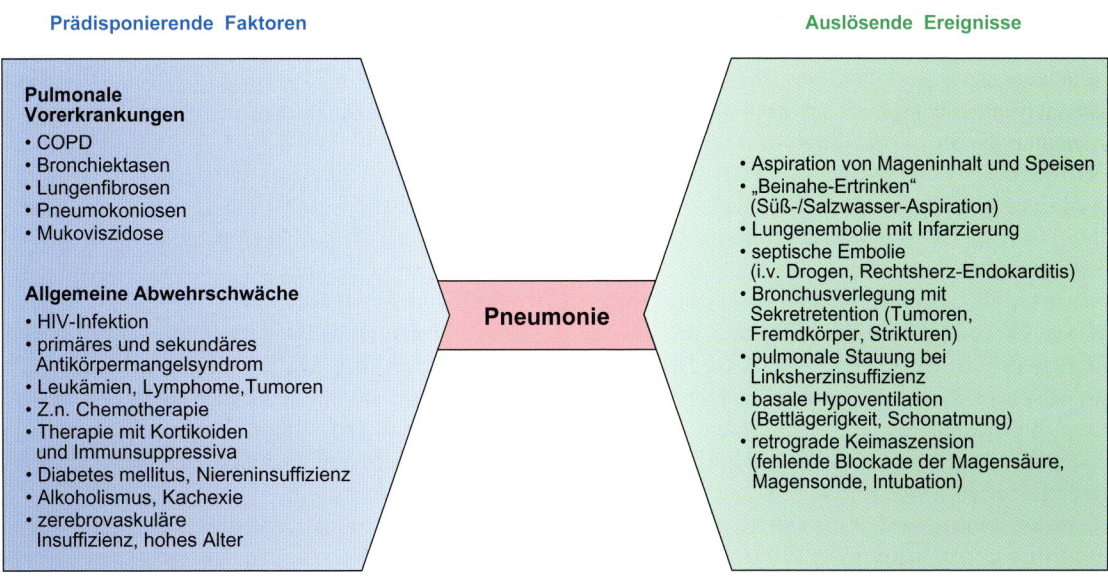

Abb. 4.14 Prädisponierende Faktoren und auslösende Ereignisse einer Pneumonie. [R132]

Gewebe über, beschränkt sich aber in der Regel auf diesen Bereich und erfasst nicht gleich einen ganzen Lappen.
- Die Pneumonie der **Kleinkinder** wird zumeist **viral** ausgelöst, ist also meist eine interstitielle, **atypische** Pneumonie. Die Pneumonie der **Erwachsenen** hat dagegen überwiegend **bakterielle** Ursachen (v.a. Pneumokokken, Chlamydien, Mykoplasmen, Hämophilus, Legionellen, Escherichia coli). Bei Erwachsenen findet man also **typische** und **atypische** (bakterielle) Pneumonien.
- **Neugeborene** entwickeln teilweise letale Pneumonien durch **Aspiration von Fruchtwasser** oder durch **Infizierung im Geburtskanal** der Mutter – z.B. an Chlamydien oder Herpes-Viren.
- Ein großes medizinisches Problem stellt die **nosokomiale** (im Krankenhaus erworbene) **Pneumonie** dar, an der zahlreiche Patienten versterben, weil das (bakterielle) Erregerspektrum nicht nur von dem häuslichen Spektrum verschieden, sondern auch auf die verschiedensten Antibiotika **resistent** geworden ist.
- Manche Pneumonieformen tragen **besondere Namen**. Hierzu gehören die **Legionärskrankheit** (ausgelöst durch Legionellen), die **Ornithose** (ausgelöst durch Chlamydia psittaci), die **Aspirationspneumonie**, das **Q-Fieber** (ausgelöst durch Coxiellen), die virale **Grippe-** und **Masernpneumonie**, die zusätzlich auch noch häufig eine bakterielle Superinfektion erfahren.
- Wie überall im Organismus entstehen manchmal auch in der Lunge **Abszesse**. Verursachende Bakterien sind zumeist Staphylokokken (Staphylococcus aureus).

> **MERKE**
> Die übliche bakterielle Pneumonie ist eine Lobärpneumonie.
> Die interstitielle Pneumonie ist normalerweise eine virale Pneumonie, kann aber auch durch intrazellulär lebende Bakterien verursacht werden.

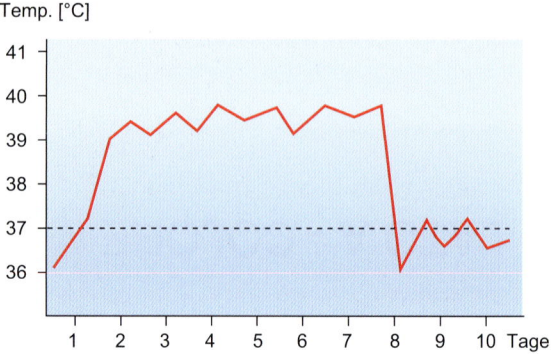

Abb. 4.15 Typischer Fieberverlauf bei einer Lobärpneumonie. [L106]

Symptomatik

Lobärpneumonie
Verursachende Bakterien sind mehrheitlich (Anteil 40%) **Pneumokokken** (Streptococcus pneumoniae), seltener Staphylokokken, Haemophilus influenzae oder auch Enterobakterien wie Klebsiella.

Die Erkrankung beginnt meist hochakut mit **Schüttelfrost** und schnell ansteigendem **Fieber** bis **40 °C**, **schwerem Krankheitsgefühl**, **Husten**, **Dyspnoe**, **Tachypnoe** und **Tachykardie**. Eventuell entsteht eine **Zyanose**. Sobald die Entzündung auf die Pleura übergegriffen hat (= Pleuropneumonie), wird der **Husten schmerzhaft**. Manchmal kommt es zum Nachschleppen der betroffenen Thoraxseite. Der **Auswurf** kann v.a. bei der Streptokokkenpneumonie wegen geringer Blutbeimengungen **rostbraun** verfärbt sein, ist ansonsten schleimig-eitrig; teilweise kommt es auch zur **Hämoptyse**. Die Patienten schwitzen stark; häufig entstehen **Fieberbläschen** (Herpes labialis). Bei unkompliziertem Verlauf kommt es **nach ca. 1 Woche** unter starkem Schwitzen zur **kritischen Entfieberung** innerhalb weniger Stunden (➤ Abb. 4.15).

Im betroffenen Lungenlappen sieht man **histologisch** einen stadienhaften Verlauf von der anfänglichen serösen Flüssigkeitsansammlung in den Alveolen (sog. Anschoppung) über die rote Hepatisation wegen der zusätzlichen Blutbeimischung bis hin zur abschließenden gelben Hepatisation, bei der sich das Sekret verflüssigt und schließlich resorbiert wird. Unter frühzeitiger und angemessener antibiotischer Therapie sind diese Stadien nicht vorhanden. Entsprechend ist der gesamte Krankheitsverlauf weniger schwer und abgekürzt.

Interstitielle Pneumonie
Die atypische interstitielle Pneumonie betrifft nicht nur einen Lungenlappen, sondern mehr oder weniger große Anteile der **gesamten Lunge**. Dafür erfasst sie jedoch nicht das gesamte Lungengewebe bis hin zur Mitbeteiligung der Pleura, sondern beschränkt sich in der Regel auf das **interstitielle Lungengerüst** – unter Aussparung des alveolären Bereiches. Deshalb ist hier im Gegensatz zu dem oft ausgeprägten Krankheitsbild bei der **Auskultation** zumeist überhaupt **nichts Pathologisches** zu hören, weil weder Alveolen noch Bronchiolen wesentlich beteiligt sind. Neben **Krankheitsgefühl**, **Husten**, **Dyspnoe** und **Tachypnoe** kommt es zu mäßigem oder auch einmal hohem **Fieber**.

Diagnostik

Die ambulante Diagnostik zeigt folgende Befunde:
- Im Vordergrund steht bei der „typischen" **Lobärpneumonie** die einen ganzen Lungenlappen betreffende Verminderung des Luftgehaltes unter gleichzeitiger Vermehrung ihres flüssigen Anteiles (Entzündung und Exsudat in den Alveolen). Das **Atemgeräusch** ist also **verschärft** durch den Anteil hoher Frequenzen und im Gegensatz zum Vesikuläratmen **auch während der Exspiration** zu auskultieren.
- Die **Perkussion** ist **gedämpft**.
- **Stimmfremitus** und **Bronchophonie** sind **verstärkt**.
- Das Exsudat in den Alveolen (und evtl. Bronchiolen) verursacht **feuchte, fein- bis mittelblasige Rasselgeräusche**, die **ohrnah** bzw. **klingend** sind, weil sie über ein infiltriertes Lungengewebe zur Thoraxwand und ins Stethoskop geleitet werden. Zusätzlich entsteht **Knisterrasseln**.
- Besonders häufig entsteht gerade aus der Lobärpneumonie eine exsudative, später trockene **Pleuritis**, sodass dann auch **Reibegeräusche** bis hin zum **Lederknarren** gehört werden. Der **Husten** wird durch die Beteiligung der Pleura für den Patienten **schmerzhaft**.

4.11 Pneumonie

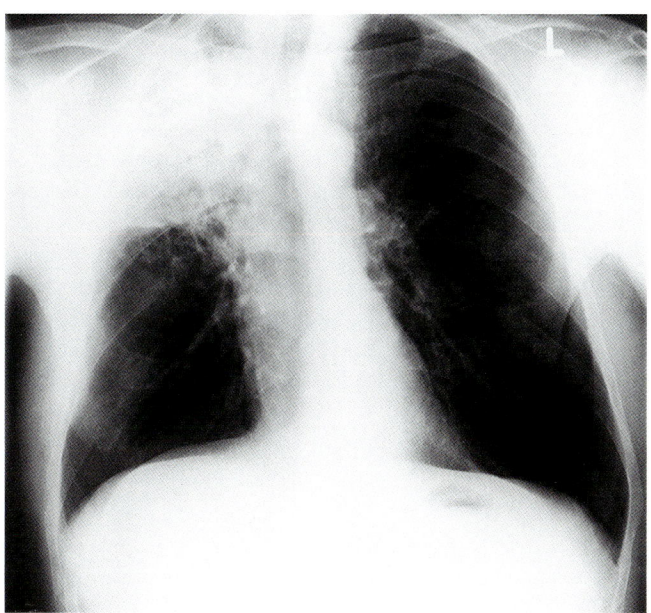

Abb. 4.16 Lobärpneumonie im rechten Oberlappen. [R132]

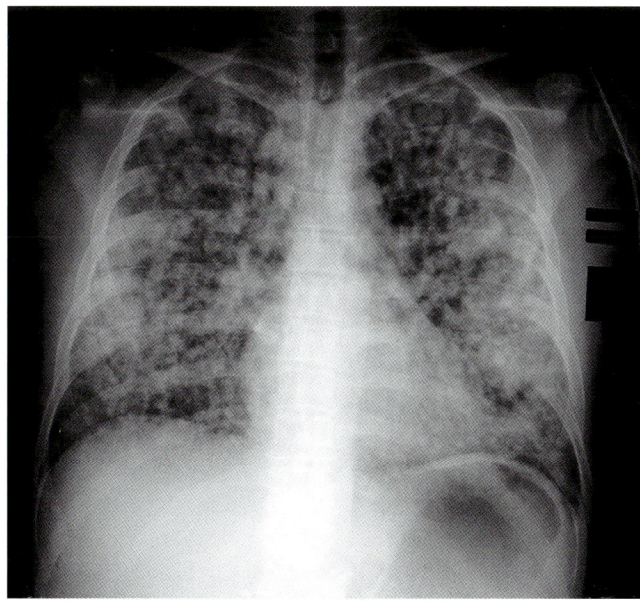

Abb. 4.17 Interstitielle Pneumonie (Mykoplasmenpneumonie). [E348]

An das **hohe Fieber** sei erinnert. Allerdings sind v. a. alte Menschen häufig nicht mehr dazu in der Lage, hohes Fieber zu entwickeln.

Im Blut sieht man bei einer **bakteriellen** Ursache eine ausgeprägte **Leukozytose** (Neutrozytose) mit **Linksverschiebung** und eine stark **beschleunigte BSG**. Bei einer **viralen** Ursache kann eine **Lymphozytose** erwartet werden.

Die exakte Diagnostik und Zuordnung erfolgt über das **Röntgenbild**, auf dem man die **Infiltration** der Lunge erkennt – entweder auf einen Lappen begrenzt oder generalisiert (> Abb. 4.16, > Abb. 4.17).

Der **Erregernachweis** erfolgt aus Sputum oder Bronchialsekret. Abhängig von der Inkubationszeit können evtl. bereits spezifische Antikörper (als IgM) nachgewiesen werden, die frühestens 1 Woche nach der Infektion entstehen.

Vor allem bei der **interstitiellen Pneumonie** werden für eine endgültige Diagnose häufig eine **Röntgenaufnahme** sowie der Nachweis entsprechender serologischer **Antikörper** benötigt: Die interstitielle, atypische Pneumonie ist ohne Röntgenbild und spezifische Antikörper kaum zu diagnostizieren.

Therapie

Im Vordergrund der Therapie stehen **Bettruhe** und **Antibiotika**, letztere zur Abschirmung oder bei unzureichender Diagnostik auch häufig bei eigentlich viralen Ursachen.

Zusammenfassung

Pneumonie

Lungenentzündung
- **Ursachen:**
  - häufig im Alter oder bei Säuglingen und Kleinkindern
  - bei Immunschwäche (Diabetes mellitus, AIDS, unter zytostatischer Therapie), Kachexie, Alkoholkrankheit
  - bei Bettlägerigen begünstigt durch oberflächliche Atmung und schwere Grunderkrankungen

Lobärpneumonie

„Typisch" durch Bakterien (meist Pneumokokken) verursacht
- **Symptome:** akuter Beginn, hohes Fieber, schweres Krankheitsgefühl, Dyspnoe, Tachypnoe, Tachykardie, schmerzhafter Husten, evtl. Hämoptyse oder Zyanose, hohe Letalität, als Komplikation Sepsis, Myokarditis
- **Diagnostik:** Röntgenbild, Erregerisolierung aus Sputum, Neutrozytose mit Linksverschiebung, BSG-Beschleunigung, bei der Auskultation verschärftes Atemgeräusch, feuchte, klingende, feinblasige Rasselgeräusche, Bronchophonie und Stimmfremitus verstärkt, Klopfschall gedämpft
- **Therapie:** Bettruhe, Antibiotika

Interstitielle Pneumonie

„Atypisch" durch Viren oder sich intrazellulär vermehrende Bakterien (Chlamydien, Mykoplasmen, Legionellen u. a.) verursacht
- **Symptome:** Husten, Krankheitsgefühl, zumeist nur mäßiges Fieber, evtl. Dyspnoe, Tachypnoe und Tachykardie
- **Diagnostik:** Röntgenbild, Lymphozytose, Versuch der Antikörperbestimmung, bei Auskultation, Perkussion, Bronchophonie oder Stimmfremitus häufig keine Veränderungen
- **Therapie:** Bettruhe, Antibiotika

Bronchopneumonie

Fortgeleitet aus einer bakteriellen Bronchitis oder einem infizierten Bronchialkarzinom, nur Teile eines Lappens erfassend

Nosokomiale Pneumonie

Im Krankenhaus bzw. einer medizinischen Einrichtung erworben, häufig Lobärpneumonie durch resistente Problemkeime, hohe Letalität

4.12 Pleuritis

Krankheitsentstehung

Die Pleuritis ist die Entzündung des Brustfells. Eine **primäre** Pleuritis ist **sehr selten**, entsteht evtl. einmal im Rahmen eines **Virusinfektes** der Atemwege. Im Allgemeinen entsteht sie **sekundär** und fortgeleitet aus einer **Lobärpneumonie**, einer **Tuberkulose**, einem **Lungeninfarkt** (z.B. im Rahmen einer Lungenembolie), einem **Tumor** (Bronchial- oder Mammakarzinom) oder über das Zwerchfell bei Erkrankungen der dort anliegenden Organe des Bauchraumes – besonders häufig als linksseitiger Pleuraerguss begleitend zu einer **akuten Pankreatitis**, obwohl dieses Organ gar keinen direkten Kontakt zum Zwerchfell aufweist.

Formen

- Die **trockene** Form einer Pleuritis, die **Pleuritis sicca**, kann der **exsudativen** Form, der **Pleuritis exsudativa** vorangehen oder auf diese folgen. Die zunächst exsudative Pleuritis der Tuberkulose geht häufig in die sog. käsige Pleuritis mit zuletzt dicken, narbigen Pleuraschwarten über.
- Die **eitrige** Pleuritis, z.B. im Rahmen einer Lobärpneumonie, wird als **Pleuraempyem** bezeichnet, wobei der Begriff Empyem bekanntlich eine Eiteransammlung in einem bereits bestehenden Hohlraum des Körpers bezeichnet (Gallenblasen-Empyem usw.).
- Die **hämorrhagische** Pleuritis beschreibt schließlich das blutige Exsudat z.B. im Rahmen eines Pleura-Tumors oder fortgeleitet aus einem Mamma- oder Lungenkarzinom.

4.12.1 Pleuritis sicca

Die Pleuritis sicca verursacht durch die gute nervale Versorgung der Pleura parietalis meist **Schmerzen** bei der **Atmung**, wodurch der Patient versucht, oberflächlich und einseitig zu atmen. Es resultiert also eine **oberflächliche, beschleunigte Atmung**, wobei manchmal ein leichtes **Nachschleppen der erkrankten Seite** beobachtet werden kann, wenn auch nicht so ausgeprägt wie beim Pneumothorax. Teilweise entsteht ein trockener **Reizhusten**. Weil die Head-Zone der Pleura von Th2 bis Th12 reicht, erscheinen die **Schmerzen** nicht so selten auch im Bauchraum bis hin zum **Unterbauch**. Manchmal verläuft die Pleuritis auch symptomlos und wird eher zufällig entdeckt. Eine Temperaturerhöhung entsteht im Rahmen der Grunderkrankung, ist von der Pleuritis ausgehend meist nur wenig ausgeprägt. Eine **Pleuraschwarte** kann zur Behinderung der Inspiration mit **Zwerchfellhochstand** führen.

Diagnostik

Im Anfangsstadium entsteht auskultatorisch häufig ein feines **Reibegeräusch**. Das typische **Lederknarren** ist erst bei ausgeprägteren Verwachsungen in späteren Stadien zu hören. Über Röntgenbild und Laborparameter wird versucht, die Entzündung ursächlich abzuklären.

4.12.2 Pleuritis exsudativa

Die Pleuritis exsudativa kann **erhebliche Flüssigkeitsansammlungen** bis zu mehreren Litern im Pleuraspalt verursachen, wodurch aus dem Spalt schnell eine Höhle wird (➤ Abb. 4.18). Diese Flüssigkeit – serös, fibrinös, blutig oder eitrig – verteilt sich nach den Gesetzen der Schwerkraft, aber auch nach den nicht überall identischen Druckverhältnissen. Man kann dem in der Regel **entzündlich** verursachten **Exsudat** noch das **nicht-entzündliche Transsudat** gegenüberstellen, das bei **Rechtsherzinsuffizienz** (Rückstau in die Kapillaren von Thoraxwand und Pleura parietalis), terminaler **Niereninsuffizienz** bzw. **nephrotischem Syndrom** oder **Leberzirrhose** entsteht.

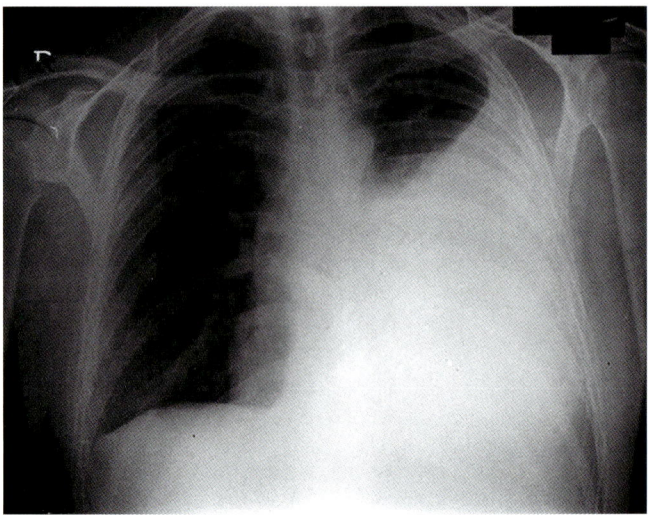

Abb. 4.18 Voluminöser Pleuraerguss rechts. [F562]

Symptomatik

Abhängig vom Volumen des Exsudats kommt es zu **Dyspnoe, thorakalem Druck** und eventuell auch zu einer mäßigen **Verlagerung des Mediastinums zur gesunden Seite** ähnlich einem unvollständigen Pneumothorax. In diesen Fällen werden dann auch **gestaute Halsvenen** sichtbar. Teilweise entstehen als Phrenikusreiz (C4) **Schulterschmerzen**.

Diagnostik

Über einem größeren Erguss ist das **Atemgeräusch aufgehoben**. Der **Klopfschall** ist **gedämpft**. Der **Stimmfremitus** wird nicht bis zur Thoraxwand weitergeleitet, ist also **nicht mehr palpabel**. Durch Sympathikusreiz kann es (selten) sogar zu einer **Pupillendifferenz** kommen (M. dilatator pupillae). Der eigentliche Nachweis erfolgt durch **Röntgen**, **Ultraschall** und Untersuchung des Punktats (➤ Abb. 4.19).

Therapie

Große **Pleuraergüsse** werden in der Klinik **punktiert** und abgelassen, um so für eine Entlastung zu sorgen – aber auch, um gleichzeitig eine zusätzliche diagnostische Möglichkeit zu erhalten (> Abb. 4.20). Eine ursächliche Diagnose bzw. Zuordnung zu einer bis dahin nicht erkannten Grunderkrankung ist nämlich häufig recht schwierig, manchmal sogar unmöglich. Abpunktierte Ergüsse laufen, abhängig von ihrer Ursache, oftmals wieder nach, sodass manchmal nichts anderes übrig bleibt, als durch infiltrierte Substanzen die beiden **Pleurablätter** umschrieben miteinander zu **verkleben**.

- begleitend zu viralen Infekten der Atemwege
- Lobärpneumonie
- Tuberkulose
- Bronchialkarzinom, Mammakarzinom
- Lungeninfarkt, z.B. im Rahmen einer Lungenembolie
- als Transsudat bei Rechtsherzinsuffizienz, Niereninsuffizienz, nephrotischem Syndrom oder Leberzirrhose
- akute Pankreatitis

Symptome
- Dyspnoe
- thorakaler Druck
- Schmerzen bei der Atmung mit Nachschleppen der betroffenen Seite
- bei Mediastinalverlagerung gestaute Halsvenen
- evtl. Fieber

Diagnostik
- auskultatorisch abgeschwächtes Atemgeräusch, abgeschwächte Bronchophonie und Stimmfremitus, gedämpfter Klopfschall
- apparativ mittels Ultraschall und Röntgen
- Untersuchung des Punktats

Therapie
- Behandlung der Ursache
- Punktion

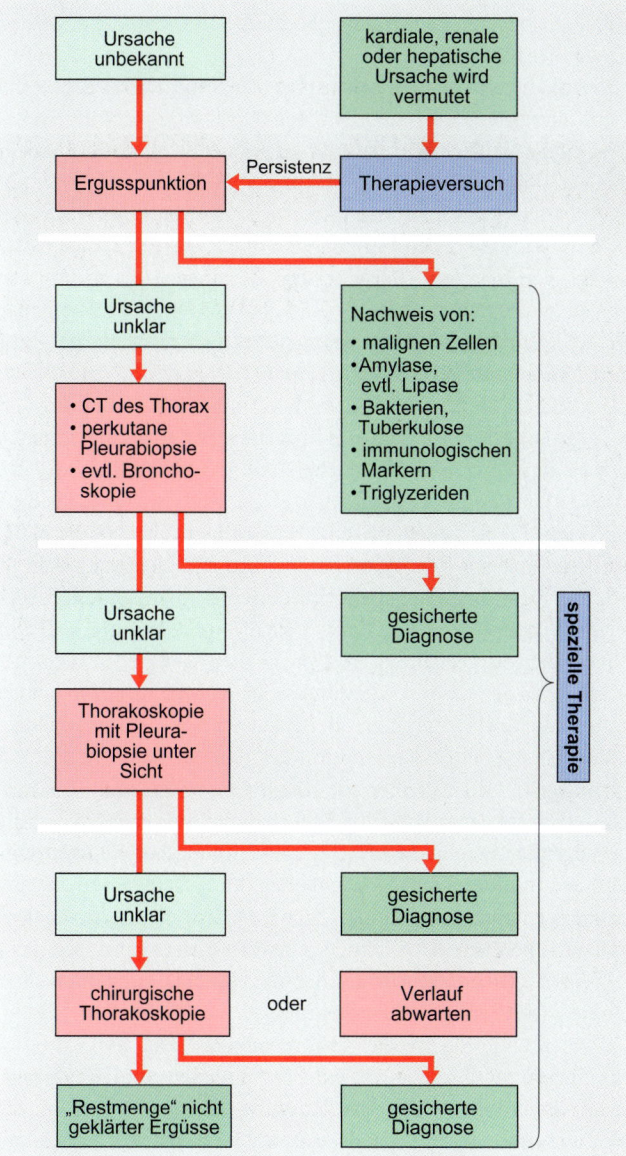

Abb. 4.19 Pleuraerguss – Diagnostik und Therapie. [R132]

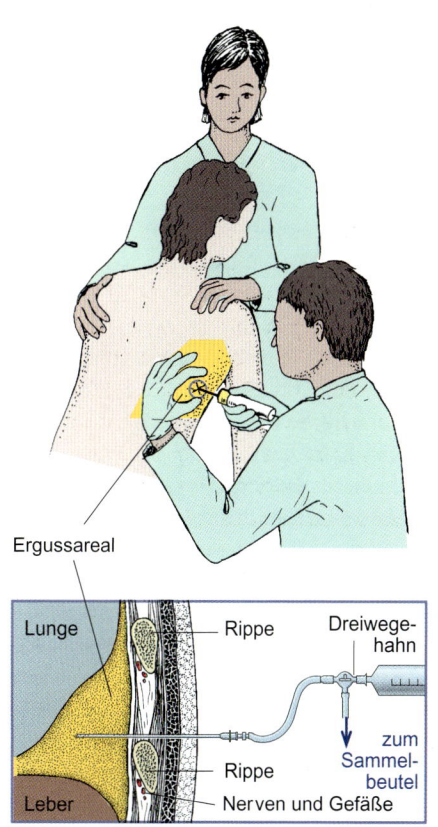

Abb. 4.20 Punktion eines Pleuraergusses. [L190]

Zusammenfassung

Pleuritis, Pleuraerguss

Entzündung des Brustfells, zum Teil mit erheblichen Flüssigkeitsansammlungen im Pleuraspalt

Ursachen

4.13 Asthma bronchiale

Das Bronchialasthma ist eine Erkrankung, die im Rahmen der allgemeinen Zunahme allergischer Erkrankungen in den westlichen Ländern laufend an Bedeutung gewinnt. Derzeit betrifft sie etwa 5% der Bevölkerung – mit **zunehmender Tendenz**, denn inzwischen ist bereits etwa jedes 8. Kind erkrankt. In Deutschland versterben jährlich um die 4.000 Menschen an der Krankheit.

Definition

Asthma heißt im Griechischen **Atemnot**. Das Asthma bronchiale ist also die durch krankhaft veränderte Bronchien bzw. Bronchiolen verursachte Atemnot. Das Asthma cardiale bezeichnet eine Atemnot, die durch eine Herzinsuffizienz bedingt wird.

Ausgelöst wird das Bronchialasthma durch einen **Spasmus der glatten Muskulatur** der Wände von kleinen Bronchien und v.a. **Bronchiolen** mit Verengung des Bronchiolenlumens. Dies erfolgt **anfangs** immer **anfallsartig**, in **späteren Stadien** zumindest teilweise auch als **Dauerzustand**. Es resultiert eine anfallsweise oder später andauernde **Atemnot** (Dyspnoe), die bei ausgeprägten Formen mit Todesangst verbunden ist, weil der resultierende Luftdurchtritt tatsächlich kaum noch zum Leben reicht. Die Atemnot geht häufig mit einem **quälenden Husten** sowie der Produktion eines **zähen, glasigen Sputums** einher. Manchmal, v.a. bei Kindern, entsteht allerdings als **früher Hinweis** lediglich ein **chronisch rezidivierender Hustenreiz**.

> **MERKE**
> Definitionsgemäß handelt es sich beim Asthma bronchiale um eine entzündliche, obstruktive Erkrankung der Atemwege mit anfallsweise auftretender Dyspnoe auf dem Boden einer bronchialen Hyperreaktivität und reversibler Verengung von kleinen Bronchien und Bronchiolen.

Krankheitsentstehung

Ursachen
Das Spektrum angeschuldigter Ursachen entspricht der pauschalierten Definition der Erkrankung. Man kennt die im Sinne der Symptomatik ursächliche Hyperreagibilität der Atemwege mit resultierender Spastik, ist allerdings noch nicht in der Lage, den gemeinsamen Nenner für diese immer gleiche Auswirkung zu finden.

- **Allergisches** Asthma bronchiale: IgE-vermittelte Form mit Antikörpern u.a. gegen Pollen, Tierhaare, Hausstaubmilben, Bettfedern, Schimmelpilzsporen, Medikamente, Insektengifte (Bienen, Wespen) sowie ungezählte Nahrungsmittel einschließlich enthaltener Konservierungsmittel. Diese Form wird auch als **extrinsisches** Asthma bronchiale bezeichnet, weil die auslösenden Antigene „von außen" kommen.
- **Infektbedingtes**, sog. **intrinsisches** Asthma bronchiale: Atemnot im Zusammenhang mit Infekten der Atemwege. Als Ursache postuliert man die direkte Stimulation sensibler Nerven durch Viren oder Bakterien. Der Begriff „intrinsisch" ist nicht sehr glücklich gewählt, denn auch Viren und Bakterien kommen „von außen".
- **Mischform** aus **extrinsischem** und **intrinsischem** Asthma bronchiale: Exazerbation eines allergischen Asthma bronchiale im Rahmen von Infekten
- **Anstrengungsasthma:** Anfälle im Rahmen oder direkt nach körperlichen Belastungen
- **Medikamentös ausgelöstes** Asthma bronchiale durch Hemmer der Prostaglandinsynthese (v.a. ASS, teilweise auch Ibuprofen und Diclofenac), Penicilline oder durch Sulfit-Beimengungen mancher Medikamente
- **Beruflich verursachtes** Asthma bronchiale durch Inhalation von allergisierenden oder toxischen Substanzen – z.B. als Bäckerasthma (Mehlstaub, Hilfsstoffe, Schimmelpilze) oder als Asthma des Pilzzüchters (Pilzsporen bzw. Konidien)

Die Einteilung erscheint als willkürlich und weitgehend sinnlos, denn die verschiedenen Formen lassen sich nahezu ausnahmslos der **IgE-vermittelten Allergisierung** zuordnen. Dies gilt für den Mehlstaub des Bäckers oder die Konidien des Pilzzüchters genauso wie für das infektallergische Asthma, bei dem regelhaft IgE-Antikörper gegen unterschiedlichste Erreger nachzuweisen sind. Inzwischen scheint ohnehin klar, dass die Trennung zwischen in- und extrinsisch auch schulmedizinisch nicht mehr aufrechtzuerhalten ist, weil die Mehrzahl der kindlichen Asthmaanfälle gerade im Zuge viraler Atemwegsinfekte auftritt bzw. das vorbestehende Asthma auch beim Erwachsenen exazerbiert. Man hätte also auf die Hilfskonstruktion einer Mischform gut und gerne verzichten können.

Selbst beim Anstrengungsasthma findet man **erhöhte IgE-Serumspiegel**, sofern man danach sucht. Auffallend im medizinischen Alltag ist allerdings, dass genau dies häufig eben nicht geschieht – weder bei Heuschnupfen oder Asthma bronchiale noch bei urtikariellen Symptomen oder gar einer Neurodermitis. Ungezählte Asthma- oder Neurodermitis-Patienten wissen nichts von IgE-Spiegeln, weil dieselben nie bestimmt worden sind. Andererseits hat dies so lange keine therapeutischen Konsequenzen, wie die im Folgenden beschriebenen Ursache-Wirkungsbeziehungen mitsamt den resultierenden Möglichkeiten der Heilung atopischer Erkrankungen noch keinen Einzug in die Medizin finden, umfassend erforscht und an der Hochschule gelehrt werden.

Die **wesentliche Ursache** des Asthma bronchiale besteht in einer **Atopie**, also allergischen Bereitschaft, die **von Geburt an** besteht. Maßgebend hierfür ist ein **Chromosomendefekt** auf Chromosom 11. Die Mutation betrifft ein Enzym namens **δ-6-Desaturase**, dessen Funktion in der **Umwandlung** der **Linolsäure** in die **γ-Linolensäure** besteht. **Linolsäure** ist ein **essenzieller Nahrungsbestandteil**, weil sie zur Synthese eines Teils der Prostaglandine und Leukotriene benötigt wird. Dies bedeutet, dass sie entsprechend den Vitaminen und essenziellen Aminosäuren mit der Nahrung zugeführt werden muss. Die benötigte Menge liegt bei 10–15 g/Tag. Enthalten ist sie in pflanzlichen Ölen. Linolsäure ist neben α-Linolensäure, aus der Omega-3-Fettsäuren entstehen, die einzige essenzielle Fettsäure menschlicher Nahrung.

Aus der zugeführten **Linolsäure** entsteht im gesunden Organismus in einem ersten Schritt **γ-Linolensäure** und aus dieser auf verschiedenen Stoffwechselwegen die unterschiedlichsten Endprodukte, darunter über die Arachidonsäure (Fettsäure mit 20 C-Atomen) ein Teil der **Prostaglandine** und **Leukotriene**. Andere Wege führen zu wesentlichen Bestandteilen der **Haut** und des **Immunsystems**, ermöglichen u.a. die regelrechte Funktion der **T-Lymphozyten** (T-Helferzellen) v.a. hinsichtlich ihrer Informationsweitergabe an die B-Lymphozyten. Zum Beispiel entscheidet sich auf dieser Ebene, ob die B-Zellen überhaupt informiert werden, ob also ihre „Töchter" (Plasmazellen) nun IgG-Antikörper produzieren oder gar nichts, weil der z.B. inhalierte Pollen als harmlos eingestuft worden ist, oder IgE, weil das Pollenkorn mit einem gefährlichen Parasiten verwechselt wurde. Bildlich gesprochen fühlt sich das Immunsystem des Atopikers geradezu von Würmern umzingelt und produziert in großen Mengen IgE-Antikörper, wo gesunde Immunsysteme mit IgG oder überhaupt nicht reagieren.

Ein Mangel an δ-6-Desaturase hat einen **Mangel an** γ-**Linolensäure** zur Folge und dieser wiederum führt dazu, dass neben der **Trockenheit der Haut** (Sebostase) und der Schieflage des Immunsystems ein **Mangel an Prostaglandinen** (z.B. Pg-E$_1$) entsteht. Vor allem **Pg-E$_1$** bewirkt an der glatten Muskulatur von Gefäßen und Bronchialsystem eine Erschlaffung, führt also zu einer Dilatation der Bronchien, daneben auch zur Weitstellung der Blutgefäße. Ein Mangel führt dagegen zum relativen **Überwiegen von Pg-F** und damit zur **Engerstellung** oder zumindest zu einer Störung des Gleichgewichts zwischen Verengung und Relaxation im **Bronchialsystem**. Die Störung dieses Gleichgewichts führt beim **Anstrengungsasthma** zur Engstellung der Bronchiolen, woran die Bedeutung des hyperreagiblen Bronchialsystems auf der Basis eines Missverhältnisses verschiedener Prostaglandine besonders deutlich abgelesen werden kann.

Der Chromosomendefekt bewirkt also, dass in verschiedenen Körperbereichen (u.a. Haut, glatte Muskulatur, Immunsystem), in denen sich mehrere Komponenten eines Regelkreises mit der korrekten Einstellung diverser Faktoren an die jeweiligen Erfordernisse beschäftigen, wesentliche Bestandteile fehlen. Zum Beispiel führt gerade der Mangel an γ-Linolensäure zur auffallend trockenen Haut des Atopikers. Bereits in der Säuglingszeit erscheint als erster Hinweis auf die atopische Diathese ein mehr oder weniger ausgeprägter **Milchschorf**. In der Kindheit stehen rezidivierende **Tonsillitiden** oder **Mittelohrentzündungen** im Vordergrund – oft bis ins Erwachsenenalter hinein. Ein ausreichend hohes, der jeweiligen Situation angemessenes Fieber ist wegen des Mangels an Pg-E$_1$ im hypothalamischen Temperaturzentrum zumindest im Erwachsenenalter nicht mehr erreichbar.

Während das relative Überwiegen von Pg-F gegenüber Pg-E$_1$ die **Hyperreagibilität des Bronchialsystems** zu erklären vermag, führt die fehlgesteuerte **Überproduktion** von IgE, das beim Gesunden nur in Spuren gebildet wird, zur **entzündlichen Komponente** und damit zur Entwicklung des chronischen Asthma bronchiale. Die aus den Mastzellen erfolgende Histamin-Freisetzung im Verlauf der Bindung von Allergenen an ihre spezifischen IgE-Antikörper löst **Entzündung** und **Konstriktion der Bronchiolen** aus. Zusätzlich entstehen aus den Mastzellen weitere Stoffe wie Prostaglandine und Leukotriene, daneben auch schädigende Oxidationsprodukte aus Granulozyten und Eosinophilen, die diese Vorgänge unterstützen und verstärken.

> **MERKE**
> Die **Hyperreagibilität** im System der glatten Bronchialmuskulatur führt im Zuge einer andauernden Allergenexposition und der resultierenden **muskulären Hypertrophie** und entzündlichen **Wandverdickung** mit **Schleimsekretion** im Bronchialbaum schließlich zum chronischen Asthma bronchiale.

Allergene

Fast regelhaft bestehen beim Asthma nicht nur Allergien auf verschiedene **Pollen**, **Hausstaub** oder chemische Stoffe, sondern auch auf **Nahrungsmittel**. Ganz im Vordergrund befinden sich – entsprechend den Verhältnissen bei der Neurodermitis – Eiweiß-Unverträglichkeiten aus **Milch** und/oder **Weizen**, seltener auch **Hühnerei**. Speziell diese Nahrungsbestandteile sind als sog. **Grundallergene** zu betrachten, auf die sich weitere Lebensmittel einschließlich diverser Konservierungsmittel und Gewürze aufpropfen.

Die **Psyche** scheint als weiterer **Verstärkungsfaktor** und damit als Auslöser eines Asthmaanfalls von großer Bedeutung zu sein. Noch heute glaubt mancher Therapeut dabei sogar an ein verursachendes Prinzip.

> **HINWEIS DES AUTORS**
> Immer zu denken ist auch an eine **intestinale Candidose**, die jegliche Allergie **verstärkt** (nicht verursacht).

Kriterien der Krankheitsentstehung

Die Anlage zum Asthma bronchiale wird durch den angeborenen Chromosomendefekt bereits „in die Wiege gelegt". Ob es allerdings im Laufe des Lebens dazu kommt, ob stattdessen eine Neurodermitis oder „nur" eine allergische Rhinitis oder im Extremfall auch alle 3 Erkrankungen oder aber keine von ihnen entstehen, hängt von einer ganzen Reihe zusätzlicher Faktoren ab, von denen bisher nur wenige bekannt sind.

Entscheidend scheint zunächst, ob **beide Chromosomen 11** oder **nur eines** von dem Defekt betroffen sind, ob also die Desaturase vermindert oder gar nicht mehr hergestellt werden kann. Daneben scheint die gesamte **Lebensweise** v.a. im Hinblick auf die Ernährung und die Reinheit der Luft eine Rolle zu spielen. Entscheidend sind aber auch Faktoren wie die **medizinische Betreuung**. Zum Beispiel führt die reichliche Versorgung mit Antibiotika leichter und schneller zu Asthma oder Neurodermitis als eine mehr an der Natur und Physiologie ausgerichtete Medizin. Immer wieder fällt auch der zeitliche Zusammenhang einer **Tonsillektomie** mit dem folgenden Beginn eines allergischen Asthma auf. Wesentlich scheinen die **hygienischen Verhältnisse** zu sein, indem gerade „ein bisschen Dreck und der eine oder andere Wurm" vor atopischen Erkrankungen schützen – wohl durch Training des Immunsystems.

Einen Hinweis auf die Entwicklung eines späteren Asthma bronchiale erhält man bei **Kindern**, wenn bei vergleichsweise harmlosen **viralen Infekten** bereits wiederholt eine **Bronchialspastik** auftritt. Dies sollte stets Anlass zur Bestimmung des IgE-Serumspiegels sein, unter nachfolgender Substitution der γ-Linolensäure.

Histologische Veränderungen

Die Veränderungen in den unteren Atemwegen bestehen nicht nur aus dem **Spasmus der glatten Muskulatur**. Im Vordergrund steht zumindest beim chronisch gewordenen Asthma die **entzündliche Komponente** mit Infiltration der Wände von Bronchien und Bronchiolen und der vermehrten Bildung eines **zähen, grau-glasigen Schleimes**.

Histologisch findet man reichlich **vermehrte Mastzellen**, die nach dem Kontakt mit dem jeweiligen Allergen die Mediatoren der Entzündung und der Bronchokonstriktion freisetzen. Diese Reaktion tritt als **Sofortreaktion** (Typ I-Allergie) direkt nach dem Allergenkontakt auf, kann aber (selten) auch erst Stunden nach der Allergenexposition als Spätreaktion erscheinen. Zusätzlich bildet sich ein Infiltrat aus **eosinophilen** (und neutrophilen) **Granulozyten**, **Lymphozyten** und Monozyten, die die Schleimhaut umbauen und zu **polsterförmigen Auflagerungen** ins Bronchiolenlumen hinein führen. Es erfolgt also eine **fortschreitende Stenosierung aus Gewebe und Schleim**, die auch dann besteht, wenn gerade kein Allergenkontakt stattgefunden hat. Aus diesem Grunde erscheint die strikte Abgrenzung gegenüber der COPD willkürlich und nicht gerechtfertigt, denn hier findet nun gerade das statt, was als typisch für die COPD angesehen wird: Die unvollständige Rückbildung der Atemnot durch Bronchodilatatoren aufgrund polsterförmiger Verdickungen der Bronchialwandungen.

Im abgehusteten **Sputum** findet man neben eosinophilen Granulozyten auch spiralige **Schleimfetzen**, die **Curschmann-Spiralen** (➤ Abb. 4.21), sowie die **Charcot-Leyden-Kristalle** (➤ Abb. 4.22). Während die Curschmann-Spiralen als abgehustete „Ausgusspräparate" zähen Schleimes aus den Bronchiolen anzusehen sind, stellen die Charcot-Leyden-Kristalle Auskristallisationsprodukte eosinophiler Granulozyten dar.

Folgen der Stenosierung

Die zum Teil beträchtliche Lumeneinengung der Bronchiolen kann dank der reichlich ausgebildeten Hilfsmuskulatur für die Inspiration eine wirksame Einatmung nicht verhindern – auch deswegen, weil sich das Lumen der Bronchiolen während der Inspiration mit Aufdehnung des gesamten Thorax durch den allseitigen Zug auf die Wandungen erweitert, während es bei der Exspiration durch die Verkleinerung des thorakalen Raums zur Stenosierung kommt.

Die Ausatmung funktioniert in frühen Stadien des Asthma noch recht ordentlich. Wenn aber durch die zunehmende Stenosierung der Bronchiolen und den resultierenden Rückstau der Atemluft mit Umbau der Lunge deren Retraktionskraft immer geringer wird, macht sich das Fehlen einer suffizienten Muskulatur für die **Exspiration** zunehmend bemerkbar. Die mit großer Kraft durchgeführte Inspiration lässt Luft in die Alveolen gelangen, die in der folgenden Exspiration **nicht mehr vollständig abgeatmet** werden kann. In der Folge weiten sich die Hohlräume der Lunge immer mehr. Das Lungengewebe verliert an Elastizität. Es kommt zum **Lungenemphysem** und **Fassthorax**. An Haut und Schleimhäuten entstehen eine **Zyanose**, eventuell durch den anhaltenden Sauerstoffmangel auch **Trommelschlägelfinger** und **Uhrglasnägel**. Im Blut findet sich eine **Polyglobulie**.

Der chronisch fortschreitende **Umbau des Lungengewebes** mit Rarefizierung (Verminderung) der Blutgefäße führt im Lauf der Jahre zu einer **pulmonalen Hypertonie**, die wiederum eine zunehmende Belastung des rechten Herzens mit Ausbildung eines **Cor pulmonale** bedingt. Eine mögliche **Todesursache** besteht daher auch im finalen **Rechtsherzversagen**.

Symptomatik

Die trockenen Rasselgeräusche (**Giemen**, **Brummen**) während der erschwerten und **verlängerten Exspiration (exspiratorischer Stridor)** sind häufig ohne Stethoskop zu hören. Allerdings besteht bei einem kleinen Teil der Patienten am Beginn der Erkrankung lediglich ein **rezidivierender Husten** ohne deutliche Atemnot. In der Folge des peripheren Sauerstoffmangels kommt es zu **Tachykardie** und **Tachypnoe**, besonders ausgeprägt im Asthmaanfall.

Asthmaanfälle oder zumindest eine **Verschlimmerung** der Bronchialobstruktion und Atemnot treten häufig **nachts** in Erscheinung. Als Ursache dafür können die geringere Wirksamkeit der Atemhilfsmuskulatur im Liegen, v.a. aber der nachts **erniedrigte** körpereigene **Cortisol-Spiegel** gelten.

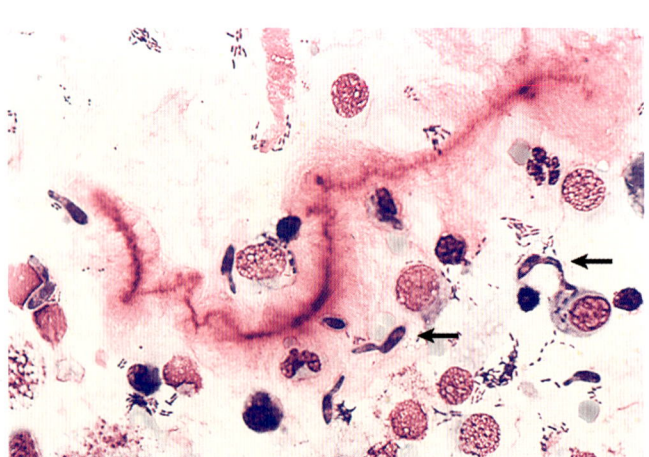

Abb. 4.21 Curschmann-Spirale im Sputum bei Asthma bronchiale. [G136]

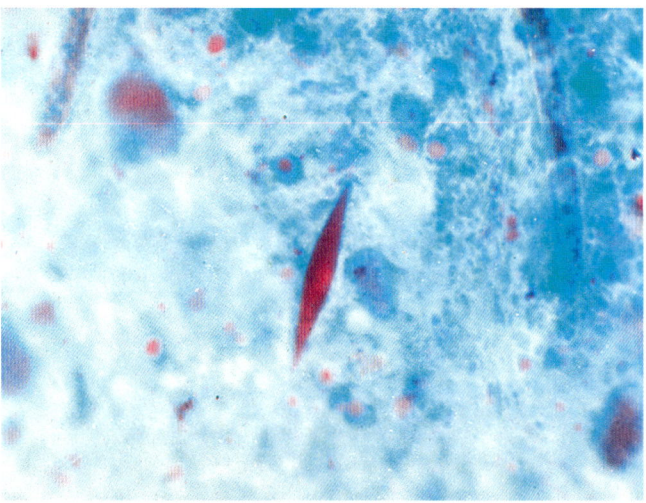

Abb. 4.22 Charcot-Leyden-Kristalle im Sputum bei Asthma bronchiale. [E487]

Status asthmaticus

Mit Status asthmaticus wird ein **besonders schwerer** und **lang anhaltender Anfall** bezeichnet, der sich mit den üblichen Bronchodilatatoren (Theophyllin u.a.) **nicht mehr beheben** lässt und **Lebensgefahr** bedeutet.

Mögliche **Ursachen** sind Atemwegsinfekte, psychische Alterationen, inhalierte toxische (Ozon, Zigarettenrauch) oder allergisierende Substanzen oder auch nur körperliche Anstrengungen. Die wichtigste therapeutische Maßnahme nach der Verständigung des **Notarztes** besteht in der Gabe von **Sauerstoff**.

Diagnostik

Entsprechend der durch den Chromosomendefekt entstehenden allergischen Diathese ist das **Immunglobulin E** im Serum in der Regel deutlich bis stark **erhöht**. Die gefundenen Werte liegen besonders häufig im Bereich zwischen etwa 200 und 500 Einheiten, also im Durchschnitt etwas niedriger als bei Patienten mit Neurodermitis, jedoch deutlich höher als beim Heuschnupfen.

Im Stethoskop erscheinen die **trockenen Rasselgeräusche** häufig in beiden Atemphasen, besonders ausgeprägt jedoch während der **Exspiration**. Die **Perkussion** ergibt im Anfall und erst recht nach erfolgtem Lungenumbau einen **hypersonoren Klopfschall**. **Bronchophonie** und **Stimmfremitus**, wenn sie denn jemand zur Untersuchung nutzen möchte, sind **abgeschwächt**.

Der Thorax ist **fassförmig** aufgetrieben – mit tief stehenden Zwerchfellgrenzen, die **Atemverschieblichkeit** der Lunge **eingeschränkt** oder bereits weitgehend **aufgehoben**. Im Blut findet man neben der **Polyglobulie** evtl. eine Sauerstoffuntersättigung (**Hypoxämie**).

Therapie

Die Therapie besteht idealerweise in der **Allergenkarenz**. Einzelne Allergene können durch eine **Hyposensibilisierung** (➤ 4.14) gelöscht werden. Beides ist aber im Allgemeinen im Alltag nicht wirklich durchführbar, weil ständig neue Allergene dazukommen.

Im Vordergrund stehen
- die medikamentöse Erweiterung der Bronchiolen durch **sympathomimetisch** und/oder **parasympathikolytisch** wirkende Inhalationssprays
- die **Verflüssigung des zähen Schleims**
- orale **Antihistaminika**
- die **antibiotische Behandlung** der rezidivierenden Infekte.

Auch **lokal** in den Atemwegen wirkende **Glukokortikoid-Sprays** werden heute **sehr frühzeitig** eingesetzt. In fortgeschrittenen Stadien kann man auf **oral** zugeführte **Glukokortikoide** nicht mehr verzichten. Im Status asthmaticus wird zusätzlich **Sauerstoff** benötigt.

Eine sehr wirksame und weitgehend nebenwirkungsfreie **Prophylaxe** besteht in der inhalativen Zufuhr von **Cromoglicinsäure** (apothekenpflichtig) oder auch der oralen Zufuhr von **Ketotifen** (verschreibungspflichtig). Diese Stoffe lagern sich an die Mastzellen der Gewebe und schützen sie vor der allergenspezifischen Degranulation. Daraus folgt, dass sie nur vorbeugend und in ausreichend hoher Dosierung wirken. Im Asthmaanfall bleiben diese Medikamente ohne Wirkung. Es gibt eine Reihe diesbezüglicher Präparate auf dem Markt, teilweise auch als Spray in Kombination mit Bronchien erweiternden β-Sympathomimetika (z.B. Allergospasmin®, Ditec®).

Neue Therapieansätze bestehen in der Verabreichung von **Anti-IgE**, das die körpereigenen IgE-Moleküle bindet und unwirksam macht sowie in **Leukotrien-Rezeptorantagonisten**, weil die aus Mastzellen freigesetzten Leukotriene maßgeblich an den entzündlichen Vorgängen und der Bronchialspastik beteiligt sind.

Objektiviert wird der Therapieerfolg, analog zur COPD, mit dem Spirometer (Bestimmung der Einsekundenkapazität) (➤ Abb. 4.23).

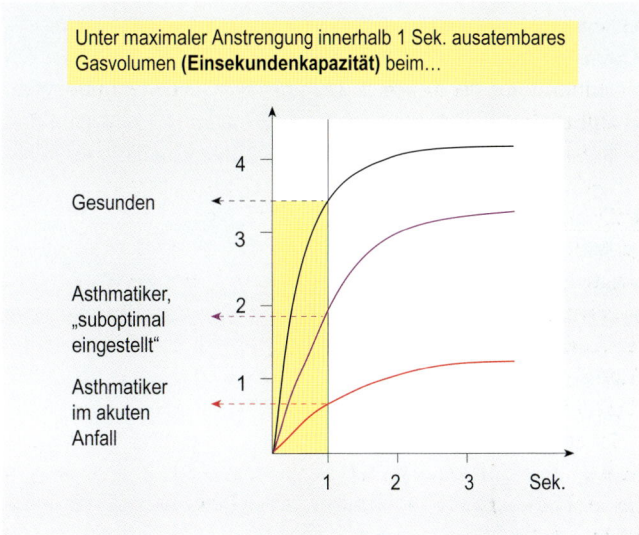

Abb. 4.23 Einsekundenkapazität beim Gesunden, schlecht eingestellten Asthmatiker und im akuten Asthmaanfall. [L190]

HINWEIS DES AUTORS

Besonders sinnvoll ist die regelmäßige Zufuhr der **γ-Linolensäure** (in ausreichender Dosierung), die für jeden Allergiker zum essenziellen Nahrungsbestandteil geworden ist. Es sind zahlreiche Präparate aus **Nachtkerzenöl** oder **Borretsch-Samenöl** auf dem Markt, die γ-Linolensäure enthalten. Wesentlich preiswerter ist **Walnussöl**, das allerdings anstatt eines Anteils von 10 % γ-Linolensäure (Nachtkerze) nur 3–5 % enthält, sodass wesentlich höher dosiert werden muss. Die Therapie wird im ➤ Fach Dermatologie und im ➤ Fach Immunologie ausführlich vorgestellt.

Zusammenfassung

Asthma bronchiale

Anfangs paroxysmale und reversible, später anhaltende spastische Verengung der Atemwege mit Dyspnoe

Ursachen
- angeborene atopische Genese mit Fehlsteuerung des Immunsystems, Vermehrung von Eosinophilen und IgE-besetzten Mastzellen in der Wandung der Atemwege

Folgen
- Bildung von IgE-Antikörpern gegen multiple Allergene
- allergische Sofortreaktion in den Atemwegen mit Spastik und entzündlichem Umbau der Bronchialwände

- Die Behinderung der Exspiration führt schließlich zu Lungenemphysem und Cor pulmonale.

Symptome
- Husten
- Dyspnoe, Tachypnoe und Tachykardie
- Zyanose
- im Status asthmaticus Gefahr des Erstickens

Diagnostik
- Bestimmung des FEV_1
- exspiratorischer Stridor in der Auskultation (Giemen und Brummen)
- hypersonorer Klopfschall

Therapie
- Ausschaltung der Noxen, soweit möglich
- frühzeitige Inhalation mit Glukokortikoiden
- Bronchospasmolyse durch Sympathomimetika oder Parasympatholytika
- Cromoglicinsäure und Ketotifen zur Prophylaxe
- Antihistaminika
- Sekretolyse
- im Anfall Sauerstoff
- Leukotrien-Rezeptorantagonisten
- Anti-IgE-Antikörper

4.14 Heuschnupfen

Der Heuschnupfen (Heufieber = **Rhinitis allergica** bzw. bei Augenbeteiligung **Rhinoconjunctivitis allergica**) gehört zum Formenkreis der **Atopie**. Er stellt die geringste Ausprägung einer Atopie dar und weist dementsprechend auch die niedrigsten IgE-Spiegel auf – zumeist < 200 Einheiten, teilweise sogar nur 60 oder 70 I.E., also mitten im schulmedizinischen Normbereich, der von 0–120 Einheiten reicht. Dies zeigt einmal mehr die Fragwürdigkeit medizinisch definierter Referenzbereiche. In den westlichen Ländern sind inzwischen 20% der Bevölkerung von der allergischen Rhinitis betroffen. Wie bei allen atopischen Erkrankungen ist auch hier eine **ständige Zunahme** zu beobachten.

Krankheitsentstehung

Wesentliche Ursache der Erkrankung ist die Bildung von **IgE** gegen alle möglichen **Pollen**, die aufgrund ihrer Größe zwischen 10 und 100 μm in den **oberen Atemwegen** bzw. in der **Schleimhaut des Auges** Symptome verursachen, aber zumeist nicht bis in die tiefen Atemwege gelangen, sodass sie nicht zum Asthma bronchiale führen. Allerdings geht man davon aus, dass bis zu 40% der Betroffenen innerhalb von 8 Jahren zusätzlich ein Asthma bronchiale entwickeln (sog. **Etagenwechsel**).

Die Frage ist natürlich, ob hier wirklich ein Etagenwechsel in dem Sinne stattfindet, wie ihn die Medizin definiert. Nach offizieller These soll der Heuschnupfen frühzeitig und intensiv behandelt werden, damit es nicht zum nachfolgenden Asthma kommt. Das Asthma bronchiale wartet allerdings nicht auf unzureichende Therapien der oberen Etagen. Es tritt genau dann auf, wenn die Höhe der IgE-Spiegel ausreichend geworden ist bzw. wenn die Vielfalt unterschiedlichster Antikörper z.B. gegen inhalative Noxen oder Nahrungsfaktoren die Atemwege miteinbezieht. Inhalierte oder oral zugeführte Substanzen führen mit oder ohne Heuschnupfen dann zur Bronchialspastik, wenn in der Wandung von kleinen Bronchien und Bronchiolen die passenden IgE-besetzten Mastzellen vorhanden sind. Würde dagegen das Auftreten einer allergischen Rhinitis mit der ursächlichen Therapie einer Substitution mit γ-Linolensäure beantwortet, wäre ein Etagenwechsel durch beständiges Absinken des IgE-Serumspiegels bis zur Untergrenze des Referenzbereichs tatsächlich unmöglich geworden.

Allergene

Die Pflanzen der Umwelt blühen zu unterschiedlichen Zeiten: **Bäume** etwa zwischen Februar und Mai, **Gräser** zwischen Mai und August und **Kräuter** zwischen Juli und Oktober (> Abb. 4.24). Ent-

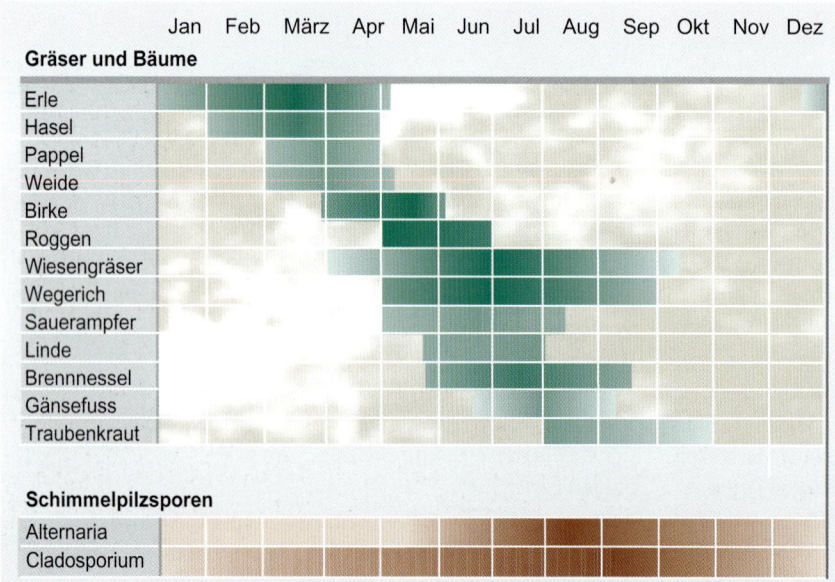

Abb. 4.24 Pollenflugkalender. [A400]

sprechend dieser Zeiten hat ein Teil der Patienten seine wesentlichen Beschwerden im Frühjahr und andere zu anderen Zeiten. Häufig ist allerdings zu beobachten, dass ein Frühjahrs-Heuschnupfen sich nach Jahren zusätzlich auf den Sommer und/oder Herbst ausdehnt, weil in der Regel im Verlauf des Lebens immer weitere Pollen dazukommen, gegen die IgE-Antikörper gebildet werden.

Etliche Patienten leiden **ganzjährig** am Heuschnupfen. Hier bestehen dann zusätzliche Allergien gegen **Hausstaub** bzw. die darin enthaltenen Substanzen (u.a. Milbenkot), gegen **Zimmerpflanzen**, **Pilzsporen** (v.a. Schimmelpilze), Hautschuppen oder Haare von **Haustieren** oder auch gegen Nahrungsmittel. Allergene Nahrungsbestandteile lösen allerdings keine Symptome der Rhinitis aus. Sie können aber begleitend oder nachfolgend weitere atopische Manifestationen verursachen – von der Urtikaria bis hin zu Neurodermitis oder Asthma bronchiale, wenn die Serumspiegel spezifischer IgE-Antikörper eine ausreichende Höhe erreicht haben.

MERKE
Während die Rhinitis oder Konjunktivitis allergica aerogener Allergene bedarf, kann beim Asthma bronchiale in der Mehrzahl der Fälle von einem Gemisch aus aerogenen und systemischen und bei Neurodermitis und Urtikaria von systemisch in den Körperflüssigkeiten erscheinenden allergenen Noxen ausgegangen werden.

Histologie
Die histologischen Veränderungen bestehen bei den Patienten in **ödematös geschwollenen Nasenschleimhäuten**, die v.a. bei der ganzjährigen Rhinitis allergica auch die Nasennebenhöhlen erfassen, während die saisonale Erkrankung zumeist den Bereich der Nebenhöhlen ausspart.

Neben dem Exsudat findet man in den Schleimhäuten die üblichen Parameter der Allergie vom Typ I – nämlich zahlreiche **Eosinophile**, IgE-besetzte **Mastzellen** und die Entzündungsmediatoren **Histamin** und Leukotriene. Besonders bei der chronischen Rhinitis kommt es zu Schleimhautwucherungen, sog. **nasalen Polypen**, welche die nasale Atmung weiter erschweren und die Entstehung einer chronischen Sinusitis begünstigen.

Symptomatik
Die sichtbaren Zeichen bestehen in **Juckreiz** und **Niesreiz**, einer **laufenden** und gleichzeitig **verstopften Nase** sowie, im chronischen Stadium, eventuell einer **Beteiligung der Nasennebenhöhlen**, die dann auch rezidivierend bakteriell entzündet sind. In der Mehrzahl der Fälle ist die Schleimhaut der **Augen** mitbetroffen. Hier findet man **Juckreiz**, **Entzündung** und **vermehrtes Tränen**.

Therapie
Schulmedizinisch gibt man zur Behandlung der Symptome **Antihistaminika** entweder lokal oder systemisch. Reicht die Wirkung nicht aus, wird **lokal Cortison** appliziert. Gefäßverengende Nasentropfen wirken und sind ebenfalls noch im Gebrauch, beeinträchtigen aber auf längere Sicht das Riechvermögen und führen zur Rhinitis sicca. Außerdem veranlassen sie durch ihre allmählich nachlassende Wirkung, die meist mit einer gehäuften Anwendungsfrequenz beantwortet wird, einen Circulus vitiosus, aus dem der Patient nur sehr schwer wieder herausfindet. Lokale Cortisonanwendungen haben nicht so selten eine lokale Überwucherung mit Candida albicans im Gefolge.

Vorbeugend gibt es wie beim Asthma **Cromoglicinsäure** bzw. **Nedocromil** (lokal als Nasenspray bzw. Augentropfen) sowie **Ketotifen** (systemisch = oral). Cromoglicin ist nebenwirkungsfrei und wirkt, indem es die Membran der Mastzellen besetzt und stabilisiert, sodass es nicht oder nur eingeschränkt zur Degranulierung kommen kann. Die ideale Vorbeugung bestünde im **Vermeiden der auslösenden Faktoren**, was bei Schimmelpilzen, Hausstaub oder Zimmerpflanzen gelingen mag, nicht jedoch bei den Pollen des Sommerhalbjahrs.

SIT
Eine seit Jahren zunehmend verfeinerte Methode besteht in der **De- bzw. Hyposensibilisierung** (**s**pezifische **I**mmun**t**herapie = **SIT**), bei der das ermittelte Allergen in minimalsten und allmählich steigenden Dosen gespritzt wird. Das fehlgeleitete Immunsystem wird dadurch „überlistet" und produziert vermehrt Antikörper vom Typ des IgG, die als sog. blockierende Antikörper bezeichnet werden, weil sie nach dem Allergenkontakt an das Allergen binden und es so der Bindung an IgE entziehen. Es kommt daher nicht mehr bzw. in deutlich geringerem Umfang zur IgE-vermittelten Mastzelldegranulation.

Diese Therapie ist **aufwendig**, muss über 3–5 Jahre durchgeführt werden und beinhaltet zum Zeitpunkt jeder Injektion das **Risiko des anaphylaktischen Schocks**. Inzwischen gibt es aber auch die Möglichkeit, die Hyposensibilisierung in Form von Tropfen oder Lutschtabletten **oral** (durch Aufnahme über die Mundschleimhaut) durchzuführen.

Die Ergebnisse sind zumeist für die ersten Jahre sehr gut, um dann wieder abzuklingen, weil in dieser Zeit neue Pollen als Allergene auftauchen, gegen die dann wiederum desensibilisiert werden müsste.

HINWEIS DES AUTORS
Die sinnvollste Therapie besteht in der regelmäßigen Zufuhr der γ-**Linolensäure** und, bis zum Eintritt der Heilung, der vorbeugend wirksamen **Cromoglicinsäure**. An den Verstärkereffekt von Candida ist immer zu denken (Darmsanierung; ➤ Fach Verdauungssystem). Umweltbelastungen einschließlich einer Geopathie, Amalgam, Störfelder (Narben, Zähne) oder chemischen Stoffen wie Konservierungsmittel oder Pestiziden sollten mittels **Testung** erkannt und ausgeleitet werden. Das gilt erst recht für die Behandlung eines chronisch gewordenen Asthma bronchiale oder einer chronifizierten Neurodermitis. Moderne **Antihistaminika** (Loratadin, Cetirizin) sind nebenwirkungsarm, sehr wirksam und rezeptfrei erhältlich. Eine **orale „Desensibilisierung"** wird durch das Präparat Pollstimol® Kapseln, das Gräserpollen enthält, nachgeahmt. Eine spezifische Therapie ist bei Bedarf zusätzlich über Testungen möglich, weil u.a. die Staufen-Pharma homöopathisch aufbereitete Pollenextrakte herstellt. Nicht vergessen sollte man bei einer unklaren **chronischen Rhinitis**, dass ihre Auslösung unabhängig von einer Allergie auch durch **Blockaden der HWS** zustande kommen kann.

Von der weit überwiegenden Mehrzahl der Patienten erfährt man, dass bereits nach wenigen Monaten einer Therapie mit γ-Linolensäure die Symptome deutlich abgemildert sind, um bereits im Folgejahr weitgehend oder vollständig zu verschwinden. Diese Therapie einer jeden atopischen Erkrankung ist also nicht symptomatisch, teuer und mit möglichen Risiken verknüpft, sondern **preiswert**, **nebenwirkungsfrei**, **ursächlich** und **heilend**. Der Autor wendet sie seit über 20 Jahren erfolgreich bei seinen Patienten an.

Zusammenfassung

Rhinokonjunktivitis allergica
Lokale allergische Reaktion vom Typ I v.a. auf Pollen; geringste Ausprägung einer Atopie

Symptome
- Niesreiz
- Rhinitis
- Augentränen mit Juckreiz

Diagnostik
- Die Erkrankung wird überwiegend aus den Symptomen diagnostiziert.

Therapie
- Antihistaminika lokal oder systemisch
- Cromoglicin zur Prophylaxe
- Desensibilisierung (SIT)

4.15 Lungenemphysem

Das Lungenemphysem bezeichnet den Zustand, bei dem es durch eine Zerstörung von Alveolen bzw. ihrer Septen zu einer **Aufweitung der luftgefüllten Räume** gekommen ist. Diese erweiterten Räume nehmen am Gasaustausch nicht mehr teil, sodass es in fortgeschrittenen Fällen zu einer **unzureichenden Sauerstoffsättigung** des Blutes mit (Belastungs-)**Dyspnoe** und evtl. **Zyanose** kommt.

Krankheitsentstehung

Das Emphysem ist, von Ausnahmen abgesehen, keine Erkrankung, die aus sich selbst heraus entsteht, sondern zumeist die **Folge** einer **Grunderkrankung**, die als wesentliches Symptom eine **Vermehrung des Residualvolumens** zeigt, also einen Rückstau an Atemluft, die nicht mehr abgeatmet werden kann und durch den Überdruck im Bereich der **Alveolen** zu deren **Zerstörung** führt (➤ Abb. 4.25).

Primäres Emphysem

Primäre Emphyseme ohne Atemwegsobstruktion entstehen aufgrund angeborener Mangelzustände. Das wichtigste Beispiel bietet der **α₁-Antitrypsin-Mangel**, bei dem die Alveolarsepten zugrunde gehen und es zusätzlich begleitend zur Leberzirrhose kommt. Die Häufigkeit der angeborenen Störung liegt bei 1/2.000 Personen.

Antitrypsin gehört zu den sog. **Akute-Phase-Proteinen**. Es dient u.a. in Lunge und Leber als **Proteasehemmer**, wodurch eine **Selbst-**

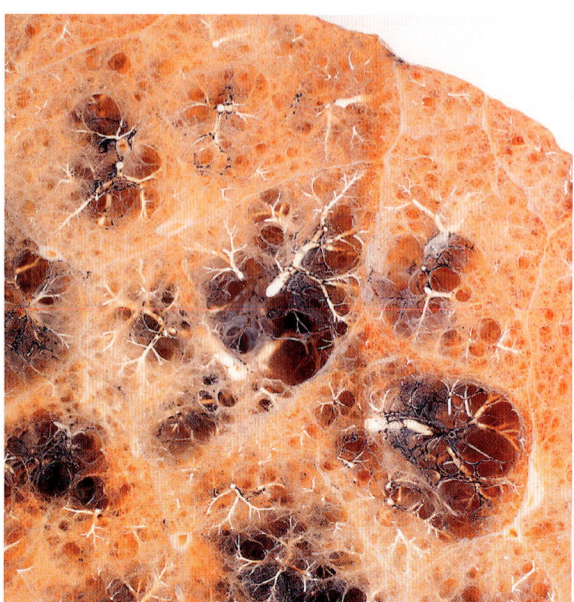

Abb. 4.25 Lungenemphysem. [E437]

andauung von Strukturen durch eiweißspaltende Enzyme, wie sie u.a. aus phagozytierenden Granulozyten entstehen, **verhindert** wird. Ein Fehlen dieses Schutzfaktors führt zur allmählichen Zerstörung des Gewebes.

Sekundäres Emphysem

Im Vordergrund der Grunderkrankungen steht die **chronische Bronchitis** v.a. in ihrer Form der chronisch **obstruktiven** Bronchitis (COPD), bei der die Verlegung der kleinen Atemwege überwiegend zur Behinderung der Exspiration führt. Da das **Rauchen** die Hauptursache der chronischen Bronchitis darstellt, ist es gleichzeitig die wesentliche Ursache des Lungenemphysems. Denselben Mechanismus weist das chronische **Asthma bronchiale** auf, das deswegen gesetzmäßig in ein Emphysem mündet. Die **zystische Fibrose** (Mukoviszidose) mit ihrem zähen Sekret und den entstehenden Bronchiektasen oder **Bronchiektasen** anderer Ursache führen über die chronische Entzündung und den Sekretstau ebenfalls zu einer Behinderung der Exspiration und dadurch zur Emphysembildung.

Umschriebene Emphyseme entstehen aus umschriebenen Stenosen im Bereich einzelner Bronchien, z.B. nach einer **Fremdkörperaspiration**, bei der der Fremdkörper im Bereich eines Bronchus nur noch einen minimalen Luftdurchlass gewährt. Auch **Verziehungen** im Gewebe der Lunge durch **Operationen** oder aufgrund einer ausgeprägten **BWS-Kyphoskoliose** führen zu umschriebenen Emphysemen. Dies gilt z.B. für einen fortgeschrittenen Morbus Bechterew (➤ Fach Bewegungsapparat).

> **MERKE**
> Ein **mäßiges** Emphysem ist im **hohen Alter physiologisch** und normal.

Formen

Man unterscheidet nach den sich ausbildenden Gewebezerstörungen verschiedene Formen des Emphysems, aus denen durchaus

4.15 Lungenemphysem

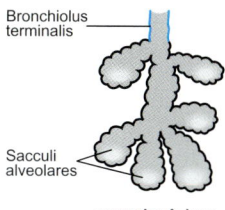
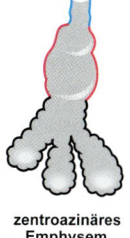
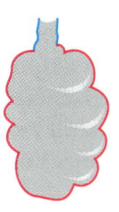
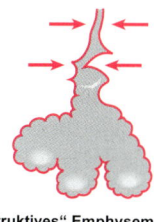

normaler Azinus | zentroazinäres Emphysem | panazinäres Emphysem | „obstruktives" Emphysem bei exspiratorischem Atemwegskollaps

Abb. 4.26 Formen des Emphysems. [R132]

auch unterschiedliche Folgen abgeleitet werden können. Abgesehen von einzelnen Sonderformen stehen dabei v.a. zwei Möglichkeiten der Gewebezerstörungen im Vordergrund (➤ Abb. 4.26):

- **Zentrilobuläres** (zentroazinäres) **Emphysem**: Die Zerstörung der Alveolen und ihrer Septen findet sich überwiegend im Bereich der Bronchioli respiratorii und der sich direkt anschließenden zentralen Lungenanteile. Ursache ist die Stenosierung der Atemwege bei der COPD und beim Asthmapatienten, sodass der überwiegende Druck, der durch die mangelhafte Exspiration aufgebaut wird, im Gewebe direkt distal der Bronchioli terminales zum Tragen kommt. Die sichtbaren Folgen resultieren in diesen Fällen weniger aus der Zerstörung des Lungengewebes, sondern mehr aus dem **Sauerstoffmangel**, der sich aus der **Atemwegsobstruktion** ableitet. Es kommt also frühzeitig zur **Zyanose**, zu **Hyperkapnie** und **Polyglobulie**. Die Patienten werden wegen ihrer lividen Hautverfärbung als **Blue bloater** (to bloat = anschwellen) bezeichnet (➤ Abb. 4.27).

- **Panlobuläres** (panazinäres) **Emphysem**: Bei dieser Form kommt es zur weitgehend gleichmäßigen Emphysemblasenbildung in sämtlichen Lungenanteilen. Als ursächliches Paradebeispiel für diese Form der Gewebezerstörung kann der angeborene **α₁-Antitrypsin-Mangel** gelten, der sich in sämtlichen Lungenanteilen bemerkbar machen muss. Die Lunge bietet wie alle Organe **reichliche Reserven**, sodass ein mildes Emphysem keine sichtbaren Folgen zeigt. Bei dieser Form entstehen also über lange Jahre weder Zyanose noch Hyperkapnie oder Polyglobulie. Allerdings entwickelt sich bei fortschreitender Zerstörung des Lungengewebes eine **ausgeprägte Belastungsdyspnoe**, weshalb die Betroffenen als **Pink puffer** („rosa Schnaufer") charakterisiert werden (➤ Abb. 4.28).

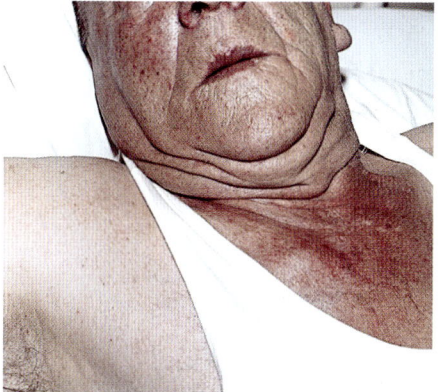

Abb. 4.27 Blue bloater. [R168]

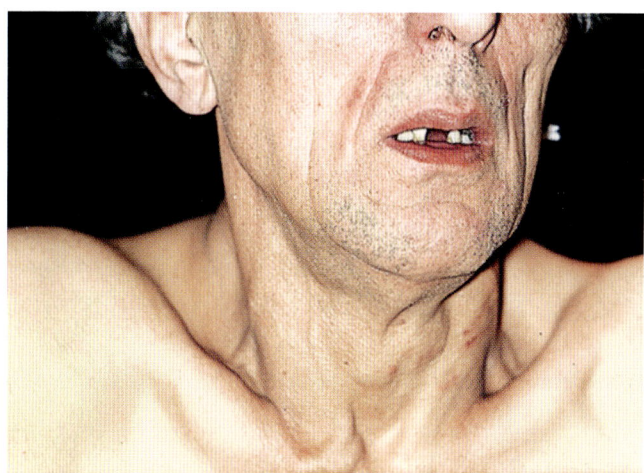

Abb. 4.28 Pink puffer. [R168]

Symptomatik

In fortgeschrittenen Fällen entstehen über eine **Belastungsdyspnoe** schließlich **Ruhedyspnoe**, **Zyanose** und **Trommelschlägelfinger**. Mit dem Zugrundegehen der Alveolen atrophieren auch die zugehörigen Gefäße. Der abnehmende Gefäßquerschnitt führt zur Widerstandserhöhung für den rechten Ventrikel und im Verein mit der entstehenden Hypervolämie (infolge der peripheren Mangelsituation) zur **pulmonalen Hypertonie** und zum **Cor pulmonale**, letztendlich zum **Rechtsherzversagen**. Der Thorax ist **fassförmig** aufgetrieben – bei tief stehendem Zwerchfell. Die **Rippen** stehen **hoch** und entsprechend **weit auseinander**.

Komplikationen

Eine mögliche Komplikation des Lungenemphysems besteht im **Platzen** einer **Emphysemblase**. Hat diese Blase Kontakt zur Pleura, entsteht ein **Pneumothorax**. Diese Gefahr ist durchaus real, denn das Lungengewebe reicht bis zur Pleura visceralis.

Diagnostik

Die Diagnose wird aus der vermehrten Strahlendurchlässigkeit im **Röntgenbild** gestellt. In der Auskultation ist das **Atemgeräusch abgeschwächt**, weil das belüftete Lungengewebe deutlich abgenommen hat. **Bronchophonie** und **Stimmfremitus** sind **vermindert**, der **Klopfschall hypersonor**. **Atemverschieblichkeit** und **FEV$_1$** sind **vermindert** oder **aufgehoben**. Der Bereich der **absoluten Herzdämpfung** ist perkutorisch **verkleinert**, weil sich retrosternal zusätzliche Lungenanteile zwischen Thoraxwand und laterale Anteile des Herzens geschoben haben. Im Blut findet sich eine **Polyglobulie**.

Therapie

Die Therapie umfasst **Atemgymnastik** und **Sauerstoffgabe** nach Bedarf, die Ausschaltung der erkannten Ursachen wie Zigarettenrauch oder die Inhalation von Stäuben und die Behandlung der Grunderkrankung (Bronchitis, Asthma), dient also ausschließlich der **Vorbeugung einer Verschlimmerung**. Das Emphysem selbst ist **irreversibel** und kann **nicht** behandelt werden.

Zusammenfassung

Lungenemphysem

Irreversible Zerstörung von Lungengewebe mit der Bildung von Emphysemblasen

Ursachen
- Rückstau bei Atemwegsobstruktionen (COPD, Asthma bronchiale, zystische Fibrose)
- Mangel an α$_1$-Antitrypsin
- Fremdkörper
- mildes Emphysem im Alter

Folgen
- Dyspnoe
- Zyanose
- Polyglobulie
- pulmonale Hypertonie mit Cor pulmonale

Diagnostik
- Fassthorax
- abgeschwächtes Atemgeräusch, hypersonorer Klopfschall, geringe Atemverschieblichkeit
- FEV$_1$ verringert
- Röntgenbild

Therapie
- Behandlung der Ursache, um ein Fortschreiten zu verhindern
- Atemgymnastik
- Sauerstoff bei Bedarf

4.16 Atelektase

Als Atelektase bezeichnet man die umschriebene **Minderbelüftung** von Lungengewebe. Im Bereich der Atelektase **kollabieren die Alveolen**, die Alveolarsepten liegen direkt aneinander. Entsprechend trägt dieser Bereich nicht mehr zur Atmung bei. In der Folge **sistiert** im betroffenen Lungenanteil auch die **Durchblutung**.

> **MERKE**
>
> Lungengewebe, das nicht mehr belüftet wird, wird zunehmend weniger durchblutet und schließlich von der Blutzufuhr abgeschnitten. In Lungenanteilen, die nicht mehr durchblutet werden, kollabieren die Alveolen. Immer entsteht im Ergebnis eine **narbige Fibrosierung**.

Krankheitsentstehung

Man unterscheidet zwischen primären und sekundären Atelektasen:

- Die **primäre** entsteht v.a. beim Kind unter der Geburt, wenn durch einen akuten Sauerstoffmangel (z.B. Nabelschnurumschlingung) Fruchtwasser aspiriert wird, sodass die noch luftleere Lunge gar nicht zur Entfaltung gelangen kann.
- Die **sekundäre** Atelektase einer ganzen Lungenseite entsteht beim **vollständigen Pneumothorax**, bei dem dieser Lungenflügel faustgroß und luftleer am Hilus hängt. **Umschriebene** sekundäre Atelektasen entstehen z.B. bei einem voluminösen **Pleuraerguss**, bei dem die Flüssigkeit das angrenzende Lungengewebe zusammenquetscht (**Kompressionsatelektase**) oder nach einer **Lungenembolie**, bei der im nicht mehr durchbluteten Gewebe auch die Alveolen kollabieren. Bei der **Obstruktionsatelektase** wird ein Lungenanteil durch **Kompression** (Tumor, massive Herzvergrößerung z.B. bei Globalinsuffizienz) oder **Verschluss** (Fremdkörper) eines Bronchus nicht mehr belüftet. Die Residualluft wird in diesem Bereich resorbiert, die Alveolen kollabieren. Auch eine massive **Schleimvermehrung** u.a. bei der zystischen Fibrose mit vollständiger Verlegung einzelner Bronchien kann zu Atelektasen führen.

Längere Zeit bestehende Atelektasen werden zunehmend von der **Blutzufuhr abgeschnitten**. Die kollabierten Alveolen wandeln sich **bindegewebig-narbig** um. In diesem Zustand ist das atelektatische Gewebe nicht mehr zur Entfaltung zu bringen; die Erkrankung ist **irreversibel**. Es ist deshalb wichtig, die Ursache einer akut entstandenen Atelektase möglichst schnell zu beseitigen, indem z.B. stenosierende Fremdkörper, Pneumothorax, Pleuraerguss oder Embolus beseitigt werden.

Symptomatik

Die Folgen für den Patienten entsprechen in etwa dem Emphysem: Kleinere Atelektasen bleiben unbemerkt; ausgedehnte Bezirke führen zu **Dyspnoe** und eventuell zu **Zyanose**, **Trommelschlägelfingern**, **Uhrglasnägeln**, **Polyglobulie**, **pulmonalem Hochdruck** und **Cor pulmonale**.

Diagnostik

Die Diagnose der Atelektase erfolgt **radiologisch**, wobei die Verdichtungen bzw. Vernarbungen erkennbar werden. Wegweisend sind das umschrieben **fehlende Atemgeräusch** sowie der **gedämpfte Klopfschall**, sofern sie nicht akut durch einen Pneumothorax verursacht wurde.

Therapie

Für die Therapie gilt das, was letztendlich für jeden Umbau von Lungengewebe zu gelten hat: Man kann versuchen, den weiteren Fortgang aufzuhalten. Die Veränderungen selbst sind **irreversibel**.

Zusammenfassung

Atelektase

Umschriebene Minderbelüftung von Lungenanteilen durch Kollabieren der Alveolen mit nachfolgender Fibrosierung

Ursachen
- primär: Fruchtwasseraspiration des Neugeborenen
- sekundär: Pneumothorax, Pleuraerguss, Kompression durch massive Herzvergrößerung oder Tumor, Lungenembolie, Fremdkörperaspiration, vollständige Schleimverlegung der Atemwege z.B. bei zystischer Fibrose

Symptome
- Dyspnoe
- Zyanose
- Polyglobulie
- pulmonale Hypertonie mit Cor pulmonale

Diagnostik
- abgeschwächtes Atemgeräusch, gedämpfter Klopfschall, geringe Atemverschieblichkeit
- FEV_1 vermindert
- Verdichtungen im Röntgenbild

Therapie
- Behandlung der Ursache, um ein Fortschreiten zu verhindern
- Atemgymnastik
- Sauerstoff bei Bedarf

4.17 Lungenfibrose

Die Lungenfibrose bezeichnet den bindegewebigen und narbigen **Umbau des Lungengerüstes**, also des Gewebes zwischen den Alveolen bzw. zwischen Alveolen und Kapillaren. Dieses Bindegewebe ist physiologischerweise sehr dünn, um den Austausch der Atemgase möglichst wenig zu behindern. Nimmt dieses Gewebe an Dicke und Konsistenz zu, ist je nach Ausprägung die **Diffusion von Sauerstoff behindert**, während Kohlendioxid aufgrund seiner besonders guten Diffusionsfähigkeit erst in weit fortgeschrittenen Stadien betroffen ist. Die Folge dieses unterschiedlich guten Diffusionsverhaltens ist ein zunehmender **Sauerstoffmangel** bei normalen oder, bedingt durch die vertiefte Atmung, **leicht erniedrigten CO_2-Spiegeln** des Blutes.

Krankheitsentstehung

Die Lungenfibrose beginnt in den meisten Fällen mit einer Entzündung im Bereich der Alveolen (**Alveolitis**), an der zunächst überwiegend die **Alveolarmakrophagen** beteiligt sind. Deren Phagozytose von Fremdantigenen, Immunkomplexen oder geschädigtem Gewebe lockt über chemotaktische Stoffe die weiteren Komponenten des Immunsystems herbei. Entzündliches Exsudat aus den Kapillaren sammelt sich in Interstitium und eventuell auch Alveolen. Die **chronische Alveolitis** führt schließlich zur Bindegewebsvermehrung (Fibrosierung) und -verfestigung. Die herdförmigen **Fibrosierungen** bedingen Verziehungen auch im Bereich nicht direkt betroffenen Lungengewebes sowie eine **Minderung der Durchblutung**. Ein Teil der Alveolen geht zugrunde.

Nicht so selten findet man für die fortschreitende Alveolitis mit Übergang in eine Lungenfibrose **keine Ursache** (sog. **idiopathische Fibrose**). In einem Teil dieser Fälle lassen sich Hepatitis-C-Antikörper auch bei Patienten nachweisen, bei denen keine Hepatitis C bekannt ist. Für die ursächlich erkennbare Ausbildung einer Lungenfibrose sind inzwischen etwa 180 verschiedene Krankheiten bekannt. Zusammengefasst gibt es **3 wesentliche Ursachen** sowie einzelne Sonderformen, die sich nicht einordnen lassen:
- chronische Inhalation von Stäuben, zumeist am Arbeitsplatz
- Beteiligung der Lunge bei systemischen Erkrankungen (v.a. **Kollagenosen**) wie **Lupus erythematodes**, **Sklerodermie**, **Sarkoidose** oder auch einer **chronische Polyarthritis**
- Umbau des Lungengewebes aufgrund eines chronischen Rückstaus vor dem linken Herzen, also bei **Mitralstenose** oder **-insuffizienz** sowie fortgeschrittener **Linksherzinsuffizienz**.

Sonderformen sind:
- radioaktive Strahlung
- ARDS (Schocklunge)
- Fibrosierungen durch rezidivierende Lungenembolien

Inhalation von Stäuben

Ganz allgemein wird eine Erkrankung der Lunge aufgrund inhalierter Stäube als **Pneumokoniose** bezeichnet. Zu den Pneumokoniosen gehören:
- **Silikose:** Inhalation von Kieselsäure (Siliciumdioxid SiO_2)
- **Asbestose:** Inhalation von Asbestfasern (Silikate)
- **Farmerlunge:** inhalierte Pilzsporen aus verschimmeltem Getreide (➤ Abb. 4.29)
- **Vogelzüchterlunge:** inhalierter Vogelkot
- **inhalierte Chemikalien und Stäube:** Fibrose durch
  - **Berylliumstaub** aus der Herstellung von Keramik
  - **Cadmiumstaub** beim Schweißen und aus der Batterieherstellung
  - **Antimonstaub** aus der Herstellung von Glas, Kunststoffen, Akkus
  - **Bariumstaub** von Katalysatoren
  - **Eisenstaub**
  - **Kohlenstaub** aus Bergbau
  - **Steinstaub** aus Steinbrüchen oder vom Tunnelbau

Staubteilchen, die größer als 10 µm sind, gelangen nicht bis zu den kleinen Bronchien oder gar Alveolen, sondern werden bereits in den oberen Atemwegen absorbiert, zumeist in der Nasenschleimhaut. Hierhin gehören auch die meisten Pollen oder vom Wind verwehte Stäube. Auch Teilchen mit einer Größe zwischen etwa 2,5 µm und 10 µm erreichen nur die größeren oder kleineren Bronchien und werden dort abgelagert, sodass auch aus solchen Stäuben keine Fibrosierungen von Lungengewebe entstehen. Erst Stäube mit einer **Teilchengröße** von

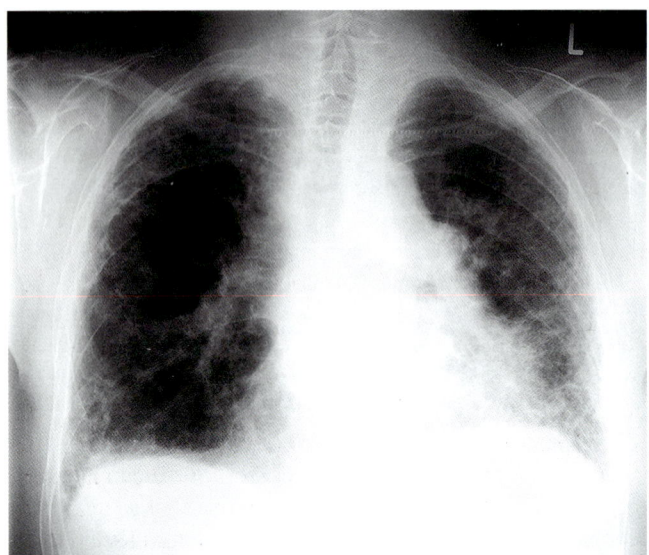

Abb. 4.29 Infiltrate beidseits bei der Farmerlunge. [R132]

weniger als 2,5 µm erreichen die letzten Aufzweigungen der Bronchiolen und die Alveolen und können hier zu Veränderungen führen. Dabei ist die Art der entstehenden Entzündungen uneinheitlich. Zum Beispiel sind die Veränderungen bei der Farmer- oder Vogelzüchterlunge als **allergische Alveolitis** vom **Typ III** aufzufassen.

Kollagenosen
Systemische Kollagenosen wie der **systemische Lupus erythematodes** (SLE), die **chronische Polyarthritis** (cP), **Sklerodermie** oder **Dermatomyositis** führen in einem Teil der Fälle zur Lungenfibrose. Diese kann auch beim **Morbus Bechterew** auftreten, wobei sich hier noch die mechanische Verziehung der Lungenanteile im Gefolge der BWS-Kyphosierung dazuaddiert.

Linksherzinsuffizienz
Die Lungenfibrose entsteht aus dem chronischen **Lungenödem**, das **organisiert** wird und deshalb dieselben Umbauvorgänge mit Fibrosierung zeigt.

Symptomatik

Jede Lungenfibrose führt zu **Reizhusten** und in fortgeschrittenen Stadien zum peripheren Sauerstoffmangel mit **Dyspnoe, Zyanose, Trommelschlägelfingern** und **Uhrglasnägeln** sowie zur **Polyglobulie**. Aufgrund der Durchblutungsminderung mit Verkleinerung der Gefäß-Querschnittsfläche und entsprechendem Anstieg des pulmonalen Druckes entwickelt sich eine **pulmonale Hypertonie** mit **Rechtsherzhypertrophie** und **-insuffizienz (Cor pulmonale)**. In der Folge des schlechten Allgemeinzustands kommt es häufig auch zum **Gewichtsverlust**.

Diagnostik

Die Diagnose einer Lungenfibrose ergibt sich aus **Anamnese, Symptomen, Untersuchung** und **Röntgenbefund** bzw. **CT**.

In unklaren Fällen, bei denen sich aus der Anamnese keine spezifischen Hinweise auf eine Ursache erkennen lassen, wird man um eine **Biopsie** (Gewebeentnahme) nicht herumkommen. Diese erfolgt versuchsweise anlässlich einer Bronchoskopie oder, wenn dies nicht weiterhilft, in der Form einer offenen Lungenbiopsie.

Die körperliche Untersuchung entspricht weitgehend dem Lungenemphysem und lässt sich von diesem hauptsächlich über die **Perkussion** durch den unterschiedlichen Luftgehalt abgrenzen. Dementsprechend ist der Thorax bei Fibrosierungen nicht aufgetrieben, sondern unauffällig, die **Zwerchfellgrenzen** stehen eher **hoch** als tief. Weitere Untersuchungsbefunde sind:

- abgeschwächtes Atemgeräusch
- gedämpfter Klopfschall
- verminderte Bronchophonie und Stimmfremitus
- eingeschränkte Atemverschieblichkeit, FEV_1 und Vitalkapazität

Therapie

Therapeutisch kann man, abgesehen von **Atemgymnastik**, nicht sehr viel mehr unternehmen als den Versuch, den Prozess zu stoppen – bei entzündlichen Erkrankungen z.B. mit **Glukokortikoiden**. Die Fibrosierung selbst ist **irreversibel**.

4.17.1 Silikose

Es handelt sich bei der Silikose (= **Quarzstaublunge**) um eine Erkrankung durch eingeatmete **Siliciumverbindungen**, aber nicht als Silikat wie bei der Asbestose, sondern in der Form von kristallinem **Quarzsand** bzw. **Kieselsäure** (= Siliciumdioxid [SiO_2]). Die Silikose ist die **häufigste Form** einer Pneumokoniose.

Die hauptsächlichen Gefährdungen entstehen im Bergbau, in Schleifereien, Gesteinsmühlen und bei Sandstrahlern oder Tunnelarbeitern. Im Gegensatz zur Asbestose beginnt die Silikose bereits nach einer umfangreicheren Exposition von Wochen oder wenigen Monaten und kann auch dann weiter fortschreiten, wenn die Staubexposition nicht mehr besteht. Bei **geringer Belastung** der Atemluft jedoch beginnt die Silikose ähnlich wie die Asbestose erst nach einem **Expositionszeitraum** von etwa **10–20 Jahren**.

Krankheitsentstehung und Symptomatik

Typische Veränderungen im interstitiellen Lungengewebe sind stetig wachsende **Knötchen** (Silikosegranulome, noduläre Fibrose) oder, bei Beimischung von Kohlenstaub, sogar **schwarze Knoten** (Anthrakosilikose), die im weiteren Verlauf zu einer generalisierten Fibrosierung und über die pulmonale Hypertonie schließlich zum **Cor pulmonale** führen. Eine Verkalkung der Hiluslymphknoten ist möglich.

Bösartige Tumoren entstehen im Gegensatz zur Asbestose nicht, jedoch kann sich auf dem Boden einer Silikose leichter eine **Tuberkulose entwickeln** bzw. eine schlummernde, inaktive Tbc **aktiviert werden.**

Symptome sind **Husten** und **Belastungsdyspnoe**, zuletzt **Ruhedyspnoe** und **Zyanose**.

4.17.2 Asbestose

Die Asbestose stellt eine **diffuse Lungenfibrose** auf dem Boden einer **langjährigen Inhalation** (mindestens 10 Jahre) von **Asbestfasern** dar. Asbest ist der Oberbegriff für verschiedene anorganische Materialien, die **Silikate** (zumeist als Mg- oder Calciumsilikat) enthalten.

Asbest wurde aufgrund seiner überragenden thermischen und elektrischen Isolationseigenschaften jahrzehntelang im Baugewerbe eingesetzt. Entsprechend erkrankten bevorzugt Menschen, die entweder bei der Asbestherstellung oder bei seiner Verarbeitung im Bereich von Heizungen, Rohrsystemen, feuerfesten Decken oder Wänden bzw. feuerfester Kleidung oder bspw. Kupplungs- und Bremssystemen beschäftigt waren. Auch Maler und Elektriker oder auch die Hausfrau, die die asbestverseuchte Kleidung ihres Mannes ausschüttelte und wusch, waren gefährdet. Schließlich erkrankten oftmals auch die umliegenden Anwohner von industriellen Asbestwerken.

Der hauptsächliche Mechanismus der Lungenfibrosierung resultiert daraus, dass die Makrophagen nach der Phagozytose der Asbestfasern zugrunde gehen, woraufhin die freigesetzten lysosomalen Enzyme zur Schädigung des interstitiellen Bindegewebes führen.

Symptomatik und Komplikationen

Die Symptome der Asbestose entsprechen denjenigen der Silikose (> 4.17.1) bzw. prinzipiell denen jeder Lungenfibrose. In ausgeprägten Fällen entwickelt sich ein **Cor pulmonale**.

Weitere mögliche und früher häufige Folgen einer langjährigen Asbestexposition sind **Lungenkarzinom** (nach 15–20 Jahren) und **Mesotheliom** (nach 20–25 Jahren), bei dem es sich um einen bösartigen, im Bereich der Pleura wachsenden Tumor handelt (> Abb. 4.30). Während man beim Lungenkarzinom häufig nicht entscheiden kann, ob Asbest oder andere Risikofaktoren wie das Rauchen zur Erkrankung geführt haben, hat das Mesotheliom mit dem Rauchen nichts zu tun.

> **MERKE**
> Einfuhr und Verarbeitung von Asbest sind in Deutschland seit 1993 verboten. Ein (geringes) Gefährdungspotenzial entsteht heute nur noch bei Abbruch- oder Sanierungsarbeiten von Gebäuden bzw. in Gebäuden mit maroder Bausubstanz.

Zusammenfassung

Lungenfibrose
Vermehrung des bindegewebigen Lungengerüsts mit narbigem Umbau

Ursachen
- Pneumokoniosen, Silikose als häufigste Form
- Beteiligung der Lunge bei systemischen, meist autoimmunen Erkrankungen (z.B. chronische Polyarthritis, Kollagenosen)
- chronisches Lungenödem bei Stau vor dem linken Herzen
- Sonderformen (nach ARDS oder Strahlenbelastung, rezidivierende Embolien)
- idiopathisch

Symptome
- Reizhusten
- Dyspnoe
- Zyanose
- Trommelschlägelfinger und Uhrglasnägel
- Gewichtsverlust
- je nach Ursache Fieber

Folgen
- pulmonale Hypertonie, Cor pulmonale

Diagnostik
- abgeschwächtes Atemgeräusch, gedämpfter Klopfschall, eingeschränkte Atemverschieblichkeit und Atemvolumina
- Verschattungen im Röntgenbild, je nach Ursache evtl. verdickte oder verkalkte Hiluslymphknoten
- bei unklarer Ursache Biopsie von Lungengewebe

Therapie
- Atemgymnastik
- Ausschaltung der verursachenden Noxen
- Behandlung entzündlicher Ursachen z.B. mit Glukokortikoiden

4.18 Lungenembolie

Die Lungenembolie ist eine häufige Erkrankung, die in bis zu 10% der Fälle zum Tode führt. In den letzten Jahren ist allerdings ein stetiger Rückgang zu verzeichnen, weil die medikamentöse Prophylaxe durch neue Präparate einfacher wurde und z.B. bei Immobilisierung oder postoperativ sehr konsequent eingesetzt wird. Man rechnet in Deutschland derzeit mit knapp 10.000 Todesfällen/Jahr, bei etwa 100.000 erkannten Embolien. Die Dunkelziffer ist allerdings recht hoch, weil schätzungsweise die Hälfte aller Fälle gar nicht diagnostiziert wird.

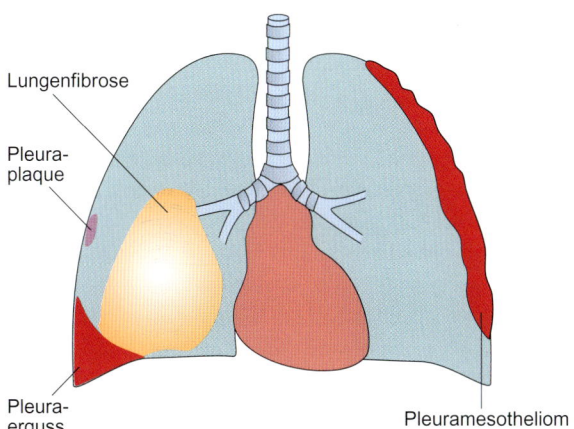

Abb. 4.30 Mögliche Befunde bei Asbestose. [L157]

Krankheitsentstehung

Der **Embolus** besteht in der Regel aus einem **Blutgerinnsel** (Thromboembolus), nur sehr selten aus **Luft** oder **Fett**. Überwiegend stammt er aus einer tiefen, venösen Thrombose (**Phlebothrombose**) der **Beine** oder des **Beckens** (selten aus dem Einflussgebiet der V. cava superior), wo er sich losreißt und über das **rechte Herz** in die **Lunge** geschwemmt wird.

Frischoperierte und **Gebärende** direkt nach der Entbindung sind **besonders gefährdet**, wobei hier neben der **Stase des Blutes** auch **hormonelle Veränderungen** bzw. **Gerinnungsstörungen** eine wesentliche Rolle spielen. Häufig entstehen Embolien bei **Bettlägerigen** oder im Rahmen von **Ruhigstellungen** einer Extremität nach Verletzung bzw. Fraktur. Auch **stundenlanges Stillsitzen** mit angewinkelten Beinen, evtl. unter Abdrücken der V. poplitea in der Kniekehle, stellen eine Gefährdung dar. Nicht so selten kommt es z.B. bei längeren Flugzeugreisen (sog. **Touristenklasse-Syndrom**) mit zusätzlichem Flüssigkeitsmangel oder auch im Rahmen des häuslichen Großputzes in längerer Hockstellung zur Embolie. Schließlich gibt es auch den „umgekehrten" Fall, bei dem sportliche Betätigung unter starkem Schwitzen und resultierender **Eindickung des Blutes** zur Thrombosierung führt.

Zu beachten ist, dass ein flimmernder linker Vorhof einen sich bildenden Embolus über den linken Ventrikel in die Arterien des Körperkreislaufs entlässt (→ Schlaganfall, pAVK). Allerdings besteht bei einem ausreichend großen **Vorhofseptumdefekt** auch die seltene Möglichkeit, dass der Thrombus über die rechte Herzseite zur Lunge gelangt. Dies gilt entsprechend auch bei einem **Ventrikelseptumdefekt**.

Die **Pille** führt zu einem 4-fach erhöhten Risiko für die Entstehung von Thromben, wobei dies allerdings relativiert werden muss: Ohne Einnahme der Pille bleiben 99,99% der Frauen von einer Thrombenbildung verschont, unter Einnahme der Pille „nur noch" 99,98%. Das Risiko ist also genau genommen gar nicht der Rede wert – v.a. im Hinblick auf die weit größere Gefährdung bei einer nachfolgenden Schwangerschaft bzw. im Wochenbett.

Symptomatik

Entscheidend für die entstehende Symptomatik ist die **Größe des Embolus**. In 5–10% der Fälle ist er so groß, dass er die **A. pulmonalis** einer Seite **vollständig verschließt** und zu einem massiven Symptomenbild mit **retrosternalem Druck** und **Todesangst**, **Tachykardie**, **Tachypnoe**, **Dyspnoe** und **Zyanose** führt.

Regelrechte **Schmerzen** entstehen **nur** bei einem **Infarkt von Lungengewebe**. Da die Lunge jedoch über die Atemwege, und das peribronchiale Gewebe überwiegend aus der Aorta (oder der A. thoracica interna) mit Sauerstoff versorgt wird und nicht aus den Pulmonalarterien, kommt es nur relativ selten (in etwa 10% der Fälle) zu Lungeninfarkten und damit auch zu deutlichen Schmerzen.

In etwa einem Drittel der Fälle entsteht in der Folge eine Blutbeimengung zum Sputum (**Hämoptyse**), die durch den Blutaustritt ins Lungengewebe vor dem embolischen Hindernis zustande kommt. Allgemeine **Entzündungszeichen** (mäßiges Fieber, Leukozytose) sind **möglich**.

Der akute Rückstau des Blutes vor dem Hindernis führt zu einer **akuten Rechtsherzdilatation** und **-insuffizienz**. Außerdem fließt weniger Blut durch die Lunge zum linken Herzen, sodass sich peripher eine **Hypotonie**, evtl. auch ein **hypovolämischer Schock** entwickelt. Der Tod erfolgt allerdings in der Regel nicht im Schock, sondern am **akuten Rechtsherzversagen**.

Kleinere Emboli, die in der Peripherie einer Lungenseite stecken bleiben, verursachen **Engegefühl**, **Angst**, **Tachy-** und **Dyspnoe**, **Tachykardie** und **Hämoptyse**, evtl. aber auch in Folge der Ischämie zerebrale Symptome mit **Schwindel** bis hin zur **Synkope** (kurzdauernde Bewusstlosigkeit). Sehr häufig entsteht allerdings lediglich eine **akut einsetzende Dyspnoe**, für die man keine Erklärung findet, wenn man nicht an eine Embolie denkt und die Beine untersucht. Bei einem Patienten mit vorbestehender Herzschädigung kann auch ein kleinerer Embolus, der einem zuvor Gesunden nichts anhaben könnte, zum Herzversagen und damit zum Tode führen.

> **MERKE**
> Die **akute Dyspnoe** ist das häufigste, möglicherweise sogar einzige Symptom der Lungenembolie.
> **Rezidivierende Embolien** führen zu multiplen Atelektasen bzw. Fibrosierungen und damit früher oder später zur **pulmonalen Hypertonie**.

Diagnostik

Die Diagnostik einer akuten Lungenembolie ist nicht so ganz einfach, wie man aus der ungewöhnlich hohen Dunkelziffer ersehen kann (➤ Abb. 4.31). Die *Hinweis*diagnose ergibt sich aus **Dyspnoe** und **Tachykardie** – v.a. wenn an den Beinen der Hinweis auf eine **Phlebothrombose** besteht. Zusätzliche Symptome machen die Embolie wahrscheinlicher. Eine Phlebothrombose muss aber schon deswegen nicht unbedingt sichtbar werden, weil sich der ganze Thrombus losgerissen und als Embolus in die Lunge gespült worden sein kann, sodass nichts Erkennbares an den Beinen zurückbleibt. Dazu kommt, dass sich die Symptome der tiefen Beinvenenthrombose erst allmählich im Verlauf einiger Tage entwickeln, während die Ausschwemmung des Thrombus gerade in den ersten Stunden und Tagen nach seiner Entstehung besonders häufig ist.

Die *eigentliche* Diagnostik erfolgt **apparativ**, versuchsweise zunächst durch das **Röntgenbild**. Hier kann sich ein **Gefäßabbruch** zeigen oder ein **Pleuraerguss**, falls es zum Infarkt gekommen ist. Entstehende **Atelektasen** können eventuell erkannt werden, ebenso die Mehrdurchblutung der nicht betroffenen Lungenseite. Kleinere Emboli bzw. deren Folgen werden im Allgemeinen aber im Röntgenbild nicht erkannt.

Im **EKG** ergeben sich neben der Tachykardie Hinweise nur bei großen Embolien mit resultierender **Rechtsherzbelastung**. Typische Laborwerte gibt es nicht. **Eventuell** sieht man eine **Leukozytose** oder eine **Beschleunigung der BSG**.

Der **sicherste Nachweis** gelingt mittels der **Szintigraphie**, bei der geringe Mengen radioaktiv strahlenden Materials i.v. gespritzt werden. Durch eine Spezialkamera (Gammakamera) wird dann die Verteilung dieses Materials mit dem Blutstrom in der Lunge sichtbar gemacht. Diese ist üblicherweise homogen, zeigt aber nach einer Embolie eine dem betroffenen Bereich entsprechende **Aussparung**. Auch eine **Angiographie** kommt in Frage, ist aber aufwendiger in der Durchführung und mit größeren Risiken verbunden.

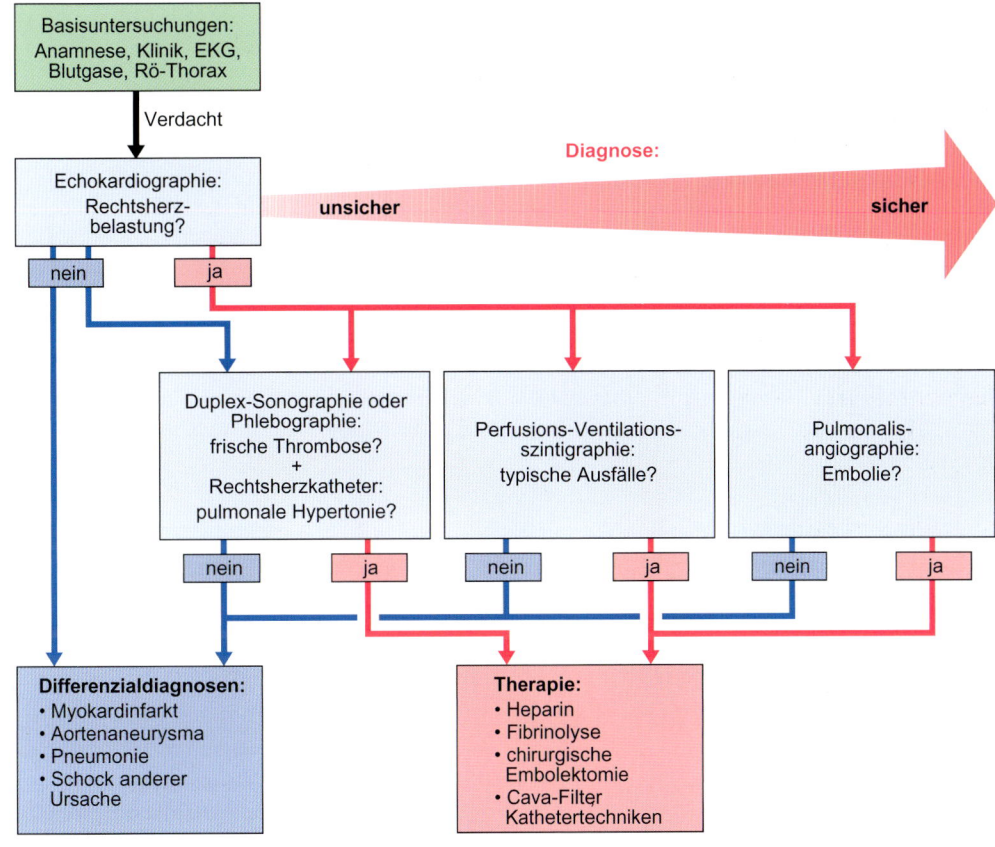

Abb. 4.31 Diagnostik der Lungenembolie. [R132]

Therapie

Die Therapie des **Notarztes** besteht in der i.v.-Gabe von **Heparin**, woran sich im Krankenhaus die weitere **Thrombolyse** mit Heparin oder Urokinase/Streptokinase/t-PA anschließt. Zur Entlastung des Herzens erfolgt die Lagerung mit **angehobenem Oberkörper** und herabhängenden Beinen. Bei Kontraindikationen gegenüber einer Lysetherapie versucht man, den Embolus chirurgisch oder über Katheter zu entfernen (➤ Abb. 3.32).

ACHTUNG

Entsprechend Herzinfarkt, Schlaganfall oder arteriellen peripheren Embolien sind **i.m.-Injektionen kontraindiziert**, weil die sich anschließende Thrombolyse zu unkontrollierbaren muskulären Einblutungen führen könnte.

Zusammenfassung

Lungenembolie

Meist Thromboembolus, der sich auf der venösen Seite des Körperkreislaufs gebildet und losgerissen hat – überwiegend aus Becken oder Beinen

Ursachen
- Stase des Blutes bei Immobilisation, Wochenbett, postoperativ
- Gerinnungsstörungen

Symptome
- akut einsetzende Dyspnoe, Tachypnoe
- Tachykardie
- thorakales Engegefühl oder Schmerzen
- Hämoptyse
- Blutdruckabfall
- evtl. Rhythmusstörungen und gestaute Halsvenen (akute Rechtsherzinsuffizienz)
- Schwindel oder Synkopen

Diagnostik
- gezielte Anamnese (Virchow-Trias, Symptome in Beinen oder Becken)
- Untersuchung der Beine
- Röntgen
- Szintigraphie
- Angiographie
- im EKG Rechtsherzbelastung

Differenzialdiagnosen
- Herzinfarkt, Perikarditis, Pneumothorax, Affektionen der BWS

Therapie
- Lagerung mit angehobenem Oberkörper
- Veständigung des Notarztes
- Heparin
- Sauerstoff
- in der Klinik Lysetherapie

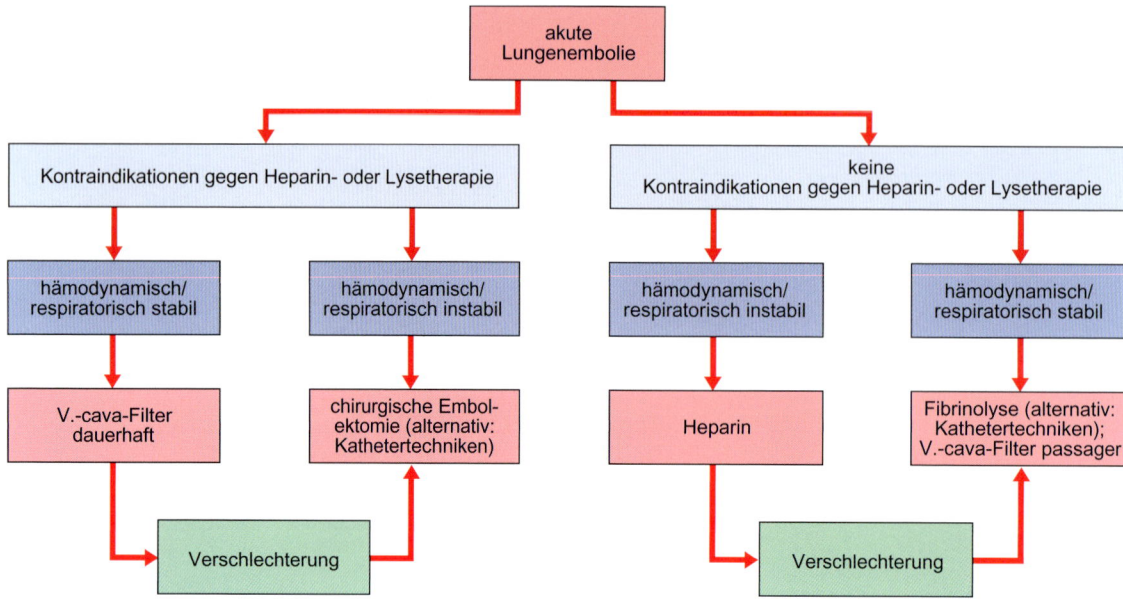

Abb. 4.32 Therapie der Lungenembolie. [R132]

4.19 Lungenödem

Krankheitsentstehung

Für periphere Ödeme gibt es zahlreiche mögliche Ursachen, die bis zum Eiweißmangel bei Leberzirrhose oder bei Malabsorption reichen. Die Mehrzahl dieser Ursachen kommt als Auslöser eines Lungenödems nicht in Frage. Der Grund hierfür liegt in den deutlich niedrigeren Drücken im Bereich der Lungenkapillaren.

Peripher beträgt der mittlere Perfusionsdruck am Beginn der Kapillaren etwa 30 mmHg und an deren Ende 12–15 mmHg. Der onkotische Druck des Eiweißes liegt mit etwa 20–25 mmHg gerade dazwischen. Aus diesem Grund hat eine deutliche Absenkung des onkotischen Druckes, z.B. auf 15 mmHg oder darunter, zur Folge, dass die Flüssigkeit, die am Beginn der kapillären Strecke ins Interstitium abgepresst wurde, an deren Ende nicht mehr rückresorbiert werden kann und im Interstitium verbleibt. Diese Flüssigkeit bedingt die Ausbildung von Ödemen, sofern ihr Volumen die Transportkapazität des Lymphsystems übersteigt.

In der **Lunge** sind die **Drücke** im kapillären Bereich **wesentlich niedriger**. Das Blut gelangt mit 20–25 mmHg in die Aa. pulmonales und weist im linken Vorhof noch einen Druck von etwa 5–8 mmHg auf. Im Bereich der **Kapillaren** kann man von einem Druck von etwa **10 mmHg** ausgehen, was dazu führt, dass noch **nicht einmal bei einer extremen Eiweißverarmung** die Möglichkeit für eine **Ödembildung** gegeben ist, sofern nicht zusätzlich ein Rückstau vor dem linken Herzen besteht.

> **HINWEIS PRÜFUNG**
> In schriftlichen Heilpraktikerprüfungen früherer Jahre wurde bei diesbezüglichen Fragen noch ein Kreuzchen erwartet. Man könnte seine Antwort deshalb von der Konstellation des Einzelfalls abhängig machen.

Als **wesentliche Ursachen** für die Entstehung eines Lungenödems bleiben nur zwei Möglichkeiten übrig:
- Ein **Stau** des Blutes vor dem **linken Herzen**. Die üblichen Ursachen für einen Rückstau sind die fortgeschrittene **Linksherzinsuffizienz**, die **Mitralstenose** und **Mitralinsuffizienz**.
- Eine **Entzündung** im Bereich von **Alveolen** bzw. **Lungeninterstitium** bzw. **Kapillaren**, wie sie z.B. bei einer **Lobärpneumonie**, im **Schock** (ARDS), bei **Pneumokoniosen** (Silikose, Asbestose) oder im Rahmen eines **allergischen Geschehens** gegeben sind.

Seltenere Ursachen für ein Lungenödem sind darüber hinaus:
- **Lungenembolie**
- Aufenthalt in großer Höhe (sog. **Höhenlungenödem**)
- **Urämie**
- Überdosis von **Narkotika**, **Morphin** oder **Heroin**
- inhalierte **toxische Substanzen** (z.B. Phosgen oder **Ozon**)
- zentralnervöse Störungen (**neurogenes Lungenödem**)

Ein (blutiges) Ödem lässt sich bei der Lungenembolie gut durch den Rückstau vor dem Embolus erklären. Bei der Urämie verursachen toxische Stoffwechselprodukte Kapillarwandschäden. Das **Höhenlungenödem**, das in großer Höhe (oberhalb 3.000 m) entstehen kann, ist schwieriger zu verstehen. Hier ergänzen sich der erniedrigte Alveolardruck und der erhöhte Perfusionsdruck in den Gefäßen, bedingt durch die Hypoxie in der Peripherie. Durch die Gegenregulation von Sympathikus und RAAS kommt es zu einem erheblichen Anstieg des Gesamtvolumens und des Herzminutenvolumens, wodurch der Perfusionsdruck auch in der Lunge ansteigen muss.

> **MERKE**
> Das Lungenödem ist definitionsgemäß **kein Ödem**. Die Linksherzinsuffizienz führt nicht zu Ödemen; sie führt zum Lungenödem.

Symptomatik

Ein mäßiges Lungenödem mit Flüssigkeitsansammlungen im schmalen interstitiellen Lungengerüst (= interstitielles Lungenödem) hat keine akuten Folgen, wenn man von einer milden Tachypnoe absieht. Ist der Rückstau vor dem linken Herzen aber derart ausgeprägt, dass die Alveolen und eventuell auch Bronchiolen und kleinen Bronchien (= **Stauungsbronchitis**) volllaufen, resultieren eine ausgeprägte **Dyspnoe**, **Tachypnoe**, **Orthopnoe** und **Tachykardie**. Die Patienten sind **unruhig** und **ängstlich**. Es besteht **Husten mit schaumigem Sputum**, das blutig tingiert sein kann (**Hämoptyse**). Eventuell kommt es zur (zentralen) **Zyanose**.

Wesentliche Ursache für Dyspnoe und Zyanose ist die Behinderung der Sauerstoffdiffusion aus dem alveolären Bereich in die Kapillaren. Zusätzlich ist die **Atemarbeit** für den Patienten **deutlich erschwert**, weil die Retraktionskraft der Lunge, die ansonsten ohne muskuläre Hilfe die Ausatmung besorgt, kaum noch vorhanden ist.

Diagnostik

Auskultatorisch bestehen **fein-** bis **mittelblasige**, **nicht klingende** feuchte **Rasselgeräusche**, bei milder Ausprägung eventuell nur **basal**. Der **Klopfschall** ist **gedämpft**. Im **Röntgenbild** erkennt man die flüssigkeitsgefüllte Lunge.

Therapie

Die wichtigste Maßnahme des Heilpraktikers besteht, nach der Verständigung des **Notarztes**, in der Lagerung des Patienten mit **aufrechtem Oberkörper** und **herabhängenden Beinen**, um ein Abfließen der Flüssigkeit zumindest aus den apikalen Bereichen der Lunge zu erreichen und um das Flüssigkeitsvolumen, das zum (überforderten) Herzen zurückströmt, zu verringern (sog. **unblutiger Aderlass**). Sofern **Sauerstoff** zur Hand ist, sollte er gegeben werden. Beispielsweise lässt sich das Höhenlungenödem allein durch Sauerstoffgabe erfolgreich behandeln, weil dadurch alle Mechanismen, die dazu geführt hatten, wegfallen.

Bei **ausreichend hohem Blutdruck** stellt **Nitroglyzerin** ein wertvolles Notfallmedikament dar, weil es durch sein sog. venöses Pooling die zirkulierende Blutmenge verringert. Entsprechendes gilt für Diuretika wie **Furosemid** (Lasix®). Beide Medikamente sind verschreibungspflichtig und deshalb dem Arzt vorbehalten.

Zusammenfassung

Lungenödem
Flüssigkeitsansammlung in Lungeninterstitium und Alveolen
Ursachen
- Stau vor dem linken Herzen
- Pneumonie, ARDS
- Alveolitis – z.B. bei Pneumokoniosen

Symptome
- Dyspnoe, Tachypnoe, evtl. Orthopnoe
- Tachykardie
- Husten mit schaumigem Sputum, evtl. Hämoptyse

Diagnostik
- je nach Ausprägung rasselnde Atmung des Patienten
- Auskultation: feuchte, feinblasige Rasselgeräusche
- Klopfschall gedämpft
- Röntgen

Therapie
- Verständigung des Notarztes
- Lagerung mit aufrechtem Oberkörper und hängenden Beinen
- Diuretika, Nitroglycerin, Sauerstoff

4.20 Bronchialkarzinom

Die Begriffe Bronchialkarzinom und Lungenkarzinom werden synonym gebraucht. Es handelt sich hierbei um einen der häufigsten bösartigen Tumoren in den westlichen Ländern (> Abb. 4.33). Bei **Männern** liegt er mit rund 35.000 Neuerkrankungen/Jahr (Stand 2010) hinter dem Prostatakarzinom in der Krebsstatistik an **2. Stelle**. Bei **Frauen** kam es im Jahre 2010 zu 17.000 Neuerkrankungen. Insgesamt belegt es in Deutschland hinter den Karzinomen von Dickdarm, Prostata und Mamma den **4. Platz**, hinsichtlich der **Letalität** sogar den **ersten**. Der Altersgipfel liegt zwischen dem 55. und 65. Lebensjahr.

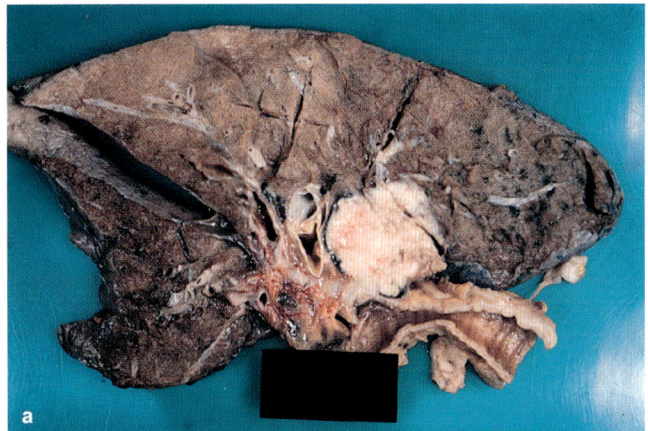
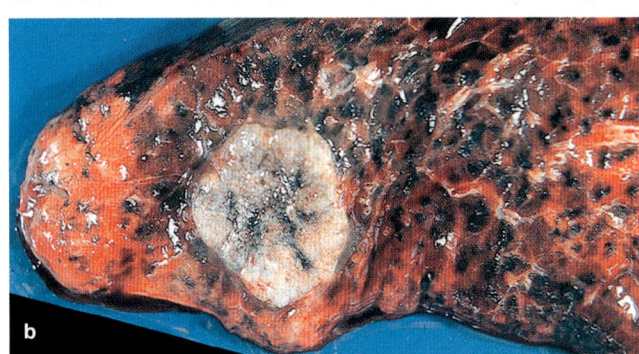

Abb. 4.33 Lungenkarzinome. [E437]

Ursachen (> Abb. 4.34)

Hauptursache ist das **Rauchen**, seltener auch die entsprechende Inhalation von **Teerprodukten** aus anderen Quellen. Weitere Ursachen sind eine langjährige Asbestexposition (**Asbestose**), Verbindungen aus **Nickel**, **Chrom** und **Arsen** sowie **Kohlenwasserstoffe** z.B. aus Autoabgasen. Manche Viren (HPV) scheinen genauso wie genetische Faktoren eine Rolle zu spielen. Inzwischen gilt das Einatmen von **Radon** (aus uranhaltigem Boden unter schlecht isolierten Häusern) mit geschätzten 3.000 Fällen/Jahr als zweithäufigste Ursache des Lungenkarzinoms. Insgesamt ist das Risiko auf dem Lande geringer als in den Städten.

Bei der Inhalation von Tabakrauch gelangen die kanzerogenen Stoffe in besonders hoher Konzentration in die Atemwege, doch bleiben dem sog. **Passivraucher** immer noch so viele Bestandteile, dass auch bei ihm das Krebsrisiko deutlich erhöht ist.

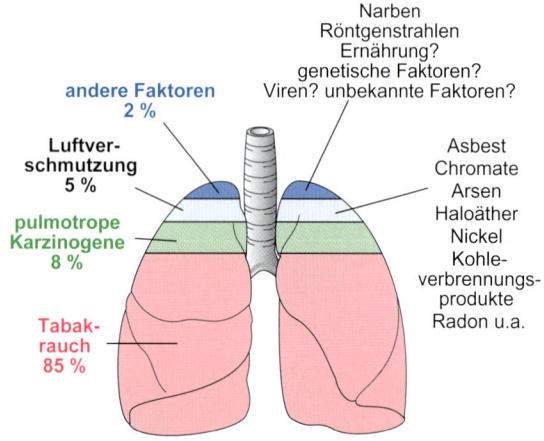

Abb. 4.34 Ursachen des Lungenkarzinoms (der Radon-Anteil ist nicht ausreichend gewürdigt). [R132]

Formen

Es gibt verschiedene Malignome der Lunge, wobei 4 Formen von größerer Bedeutung sind:
- Das **Plattenepithelkarzinom** ist die **häufigste** Variante.
- An 2. Stelle folgt das **kleinzellige Bronchialkarzinom**, das gleichzeitig das **schnellste Wachstum** und die **schlechteste Prognose** aufweist.
- Seltener entstehen das **großzellige Karzinom** und
- das **Adenokarzinom**.

Die Karzinome entwickeln sich aus dem Plattenepithel der Bronchialwand über Metaplasie und Carcinoma in situ (CIS). Die Zuordnung erfolgt durch den Pathologen, hat für die Heilpraktikerprüfung allerdings keine Bedeutung. Die Tumoren wachsen infiltrierend und destruierend (gewebezerstörend) in die benachbarten Strukturen von **Lunge**, **Pleura**, **Perikard** und **Mediastinum**. Die **Metastasierung** erfolgt in die regionären Lymphknoten (**Lungenhilus** und Mediastinum) sowie über den Blutweg v.a. in **Leber**, **Knochen**, **Nebennieren** und **Gehirn**.

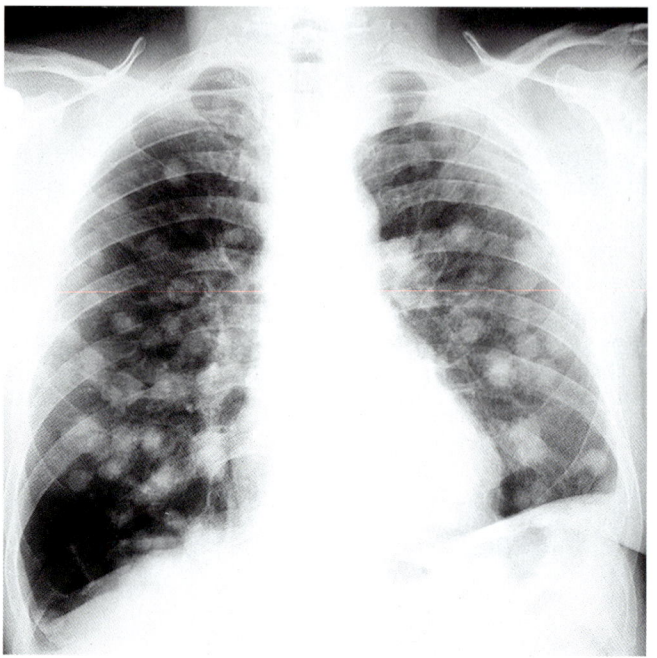

Abb. 4.35 Multiple Rundschatten (= Lungenmetastasen) im Röntgenbild. [R132]

Noch **häufiger** als **primäre** Karzinome findet man **Metastasen** in der Lunge (> Abb. 4.35). Da letztendlich das Blut sämtlicher Organe durch die Lunge strömt, kann der Primärtumor überall sitzen. Lediglich die unpaaren Bauchorgane streuen bevorzugt zunächst in die Leber, bevor dann sekundär auch die Lunge beteiligt sein kann:

Symptomatik (> Abb. 4.36)

Oft bestehen über längere Zeit **keinerlei Symptome** oder sonstigen Hinweise. *Wenn* sie entstehen, muss zwischen den üblichen Symptomen bösartiger Tumoren und den Symptomen aus dem lokalen Wachstum unterschieden werden:

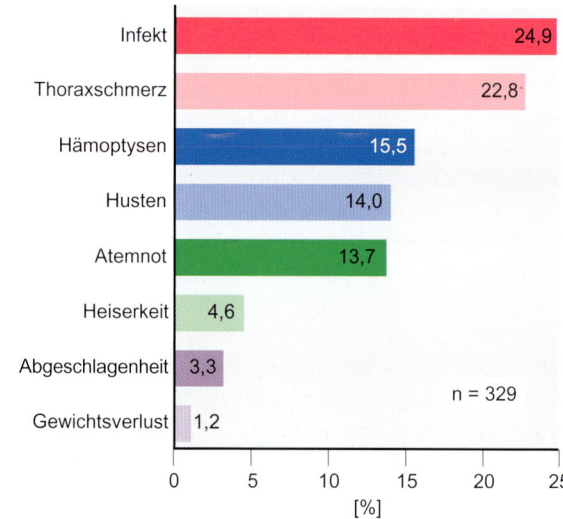

Abb. 4.36 Erstsymptome des Bronchialkarzinoms. [R132]

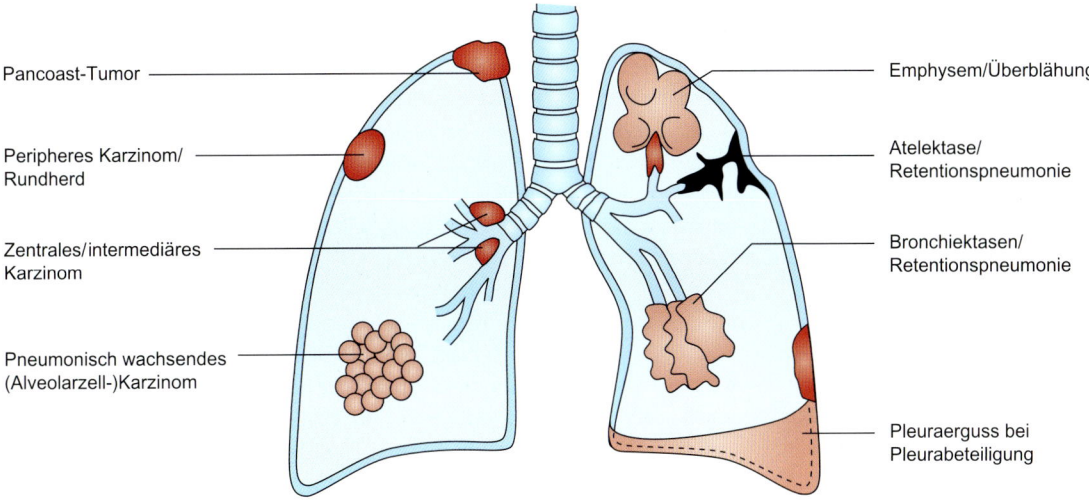

Abb. 4.37 Lokalisationen und Komplikationen des Lungenkarzinoms. [L106]

- **Allgemeinsymptome:**
  - Appetitlosigkeit
  - Gewichtsverlust
  - Abneigung gegen Fleisch
  - Müdigkeit und Schwäche („Leistungsknick")
  - evtl. subfebrile Temperaturen und/oder Nachtschweiß
- **spezifische Symptome** (> Abb. 4.37):
  - **chronischer Husten**, eventuell mit blutigem Sputum (**Hämoptyse**)
  - Brustschmerzen
  - Dyspnoe
  - Wächst der Tumor in die Pleura, ist eventuell ein **Pleuraerguss** mit seinen Folgen das erste Symptom.
  - Beim Verschluss eines Bronchus kommt es zu umschriebenen **Atelektasen**. Nicht so selten entsteht aus dem nekrotischen Karzinomgewebe eine **Bronchopneumonie**.
  - Auch ohne Bronchopneumonie stellen **rezidivierende Infekte** von Atemwegen und Lunge frühe Hinweiszeichen dar.
  - Vor allem die **kleinzelligen Bronchialkarzinome** produzieren manchmal Hormone oder hormonähnliche Substanzen, die systemische Wirkungen entfalten und eine Suche nach der Ursache veranlassen. Symptome, die nicht auf das lokale oder metastatische Wachstum maligner Tumoren zurückgeführt werden können, bezeichnet man als **paraneoplastische Symptome** oder **Syndrome** (> Fach Allgemeine Pathologie).

> **MERKE**
>
> Die **Kombination** aus Gewichtsverlust und Leistungsknick, subfebrilen Temperaturen, Nachtschweiß und anhaltendem Husten, evtl. mit blutigem Sputum, lässt im Wesentlichen nur die Diagnosen **Bronchialkarzinom** oder **Lungentuberkulose** (> Fach Infektionskrankheiten) zu. Andererseits ist beim Erwachsenen bereits ein isolierter, länger als 3 Wochen **anhaltender Husten** bis zum Beweis des Gegenteils verdächtig auf einen Keuchhusten (Rezidiv), eine Tuberkulose oder ein Bronchialkarzinom.

Pancoast-Tumor

Ein Karzinom der **Lungenspitze** wird als Pancoast-Tumor bezeichnet (> Abb. 4.37). Wenn er infiltrierend in die Nachbarschaft einwächst, entstehen oftmals als erste Symptome **Schmerzen in Schulter und Arm** (Befall des Plexus brachialis) oder das **Horner-Syndrom**. Dabei bilden sich durch Befall der sympathischen Halsganglien eine **Miosis** (Verengung der Pupille durch Lähmung des M. dilatator pupillae), **Ptosis** (Verengung der Lidspalte durch Lähmung des M. tarsalis) sowie ein (teilweise lediglich scheinbarer) **Enophthalmus** (Lähmung des M. orbitalis). Alle 3 Muskeln sind sympathisch innerviert.

Diagnostik

Die Diagnose des Lungenkarzinoms erfolgt durch **Röntgen** bzw. **CT** oder **Kernspin** sowie die **Bronchoskopie**, bei der man bei Tumoren, die nicht allzu weit in der Peripherie sitzen, Biopsien gewinnen kann. Im Röntgenbild sind die **regionären Lymphknoten** am Lungenhilus häufig **vergrößert**.

Die **Zytologie** aus **Sputum** gelingt nur in 10% der Fälle. Manchmal ist man gezwungen, über eine **Mediastinoskopie** oder eine kleine Thorakotomie (Eröffnung des knöchernen Thorax) Material des verdächtigen Befundes zu gewinnen, um überhaupt eine Diagnose stellen zu können.

Teilweise wird das Karzinom erst über seine **Metastasen** entdeckt, wenn z.B. eine **Spontanfraktur** von Wirbelkörper oder Oberschenkelknochen die Absiedelungen sichtbar macht.

Therapie

Eine aussichtsreiche Therapie existiert **nicht**. Bei Erstdiagnose noch operable Tumoren werden **operiert**, teilweise nach vorheriger **Bestrahlung**. Hier wird dann zumeist ein ganzer Lappen oder auch ein kompletter Lungenflügel entfernt. Etwa ⅔ aller Lungenkarzinome sind allerdings bei ihrer Erstdiagnose bereits metastasiert und

inoperabel und können lediglich palliativ (zur symptomatischen Erleichterung oder mäßigen Verlängerung des restlichen Lebens) **bestrahlt** oder durch **Chemotherapie** behandelt werden. Die 5-Jahres-Überlebenszeit liegt lediglich bei etwa 10% der Betroffenen.

Seit 2005 existiert für das **nicht-kleinzellige Bronchialkarzinom** eine Therapie in Form eines Hemmstoffes (Tarceva®), der das Enzym Tyrosinkinase blockiert, das einen Wachstumsfaktor (EGF) für die Krebszellen synthetisiert. Die Überlebenszeiten haben sich darunter erstmals verlängert – bei insgesamt sehr guter Verträglichkeit.

Zusammenfassung

Bronchialkarzinom

Ursachen
- Rauchen
- Radon
- Luftverschmutzung
- Asbest, Chrom, Nickel, Arsen, Schwermetalle
- genetische Faktoren
- evtl. HPV-Viren

Symptome
- chronifizierter Husten, Hämoptyse
- thorakale Schmerzen
- Dyspnoe
- Leistungsknick
- Horner-Syndrom (Miosis, Ptosis, Enophthalmus) → Pancoast-Tumor
- manchmal paraneoplastische Symptome (Produktion von hormonell aktiven oder weiteren Substanzen durch die Tumoren)

Diagnostik
- Röntgen, CT
- Bronchoskopie
- Sputum-Zytologie
- Biopsie

Therapie
- nach Möglichkeit Operation
- Bestrahlung
- Chemotherapie

4.21 Sarkoidose

Die Sarkoidose (= **Morbus Boeck** = Besnier-Boeck-Schaumann-Krankheit = **Lymphogranulomatosis benigna**) ist eine systemische Erkrankung und betrifft nahezu **sämtliche Organe** des Körpers. Sie wird an dieser Stelle besprochen, weil Symptome von Seiten der Lunge weit im Vordergrund stehen. Die Erkrankung ist mit 1 Fall auf etwa 2.000 Einwohner relativ häufig. **Frauen** sind etwas häufiger betroffen als Männer.

Krankheitsentstehung

Eine **Ursache** wurde bis heute **nicht gefunden**. Am wahrscheinlichsten ist ein infektiöses Agens (wahrscheinlich Bakterien).

Die Sarkoidose lässt sich am besten verstehen, wenn man einen Bezug zur Miliartuberkulose herstellt. Wie bei dieser finden sich in nahezu allen Organen **Granulome** (Knötchen) aus **Makrophagen**, von diesen abgeleiteten Epitheloidzellen und Riesenzellen in der Art der **Langhans-Riesenzellen** sowie einem äußeren Wall aus **T-Lymphozyten** (überwiegend T-Helferzellen und T-Killerzellen).

Entsprechende Granulome finden sich in ungezählten Organen auch beim **Typhus** (Typhome) oder bei der **Syphilis** (Syphilome), also entsprechend der **Tuberkulose** grundsätzlich bei bakteriellen Erkrankungen, bei denen Makrophagen Bakterien zwar phagozytiert haben, mit denen sie dann aber trotz Aktivierung nicht fertig werden, die sie also nicht lysieren können. Das Zentrum der **tuberkulösen Granulome** wird häufig nekrotisch und erinnert dann an krümeligen Käse. Man spricht deshalb bei der Tuberkulose von Käseherden und bei der Sarkoidose, um den Unterschied herauszustellen, von sog. **nicht-verkäsenden Granulomen**.

Symptomatik (➤ Abb. 4.38)

Die Sarkoidose kommt in einer akuten bzw. subakuten sowie in einer chronischen Form vor, wobei die chronische am häufigsten

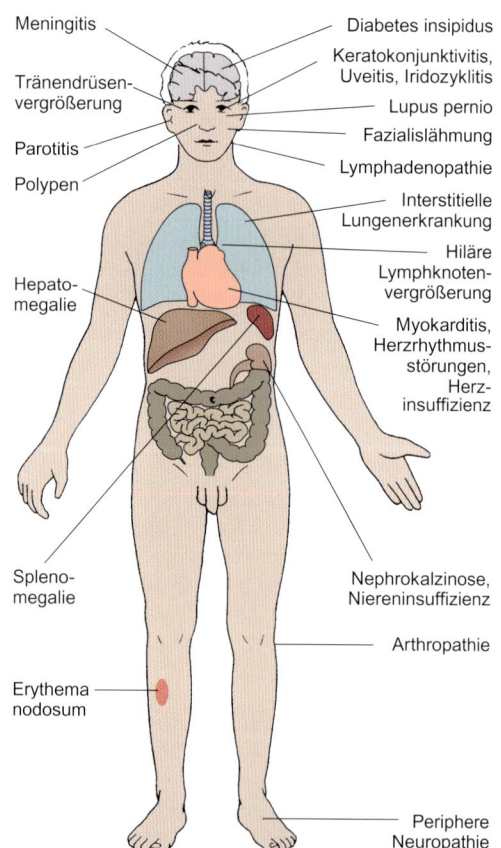

Abb. 4.38 Symptome der Sarkoidose. [L157]

ist. Nicht so selten macht sie über längere Zeit keinerlei Symptome und wird zufällig, in früheren Jahren z.B. anlässlich einer Röntgenreihenuntersuchung, an den geschwollenen Hiluslymphknoten entdeckt.

Der **akute** Beginn wird auch als **Löfgren-Syndrom** bezeichnet. Hier bestehen
- **Fieber**
- eine **beschleunigte BKS**
- **Gelenkbeschwerden** (v.a. auch an den **oberen Sprunggelenken**)
- ein **Erythema nodosum**
- Im Röntgenbild sind die **Hiluslymphome** zu erkennen.

Die **chronische** Sarkoidose wird v.a. dann auffällig, wenn der Lungenbefall fortschreitet. Man findet dann:
- **Dyspnoe**
- evtl. **Reizhusten**
- bei Ausbildung einer **Lungenfibrose** entsprechende Symptome bis hin zum **Cor pulmonale**
- eventuell Symptome weiterer Organe

Die Granulome der Sarkoidose führen zwar in den meisten Organen zu Gewebezerstörungen, doch sind dieselben in Organen wie Leber oder Darm so wenig relevant, dass sie nicht symptomatisch werden, also ohne Biopsie auch nicht erkennbar sind. Im Gegensatz dazu sind sie an Organen wie **Haut** oder **Auge** sehr leicht zu erkennen, und an der **Lunge** sowie **nahezu allen Lymphknoten** so ausgeprägt, dass sie klinische Symptome verursachen:

- Es entsteht in vielen Fällen eine **generalisierte Lymphadenopathie** mit geschwollenen Lymphknoten an Hals, Leiste, Axillen sowie immer auch am **Lungenhilus**, wo sie im Röntgenbild erkennbar sind. Die äußerlich tastbaren Lymphknoten sind von gummiartiger Konsistenz, gut verschieblich und bei der Palpation **nicht schmerzhaft**.
- Am **Auge** kommt es bei jedem 4. Patienten zu Störungen wie **Tränenfluss**, **Lichtscheu** oder **Sehstörungen** bis hin zur Blindheit.
- Die **Haut** ist ebenfalls bei jedem 4. Patienten beteiligt. Es entsteht bevorzugt am Unterschenkel das **Erythema nodosum** – rötliche, knotige Infiltrationen bevorzugt an der **Vorderseite der Unterschenkel**. Man findet diese Knoten selten auch bei anderen Erkrankungen, u.a. bei der Tuberkulose oder im Anschluss an eine Darminfektion durch Enterobakterien, sodass sie für die Sarkoidose zwar hinweisend, aber **nicht beweisend** sind. Neben dem Erythema nodosum sieht man im Gesicht oder am Rücken purpurfarbene, makulopapulöse Effloreszenzen bzw. im Bereich der **Nase** das so genannte **Angiolupoid**, bei dem es sich um livide, knotige Infiltrate handelt.
- Die **Leber** ist fast regelmäßig betroffen, macht aber in der Regel **keine Symptome**.
- Das **Nervensystem** ist am häufigsten in der Form einer **Fazialisparese** beteiligt. Manchmal kommt es zur **Enzephalitis**.
- Am **Bewegungsapparat** finden sich Zysten oder – besonders häufig – Entzündungen v.a. im Bereich großer Gelenke (**Oligoarthritis**). Auch das **Knochenmark** ist etwa in jedem 4. Fall beteiligt.
- Am **Herz** entsteht manchmal eine **Myokarditis**, eventuell mit Herzrhythmusstörungen.
- Auch **Darmwand**, **Nieren** oder einzelne **exokrine Drüsen** (z.B. Parotis) können beteiligt sein.

Letztendlich gibt es kein einziges Organ, das nicht granulomatöse oder entzündliche Veränderungen aufweisen kann. Das **wesentliche Organ** der Sarkoidose ist jedoch die **Lunge**. Hier betrifft die Entzündung das Bindegewebe zwischen Alveolen und Kapillaren, teilweise auch dasjenige der Bronchien und Bronchiolen. In **10% der Fälle** kommt es schließlich zur **Lungenfibrose** (Stadium 3).

Diagnostik

Die Diagnose wird aus der **Kombination** von **Röntgenaufnahme** (Hiluslymphknoten; ➤ Abb. 4.39), **Zeichen** wie einem Erythema nodosum, **Laborbefunden** (beschleunigte BKS, Lymphozytose) sowie **Biopsien** gestellt. Letztere erfolgen bevorzugt über eine Bronchoskopie, bei der die typischen nicht-verkäsenden Granulome gefunden werden, die für sich alleine allerdings genauso wenig für die Sarkoidose beweisend sind wie irgendein anderes Einzelsymptom.

Ein brauchbares, bei der Sarkoidose **immer** vorhandenes Zeichen ist die **Anergie** (Reaktionslosigkeit) eines Tuberkulin-Testes auch bei aktiver Tuberkulose oder nach BCG-Impfung. Eine ähnliche „Nichtreaktion" findet man ansonsten nur selten – v.a. bei HIV und weiteren Immunschwächen oder einer akuten Masernerkrankung, bei der die T-Lymphozyten, die für die zellvermittelte, allergische Reaktion vom Typ IV benötigt werden, vom Masern-Virus inaktiviert und teilweise zerstört worden sind.

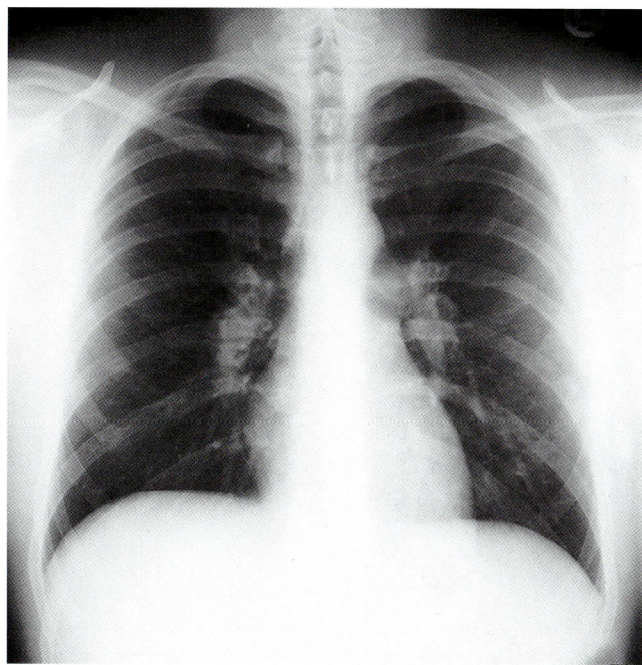

Abb. 4.39 Geschwollene Hiluslymphknoten im Röntgenbild bei Sarkoidose. [R132]

Therapie

Die Therapie besteht aus **Warten und Beobachten** (wegen der hohen Selbstheilungsrate) bzw. in fortschreitenden Fällen aus **Glukokortikoiden**. Damit lassen sich die entzündlichen Veränderungen gut unterdrücken, sodass es z.B. am Auge kaum noch zur Blindheit kommt. Weitere Therapiemöglichkeiten wurden bisher nicht gefunden.

Prognose

Die Prognose der Sarkoidose ist einerseits gut, indem 80% der Fälle **spontan** und ohne Therapie **ausheilen**. Andererseits versterben 10% der Patienten an den Folgen der Krankheit (Lunge, Herz, Gehirn).

Zusammenfassung

Sarkoidose

Ursächlich ungeklärte, systemische, granulierende, wahrscheinlich bakterielle Entzündung, Hauptmanifestation in Lunge und thorakalen Lymphknoten

Symptome
- **akute Form (Löfgren-Syndrom):** Fieber, Erythema nodosum, Oligoarthritis
- **chronische Form** (häufiger):
    - schleichender Beginn
    - generalisierte Lymphadenopathie
    - Reizhusten, Dyspnoe
    - Hautinfiltrationen
    - Fazialisparese, Enzephalitis
    - Sehstörungen mit Tränenfluss
    - Oligoarthritis (große Gelenke)
    - Herzrhythmusstörungen

Diagnostik
- Röntgen (Hiluslymphome)
- Biopsie über eine Bronchoskopie
- beschleunigte BSG, Lymphozytose
- Anergie im Tuberkulin-Test

Therapie
- „warten und beobachten"
- Glukokortikoide nur beim symptomatischen Befall wichtiger Organe

II Sinnesorgane: Auge

- 5 Anatomie 107
- 6 Physiologie 121
- 7 Untersuchung 131
- 8 Krankheitsbilder 139

Einführung

Die **fünf Sinne** des Menschen dienen der Erfassung der Umwelt und der Kontaktaufnahme zu ihr. Geht auch nur einer von ihnen verloren, kommen gleichzeitig ganz wesentliche Informationen und Kommunikationsmöglichkeiten abhanden, die von den weiteren Sinnen nur sehr unvollständig kompensiert werden können. Grundsätzlich handelt es sich bei den Zellen der Sinnesorgane um höchst spezialisierte Zellen (Sinneszellen), die einen umschriebenen Ausschnitt der Umweltreize spezifisch aufnehmen und verarbeiten, um sie dann als pseudoelektrische Potenziale über Nerven an das ZNS zu leiten. Dort werden die Aktionspotenziale in den zugehörigen Rindenfeldern in die entsprechenden Informationen übersetzt und ins Bewusstsein gebracht.

Die fünf Sinne beinhalten das Sehen, Hören, Schmecken, Riechen sowie den Tastsinn der Haut:

- Im **Sehorgan**, den beiden Augen, wird die Umwelt optisch abgebildet.
- Das **Ohr** ist für die Geräusche zuständig und enthält gleichzeitig das Gleichgewichtsorgan, mit dem auch bei geschlossenen Augen die Lage des Körpers in Relation zur Umgebung erfasst wird. Ergänzt wird dieses Raumgefühl durch Rezeptoren in Muskeln, Sehnen und Gelenkstrukturen.
- Über den Tastsinn der **Haut** wird Kontakt zur Umwelt aufgenommen. Daneben besitzt sie Messfühler zur Aufnahme thermischer Reize, um eine frühzeitige Antwort auf ungewöhnliche Umgebungstemperaturen sicherzustellen. Warnfunktion besitzen auch ihre weiteren Sinnesqualitäten wie z.B. Juckreiz oder Schmerzempfindlichkeit. Im Gegensatz zu den Schmerzrezeptoren innerer Organe werden Reize, die die Haut betreffen, zerebral sehr scharf abgebildet, sodass über Reflexe oder willentlich gesteuert eine schnelle und fein abgestimmte Antwort möglich wird.
- Der **Geruchssinn** der Nase dient nicht nur dem Genuss einer Mahlzeit, sondern besitzt durch feinste Unterscheidungsmöglichkeiten ungezählter Gerüche auch eine Warnfunktion.
- Dieselbe Doppelfunktion kommt dem **Geschmackssinn** der Zunge zu, wo die wertvollen Nahrungsbestandteile, die überwiegend süß, salzig oder sauer schmecken, von bitteren, die Gesundheit gefährdenden Nahrungsanteilen abgegrenzt werden können.

Der Geschmackssinn der Zunge wird im ➤ Fach Verdauungssystem besprochen, der Geruchssinn der Nase im ➤ Fach Atmungssystem. Der Tastsinn der Haut gehört zum ➤ Fach Dermatologie. Auf körperlicher Ebene nicht fassbar und nicht an definierbare Strukturen gebunden sei der „6. Sinn" erwähnt, der nicht bei allen Menschen gleich gut ausgebildet scheint. Er warnt vor Gefahren, die man weder sehen noch hören, riechen oder schmecken kann. Er veranlasst den Menschen, an den wir gerade noch intensiv gedacht hatten, dazu, im nächsten Moment bei uns anzurufen. Er gibt Vorstellungen darüber, wie ein Vorhaben ausgehen wird oder ermöglicht Déjà-vu-Erlebnisse. Er verbindet die Sinne des Körpers mit geistigen Ebenen, die nur denjenigen bewusst werden, die sie ernsthaft anstreben. In letzter Konsequenz würde der 6. Sinn die fünf körperlichen überflüssig machen.

KAPITEL 5

Anatomie

5.1	Lage	107		
5.2	Augenhüllen	108		
5.2.1	Äußere Augenhaut	108		
5.2.2	Mittlere Augenhaut	108		
5.2.3	Innere Augenhaut	109		
5.3	Räume des Auges	112		
5.3.1	Vordere und hintere Augenkammer	112		
5.3.2	Glaskörper	112		
5.4	Blutversorgung	113		
5.4.1	Arterielle Versorgung	113		
5.4.2	Venöse Entsorgung	114		
5.5	Augenmuskeln	114		
5.5.1	Äußere Augenmuskeln	114		
5.5.2	Innere Augenmuskeln	115		
5.6	Schutzeinrichtungen des Auges	116		
5.6.1	Augenlider	116		
5.6.2	Tränenapparat	118		
5.6.3	Konjunktiva	118		

5.1 Lage

Das Auge liegt gut geschützt in der knöchernen Augenhöhle (Orbita). Die **Orbita** ist aus 7 Knochen aufgebaut und ähnelt einer vierseitigen Pyramide – mit der breiten Basis nach vorne und der Spitze nach hinten gerichtet (➤ Fach Bewegungsapparat). In diesem hinteren Anteil der Orbita befinden sich Öffnungen für den Durchtritt von Gefäßen und Nerven. Ausgekleidet wird die Orbita unvollständig von glatten Muskelzellen, die in ihrer Gesamtheit als **M. orbitalis** bezeichnet werden. Der Muskel ist **sympathisch innerviert**. Bei seiner Aktivierung wird der Bulbus etwas nach vorne geschoben (Exophthalmus), bei Ausfall des Sympathikus sinkt er in die Augenhöhle zurück (Enophthalmus).

Neben dem Augapfel (Bulbus bzw. Bulbus oculi; Oculus = Auge) finden sich als weitere Strukturen die **äußeren Augenmuskeln**, **Nerven** und **Gefäße** sowie ein Teil der **Tränendrüse** in der Orbita. Die Räume zwischen diesen Strukturen werden von **fetthaltigem Bindegewebe** ausgefüllt – besonders umfangreich retroorbital (➤ Abb. 5.1).

Der kugelige **Augapfel (Bulbus oculi)** ist beim Erwachsenen durchschnittlich **2,4 cm** lang. Er wird von **3 bindegewebigen Schichten** aufgebaut (➤ 5.2) und enthält **3 abgrenzbare Räume**

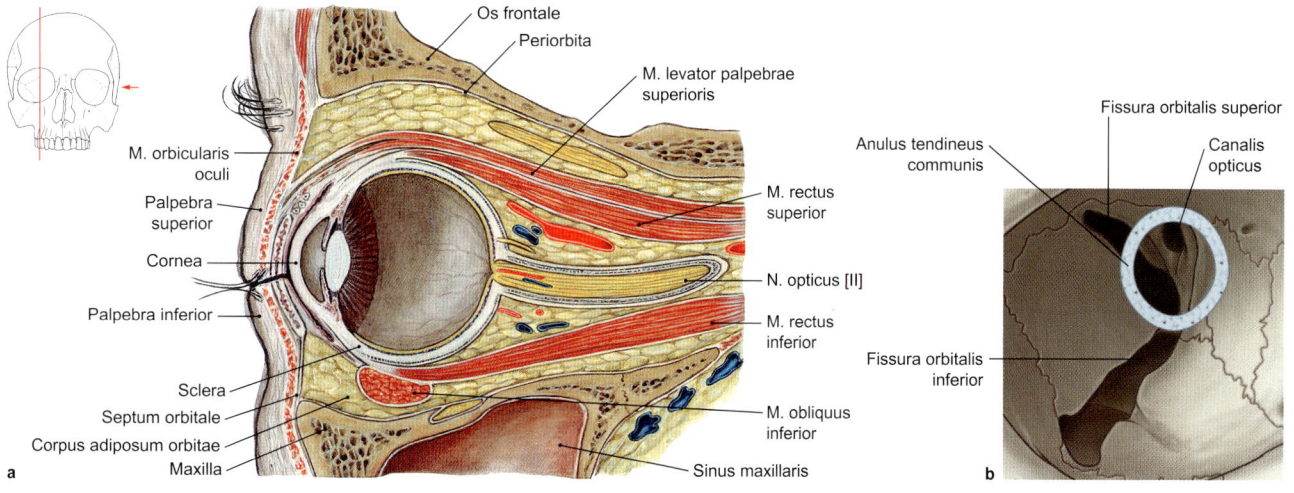

Abb. 5.1 a Lage des Augapfels in der Orbita. **b** Dorsale Öffnungen für Nerven und Gefäße. [S007-22; E402]

(> 5.3). Lichtbrechende Einrichtungen im vorderen Teil des Auges (Kornea und Linse) bündeln die einfallenden Lichtreize und fokussieren sie auf Sinneszellen im hinteren Abschnitt. Dort werden sie vom N. opticus (Sehnerv) übernommen.

5.2 Augenhüllen

5.2.1 Äußere Augenhaut (> Abb. 5.2)

Die äußerste Hülle gibt dem Bulbus seine eigentliche **Stabilität**. Sie besteht aus einem sehr derben, kollagenfaserreichen Bindegewebe mit einer Dicke von etwa 1 mm.

Sklera

Im **hinteren** und weit überwiegenden Anteil des Bulbus wird die äußere Augenhaut **Sklera (Lederhaut)** genannt. Sie ist so gut wie **nicht durchblutet** und besitzt auch deshalb eine weiße Farbe. An der Sklera setzen die **äußeren Augenmuskeln** an, die dem Bulbus seine Beweglichkeit ermöglichen. Die Sklera geht nahtlos aus der Umhüllung des Sehnervs (= Dura mater) hervor.

Kornea (> 8.2)

Im **vordersten** Anteil, der sich vor Iris und Pupille befindet, ist die äußere Augenhaut deutlich nach vorne gewölbt. Dieser Anteil wird **Kornea (Hornhaut)** genannt und misst im Durchmesser gut 1 cm. Sie ist aufgrund der parallelen Ausrichtung ihrer Fasern **durchsichtig** bzw. **glasklar** und erhält durch ihre Wölbung eine **Brechkraft** von rund **43 Dioptrien** für das durchscheinende Licht. Die Ablenkung der Lichtstrahlen ist damit sehr viel ausgeprägter als bei der dahinter liegenden Linse mit ihren 15 Dioptrien, kann jedoch im Gegensatz zu dieser nicht verändert werden. Bedeckt wird die Kornea von einem mehrschichtigen, nicht verhornenden Plattenepithel, das durch feine Nervenenden des **N. trigeminus** (V. Hirnnerv) sensibel versorgt wird.

5.2.2 Mittlere Augenhaut (> Abb. 5.2)

Auch bei der mittleren Augenhaut (= **Uvea**) muss der hintere Anteil vom vorderen abgegrenzt werden.

Aderhaut

Der **hintere** Abschnitt der Uvea heißt **Aderhaut (Choroidea)** und besteht aus einem lockeren, reichlich durchbluteten Bindegewebe. Die Funktion der Aderhaut besteht in der **arteriellen Versorgung** der weiteren Hüllen. Im vorderen Anteil geht die Choroidea in den Ziliarkörper (Corpus ciliare) und schließlich in die Iris (Regenbogenhaut) über.

Corpus ciliare (> Abb. 5.3)

Am **Ziliarkörper (Strahlenkörper)** lässt sich ein muskulärer Anteil, der **Ziliarmuskel**, von einem bindegewebigen abgrenzen, der in Fortsätze mündet, an denen die **Zonulafasern** befestigt sind. Bei diesen handelt es sich um elastische fädige Strukturen, die zum Äquator der Linse ziehen. Die Fortsätze (= **Ziliarzotten**) sind reichlich durchblutet. Hier wird das **Kammerwasser** produziert.

Der etwa dreieckige **Ziliarmuskel (M. ciliaris)** besteht aus glatten Muskelzellen, die überwiegend **parasympathisch** innerviert sind und sich in den ebenfalls **parasympathisch** innervierten Anteil **M. sphincter pupillae** der Iris fortsetzen. Der aus dem **Halssympathikus** versorgte Anteil der Irismuskulatur heißt **M. dilatator pu-**

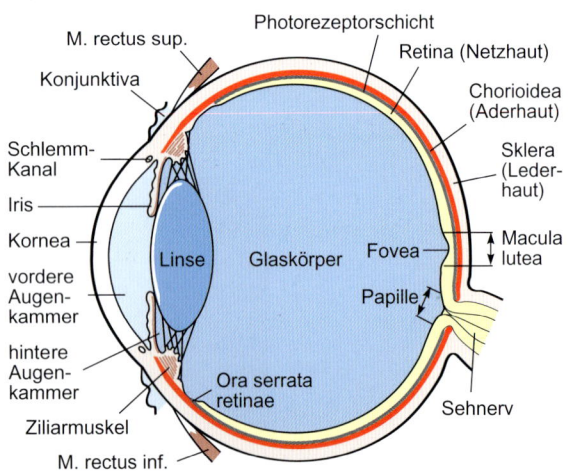

Abb. 5.2 Augapfel (Bulbus oculi). [L106]

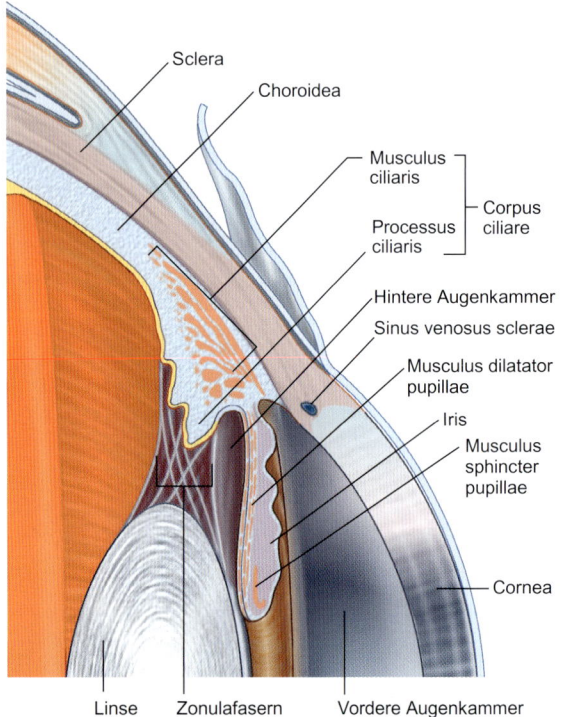

Abb. 5.3 Ziliarkörper. [E402]

pillae. Er erweitert (dilatiert) die Pupille. Der **Ziliarmuskel** wölbt sich bei seiner **Kontraktion** wulstartig in Richtung der Linse und führt über die **Erschlaffung der Zonulafasern** zur **Brechkrafterhöhung der Linse** (Akkommodation).

Iris

Der vorderste Abschnitt der Uvea ist die **Regenbogenhaut (Iris)**. Sie entsteht am Ziliarkörper etwa auf gleicher Höhe, an der vorne die Kornea aus der Sklera hervorgeht. Die Iris enthält eine variable Anzahl an **Melanozyten**, deren Pigment in Abhängigkeit von der produzierten Menge sowie kleineren Abwandlungen des farbgebenden Moleküls **Melanin** die typische **Augenfarbe** erzeugt. Der Sinn der Pigmentierung besteht im Abfangen des Lichts, sodass dieses ausschließlich durch die frei gelassene Mitte, die Pupille, ins Auge fallen kann.

Während der Ziliarkörper für die Produktion des Kammerwassers und die Brechkrafteinstellung der Linse zuständig ist, stellt die Iris mit ihren beiden Muskelanteilen eine **Blende** für die Pupille dar, mit der dieselbe eng oder weit gestellt werden kann. Dieser Spielraum bewegt sich zwischen **1,8 mm** bei sehr heller Umgebung und **8 mm** bei Dunkelheit. Da sowohl der Ziliarmuskel als auch der M. sphincter pupillae der Iris **parasympathisch** innerviert sind, **verengt Naheinstellung** (Akkommodation) **gleichzeitig die Pupille**. Die Pupillenerweiterung wird **sympathisch** über den **M. dilatator pupillae** bewirkt.

> **MERKE**
> Eine Aktivierung des Sympathikus kann nicht nur an der kaltschweißigen Haut und einer Tachykardie erkannt werden, sondern auch an weit gestellten Pupillen.

Linse

Die Linse (Lens) befindet sich zwischen Iris und Glaskörper. Sie stellt eine weiche, elastische, durchsichtige, bikonvex-elliptische Scheibe aus Zellen dar, umgeben von einer dünnen Kapsel. An dieser Kapsel sind die Zonulafasern des Ziliarkörpers befestigt. Die Linse ist **nicht durchblutet** und enthält auch **keine Nervenfasern**. Die Ernährung erfolgt durch Diffusion aus dem Kammerwasser. Ihr Durchmesser liegt entsprechend der Kornea bei 1 cm, die Dicke bei 4–5 mm. Die Krümmung ist im hinteren Anteil etwas ausgeprägter als im vorderen. Ein Teil der enthaltenen Zellen ist kernlos und arm an weiteren Zellorganellen. Allerdings sind reichlich lösliche Proteine enthalten, sog. **Kristalline**, die zur **Lichtbrechung** beitragen.

Die Funktion der Linse besteht in der variablen Ablenkung des auftreffenden Lichts. Bei **erschlafftem Ziliarmuskel** führt der Zug der Zonulafasern zur elliptischen **Abflachung** der Linse, wodurch die Lichtstrahlen nur wenig abgelenkt werden. Diese Einstellung dient der **Fernsicht** des Auges. Die **Kontraktion des Ziliarmuskels** führt zu einem nachlassenden Zug der Zonulafasern, sodass sich die elastische Linse **kugelig krümmt** und dadurch ihre **Brechkraft erhöht**. Dies dient dem Scharfstellen näher liegender Objekte, der **Akkommodation**. Die Linse stellt also das entscheidende Gebilde dar, mit dem das Auge sowohl nahe als auch entfernte Gegenstände auf die Netzhaut fokussieren kann.

> **PATHOLOGIE**
> Im Alter verdichtet sich der Linsenkern und verliert an Elastizität und damit an Akkommodationsvermögen **(Alterssweitsichtigkeit)**. Gleichzeitig kann ein Teil der kristallinen Zellproteine seine Struktur verändern und unlöslich werden. Es kommt zur Linsentrübung **(Katarakt)**.

> **MERKE**
> Beim Betrachten zweidimensionaler Zeichnungen des Auges wird leicht übersehen, dass sämtliche Strukturen kreis- bzw. ringförmig angeordnet sind. So, wie die Sklera als „Kugel" auf allen Seiten in die Kornea übergeht, muss aus dieser eine Scheibe entstehen, welche die scheibenförmige Iris bedeckt. Inmitten der Scheibe namens Iris befindet sich die runde Pupille, das Sehloch, als zentraler Anteil der elliptisch-kugeligen Linse (➤ Abb. 5.4).

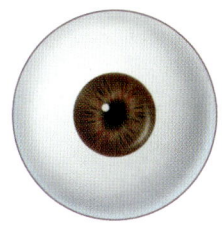

Abb. 5.4 Die weiße Sklera umgibt ringförmig die durchsichtige, runde Kornea mit dahinter liegender Iris und Pupille. [E402]

5.2.3 Innere Augenhaut (➤ Abb. 5.2)

Die innerste Schicht der Bulbushülle ist die **Netzhaut (Retina)**. Sie dient der Aufnahme, Verarbeitung und Weiterleitung der Lichtreize. Die Retina ist sehr komplex aufgebaut. Sie besteht aus **2 Blättern**, die sich weiter in insgesamt **10 Schichten** untergliedern lassen. Das **äußere Blatt (Pigmentepithel)** ist einschichtig und liegt der Aderhaut an. Es bildet u.a. eine Barriere zwischen deren Blut und den Sinneszellen des inneren Retinablattes, ist allerdings auch wesentlich am Sehvorgang beteiligt. Zwischen den beiden Blättern befindet sich ein schmaler Spalt, wodurch sie sich relativ leicht voneinander ablösen lassen.

Entsprechend der beiden äußeren Hüllen lässt sich der **hintere Anteil** der Retina mit den enthaltenen **Sinneszellen** (Pars optica) vom vorderen Anteil abgrenzen. Die **Grenze** zwischen den beiden Anteilen nennt man **Ora serrata**. Hier geht das voluminöse Sinnesepithel der Retina in ein sehr flaches Epithel ohne Sinneszellen über, das sich auf den hinteren Anteil von Ziliarkörper und Iris fortsetzt.

Sinneszellen

Das innere Blatt der Retina lässt sich in 9 histologisch abgrenzbare Schichten unterteilen. Allerdings gehören diese 9 Schichten zu

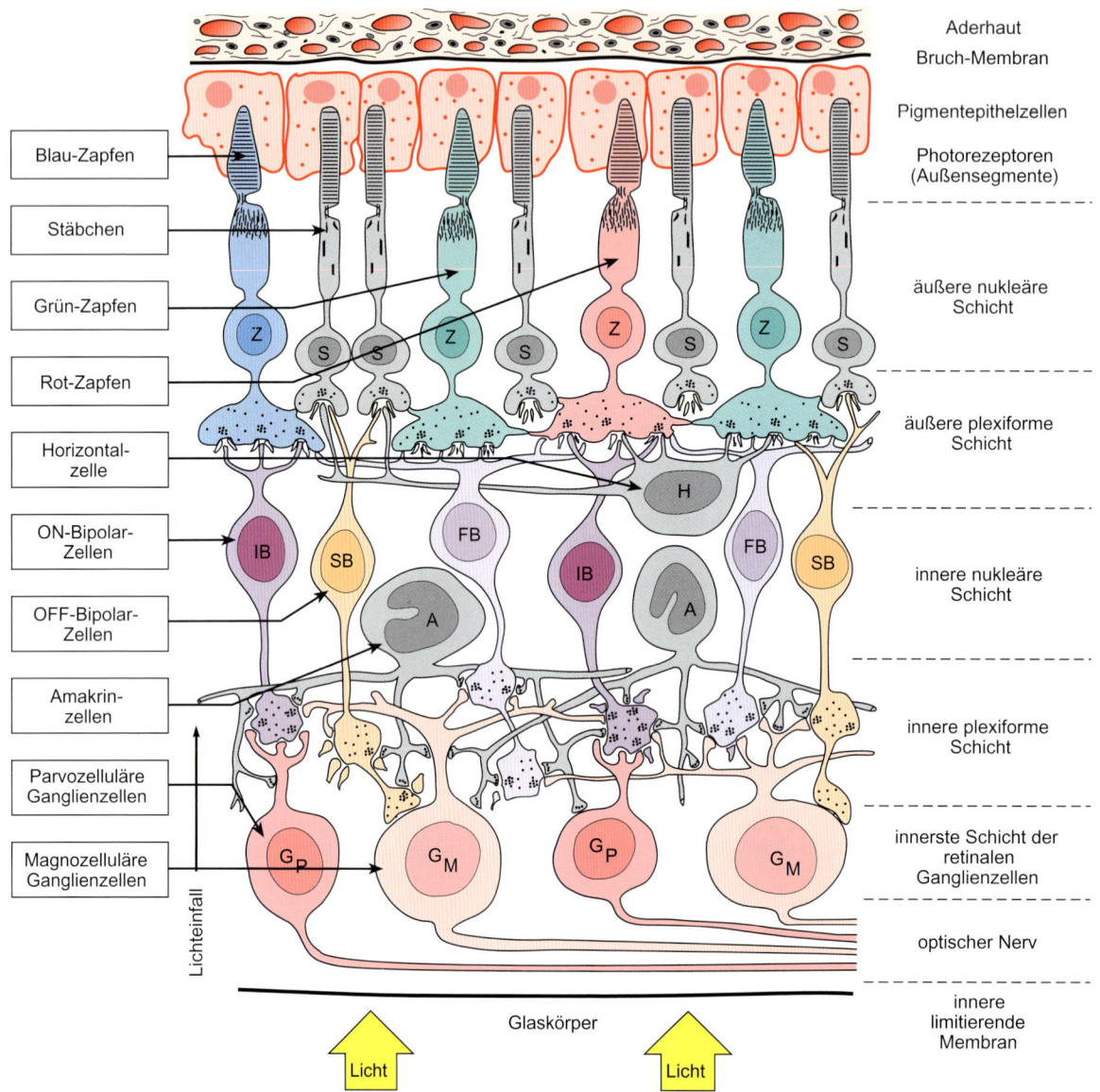

Abb. 5.5 Das Licht gelangt aus dem Glaskörper durch die Schichten des 3. und 2. Neurons hindurch zu den Zapfen und Stäbchen der Sinneszellen (1. Neuron). Die unterste Zellschicht (Pigmentepithel) entspricht der äußeren Retinamembran; direkt oberhalb davon, als äußerste Schicht der inneren Membran, finden sich die Stäbchen- und Zapfenzellen (1. Neuron). [L106]

lediglich 3 Schichten hintereinander geschalteter Neurone, die als 1., 2. und 3. Neuron bezeichnet werden (> Abb. 5.5):

- Das **1. Neuron** ist die eigentliche Sinneszelle. Sie bildet verdickte Fortsätze (Zapfen oder Stäbchen), die man als **dendritische Fortsätze** dieser Nervenzellen betrachten kann. Sie weisen in Richtung der äußeren Retinamembran (= Pigmentepithel) und nehmen Kontakt zu dieser Schicht auf. **Stäbchen** und **Zapfen** wandeln die Lichtphotonen in Potenzialänderungen ihrer Zellmembranen um und reichen sie an das 2. Neuron weiter.
- Das **2. Neuron** dient als **Zwischenzelle** (bipolare Nervenzelle), die den Impuls empfängt, um ihn an das 3. Neuron weiterzuleiten.
- Die **3. Neurone** stellen einen aus dem Thalamus ausgestülpten Hirnanteil dar, was aber letztendlich für das gesamte Auge gilt, erkennbar u.a. an seiner Einscheidung durch Sklera und Cornea als direkte Fortsetzung der Dura mater. Ihre Axone bündeln sich zum **N. opticus** und tragen die Information über den Thalamus schließlich zur okzipitalen Sehrinde.

MERKE

Das Licht, das durch den vorderen Augenabschnitt und den angrenzenden Glaskörper zieht und schließlich auf die innere Membran der Netzhaut trifft, muss die Schichten der 3. und der 2. Neurone durchwandern, um an seinen eigentlichen Bestimmungsort, das 1. Neuron mit seinen lichtempfindlichen Fortsätzen (Zapfen und Stäbchen) zu gelangen.

Stäbchen und Zapfen

Obwohl die Funktion von Zapfen und Stäbchen vergleichbar ist, besitzen sie andere Schwerpunkte:

- Die schlankeren **Stäbchen** bilden Lichtinformationen weniger genau ab und erzeugen unschärfere Bilder als die Zapfen, sind jedoch hinsichtlich geringer Mengen einfallenden Lichts empfindlicher. Gebraucht werden sie also vorrangig für das Sehen in der **Dämmerung (Hell-Dunkel-Sehen)**, wo selbst schwach angestrahlte Gegenstände zwar etwas unscharf, aber immerhin noch wahrgenommen werden können. Insgesamt gibt es in der Netzhaut pro Auge rund **120 Millionen** an ersten Neuronen, die Stäbchen ausbilden.
- **Zapfen** tragende Neurone gibt es lediglich in einer Zahl von etwa **6 Millionen**/Auge. Sie sind einerseits für das **Farbensehen** zuständig, reagieren jedoch auch auf helles Licht und lösen damit dann Strukturen sehr fein bzw. **scharf** auf. Wie spezialisiert diese Zellen sind, erkennt man daran, dass sie nicht auf das gesamte Lichtspektrum zwischen 400 und 800 nm reagieren, sondern lediglich auf Teilbereiche. So gibt es **Zapfenzellen** für **blaues Licht**, für **rotes** und für **grünes**. Sehr dicht stehen die Zapfenzellen da, wo die Abbildung der empfangenen Bilder besonders scharf sein muss – im **Zentrum der Retina**, während es in den Randbereichen des Sichtfeldes nicht auf perfekte Abbildungen ankommt. Hier dominieren die Stäbchenzellen. Die enthaltenen Sehpigmente, die chemisch mit den Lichtphotonen reagieren, werden im Rahmen der Physiologie (➤ 6.2.1) besprochen.

> **PATHOLOGIE**
>
> Die Farbpigmente für die **blauen** Zapfen werden vom **Chromosom 7** codiert, während die Pigmentinformation für die **roten** und **grünen** Zapfen auf dem **X-Chromosom** liegen. Wenn es auf dem X-Chromosom zu Mutationen im Bereich dieser Gene kommt, kann dies von der Frau (XX) kompensiert werden, von betroffen Männern (XY) dagegen nicht. Es entsteht die angeborene **Rot-Grün-Blindheit**, von der immerhin 3% aller **Männer** betroffen sind. Die Erkrankten sind nicht vollständig farbenblind; sie nehmen die Farben eher verändert wahr.

Macula lutea und Fovea centralis

Zentral am Augenhintergrund, also auch exakt in der **Sehachse**, befindet sich auf der Netzhaut ein Bereich, der sich von der Umgebung abgrenzen lässt. Er enthält eine große Anzahl dicht stehender **Zapfen**, aber so gut wie **keine Stäbchen**. Dieser Bereich hat eine Ausdehnung von ca. **2,5 mm²** und ist etwa 4 mm von der Sehnervenpapille entfernt. Wegen seiner Färbung wird er als **gelber Fleck (Macula lutea)** bezeichnet (➤ Abb. 5.2). Die gelbe Farbe entsteht durch die große Menge vorhandener Carotinoide (Vorstufen des Vitamin A).

Zentral im gelben Fleck befindet sich eine Einsenkung, ein Grübchen (**Fovea centralis**), mit einem Durchmesser von lediglich 0,5 mm. Dies ist die Stelle des **schärfsten Sehens**, an der mehr als 100.000 Zapfenzellen in dicht gedrängter Anordnung beieinander stehen.

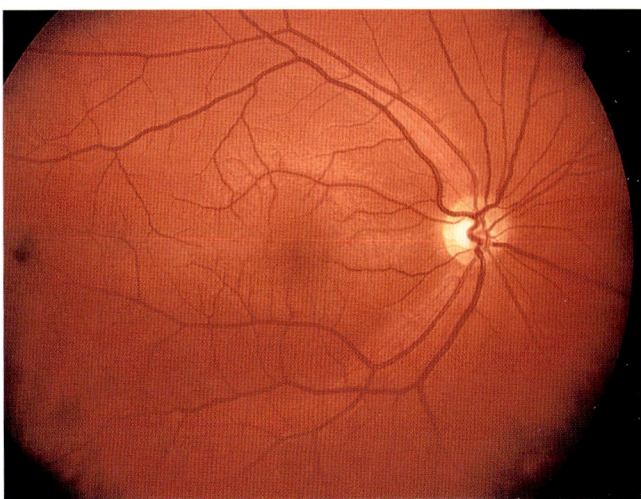

Abb. 5.6 Augenhintergrund. Die Macula liegt etwa 4 mm von der Austrittsstelle des N. opticus entfernt. Die etwas dickeren und dunkleren Venen lassen sich von den dünneren und helleren Arterien im oberen und unteren Gefäßbogen unterscheiden. [E273]

Sehnerv

Der Sehnerv (**N. opticus**) ist der **II. Hirnnerv**. Seine Nervenzellen befinden sich als Ausstülpung des Gehirns in der Netzhaut des Auges (3. Neurone). Die Axone dieser Nervenzellen bündeln sich und verlassen gemeinsam als Sehnerv den Bulbus (➤ Abb. 5.2). Die **Austrittsstelle** des Nerven wird als **Papille** bzw. **Sehnervenpapille** (Papilla oder Discus nervi optici) bezeichnet. Man findet sie beim Spiegeln des Augenhintergrundes 4 mm medial der Mitte (= gelber Fleck), erkennbar an einer Aufhellung und daran, dass sich von dieser Stelle aus Gefäße in die Retina hinein verzweigen (➤ Abb. 5.6). Ursache ist der Verlauf von **A.** und **V. centralis retinae** inmitten des Nervs. Eingescheidet wird der Sehnerv als Teil des Gehirns von der **Dura mater**, die beim Erreichen des Bulbus in die **Sklera** des Augapfels übergeht.

Eine Durchtrittsstelle für einen recht dicken Nerven (1,5 mm), bestehend aus rund 1 Millionen Axone, muss ein Loch im Bulbus erzeugen. Dies bedeutet, dass es an dieser Stelle keine Retina, mithin auch keine Zapfen und Stäbchen geben kann. Folglich kann an diese Stelle auftreffendes Licht nicht eingefangen werden. Die **Papillenregion** ist „blind" und wird deshalb auch als **blinder Fleck** bezeichnet. Dieser umschriebene Gesichtsfeldausfall (= **Skotom**) wird üblicherweise nicht bemerkt. Bei einer Entzündung des Nerven (Neuritis nervi optici) oder seiner druckbedingten Schädigung beim Glaukom kann sich das Skotom jedoch vergrößern und subjektiv bemerkbar werden.

Zentral in der Papille befindet sich eine leichte Einsenkung (**Excavatio papillae**), die sich bei **zunehmendem Augeninnendruck** weiter vertiefen kann und den dafür **entscheidenden Hinweis** liefert (➤ Abb. 5.7).

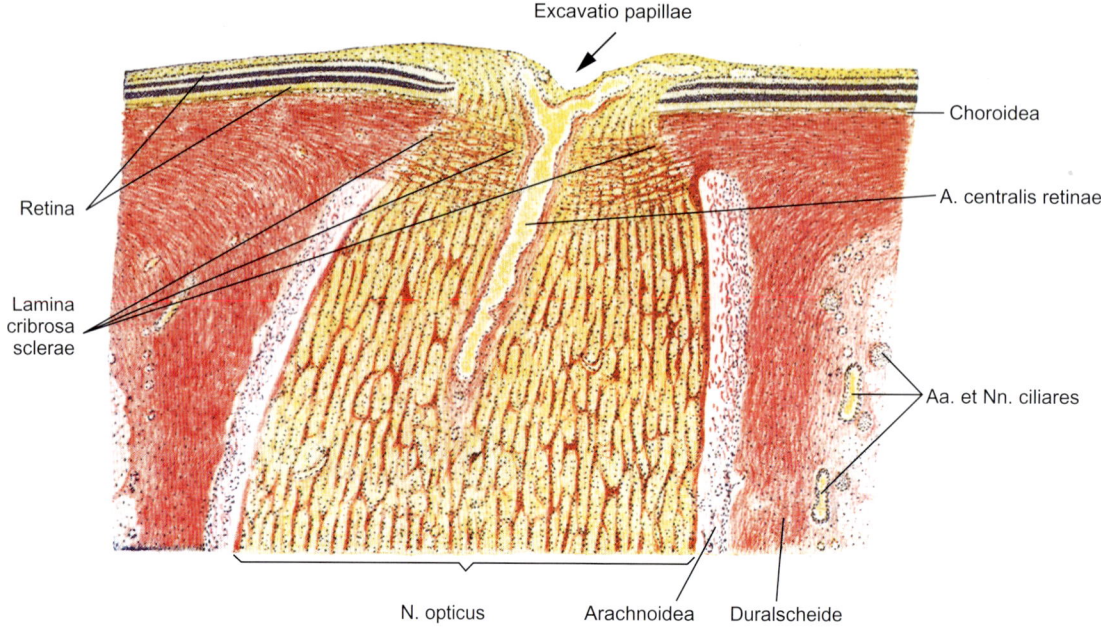

Abb. 5.7 Papille (blinder Fleck). [L107]

5.3 Räume des Auges

Die drei Räume des Auges lassen sich in eine vordere und hintere Augenkammer sowie in den Glaskörper unterteilen.

5.3.1 Vordere und hintere Augenkammer

Zwischen der nach außen gewölbten Kornea und den Strukturen von Iris (lateral) und Linse (medial) befindet sich ein Raum, der als **vordere Augenkammer** bezeichnet wird (> Abb. 5.2). Dorsal der Iris, zwischen Ziliarkörper, Linse und angrenzendem Glaskörper, findet sich ein deutlich kleinerer Raum, der von den Zonulafasern durchzogen wird. Dies ist die **hintere Augenkammer**. Die **Abgrenzung** der beiden Kammern voneinander erfolgt also durch die **Iris**, die an ihrem medialen Rand der Linse anliegt.

Beide Kammern sind **flüssigkeitsgefüllt**, wobei die vordere etwa 0,2 ml fasst. Diese Flüssigkeit heißt Kammerwasser und besteht tatsächlich weit überwiegend (zu > 98%) aus Wasser, in dem die kleinmolekularen Bestandteile des Serums einschließlich Ionen und Glukose sowie Spuren von Eiweiß gelöst sind.

Kammerwasser

Gebildet und in die **hintere Augenkammer** abgegeben wird das klare und farblose Kammerwasser von den Zotten des **Ziliarkörpers**. Von hier aus sickert es zwischen Linse und aufliegender Iris in die vordere Augenkammer und, abhängig von der Menge bzw. vom aufgebauten Druck, in den **Schlemm-Kanal** des **Augenwinkels** (> Abb. 5.2). Dieser **Druck** liegt durchschnittlich bei **15–20 mmHg**. Ist er chronisch **erhöht**, kommt es zum **grünen Star** (**Glaukom**; > 8.6).

Die Funktion des Kammerwassers besteht in der mechanischen **Stabilisierung** des vorderen Augenabschnitts und in der **Ernährung** der gefäßlosen Strukturen Kornea und Linse, teilweise auch des Glaskörpers. Es wird einmal pro Stunde ausgetauscht.

5.3.2 Glaskörper

Beim Glaskörper handelt es sich um eine weitgehend zellfreie, gallertige, glasklare Masse, die den gesamten Raum zwischen Linse, Ziliarkörper und Retina ausfüllt (> Abb. 5.2). Er besteht zu 98% aus **Wasser** und enthält **Hyaluronsäure**, die für den gallertigen Zustand verantwortlich ist. Vereinzelte Fibrozyten sorgen für den Erhalt dieser Substanz sowie für ein feines Netz aus kollagenen Fibrillen, das die Stabilität erhöht. Blutgefäße und Nerven fehlen. Vor allem im Bereich der **Ora serrata** sowie der **Sehnervenpapille** ist der Glaskörper über seine kollagenen Fibrillen an der Retina **befestigt**.

Durch die wässrige Konsistenz gleicht der Brechungsindex reinem Wasser, sodass der Glaskörper keinen nennenswerten Beitrag zur Fokussierung der Lichtstrahlen leistet. Die wesentliche Funktion besteht denn auch, neben der Füllung des leeren Raumes, in der mechanischen **Stabilisierung** des Bulbus und im Aufbau eines ausreichenden Druckes auf die innere Membran der Netzhaut, die dadurch trotz ihres kapillären Spaltes zur äußeren Membran mit dieser verbunden bleibt.

> **PATHOLOGIE**
> Kleine, flusenartige, graue Trübungen im Glaskörper können als „**Mückenschwarm**" (mouches volantes), der den Augenbewegungen folgt, bemerkt werden. Diese gutartigen Verklumpungen aus kollagenen Fibrillen sind häufig; sie verlieren sich meist von alleine wieder. Die vereinzelten „Mücken" einer Trübung dürfen nicht mit den meist sehr viel zahlreicheren

schwarzen „Mücken" verwechselt werden, die eine **Einblutung** z.B. im Rahmen einer Netzhautablösung anzeigen und damit einen hochakuten Notfall darstellen (> 8.8). Auch beim Diabetes mellitus oder bei arterieller Hypertonie kann es zu Einblutungen kommen. Stoffwechselerkrankungen (Amyloidose, Diabetes mellitus, Morbus Cushing) können zu **Ablagerungen** und (irreversiblen) **Trübungen** im Glaskörper führen.

Zusammenfassung

Anatomie des Auges
- **Aufbau** des kugeligen **Augapfels** (Bulbus oculi) aus **3 Hüllen** und **3 enthaltenen Räumen**

Hüllen (von außen nach innen)
- **Lederhaut** = **Sklera** (hinterer Anteil), **Hornhaut** = **Kornea** (vorderer Anteil): Schutz und Stabilisierung des Auges
- **mittlere Augenhaut (Uvea):** besteht aus 3 Anteilen:
  - **Aderhaut (Choroidea):** hinterer Anteil, dient der Blutversorgung der Augenhüllen, geht vorne in den Ziliarkörper über
  - **Ziliarkörper (Corpus ciliare):** mittlerer Anteil der Uvea, über Zonulafasern mit der Linse verbunden, muskulärer Anteil (→ Akkommodation über die Zonulafasern), bindegewebiger Anteil (→ Produktion des Kammerwassers)
  - **Regenbogenhaut (Iris):** vorderster Abschnitt der mittleren Augenhülle, durch eingelagertes Pigment lichtundurchlässig, dient mit den enthaltenen Mm. sphincter und dilatator pupillae der Veränderung der Pupillengröße und damit als Blende für den Lichteinfall - ergänzt durch die Augenlider
- **Netzhaut (Retina):** wandelt einfallendes Licht (Photonen) in Aktionspotenziale

Aufbau der Netzhaut aus 3 hintereinandergeschalteten Neuronen
- 1. Neuron: Sinneszellen mit Zapfen (scharfes Sehen bei Tag, Farbensehen) oder Stäbchen (unscharfes Sehen in der Dämmerung)
- 2. Neuron: dient der Weiterleitung der entstandenen Potenziale
- 3. Neuron: innerste Schicht der Netzhaut, dem Glaskörper benachbart; die Axone dieser Neurone bündeln sich zum Sehnerven (N. opticus)

Sehnerv (N. opticus)
- entsteht aus etwa 1 Mio. Axonen/Auge an der **Papille (blinder Fleck)** und zieht von hier aus ins Schädelinnere

Räume des Auges
- **vordere Augenkammer** zwischen Kornea, Iris und Linse
- **hintere Augenkammer** zwischen Ziliarkörper, Iris, Linse und Glaskörper
- **Glaskörper:** bildet den größten Raum des Auges; gallertige, glasklare Masse zwischen Ziliarkörper, Linse und Netzhaut

Kammerwasser
- füllt die beiden Augenkammern
- besteht aus seröser Flüssigkeit, allerdings weitgehend ohne deren Proteine
- dient der mechanischen Stabilisierung (Druckaufbau 15–20 mmHg) und der Ernährung von Linse und Kornea
- wird von den Zotten des Ziliarkörpers gebildet und in die hintere Augenkammer abgegeben
- Ableitung aus der vorderen Augenkammer in den Schlemm-Kanal des Augenwinkels

Brecheinrichtungen zur Bündelung und Fokussierung der Sehinformationen
- **Kornea:** 43 Dioptrien Brechkraft (unveränderbar)
- **Linse:** 15 Dioptrien Brechkraft; kann über die Zonulafasern und ihre eigene Elastizität den Erfordernissen (Fernsicht, Akkommodation) angepasst werden

Gelber Fleck mit Fovea centralis
- Stelle schärfsten Sehens
- befindet sich exakt in der Sehachse
- enthält nur Zapfen

5.4 Blutversorgung

5.4.1 Arterielle Versorgung

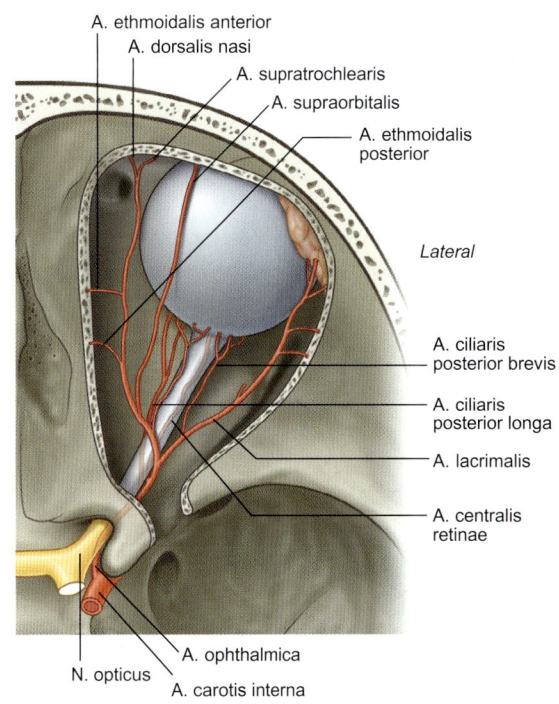

Abb. 5.8 Arterielle Versorgung des Auges durch die A. ophthalmica. [E402]

Die arterielle Versorgung des Auges und seiner Hilfseinrichtungen erfolgt weit überwiegend aus der **A. ophthalmica**. Die Augenarterie entspringt als 1. Ast der **A. carotis interna**, direkt nach deren Eintritt in die Schädelhöhle (> Abb. 5.8), und zieht gemeinsam mit dem Sehnerv durch den Canalis opticus an der Rückfläche der Orbita.

Eine der Abzweigungen der A. ophthalmica ist die **A. centralis retinae**. Sie tritt retroorbital, etwa 1 cm hinter dem Discus nervi optici in den **N. opticus** ein, um **zentral in seiner Mitte** zum Auge zu gelangen. Von der Sehnervenpapille aus verzweigt sich die Arterie auf der inneren Oberfläche der Retina in **4 Arteriolen** und versorgt von hier aus die Mehrzahl ihrer inneren Schichten. Der äußere Anteil der Netzhaut einschließlich des Pigmentepithels enthält keine Gefäße; er wird aus der Aderhaut durch Diffusion ernährt. Die Arteriolen der Netzhaut können am **Augenhintergrund beurteilt** werden. Sie sind wegen des sauerstoffreichen Blutes heller und gleichzeitig wie im ganzen Organismus üblich dünner als die rückführenden Venolen.

MERKE

Ausschließlich am **Augenhintergrund** lassen sich **Blutgefäße** direkt und **ohne Eingriff beobachten** und hinsichtlich etwaiger Veränderungen beurteilen. Größte Bedeutung besitzt dies in der Verlaufsbeobachtung von Erkrankungen wie Diabetes mellitus oder arterieller Hypertonie.

Die übrigen Abzweigungen der A. ophthalmica verlaufen unabhängig vom Sehnerven zu allen weiteren Strukturen des Auges und seiner Umgebung – u.a. zu Aderhaut, knöchernen Orbitastrukturen, periorbitalem Gewebe, Augenmuskeln, Teilen von Lidern und Stirn oder Tränendrüse.

5.4.2 Venöse Entsorgung

Das venöse Blut des Auges wird in 2 große Gefäße abgeleitet, die **V. ophthalmica superior** und die **V. ophthalmica inferior** (➤ Abb. 5.9). Ein Teil dieses Blutes gelangt anschließend zum **Sinus cavernosus**, einem venösen Sammelbecken neben der Sella turcica, in das auch Blut aus Hirnanteilen mündet.

Die Besonderheit dieses venösen Abflusses besteht darin, dass Blut aus dem Gesichtsbereich, also dem Einflussgebiet der V. facialis, über die Augenvenen ins Schädelinnere abgeleitet wird – v.a. über die **V. angularis** des inneren Augenwinkels sowie über die **V. supraorbitalis**. Ein Teil des Blutes **zwischen Oberlippe** und **Stirn** gelangt also über die Vv. ophthalmicae auch zum **Sinus cavernosus**.

PATHOLOGIE

Bei eitrigen Prozessen wie z.B. einem **Furunkel** oberhalb der **Oberlippe** können Bakterien oder entzündliche Abszessanteile abgeleitet werden und zur **Enzephalitis**, zum **Hirnabszess** oder zur **Sinus-cavernosus-Thrombose** führen. Dies ist mit unmittelbarer Lebensgefahr verbunden und deshalb als dringlicher Notfall anzusehen.

Die **Symptome** der **Sinus-cavernosus-Thrombose** entstehen aus der entzündlichen Beteiligung von Hirnsubstanz, aus dem venösen Rückstau in Hirnanteile sowie, äußerlich erkennbar und **diagnostisch verwertbar**, dem venösen Stau in den Bereich des Auges:

- Exophthalmus durch retrobulbäres Ödem, Ödeme des periorbitalen Gewebes (z.B. der Lider)
- Einblutungen in die Konjunktiva (venöser Rückstau)
- Fieber, Kopfschmerzen, Meningismus
- Übelkeit, Erbrechen
- Eintrübungen des Patienten bis hin zum Koma
- epileptische Anfälle (venöser Stau in zerebrale Anteile mit Hirnödem)
- Lähmungen einzelner Augennerven – z.B. weite und lichtstarre Pupille durch Ausfall des parasympathischen Anteils des N. oculomotorius, Lähmungsschielen durch Ausfall des N. abducens
- Stauungspapille durch gesteigerten Hirndruck (Vorwölbung und Trübung der Papille)

5.5 Augenmuskeln

5.5.1 Äußere Augenmuskeln

Die Augenbewegungen lassen sich schneller und präziser steuern als jede weitere Struktur des menschlichen Körpers. Ermöglicht wird dies durch die äußeren Augenmuskeln, deren Innervation durch verschiedene Hirnnerven zu motorischen Einheiten führt, die beinahe einem 1 : 1-Verhältnis zwischen Nervenfaser und Muskelzelle entspricht (➤ Fach Bewegungsapparat).

Die Bewegungen des Augapfels (➤ Abb. 5.10) erfolgen nach medial (Adduktion) und lateral (Abduktion), nach oben und unten. Dafür sind **4 gerade** verlaufende Muskeln zuständig:

- **M. rectus superior**
- **M. rectus inferior**

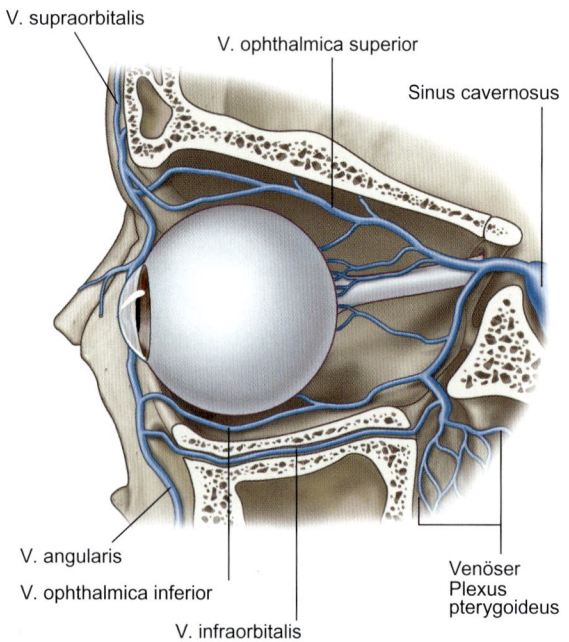

Abb. 5.9 Venöse Entsorgung von Gesicht und Auge. [E402]

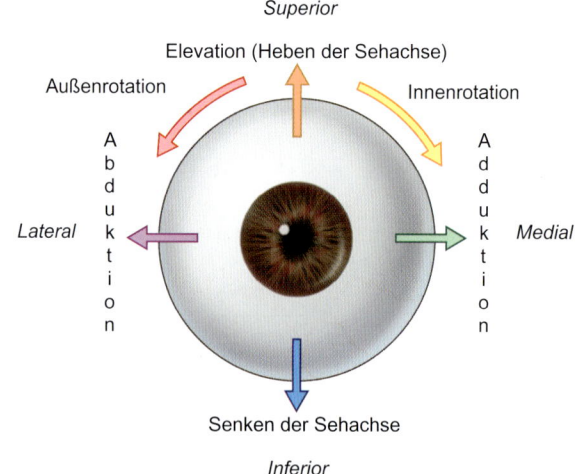

Abb. 5.10 Zugrichtungen der äußeren Augenmuskeln. [E402]

- **M. rectus lateralis**
- **M. rectus medialis**

Zusätzlich sind auch schräge Richtungen oder Rotationen des gesamten Bulbus nach außen oder innen möglich. Diese Drehbewegungen werden durch die beiden **schräg** verlaufenden Muskeln ermöglicht:
- **M. obliquus superior**
- **M. obliquus inferior**

MERKE
Die Mehrzahl der äußeren Augenmuskeln führt keine reinen, sondern **kombinierte Bewegungen** aus – z.B. sowohl nach oben oder unten als auch gleichzeitig nach medial oder lateral. Die Folge davon ist, dass sich die Augenbewegungen zumeist aus einer Aktivierung mehrerer Muskeln zusammensetzen.

Die äußeren Augenmuskeln **entspringen** überwiegend dorsal in der Orbita von einem **gemeinsamen Sehnenring** (Anulus tendineus; ➤ Abb. 5.1b) am Durchtritt für den Sehnerven (Canalis opticus) und strahlen in das kollagene Bindegewebe der Sklera (➤ Abb. 5.11). Dabei sind die unterschiedlichen Achsen der Orbita mit ihren Muskeln einerseits und der hierzu nach medial abweichenden Sehachse andererseits zu berücksichtigen. Zum Beispiel übt der M. rectus superior hierdurch bedingt einen Zug aus, der den Bulbus nicht nur nach oben, sondern gleichzeitig auch nach medial wendet. Die Funktion des M. obliquus superior (Bewegung der Pupille nach unten und außen unter gleichzeitiger Rotation nach innen) wird erst dann verständlich, wenn man seinen Verlauf zu einem Hypomochlion (Trochlea) am medialen Augenwinkel beachtet. Erst von dort aus erreicht er dann den Bulbus oben hinten und lateral.

Die äußeren Augenmuskeln sind **quergestreift** und werden willkürlich durch Hirnnerven **innerviert** (➤ Fach Neurologie):

- **M. rectus superior:** Blickwendung nach **oben** und medial; Innervation: **N. oculomotorius** (III. Hirnnerv)
- **M. rectus inferior:** Blickwendung nach **unten** und medial; Innervation: **N. oculomotorius**
- **M. rectus medialis:** Blickwendung nach **medial**; Innervation: **N. oculomotorius**
- **M. rectus lateralis:** Blickwendung nach **lateral**; Innervation: **N. abducens** (VI. Hirnnerv)
- **M. obliquus superior:** Blickwendung nach **unten** und **lateral**; **dreht** den Bulbus nach **innen**; Innervation durch den **N. trochlearis** (IV. Hirnnerv)
- **M. obliquus inferior:** Blickwendung nach **oben** und **lateral**; **dreht** den Bulbus nach **außen**; Innervation durch den **N. oculomotorius**

Zusätzlich finden sich mit Wirkung auf das Auge bzw. seine Hilfseinrichtungen 3 weitere Muskeln (➤ 5.6.1):
- **M. orbicularis oculi:** umgibt ringförmig Auge und Lider, schließt das Auge, ermöglicht den Lidschlag; Innervation durch den N. facialis (VII. Hirnnerv)
- **M. levator palpebrae:** öffnet das Auge durch Hebung des Oberlids; Innervation durch den N. oculomotorius (➤ Abb. 5.11)
- **M. tarsalis:** hebt das Oberlid, senkt das Unterlid, erweitert damit die Lidspalte; glatter Muskel mit Innervation aus dem zervikalen Grenzstrang des Sympathikus.

5.5.2 Innere Augenmuskeln

Die inneren Augenmuskeln sind **glatt** und vegetativ (**unwillkürlich**) innerviert. Sie dienen der Funktion der **Iris** und der **Akkommodation**:
- **M. sphincter pupillae:** Verengung der Pupille; Innervation durch parasympathische Anteile des N. oculomotorius

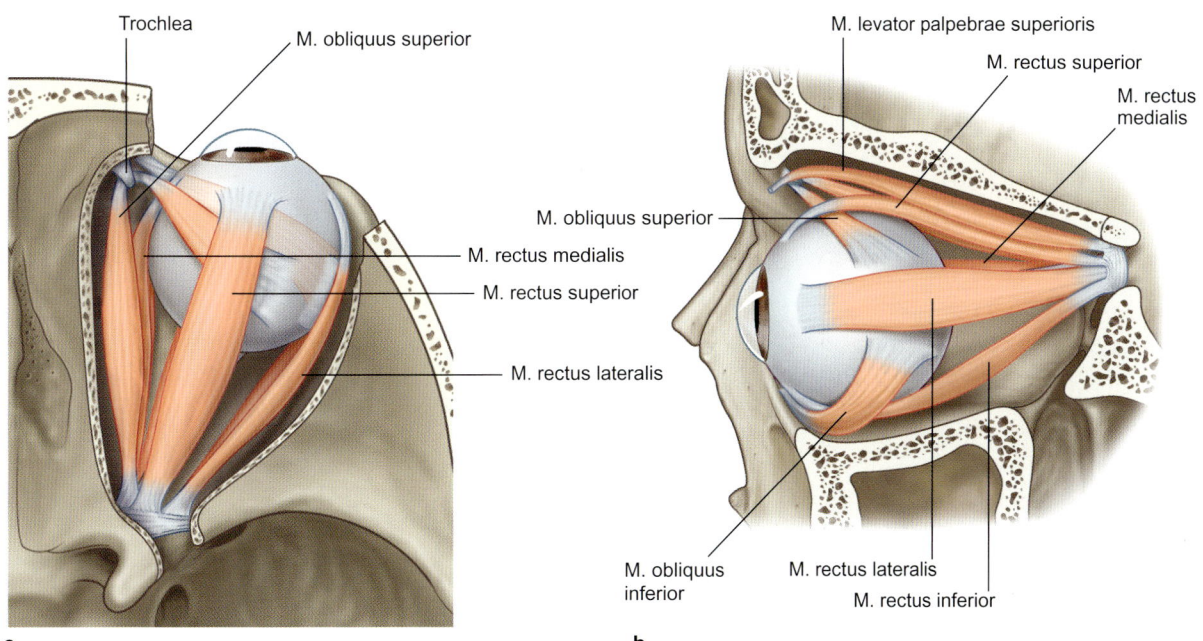

Abb. 5.11 Ursprung und Ansatz der äußeren Augenmuskeln. [E402]

- **M. ciliaris:** ermöglicht durch seine Kontraktion die Entspannung der Zonulafasern und damit die Abkugelung der Pupille für die Akkommodation; Innervation durch parasympathische Anteile des N. oculomotorius
- **M. dilatator pupillae:** Erweiterung der Pupille; Innervation durch den Halssympathikus

5.6 Schutzeinrichtungen des Auges

Dem Schutz des Auges vor Fremdeinwirkungen und Fremdkörpern, vor übermäßigem Lichteinfall und vor dem Austrocknen dienen die Lider mit ihren Drüsen, der Tränenapparat und eine bindegewebige Schleimhaut (Konjunktiva), die die Innenseite der Lider und die Skleren überzieht.

5.6.1 Augenlider

Struktur und Festigkeit der Augenlider (**Palpebrae**) werden v.a. vom **Tarsus** erzeugt. Der Tarsus stellt eine gebogene Platte aus straffem, kollagenfaserreichem Bindegewebe dar (➤ Abb. 5.12). Aufgelagert ist der **M. orbicularis oculi**, der Ringmuskel des Auges. Außen werden die Lider von einer sehr dünnen Haut überzogen, die abgesehen von ihrem geringen Durchmesser der üblichen Oberhaut entspricht und auch vereinzelt Talg- und Schweißdrüsen enthält. Innen liegt die **Konjunktiva** (Bindehaut) den Lidern auf. Sie geht am inneren Lid-Oberrand in die Konjunktiva des Bulbus über, sodass ein einheitlicher Raum entsteht. Außerdem wird dadurch der Binnenraum der Orbita gegen die Umwelt abgedichtet.

Am freien Rand der Lider sind die **Wimpern** eingelassen – Terminalhaare, die 2–3-mal/Jahr ausgewechselt werden. Sie besitzen Schutzfunktion.

Drüsen

In die hintere Fläche des Tarsus sind etwa 20 große und verzweigte **Talgdrüsen** eingelassen, die man als **Meibom-Drüsen** bezeichnet (➤ Abb. 5.13). Ihr Sekret mündet über einen langen **gemeinsamen Ausführungsgang** am freien Lidrand. Der Talg ergänzt die Funktion der Tränenflüssigkeit und überzieht gemeinsam mit ihr die Kornea, die dadurch vor dem Austrocknen geschützt wird.

Direkt am Lidrand finden sich weitere, sehr kleine **Talgdrüsen**, die sog. **Zeis-Drüsen**. Sie münden in die Haarfollikel der **Wimpern** und dienen deren Fettung.

Wie allgemein üblich (➤ Fach Dermatologie) sind den Wimpern als Terminalhaaren neben den Talg- auch **apokrine Schweißdrüsen** zugeordnet, die sog. **Moll-Drüsen** (➤ Abb. 5.13). Ihr Sekret besitzt trotz seines alkalischen pH-Wertes antibakterielle Eigenschaften.

> **PATHOLOGIE**
>
> **Hordeolum (Gerstenkorn)** (➤ Abb. 5.14)
>
> Bei systemischer oder lokaler Immunschwäche können Bakterien (meist Staphylo- oder Streptokokken) durch die Ausführungsgänge in die Drüsen gelangen und **eitrige Entzündungen** hervorrufen. Bei Befall der Lidranddrüsen (Zeis- und Moll-Drüsen) entsteht das **Hordeolum externum**, bei Eiterung der Meibom-Drüsen das **Hordeolum internum**.
> Zur **Therapie** gibt man antibiotische Salben oder versucht, durch lokale Wärmeapplikation (z.B. heißer Teebeutel) eine Eröffnung mit Abfluss des Eiters zu erreichen. Andernfalls muss durch den Augenarzt inzidiert werden.
>
> **Chalazion (Hagelkorn)** (➤ Abb. 5.15)
>
> Im Gegensatz zum Gerstenkorn stellt das Hagelkorn eine chronisch-granulierende, nicht eitrige Entzündung der **Meibom-Drüsen** dar. Ursache ist nicht das Eindringen von Bakterien, sondern ein **Sekretstau** durch Abflussbehinderung des Talgs. Hagelkörner tasten sich sehr derb und für den Patienten wenig oder gar nicht schmerzhaft.
> Die **Therapie** kann versuchsweise mit lokalen Glukokortikoiden erfolgen. Tritt keine Besserung ein, werden die Knoten ausgeschält.

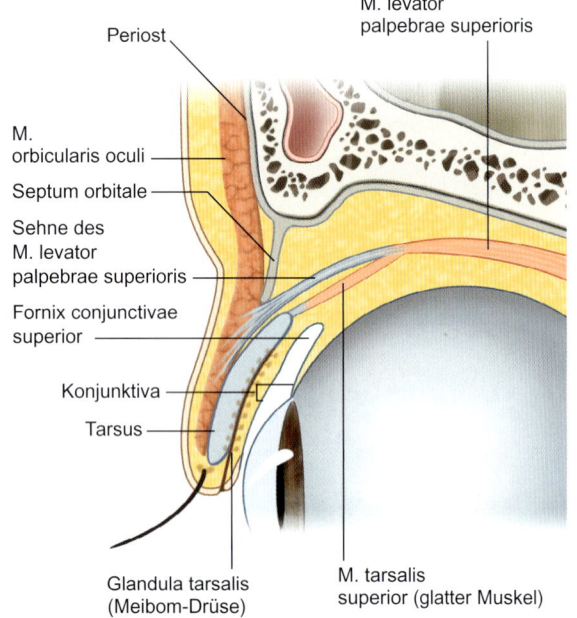

Abb. 5.12 Aufbau der Augenlider. [E402]

5.6 Schutzeinrichtungen des Auges

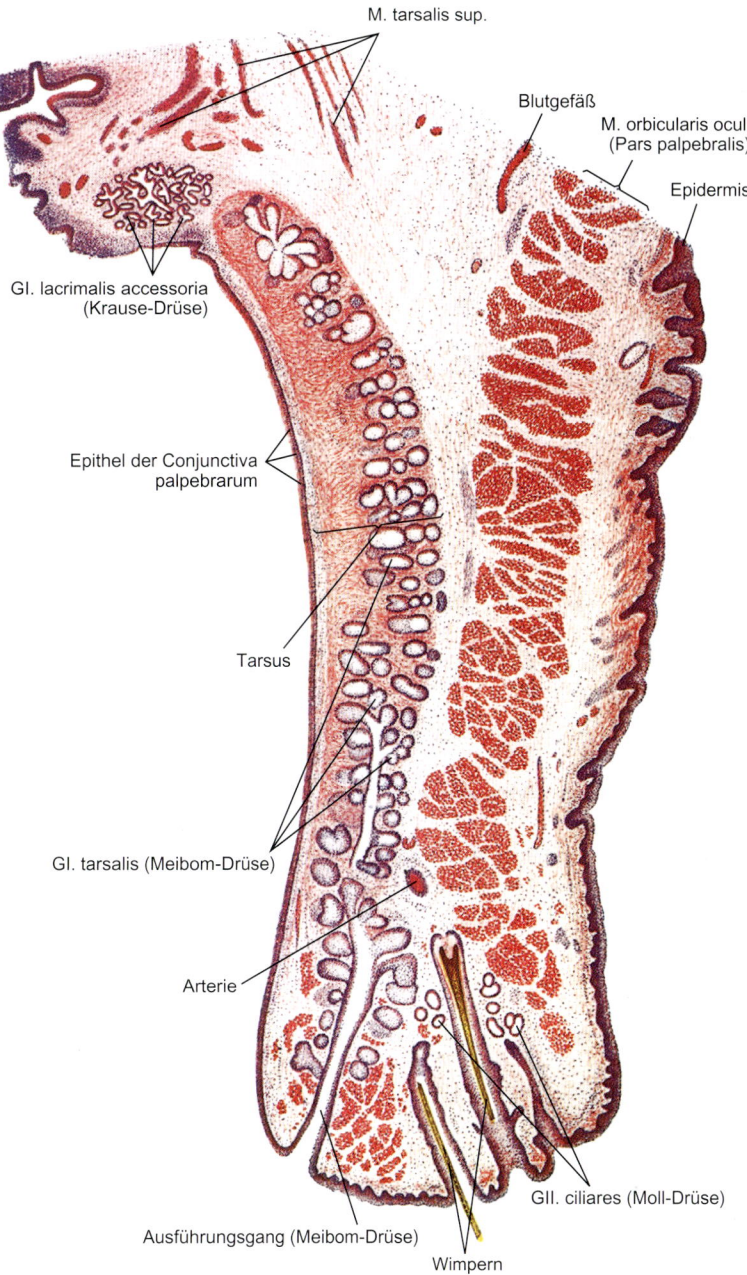

Abb. 5.13 Schnitt durch das obere Augenlid (Oberfläche der Haut rechts). Zu beachten sind die großen, in den Tarsus eingefügten Meibom-Drüsen mit ihrem Ausführungsgang und die apokrinen, den Wimpern zugeordneten Moll-Drüsen. Zeis-Drüsen wurden bei dieser Schnittführung nicht getroffen. [L107]

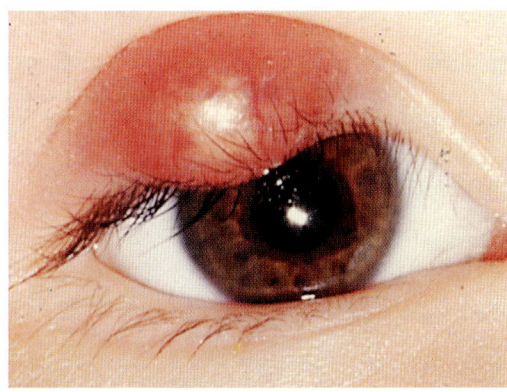

Abb. 5.14 Hordeolum (Gerstenkorn). [E476]

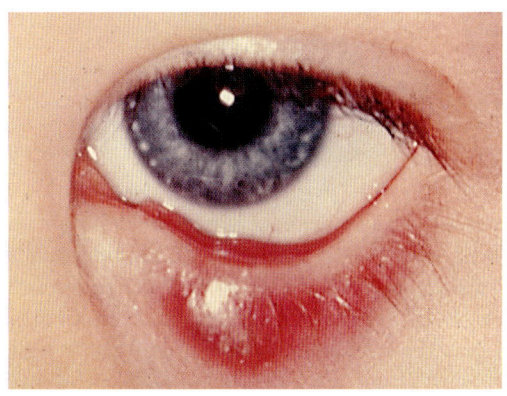

Abb. 5.15 Chalazion (Hagelkorn). [E402]

Bewegungen der Lider

Der **Schluss** der Lider wird durch den **Ringmuskel des Auges (M. orbicularis oculi)** bewirkt. Der Muskel strahlt mit seinen Fasern vom Stirnbein bzw. der Maxilla in den Bereich oberhalb des Tarsus (➤ Abb. 5.1a).

Der wesentliche Teil der **Augenöffnung** erfolgt durch den **M. levator palpebrae**, der lediglich ins Oberlid einstrahlt (➤ Abb. 5.1a). Innerviert wird der Lidheber durch den **N. oculomotorius**, der auch die Mehrzahl der äußeren Augenmuskeln versorgt.

Der sympathisch innervierte **M. tarsalis** setzt am Oberrand (Oberlid) bzw. Unterrand (Unterlid) des Tarsus an und unterstützt durch seine Funktion die Lidhebung des M. levator palpebrae. Er dient also nicht dem Öffnen des Auges, sondern **verstärkt** lediglich die Funktion des eigentlichen **Lidhebers**.

Eine Aktivierung des Sympathikus führt zur Erweiterung der Lidspalte. Beim Ausfall der sympathischen Innervation ist die Lidspalte verengt. Diese Verengung mit **Herabhängen des Oberlids** – bei allerdings gleichzeitig erfolgendem Anheben des Unterlids – wird als **Ptosis** bezeichnet.

Der **Sympathikus** als Teil des Vegetativums dient Kampf und Flucht, allgemein dem Überleben. Hierfür werden viele Dinge benötigt (➤ Fach Endokrinologie), u.a. auch ein möglichst perfekter Überblick über das Geschehen. Nicht umsonst wurde im Laufe der Evolution aus diesem Grunde einzelnen Augenmuskeln die Willkürmotorik entzogen und dem Sympathikus zugeordnet. Im Augenblick der Gefahr werden **Lidspalte (M. tarsalis)** und **Pupille (M. dilatator pupillae) erweitert** („schreckgeweitete Augen") und der gesamte **Bulbus** ein klein wenig **nach vorne** geschoben (**M. orbitalis**), um das Gesichtsfeld zusätzlich zu erweitern.

> **PATHOLOGIE**
> Beim **Ausfall des Sympathikus** verlieren M. tarsalis, M. dilatator pupillae und M. orbitalis ihre Funktion: Pupille (Miosis) und Lidspalte (Ptosis) werden eng, der Augapfel sinkt um eine Kleinigkeit in die Orbita zurück (Enophthalmus). Dieser tatsächlich in geringem Umfang stattfindende Enophthalmus wird durch die enge Lidspalte dem Anschein nach nochmals verstärkt. Die Trias aus **Miosis**, **Ptosis** und **Enophthalmus** bezeichnet man als **Horner-Syndrom**.
> Ursachen für den Ausfall des Sympathikus bestehen z.B. in **Schädigungen des Hirnstamms** mit der Medulla oblongata oder in umschriebenen **Störungen des Halssympathikus**, u.a. infolge eines einwachsenden Tumors (Mammakarzinom, Pancoast-Tumor der Lungenspitze). Hier findet sich das Horner-Syndrom dann einseitig auf der Seite der Schädigung.

5.6.2 Tränenapparat

Die **Tränendrüse** (Glandula lacrimalis) befindet sich im oberen lateralen Bereich der Orbita, teilweise dem Rand aufliegend und teilweise in die Höhlung hineinreichend. Jede der beiden Drüsen besitzt etwa 10 Ausführungsgänge, die lateral in die Umschlagsfalte (Fornix) zwischen Oberlid und Lederhaut münden (➤ Abb. 5.16).

Die Tränendrüse ist **sympathisch und parasympathisch** innerviert. Man kann sie hinsichtlich Aufbau und Funktion mit den großen

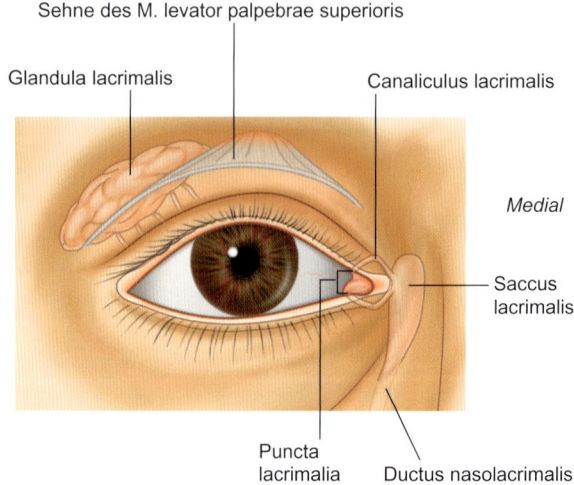

Abb. 5.16 Tränenapparat. [E402]

Speicheldrüsen vergleichen. Ihr Sekret, die **Tränenflüssigkeit**, ist farblos und wegen ihrer Immunfaktoren wie u.a. IgA und Lysozym **steril**. Enthalten sind nur sehr geringe Mengen Eiweiß. In ihrer weiteren Zusammensetzung und dem pH-Wert entspricht sie in etwa dem Serum. Der zum Serum isotone Gehalt an Kochsalz erzeugt den **Salzgeschmack**. Die täglich insgesamt gebildete Menge liegt bei 1–2 ml.

Die Tränenflüssigkeit wird durch den Lidschlag zum **medialen Augenwinkel** befördert, wo sie an den **Tränenpünktchen** über **2 Kanäle** (Canaliculus lacrimalis) in den **Tränensack** (Saccus lacrimalis) fließt. Vom Tränensack aus wird die Flüssigkeit zuletzt durch den **Tränennasengang** (Ductus nasolacrimalis) in den **unteren Nasengang** (Meatus nasi inferior) abgeleitet.

Funktion

Die Tränenflüssigkeit vereinigt 3 Funktionen: Sie **reinigt** die Oberfläche der Kornea von kleinen Schmutzpartikeln, **befeuchtet** sie und gleicht kleine Unregelmäßigkeiten aus und **schützt** durch ihre Immunfunktion das Auge vor Infektionen. Unterstützt wird sie in ihren Funktionen durch den Fettfilm der Meibom-Drüsen und den Schleim der Becherzellen der Bindehaut. Der insgesamt entstehende Schmierfilm dient auch dem problemlosen Gleiten der Augenlider.

Natürlich lässt sich nicht übersehen, dass die Tränenflüssigkeit als weitere Funktion auch die Trauer eines Menschen erkennen lässt und ein Schutzbedürfnis erzeugt, seltener auch eine übermäßige Freude bzw. Lustigkeit ausdrückt, wenn jemand „Tränen lacht".

5.6.3 Konjunktiva

Die **Bindehaut** (Konjunktiva) ist der schleimhautähnliche, bindegewebige **Überzug** der **Innenseite** der **Augenlider** und des **Bul-**

bus, soweit dessen Lederhautanteil am vorderen Augenabschnitt erkennbar wird. Die **Hornhaut** bleibt **frei**. Auf der Rückseite der Lider ist sie mit dem Tarsus verwachsen, im Bereich der Falte (Fornix conjunctivae) am Übergang zur Sklera weist sie Falten auf, um die Augenbewegungen auszugleichen. Hier besitzt sie in ihrem Epithel aus wenigen Lagen auch zahlreiche Becherzellen, wie sie sonst nur in Schleimhäuten anzutreffen sind. Der nahtlose Übergang von den Lidern zur Sklera bewirkt eine **Abdichtung des Bulbus**.

Die Bindehaut besteht aus einem sehr zarten Gewebe und ist durchscheinend, sodass die Sklera, „das Weiße im Auge", sichtbar bleibt. Ihre Blutgefäße sind leicht abzugrenzen. Ähnlich einer Schleimhaut ist sie glatt und an ihrer Oberfläche angefeuchtet.

Zusammenfassung

Schutzeinrichtungen des Auges
Augenlider
- mechanische Stabilität durch den Tarsus
- **Meibom-Drüsen** des Tarsus: Fettüberzug der Kornea, Ergänzung der Tränenflüssigkeit
- **Zeis-Drüsen:** Talgdrüsen der Wimpern
- **Moll-Drüsen:** apokrine Schweißdrüsen der Wimpern
- Schluss der Lider und Lidschlag durch M. orbicularis oculi
- Öffnung durch M. levator palpebrae (Oberlid) und M. tarsalis (beide Lider, sympathisch innerviert)

Horner-Trias: bei Ausfall des Sympathikus
- Miosis
- Ptosis
- Enophthalmus

Tränenapparat
- Tränendrüse lateral am Orbitaoberrand, etwa 10 Ausführungsgänge
- Tränenflüssigkeit wird durch den Lidschlag zum medialen Augenwinkel befördert
- Abfluss über Tränenpünktchen, Kanäle und Tränensack in den Tränennasengang
- Funktion: Reinigung, Befeuchtung, immunologischer Schutz

Bindehaut (Konjunktiva)
- überzieht Rückseite der Lider und vorderen Anteil der Sklera
- Kornea bleibt frei
- zartes Bindegewebe mit Eigenschaften einer Schleimhaut

KAPITEL 6

Physiologie

6.1	Optisches System des Auges	121	6.2	Sehvorgang in der Netzhaut ... 125
6.1.1	Akkommodation	122	6.2.1	Biochemische Grundlagen ... 125
6.1.2	Myopie und Hyperopie	123	6.2.2	Räumliches Sehen ... 126
6.1.3	Astigmatismus	124	6.2.3	„Räumliches Sehen" durch 3D-Effekte ... 128
6.1.4	Ursachen der Fehlsichtigkeit	124		
6.1.5	Ausgleich der Fehlsichtigkeit	125		

6.1 Optisches System des Auges

Gegenstände der Umgebung sind gewöhnlich sehr viel größer als der Platz, der auf der Netzhaut zu ihrer Abbildung zur Verfügung steht. Sie müssen also auf eine passende Größe reduziert werden. Diesem Ziel dient die **Brechkraft des vorderen Augenabschnitts**, die einfallende Strahlen auf die Netzhaut bündelt und scharf stellt. Den größten Beitrag hierzu leistet die **Hornhaut** mit einer fest eingestellten Brechkraft von **43 Dioptrien**. Eine unveränderbare Brechkraft des optischen Systems hätte allerdings zur Folge, dass sich nur Gegenstände in einer bestimmten Entfernung und/oder einer definierten Größe exakt auf der Netzhaut scharf stellen ließen, während alles andere entweder vor oder hinter die Netzhaut fokussiert wäre und damit nur verschwommen gesehen werden könnte.

Dem Ziel der Scharfstellung auf der Netzhaut sowohl weit entfernter als auch sehr naher, kleiner oder großer Gegenstände dient die **Linse**, deren grundsätzliche Brechkraft von gut **15 Dioptrien** (dpt) sich verändern und an die jeweilige Situation anpassen lässt.

Ein Lichtstrahl, der genau von vorne und exakt in der Mitte auf die brechenden Systeme auftrifft, wird nicht abgelenkt. Er gelangt auf dieser sog. **optischen Achse** direkt zur Fovea centralis. Lichtphotonen, die neben der optischen Achse auf die Hornhaut treffen, gelangen dagegen in den Bereich ihrer Krümmung und werden in Richtung der Fovea centralis gebogen. Aus ➤ Abb. 6.1 wird erkennbar, dass das Bild eines aufrecht stehenden Gegenstandes von den Brechungsmedien Kornea und Linse nicht nur verkleinert, sondern auch **umgekehrt auf die Macula lutea** geworfen wird. Man sieht die Umgebung also grundsätzlich **verklei-**

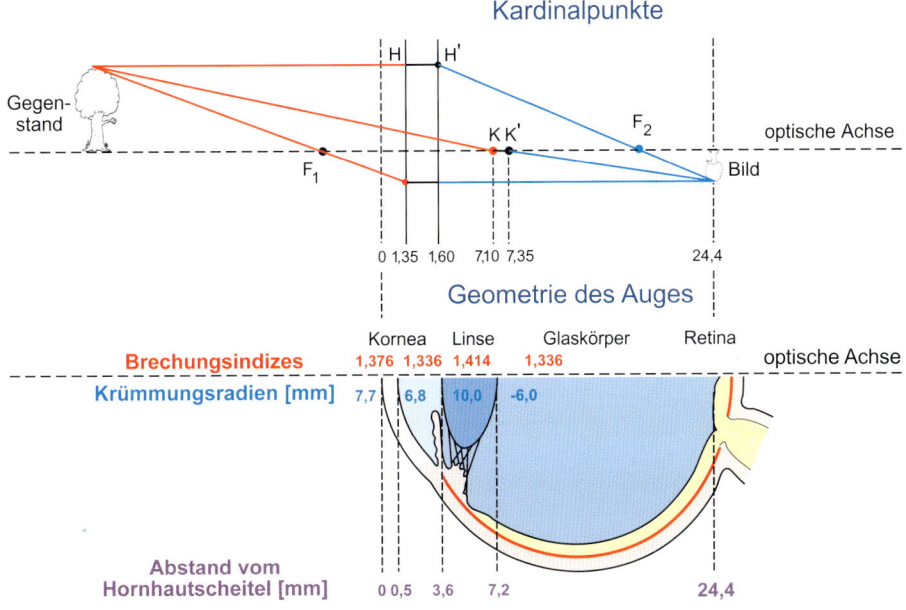

Abb. 6.1 Gegenstände werden umgekehrt und verkleinert auf der Netzhaut abgebildet. [L106]

nert und **auf dem Kopf stehend**. Zurechtgerückt wird dies in der okzipitalen Sehrinde.

Aus ➤ Abb. 6.1 kann auch abgeleitet werden, dass große Gegenstände nicht vollständig auf die Macula lutea, geschweige denn auf die 0,5 mm der Fovea centralis passen können. Nur an dieser Stelle jedoch werden vollständig scharfe Bilder erzeugt. Lichtstrahlen, die genau von vorne und mittig, also in der optischen Achse auf das Auge treffen, gelangen ohne Ablenkung und sehr genau zur Fovea centralis. Dies bedeutet, dass man im Alltag bei großen Objekten den Blick automatisch genau zu der Stelle wendet, die einen gerade am meisten interessiert, sodass sie in der optischen Achse zu liegen kommt, während die Randbereiche umso unschärfer werden, je weiter sie vom Blickzentrum entfernt sind. Immerhin entsteht aber auch in den Randbereichen noch ein Bild ausreichender Schärfe, sodass dieses Manko auch bei sehr großen Objekten nicht als solches empfunden wird.

6.1.1 Akkommodation

Akkommodation bedeutet **Anpassung** der brechenden Medien an die **Entfernung** zu einem Objekt, um es auf der Retina scharf abzubilden. Dies erfolgt weit überwiegend über **Linse** und Zonulafasern und nur in geringem Umfang über die Blende der Iris. Dagegen bedeutet *Adaptation* **Anpassung** des Auges an **unterschiedliche Lichtverhältnisse**. Diese Anpassung erfolgt durch die **Iris** mit Vergrößerung oder Verkleinerung der Pupille und durch einen Wechsel zwischen Zapfen- und Stäbchensehen.

Von sehr weit entfernten Gegenständen reflektierte oder ausgesandte Lichtwellen gelangen annähernd parallel zum Auge und müssen nur wenig abgelenkt werden, um die Netzhaut genau zu treffen. Die Brechkraftreserven der Linse werden hier also nicht gebraucht, sodass sie möglichst flach (elliptisch) sein muss. Für die **Fernsicht** wird der **Ziliarmuskel** also **nicht aktiviert**. Die **Zonulafasern** sind dadurch **angespannt** und ziehen die **Linse** in ihre **flache** Position (➤ Abb. 6.2).

Je mehr sich ein Objekt dem Auge nähert, desto mehr müssen seine Lichtstrahlen abgelenkt werden, um scharf auf die Netzhaut gebündelt zu werden. Der **Ziliarmuskel** wird nun **kontrahiert** und wölbt sich in die hintere Augenkammer. Der Zug der Zonulafasern wird dadurch geringer und die **Linse** kann sich entsprechend ihrer eigenen Elastizität **abkugeln** und damit ihre Brechkraft erhöhen (➤ Abb. 6.2). Dies ist die **Nahakkommodation**. Ihre **Grenze** wird beim normalsichtigen Auge bei einem Abstand von etwa **7 cm** erreicht. Damit erreicht die **Brechkraftanpassung** der Linse zwischen „unendlich" weiter Entfernung und diesem Nahpunkt ein Spektrum von **14 Dioptrien**.

Entfernt liegende Gegenstände werden bei parallel ausgerichteten Augen auf die Fovea centralis beider Augen fokussiert. Werden

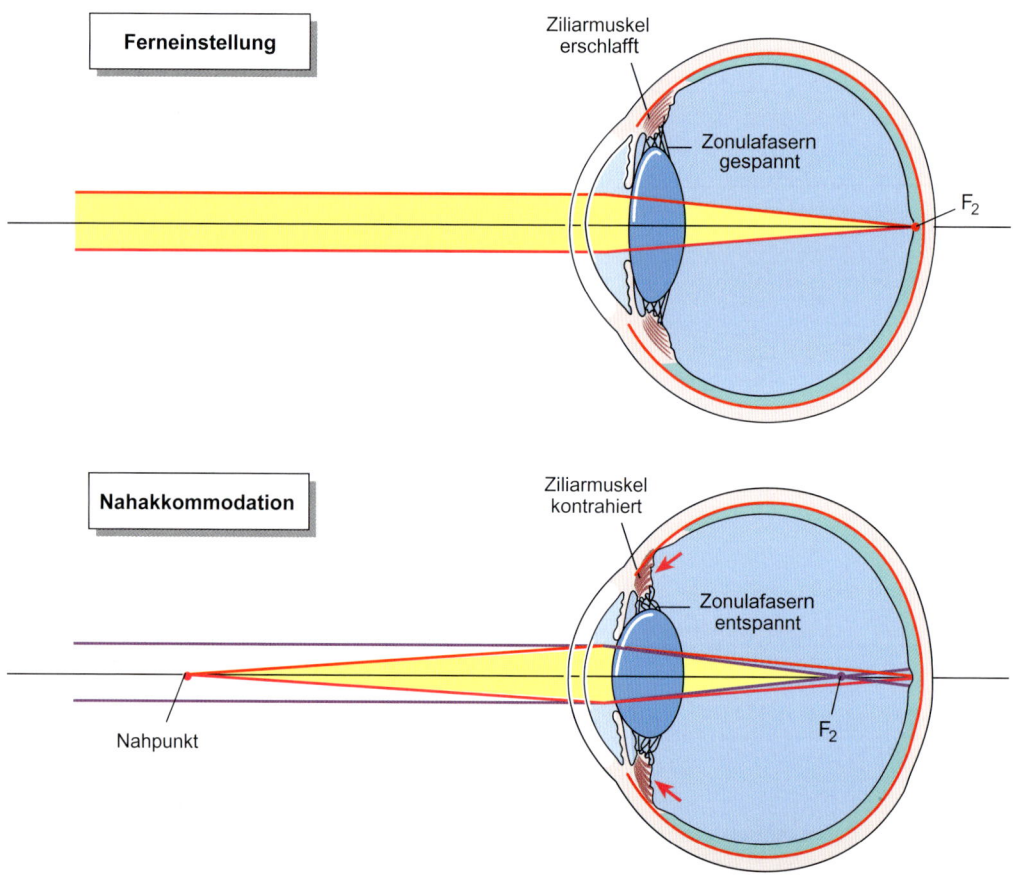

Abb. 6.2 Formänderung der Linse bei der Akkommodation. [L106]

jedoch kleine Gegenstände immer näher an die Augen herangeführt, tritt in einem Abstand von etwa 25 cm der Fall ein, dass die Augen aus ihrer parallelen Position abweichen müssen, um noch gemeinsam diesen Punkt fixieren zu können. Die Sehachse beider Augen bewegt sich also nach medial aufeinander zu, wofür der **M. rectus medialis** benötigt wird. Gleichzeitig entsteht das Erfordernis, dass peripheres Streulicht ausgeblendet werden muss, um die Tiefenschärfe des fixierten Punktes zu erhöhen. Die Iris sollte während dieser **Nahpunktfixation** die **Pupille enger** stellen.

Sämtliche für diesen Vorgang benötigten Muskeln werden vom **N. oculomotorius** innerviert – der **M. rectus medialis** aus seinem motorischen, die **M. sphincter pupillae** und **M. ciliaris** aus seinem parasympathischen Anteil. Tatsächlich stellt diese Nahpunktakkommodation hinsichtlich der beteiligten Muskeln eine Einheit dar: So, wie die Augenachsen nach innen abweichen, so kommt es *gleichzeitig* und parallel zur Kontraktion des Ziliarmuskels und zur Engstellung der Pupille (Miosis).

Veränderungen im Alter

Elastizität und damit **Brechkraft** der Linse nehmen mit **zunehmendem Alter** immer weiter **ab** (> Abb. 6.3). Von den ursprünglichen 14 dpt Anpassungsmöglichkeit bleiben häufig nur noch 1 oder 2 dpt übrig. Dadurch verschiebt sich der scharf einstellbare Nahpunkt von 7 cm auf mehr als 50 cm. Diese **Alterssichtigkeit** wird als **Presbyopie** bezeichnet.

6.1.2 Myopie und Hyperopie

Feinste **Abweichungen** in der **Länge des Bulbus** von den üblichen 24 mm führen dazu, dass sich der Brennpunkt von der Netzhaut entfernt, dass sie also nicht mehr exakt getroffen wird:
- Ist der Augapfel **zu lang**, werden parallel (aus der Ferne) einfallende Lichtstrahlen von Kornea und Linse unverändert gebrochen, doch entsteht das Bild **vor der Netzhaut**, also in eigentlich korrekter Entfernung zu den brechenden Medien (> Abb. 6.4). Dies kann von der Linse nicht ausgeglichen werden, denn sie vermag ihre flachste, elliptische Endposition nicht noch weiter abzuflachen. Je näher die Objekte zum Auge gelangen, desto weiter verschiebt sich der Brennpunkt nach hinten, bis er auf die Netzhaut fokussiert wird. Dies bedeutet, dass man mit zu lan-

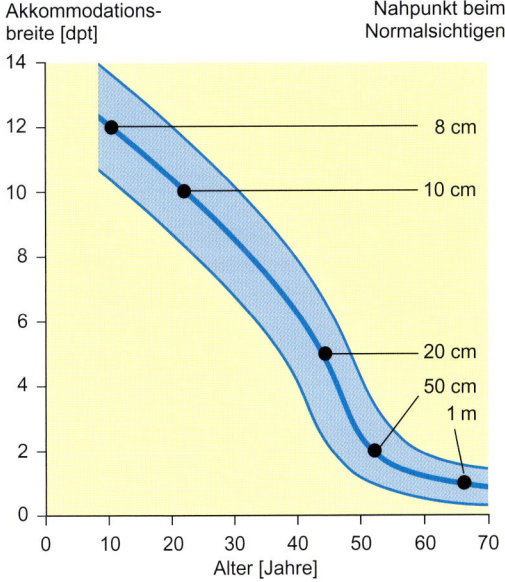

Abb. 6.3 Abnahme der Akkommodationsbreite im Alter (Presbyopie). [L106]

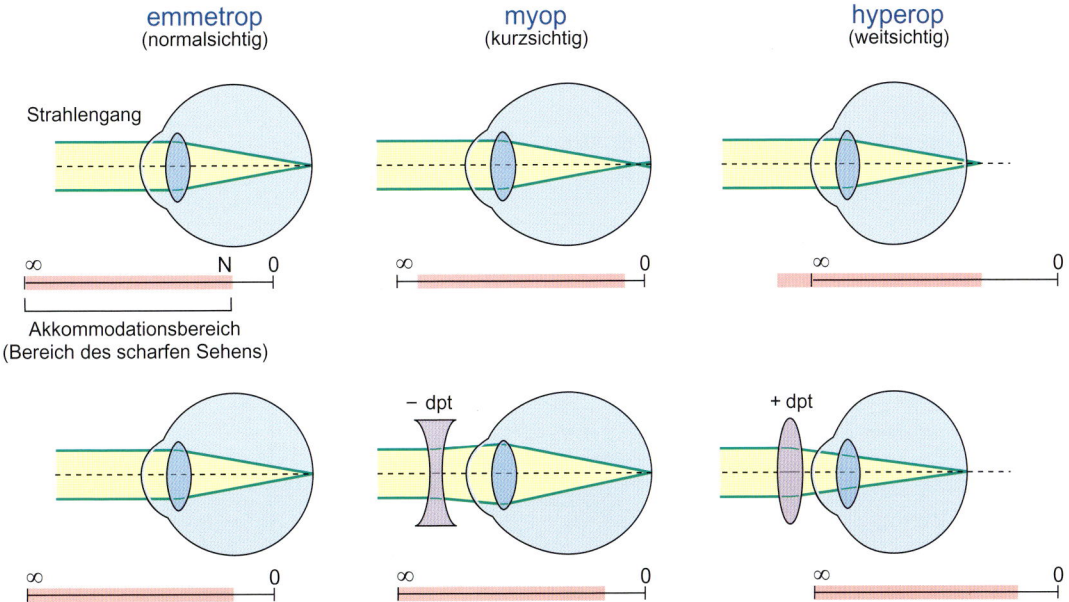

Abb. 6.4 Verschiebung des Brennpunkts und Ausgleich durch Brille oder Kontaktlinse. [L106]

gem Augapfel problemlos in die Nähe sehen und hier dann die Linse jeder Situation anpassen kann, dass jedoch weit **entfernte Objekte unscharf** werden. Entsprechend der tatsächlichen Situation wird das als **Kurzsichtigkeit (Myopie)** bezeichnet.

- Ist der Augapfel **zu kurz**, entsteht beim Blick in die Ferne das Bild **hinter der Netzhaut**. Dies ist zunächst weniger problematisch, denn es bedeutet, dass durch Erhöhung der Linsenbrechkraft nun das Bild nach vorne geschoben, also auf die Netzhaut fokussiert werden kann (➤ Abb. 6.4). Wird die Brechkraft aber bereits für ferne Gegenstände eingesetzt, bleibt für die Nahakkommodation weniger Spielraum übrig. Ferne Gegenstände werden also scharf abgebildet, **sehr nahe Gegenstände** dagegen **verschwimmen**. Dies wird analog zur Situation als **Weitsichtigkeit (Hyperopie** bzw. **Hypermetropie)** bezeichnet. Ein weiteres Problem entsteht durch die ständige Aktivierung des Ziliarmuskels, wodurch das üblicherweise sehr entspannende Sehen in die Ferne als anstrengend empfunden werden kann.

6.1.3 Astigmatismus

Astigmatismus („Stabsichtigkeit") bedeutet, dass die Symmetrie der brechenden Medien gestört ist – z.B. durch eine unregelmäßige Hornhautoberfläche oder eine Krümmung in der Horizontalen, die von derjenigen in der Vertikalen abgewichen ist. Der Brennpunkt horizontaler Bilder stimmt mit dem Brennpunkt vertikaler Abbildungen nicht überein (➤ Abb. 6.5). Dies führt dazu, dass aus einer **punktförmigen Abbildung** ein **Strich** entsteht. Eine vergleichbare Situation entsteht bei unregelmäßigen Krümmungsradien einzelner Hornhautabschnitte, wodurch es hier zu unterschiedlichen Brennweiten kommt.

6.1.4 Ursachen der Fehlsichtigkeit

Myopie

Bei der **Geburt** ist der **Augapfel** in Relation zu den brechenden Medien noch **zu kurz**. Dies scheint evolutionär beabsichtigt, denn das verschwommene Sehen naher Objekte stellt genau den erforderlichen Wachstumsreiz dar, sodass sich Brechkraft des vorderen Augenabschnitts und Bulbuswachstum aneinander anpassen. Ein Wachstumsreiz entsteht allerdings zusätzlich durch vermehrt einfallendes Licht: Kinder, bei denen nachts regelmäßig das Licht angelassen wurde, entwickeln deshalb häufiger eine Myopie.

Das, was der „Volksmund" bzw. besorgte Eltern immer schon wussten, was aber gleichzeitig von der Medizin immer schon negiert wurde, hat sich in der Zwischenzeit als zutreffend herausgestellt: Kinder oder junge Erwachsene, die sehr viel bei **schlechter Beleuchtung lesen**, entwickeln eine Myopie und werden zu Brillenträgern. Ursache ist der regelhaft benutzte extreme Nahbereich, um die Schrift wenigstens einigermaßen gut erkennen zu können, und genau diese ausgeschöpfte Nahakkommodation bzw. das selbst dann noch unscharfe Sehen führt sogar jenseits des Kindesalters zum weiteren Wachstum des Bulbus (Myopie).

Hyperopie

Ursachen einer Hyperopie (Hypermetropie) sind weniger gut bekannt. Hier kann man nur mutmaßen, dass sich der Augapfel den allgemeinen Wachstumsvorgängen nicht ausreichend angepasst hat oder dass die Brechkraft von Kornea und Linse unzureichend ist.

Astigmatismus

Der Astigmatismus kann **angeboren** sein (häufig) oder sekundär durch **Infektionen** der Hornhaut, Ulzera oder Narben nach **Verletzungen** entstehen. Operative Folgen stellen eine weitere Ursache dar. Schließlich gibt es noch den **Keratokonus**, bei dem die Hornhaut in ihrem zentralen Anteil kegelförmig nach vorne gewölbt ist. Man findet ihn häufiger beim Down-Syndrom, sporadisch auch beim atopischen Ekzem. Vermutet wird eine Synthesestörung der Kornea-Grundsubstanz.

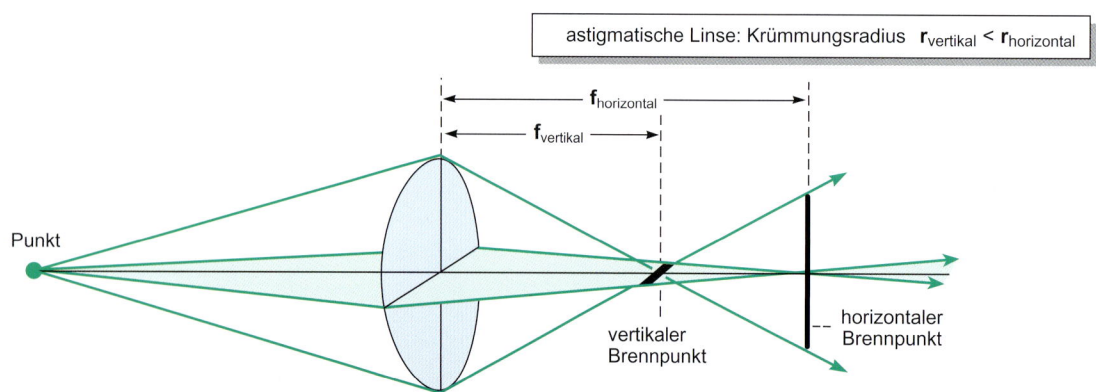

Abb. 6.5 Abweichung des horizontalen vom vertikalen Brennpunkt. [L106]

6.1.5 Ausgleich der Fehlsichtigkeit

Myopie und Hypermetropie sind sehr einfach durch Vorsatz brechender Medien auszugleichen:

- **Myopie:** Ist der Augapfel zu lang bzw. die Brechkraft des vorderen Augenabschnitts zu stark, verwendet man eine sog. **Zerstreuungslinse**. Hier werden die einfallenden Lichtstrahlen nach außen abgelenkt, sodass die Gesamtbrechkraft verringert wird und das Bild nicht mehr vor, sondern auf der Netzhaut entsteht. Um die **Dioptrienzahl** der verwendeten Zerstreuungslinse anzugeben, wird ein **Minuszeichen** vor die Zahl gesetzt. Der Patient benötigt also z.B. eine Brille der Stärke -2 oder -3 Dioptrien.
- **Hyperopie:** Ist der Bulbus zu kurz oder reicht die Brechkraft des Auges nicht dazu aus, das Bild auf die Netzhaut zu fokussieren, muss die Gesamtbrechkraft durch eine vorgesetzte **Sammellinse** erhöht werden. Da die Gesamtbrechkraft zunimmt, setzt man ein **Pluszeichen** vor die benötigte Stärke. In diesem Fall ist die Dioptrienzahl also z.B. mit +2 oder +3 anzugeben.

In beiden Fällen können **Brille** oder **Kontaktlinsen** beliebig nach persönlicher Wahl benutzt werden.

- **Astigmatismus:** Beim Astigmatismus müssen Brille oder Kontaktlinse, sofern die horizontal und vertikal unterschiedlichen Krümmungsradien der Hornhaut „regulär", also in sich gleichmäßig sind, diesen abweichenden Radien angepasst werden. Dies ist durch entsprechend geschliffene, sog. **Zylindergläser** leicht möglich. Schwieriger sind umschriebene Verkrümmungen zu korrigieren. Hier muss man in jedem Fall auf Kontaktlinsen ausweichen, mit denen kleine Unregelmäßigkeiten der Hornhautoberfläche ausgeglichen werden können. Notfalls kann man auch eine operative Begradigung versuchen.

6.2 Sehvorgang in der Netzhaut

6.2.1 Biochemische Grundlagen

> **MERKE**
> Wie alles, was im tierischen Organismus nach „Leben", nach *Biochemischem*, Höherwertigem aussieht, ist auch der Sehvorgang, die Umwandlung von Lichtphotonen in Bilder, ein schlichter **chemischer Prozess**. Für diesen Prozess ist **Vitamin A** von entscheidender Bedeutung.

In jedem Auge finden sich knapp 120 Millionen Stäbchen und 6 Millionen Zapfen. Da nur etwa 1 Million 3. Neurone mit ihren Neuriten vorhanden sind, aus denen der Sehnerv hervorgeht, bedeutet dies, dass jeweils zahlreiche 1. Neurone zu einzelnen 3. Neuronen konvergieren, sodass dort Gesamtinformationen größerer Bereiche entstehen und weitergeleitet werden. Lediglich in der Fovea centralis gibt es eine 1 : 1-Übersetzung. Das ist, neben dem weiten Überwiegen der Zapfenzellen, der Grund dafür, dass die Auflösung hier sehr viel feiner erfolgt als in den Randbereichen der Netzhaut.

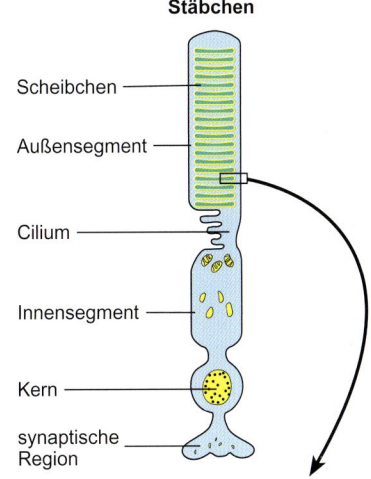

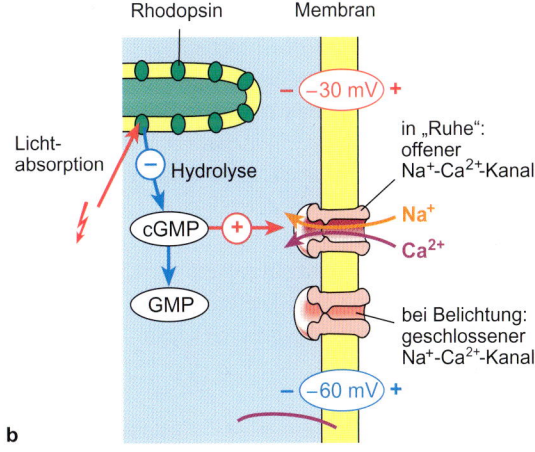

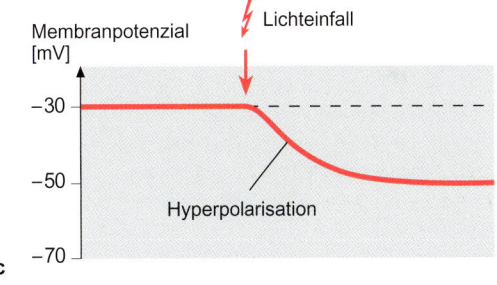

Abb. 6.6 Transduktionsprozesse bei den Stäbchen (**a**). Die Lichtabsorption am Rhodopsin stößt Prozesse an (**b**), die, vermittelt durch das G-Protein Transducin, die Konzentration von cGMP senken, was eine Abnahme im Öffnungsgrad der Na^+-Ca^{2+}-Kanäle zur Folge hat. Dies führt zu einer Hyperpolarisation (**c**). [L106]

Der **Sehfarbstoff** der Stäbchen und Zapfen heißt **Rhodopsin**. Zusammengesetzt ist er aus dem Protein **Opsin** und **Retinal**, einem Aldehyd des **Vitamin A**. Retinal ist mit seinen zahlreichen Doppelbindungen ein sog. mesomeres System. Solche Systeme absorbieren Lichtquanten, wobei die jeweiligen Frequenzen in diesem Fall durch das gebundene Opsin etwas unterschiedlich sind. Das Opsin unterscheidet sich zwischen Stäbchen und Zapfen, aber auch zwischen den Rot-, Grün- und Blauzapfen in einzelnen Aminosäuren, wodurch das Frequenzspektrum der empfangbaren

Lichtquanten eben auch etwas abweicht. Das **Stäbchen-Rhodopsin** ist gleichzeitig **empfindlicher** als dasjenige der Zapfen, weshalb Stäbchen selbst allerkleinste Photonenmengen einfangen können und für das Sehen in der **Dämmerung** geeignet sind. Andererseits sind sie nur zur **Schwarz-Weiß-Darstellung** geeignet, weshalb nachts keine Farben erkannt werden können („nachts sind alle Katzen grau"). Die **Zapfen** benötigen mehr Licht, verarbeiten dasselbe dann aber **genauer** und können es sogar **unterschiedlichen Farbbereichen** zuordnen.

Der gesamte Prozess, der bei Lichteinfall in Gang gesetzt wird, ist sehr komplex und bedarf weder für die Heilpraktikerprüfung noch für den medizinischen Alltag eines genaueren Verständnisses. Im Wesentlichen werden durch Lichtphotonen und die Absorption durch das Pigmentsystem (Rhodopsin) **Ionenkanäle geschlossen**, die im Ruhezustand der 1. Neurone offen waren (➤ Abb. 6.6). Die entstehende Hyperpolarisation wird über die bipolaren (2.) Neurone zu den Optikusneuronen geleitet und gelangt schließlich als Sehinformation ins Zerebrum. Der N. opticus und seine Verschaltung werden im ➤ Fach Neurologie besprochen.

Das Retinal lagert sich beim Einfangen der Lichtquanten chemisch um und muss anschließend regeneriert werden (➤ Abb. 6.7). Die sog. Scheibchen der Zapfen und Stäbchen, in die das Sehpigment eingelagert ist, werden allerdings ständig in Richtung der Pigmentzellen abgestoßen, von denselben phagozytiert und nur teilweise regeneriert und zurückgegeben. Wegen dieser Verluste wird kontinuierlich neues Vitamin A benötigt. Die phagozytierten Pigmente geben dem Pigmentepithel (= äußerste Schicht der Retina) seine Färbung und seinen Namen.

EXKURS

Vitamin A gehört zu den wenigen Vitaminen, die in Pflanzen und damit auch in pflanzlicher Nahrung als Vorstufe **(Provitamin)** vorkommen, aus dem im tierischen Organismus problemlos und analog zum jeweiligen Bedarf das eigentliche Vitamin hergestellt werden kann. Dabei stellt das Provitamin A eine ganze Gruppe von Substanzen dar, die als sog. **Carotinoide** einer Vielzahl von Pflanzen ihre typischen Färbungen verleihen – von grünlichen Farbtönen über gelb und orange bis hin zum tiefen Rot reifer Tomaten. Aus der gesamten Gruppe besitzt das β-Carotin (u.a. in Karotten) die höchste Umwandlungsrate in Vitamin A.

Eine Eigenheit der Carotinoide besteht darin, dass ihre positiven Wirkungen auf den tierischen (menschlichen) Organismus sich nicht in der Eigenschaft eines Provitamins erschöpfen; sie besitzen darüber hinaus antioxidative Eigenschaften, indem sie sowohl die UV-Strahlung des Sonnenlichts absorbieren und damit unschädlich machen als auch Radikale abfangen, die andernfalls durch Oxidation physiologischer Strukturen zu deren Schädigung geführt hätten. Sowohl die kräftige Eigenfarbe als auch die antioxidative Potenz der Substanzgruppe entsteht, entsprechend Vitamin A, aus dem mesomeren System zahlreicher Doppelbindungen, die mit Lichtquanten (einschließlich UV) in Resonanz treten bzw. sich von Radikalen oxidieren lassen, sich also gewissermaßen durch ihre höhere Affinität gegenüber oxidierenden Substanzen für die umliegenden physiologischen Strukturen „opfern".

Vitamin A und die Gruppe seiner Vorstufen stellen **Fette** dar, wodurch besonders die Carotinoide im Fettgewebe angereichert werden und hier ein Depot für Zeiten des Nahrungsmangels bilden (Vitamin A überwiegend nur in der Leber). Zusätzlich lagern sie sich sowohl in der Oberhaut als auch verstärkt in der Macula lutea der Netzhaut ab. Der evolutionäre Sinn ist im Schutz dieser Strukturen zu sehen, die der UV-Strahlung auf besondere Weise ausgesetzt sind. Während β-Carotin die Oberhaut bevorzugt und hier z.B. die gelbe Farbe bei Säuglingen erzeugt, die schwerpunktmäßig mit Karottengläschen ernährt werden (sog. Carotinikterus), bevorzugen Carotinoide wie **Lutein** oder **Zeaxanthin** offensichtlich die **Macula lutea**. Dabei gehören allerdings gerade diese beiden Carotinoide zu denjenigen, die nicht in Vitamin A umgewandelt werden können, sondern eigene antioxidative Funktionen in der Macula erfüllen. Sie stellen damit im eigentlichen Sinn keine Provitamine, sondern essenzielle Nahrungsfaktoren mit eigener Funktion dar (Vitamin A, ➤ Fach Stoffwechsel).

PATHOLOGIE

Steht **Vitamin A** bzw. seine Vorstufen bei einem **Mangel** der Nahrung nicht ausreichend zur Verfügung oder ist in der Leber zu wenig abgespeichert, verlieren zuerst die Stäbchen ihre Funktion. Es kommt zur **Nachtblindheit**. Wahrscheinlich wird die **altersabhängige Makuladegeneration (AMD)** durch einen Mangel an eingelagerten Carotinoiden begünstigt. Zumindest scheint die ausreichende Zufuhr v.a. von **Lutein** und **Zeaxanthin** einen Schutzeffekt zu besitzen; eventuell kann eine bestehende AMD damit sogar erfolgreich behandelt werden. In Verbindung mit Vitamin C ist nach Studiendaten sogar eine Schutzwirkung vor der Katarakt gegeben. Die beiden Carotinoide finden sich in dunkelgrünen Gemüsen (u.a. Grünkohl und Spinat), Paprika und Eigelb, bei dem sie die gelborange Farbe verursachen, Zeaxanthin zusätzlich in Mais. Inzwischen sind zahlreiche preiswerte Präparate mit einem (durchaus wünschenswerten) höheren Gehalt an diesen beiden Carotinoiden erhältlich.

MERKE

Die **Zapfen** sind für das Sehen am **Tage**, das **scharfe Sehen** der Netzhaut v.a. in deren Fovea centralis sowie für das **Farbensehen** verantwortlich. Nachts sind sie inaktiv (➤ Abb. 6.8).
Für das Sehen bei **schwachem Licht (Dämmerung)** dienen die **Stäbchen**. Sie lösen weniger genau auf und fehlen in der Fovea centralis. Am Tag sind sie weitgehend inaktiv (➤ Abb. 6.8).
Interessant ist z.B. folgende Konsequenz: Will man am nächtlichen Himmel einen schwach strahlenden Stern betrachten, muss man an ihm vorbeischauen. Wird er genau fixiert, verschwindet er.

6.2.2 Räumliches Sehen

Überwiegend der **Augenabstand** von 6–7 cm ermöglicht das räumliche, dreidimensionale Sehen. Wirksam ist er allerdings nur bis zu einer Entfernung von maximal 100 m, weil die Augen bereits bei einem Sehabstand von etwa 5 m weitgehend parallel ausgerichtet sind. Weiter entfernt liegende Objekte erzeugen auf der Retina beider Augen identische Bilder. Trotzdem werden auch entferntere Gegenstände räumlich bzw. perspektivisch gesehen, wozu v.a. die folgenden **Mechanismen** beitragen:

- Wenn ein Objekt ein anderes teilweise verdeckt, entsteht die Schlussfolgerung, dass es sich *vor* demselben befinden muss.
- Farben, die *gesättigter* sind als andere, erscheinen *näher*.
- Das Wechselspiel von Licht und Schatten begünstigt die Tiefenwahrnehmung.
- Parallele Linien (z.B. Gleise) nähern sich mit zunehmender Entfernung einander an, eine Straße wird schmaler.
- Die bekannte Größe eines Objektes – Mensch, Baum, Haus – stellt einen Bezug zur Umgebung und zur Entfernung her.

6.2 Sehvorgang in der Netzhaut

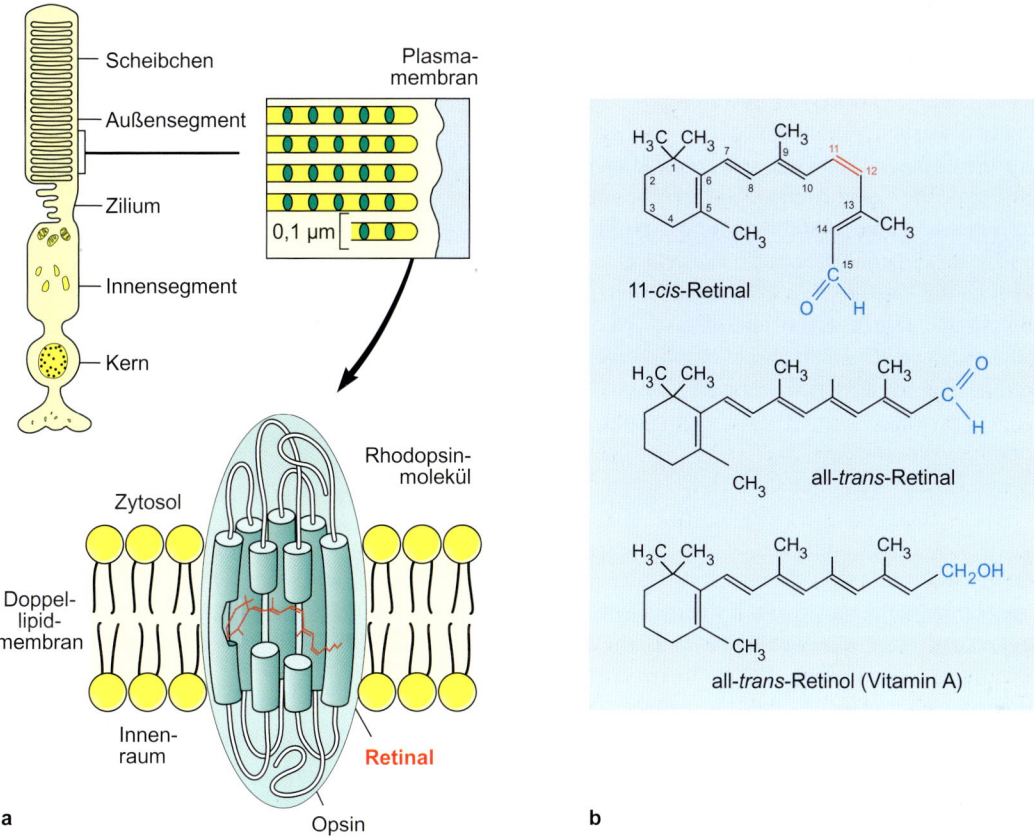

Abb. 6.7 a Darstellung der Photorezeptoren (Schema). **b** Das cis-Retinal wandelt sich bei Lichteinfall zunächst in das trans-Retinal und abschließend in Retinol (Vitamin A) um. [L106]

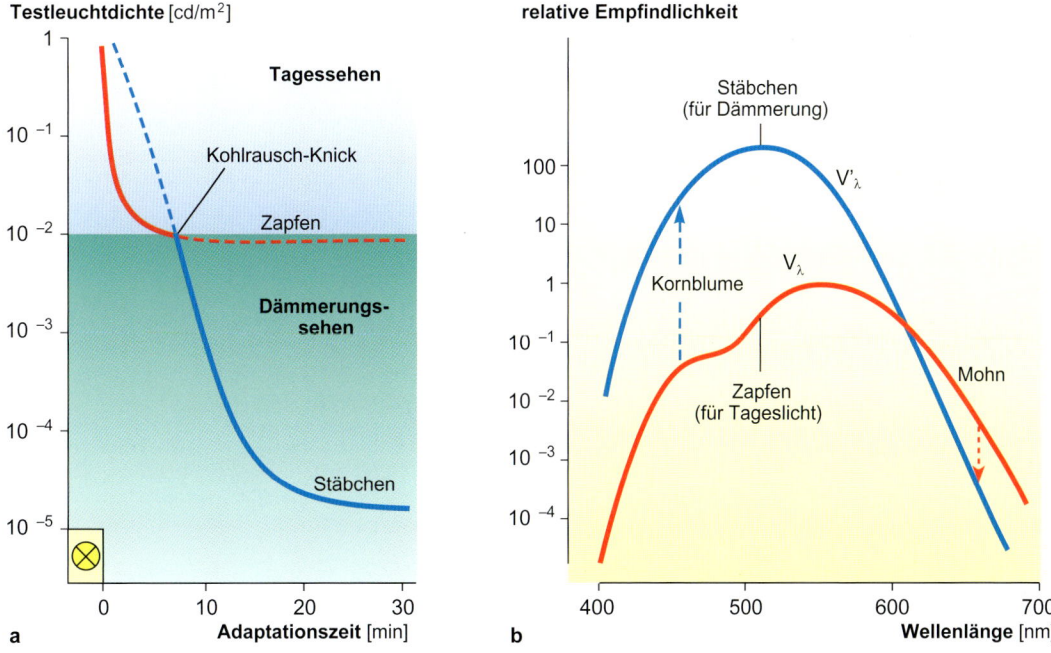

Abb. 6.8 Dunkeladaptation und unterschiedliche Empfindlichkeit von Stäbchen und Zapfen. [L106]

- Beim Blick aus bewegten Objekten (Auto, Zug) verschieben sich nahe gelegene Gegenstände schneller als entferntere. Sehr weit entfernte Objekte scheinen in Relation zur eigenen Bewegung still zu stehen bzw. die eigene Bewegung mitzumachen.

Räumliches Sehen ist **erworben**, soweit es nicht bei nahe liegenden Gegenständen aus dem Augenabstand abgeleitet werden kann. Es beruht auf Erfahrungen. Die Verarbeitung erfahrener Zusammenhänge kann allerdings auch in die Irre führen. Auf der > Abb. 6.9 sind 3 Personen identischer Größe dargestellt. Die perspektivische Darstellung, zusätzlich mit einem viel zu klein gezeichneten Baum bzw. Haus im Hintergrund, führt zur Annahme, dass es sich bei der Person im Vordergrund um einen Mann üblicher Größe, bei demjenigen im Hintergrund dagegen um einen Riesen handelt.

6.2.3 „Räumliches Sehen" durch 3D-Effekte

Vor wenigen Jahren ist mit der Einführung der 3D-Filme in Kino bzw. häuslichem Fernseher ein neues Problem entstanden. Beide Techniken, die derzeit alternativ im Gebrauch sind, bedienen sich optischer Tricks, um auf einer zweidimensionalen Fläche einen räumlichen Seheindruck vorzutäuschen. Dafür müssen entweder beide Augen gleichzeitig unterschiedliche Bilder empfangen (passive Polfiltertechnik), oder der Tiefeneindruck wird über aktiv gesteuerte Shutterbrillen erzeugt, welche die Brillen in sehr schnellem Wechsel einseitig schwärzen, sodass die abgestrahlten Teilbilder immer nur in einem Auge ein Bild erzeugen. Da diese Wechselfrequenz mit 120 Hz sehr schnell erfolgt, wird das nicht bzw. eben „nur" als Flimmern bzw. Flackern empfunden. Erwachsene reagieren auf diese Techniken je nach persönlicher Empfänglichkeit mit vorübergehenden Störungen wie Kopfschmerzen oder Übelkeit, weil im Gegensatz zum tatsächlich räumlichen Sehen zwei Bilder **unterschiedlicher Entfernung** gemeinsam bzw. als **scheinbare Einheit** verarbeitet werden müssen. Bei der flackernden Shutter-Technik kommt es bei entsprechender Prädisposition sogar zusätzlich zu **epileptischen Anfällen**, vergleichbar mit dem in Diskotheken auftretenden Effekt.

Dagegen besitzen die illusionären Techniken im **Kindesalter** einen sehr wahrscheinlich auf Dauer **schädigenden Einfluss**. Räumliches Sehen wird **erlernt**, indem zwei unterschiedliche Perspektiven eines einzigen, in definierter Entfernung befindlichen Bildes zu

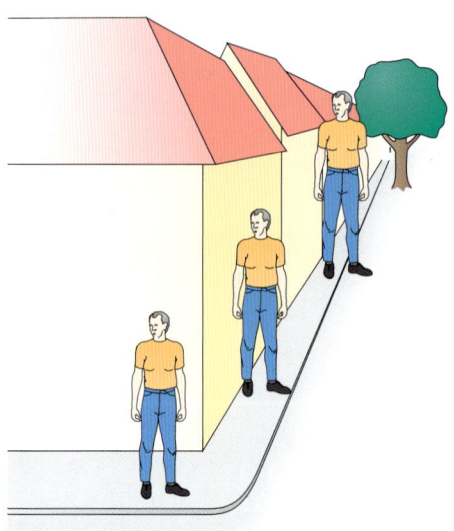

Abb. 6.9 Größenwahrnehmung. Die scheinbare Tiefe der perspektivischen Zeichnung genügt, um die 3 gleich großen Personen unterschiedlich groß erscheinen zu lassen. [L106]

einem gemeinsamen Seheindruck verschmolzen werden. Bei näher liegenden Gegenständen wird zusätzlich die Konvergenz miteinbezogen. Dagegen befinden sich bei der 3D-Darstellung die virtuellen Bilder für rechtes und linkes Auge in **unterschiedlicher Entfernung**, sodass die Augen im stetigen Wechsel ihre Akkommodation jeweils neu anpassen müssen. Bei Gegenständen wie z.B. einem virtuell auf den Betrachter zufliegenden Flugzeug wird die Konvergenz eingesetzt, obwohl sich der Fernseher und damit auch das tatsächliche Bild z.B. in 3 m Entfernung befinden. Im schlimmsten Fall erlernt das Sehzentrum virtuelles Sehen und fängt mit den tatsächlichen Dimensionen des Raums nichts mehr an. Eine derartige Prägung gilt ab dem 10. Lebensjahr als irreversibel.

> **ACHTUNG**
> Räumliches Sehen ist erst in einem Lebensalter von etwa 10 Jahren vollständig erlernt und verfestigt. In der Konsequenz sollte man zumindest Kinder im Vorschulalter grundsätzlich keine 3D-Filme anschauen lassen. Bei älteren Kindern mit einer Anfallsanamnese muss man bei der Shutter-Technik besonders vorsichtig sein.

Zusammenfassung

Optisches System des Auges
- Es besteht aus den brechenden Medien im vorderen Augenabschnitt (Hornhaut und Linse) sowie den Stäbchen- und Zapfenzellen (1. Neuron) der Netzhaut.
- Das auf die Netzhaut fokussierte Bild ist verkleinert und steht auf dem Kopf.
- Lichtstrahlen entfernter Objekte treffen parallel auf das Auge und erfordern keine zusätzliche Brechung durch die Linse. Der M. ciliaris ist entspannt, die Linse flach-elliptisch.
- Nahe entstehende Lichtquanten treffen in einem Winkel auf und müssen durch die Linse verstärkt gebrochen werden. Der M. ciliaris ist kontrahiert, die Linse kugelig verformt.

Störungen des optischen Systems
- **Myopie:** Augapfel zu lang, Brennpunkt vor der Netzhaut → Kurzsichtigkeit
- **Hypermetropie:** Bulbus zu kurz, Brennpunkt hinter der Netzhaut → Weitsichtigkeit
- **Astigmatismus:** abweichende Krümmungsradien der Hornhaut → unscharfe Bilder
- **Presbyopie (Alterssichtigkeit):** unzureichende Anpassung an nahe gelegene Objekte durch mangelnde Linsenelastizität

Akkommodation
- wechselnde Linsenkrümmung zur Anpassung der Brechkraft an Gegenstände unterschiedlicher Entfernung

Stäbchen und Zapfen
Wandeln mit ihrem Sehpigment Rhodopsin (enthält Vitamin A) Lichtquanten in Aktionspotenziale, die zum N. opticus geleitet werden:
- **Zapfen:** scharfes und farbiges Sehen am Tage, sind in der Dämmerung inaktiv
- **Stäbchen:** lösen schlecht auf, sind dafür sehr viel lichtempfindlicher → Sehen in der Dämmerung

KAPITEL 7 Untersuchung

7.1 Anamnese 131
7.2 Sehschärfe 132
7.3 Farbensehen 132
7.4 Strabismus 132
7.5 Reflexe 133
7.5.1 Lichtreflex 133
7.5.2 Akkommodation (Naheinstellung) 133
7.5.3 Kornealreflex 133
7.5.4 Störungen der Reflexe 133
7.6 Vordere Augenabschnitte 135
7.7 Ophthalmoskopie 135
7.8 Perimetrie 136
7.9 Augeninnendruck 137

Einführung

Zur Untersuchung des Auges stehen zahlreiche Methoden zur Verfügung, die z.B. die Sehschärfe, die Größe des Gesichtsfeldes oder die regelrechte, koordinierte Bewegung beider Bulbi bzw. ihre Achsabweichung erfassen. Das Reflexgeschehen wird über die Pupillenreaktionen auf Lichteinfall und über den Kornealreflex überprüft. Mit der Spaltlampe können die brechenden Medien, Kammerwinkel, Iris und Glaskörper, mit dem Ophthalmoskop der Augenhintergrund betrachtet werden. Mit speziellen Farbtafeln werden Schwächen im Erkennen einzelner Farben, mit dem Perimeter Ausfälle des Gesichtsfelds (Skotome) erkennbar.

Die im medizinischen Alltag für den Nicht-Augenarzt wichtigsten Untersuchungen betreffen die Überprüfung der Pupillenreaktionen, die Stellung der beiden Sehachsen zueinander und die Sehschärfe. Zusätzlich sollten besonders wichtige Krankheitsbilder zugeordnet und bei Bedarf notfallmäßig versorgt werden können.

Das Instrumentarium des Heilpraktikers wie auch des Allgemeinarztes dürfte sich meist auf eine Universallampe mit integrierter Lupe (**Otoskop**) beschränken, mit der – neben Gehörgang und Trommelfell – Veränderungen an Haut und Schleimhäuten oder z.B. Vestibulum nasi auch die Pupillenreflexe überprüft werden können. Es spricht allerdings nichts dagegen, zusätzlich ein **Ophthalmoskop** und eine **Spaltlampe** (emittiert ein spaltförmig gebündeltes Licht) zu benutzen, mit denen sämtliche Augenabschnitte eingesehen werden können. Dies macht natürlich nur dann Sinn, wenn der Therapeut Gelegenheit hatte, mit diesen Gerätschaften unter Anleitung zu üben.

7.1 Anamnese

Die augenspezifische Anamnese gehorcht den üblichen Gesetzmäßigkeiten. Die Schilderung des Patienten sollte zunächst die aktuellen **Symptome** umfassen, die ihn zum Therapeuten geführt haben. Bei entzündlichen Veränderungen, Schmerzen oder Sehstörungen ist es wie immer von Bedeutung, nach dem Zeitpunkt und den näheren Umständen des erstmaligen Auftretens zu fragen, nach Veränderungen in der Folgezeit, nach der Art oder Qualität der empfundenen Störungen, Ein- oder Beidseitigkeit und begleitenden Allgemeinsymptomen. Auch jahres- und tageszeitliche Abhängigkeiten oder der Erfolg bisheriger Therapien sind zu überprüfen.

Sofern dies bei dem vorliegenden Krankheitsbild möglicherweise von Bedeutung ist, schließt sich die **Eigenanamnese** an, die frühere Krankheiten, Verletzungen oder sonstige Auffälligkeiten beinhaltet, aber auch bedeutsame Allgemeinerkrankungen wie arterielle Hypertonie, Diabetes mellitus, rheumatische Erkrankungen sowie die Medikation einschließen sollte, weil manche Augenerkrankungen z.B. auf die Einnahme von Glukokortikoiden, Diuretika oder Antibiotika zurückzuführen sein können.

Abschließend wird bei Bedarf die **Familienanamnese** erhoben, weil Erkrankungen wie z.B. Strabismus, Glaukom, Katarakt oder Netzhautablösungen familiär gehäuft auftreten können.

7.2 Sehschärfe

Die Visusprüfung bei **Fernsicht** lässt sich am besten mit genormten **Sehtafeln** durchführen, die in einer Entfernung von 5 m zum Patienten an die Wand gehängt werden. In der Regel sind die Buchstaben oder Zahlen bzw. Symbole (für Kinder) in 5 unterschiedlichen Größen enthalten, aus deren Lesbarkeit die Sehschärfe ohne weitere Umrechnung bestimmt werden kann (> Abb. 7.1). Sind die kleinsten Zeichen lesbar, beträgt die Sehschärfe 1,0. Werden dagegen nur die zweitkleinsten erkannt, liegt die Sehschärfe bei 4/5, also 80%.

Die beiden **Augen** werden **einzeln** überprüft. Dabei sollte jeweils ein Auge locker mit der Handfläche oder einem flächigen Gegenstand abgedeckt werden.

Bedeutung besitzt die Überprüfung der Sehschärfe für den Nicht-Augenarzt eigentlich nur bei der Betreuung von Kindern, um grobe Entwicklungsstörungen rechtzeitig zu erkennen und fachärztlich abklären zu lassen.

7.3 Farbensehen

Die häufigste angeborene Störung ist die **Rot-Grün-Blindheit**. Sie betrifft etwa 3% aller Männer – Frauen nur sehr selten, da der Defekt **X-chromosomal rezessiv** vererbt wird.

Erfasst wird die Störung mit verschiedenen **Tafeln**, die dem Patienten vorgelegt werden und auf denen, integriert in ein Muster aus unterschiedlich großen, grauen Kreisen, farbige Zahlen dargestellt sind (> Abb. 7.2).

7.4 Strabismus

Schielen (Strabismus) entsteht durch eine **Fehlstellung der Sehachsen** zueinander. Für die Überprüfung einer koordinierten Augenstellung und ihre Abweichungen stehen einfache Tests zur Verfügung. Auch hier gilt, dass Abweichungen eines Auges Anlass sein sollten, den Patienten fachärztlich untersuchen zu lassen. Insgesamt gibt es 9 Hauptblickrichtungen, doch reicht für die Funktionsprüfung der 6 äußeren Augenmuskeln die Prüfung der **6 diagnostischen Blickrichtungen** vollkommen aus.

Diagnostische Blickrichtungen

Der Therapeut sitzt dem Patienten gegenüber. Mit einem Gegenstand oder Finger, dessen Bewegungen der Patient bei ruhig gehaltenem Kopf mit den Augen folgen soll, werden die Blickrichtungen nach rechts und links, rechts und links oben sowie rechts und links unten überprüft. Dabei achtet man nicht nur auf die Vollständigkeit der Blickwendungen, sondern auch auf die Symmetrie beider Seiten.

Bei Abweichungen ist hinsichtlich der Zuordnung zu den Augenmuskeln daran zu denken, dass lediglich die Blickwendungen nach rechts und links einem einzelnen Muskel zuzuordnen sind (M. rectus medialis bzw. M. rectus lateralis), während sämtliche weiteren Blickrichtungen aus dem Zusammenspiel mehrerer Muskeln bestehen.

Abweichungen der Sehrichtung

Eine geringe Abweichung der Sehachsen beider Augen voneinander erkennt man am sichersten mit dem **Abdecktest**. Überprüft werden getrennt voneinander **Nah-** und **Fernsicht**. Der Therapeut sitzt dem Patienten gegenüber und fordert ihn auf, entweder einen entfernten Gegenstand hinter seiner Schulter (Fernsicht) oder z.B. die etwa 40 cm entfernte Nasenspitze des Therapeuten (Nahsicht) zu fixieren. Mit einer Lichtquelle würde der Augenarzt nun überprüfen, ob die Lichtreflexe sich in beiden Augen exakt zentral befinden. Es genügt aber vollkommen, nun jeweils ein Auge des Patienten mit der

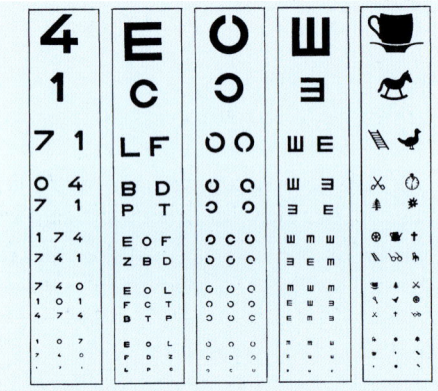

Abb. 7.1 Sehzeichen. [L106]

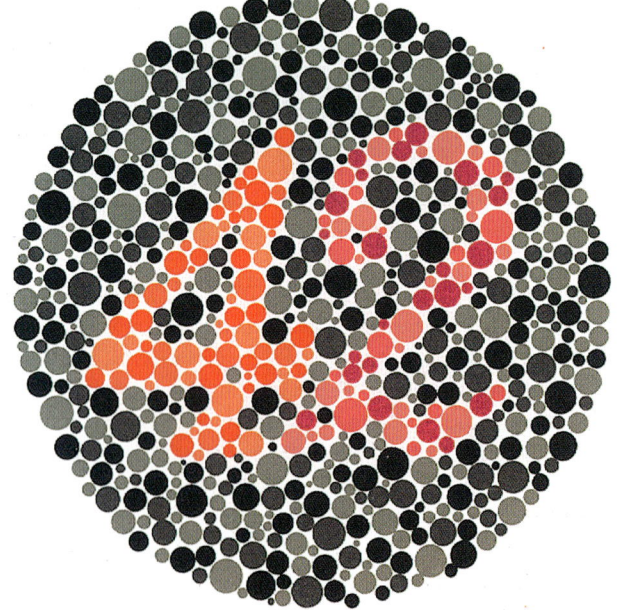

Abb. 7.2 Erfassung von Farbensinnstörungen. Auf pseudoisochromatischen Tafeln unterscheiden sich die Punkte nur durch ihren Farbton und ihre Sättigung, nicht jedoch durch ihren Helligkeitswert. [L106]

eigenen Hand abzudecken und zu überprüfen, ob das andere Auge hierbei eine **Einstellbewegung** macht. Mit diesem einfachen Test lassen sich auch kleine Achsabweichungen problemlos erkennen. Der Test kann allerdings nicht funktionieren, wenn eines der beiden Augen hochgradig schwachsichtig ist.

Man kann bei der Durchführung des Tests auch nach Freigabe des abgedeckten Auges überprüfen, ob und wie schnell **dieses Auge** seine **Achse korrigiert**. Dies wird dann als **Aufdecktest** bezeichnet.

7.5 Reflexe

Für die Überprüfung der nervalen Leitungen stehen am Auge 3 Reflexe zur Verfügung, die auch vom Nicht-Augenarzt problemlos und zügig durchgeführt werden können. Lichtreflex und Akkommodation überprüfen neben der Sehbahn auch die ordnungsgemäße Funktion des Vegetativums, mit dem Kornealreflex lässt sich die Funktion der Hirnnerven V und VII kontrollieren. Die Reflexe stellen **Fremdreflexe** dar, indem sensible und motorische Leitungsbahnen unterschiedlichen Strukturen angehören.

7.5.1 Lichtreflex

Bei der Überprüfung der **Pupillenreaktionen** darf der Raum nicht allzu hell sein, damit die Pupillen nicht von vornherein eng gestellt sind. Der Therapeut befindet sich dem möglichst in die Ferne blickenden Patienten gegenüber und führt eine **Lichtquelle** von der Seite zunächst zum einen und anschließend zum kontralateralen Auge. Die physiologische Reaktion besteht in einer **Miosis** des angeleuchteten (= **direkte Lichtreaktion**), gleichzeitig aber auch des nicht direkt betroffenen Auges (= **konsensuelle Lichtreaktion**) (> Abb. 7.3).

Der afferente Schenkel des Reflexbogens läuft von Retina und N. opticus über Chiasma und Thalamus zu den oberen Hügeln der Vierhügelplatte des Mittelhirns. Von dort aus wird der Reiz auf die Kerne des N. oculomotorius im Mittelhirn übertragen und efferent zu den äußeren und inneren Augenmuskeln weitergeleitet. Von Bedeutung ist, dass grundsätzlich **alle Informationen** eines Auges auch zur **kontralateralen Seite** der Okulomotorius-Kerne gelangen, wodurch Augenstellung und Pupillenweite beider Augen aneinander angepasst werden. Dies ist der Grund für die konsensuelle Mitreaktion des jeweils kontralateralen Auges bei der Lichtreaktion und die normalerweise perfekte Koordinierung der Sehachsen.

7.5.2 Akkommodation (Naheinstellung)

Der Patient fixiert einen Finger des Therapeuten, der zunächst in ausreichender Entfernung gehalten werden muss, um die Sehachsen parallel zu halten. Der Finger wird dann langsam zu den Augen bzw. exakt mittig zur Nase des Patienten geführt, etwa bis zu einem Abstand von 10 cm, weil in dieser Entfernung die Achsabweichung beider Sehachsen nach medial maximal sein sollte. Bei einer ungestört ablaufenden Akkommodation erkennt der Therapeut ab einem Finger-Augen-Abstand von etwa **25 cm** die allmählich zunehmende **Konvergenz**, unter gleichzeitiger **Verengung der Pupillenweite**. Auch bei dieser Prüfung sollte der Raum etwas abgedunkelt sein, um eine Miosis durch Lichteinfall zu verhindern.

7.5.3 Kornealreflex

Die Kornea wird sensibel aus dem 1. Ast des N. trigeminus (V_1 = N. ophthalmicus) versorgt. Bei der zarten Berührung der Kornea mittels eines fädig ausgezogenen Wattebausches wird der sensible Reiz vom N. trigeminus auf die Kerngebiete des N. facialis (VII) übertragen und führt zum sofortigen **Lidschluss**. Der efferent innervierte Muskel ist der M. orbicularis oculi. Das Heranführen des Wattebauschs muss, für den Patienten nicht erkennbar, von der Seite erfolgen, weil bereits das sichtbare Heranführen eines Gegenstands zum Auge zum reflektorischen Lidschluss führt.

Auch kräftige optische oder akustische Reize sind mit dem N. facialis verschaltet und führen zum reflektorischen Lidschluss.

7.5.4 Störungen der Reflexe

Die Differenzialdiagnostik von Störungen der verschiedenen Reflexe des Auges ist ungewöhnlich schwierig und umfangreich und umfasst neben Abweichungen im Bereich der Augen selbst auch vielfältigste neurologische und internistische Erkrankungen. Sie soll deshalb lediglich anhand einzelner Beispiele dargestellt werden.

Lichtreaktionen

Bei Abweichungen kommen Störungen der gesamten Achse Retina, Sehnerv, Chiasma opticum, Thalamus, Mittelhirn bis hin zur Innervation des N. oculomotorius in den Strukturen der Orbita in Frage. Neben massiven Befunden wie Tumoren, Hirndrucksteigerung oder einer Multiplen Sklerose genügt letztendlich bereits ein milder Sauerstoffmangel im Kerngebiet des N. oculomotorius, weil v.a. seine parasympathischen Anteile darauf sehr sensibel reagieren und ihre Tätigkeit (vorübergehend) einstellen.

Pathologische Pupillenreaktionen können als **Ursache** haben:
- **Augentropfen** wie z.B. Pilocarpin, die parasympathomimetisch wirken, verengen die Pupille; atropinartig, also parasympatholytisch wirksame Augentropfen bewirken eine Mydriasis und dienen damit der Vorbereitung der augenärztlichen Augenspiegelung. Adrenalinartig, also sympathomimetisch wirksame Augentropfen entsprechen in ihrer Wirkung den Parasympatholytika (→ Mydriasis). Entsprechendes gilt für die Wirkungsidentität zwischen Sympatholytika und Parasympathomimetika.
- Bei einer **einseitigen Schädigung der afferenten Bahn** (Netzhaut, N. opticus) kann ein Lichteinfall keine Reaktion auslösen. Es entsteht die **amaurotische Pupillenstarre**, die gleichzeitig auch eine konsensuelle Reaktion des anderen Auges verhindert. Dagegen reagiert das erkrankte Auge unverändert auf eine Belichtung des kontralateralen Auges, weil die efferente Strecke ja nicht geschädigt ist (> Abb. 7.3).

- Bei einer **einseitigen Schädigung der efferenten Bahn** (N. oculomotorius) reagiert das kontralaterale Auge sowohl direkt als auch konsensuell, während das **betroffene Auge weit** und **lichtstarr** bleibt (**absolute Pupillenstarre**) (> Abb. 7.3). Als Ursachen kommen raumfordernde Prozesse irgendwo zwischen Mittelhirn und Orbita in Frage, die den N. oculomotorius in seinem Verlauf schädigen. Auch eine, in diesem Fall einseitige Hirndruckerhöhung durch Ödem oder Einblutung ist ursächlich möglich, weil sie den Nerven in seinem Verlauf auf der knöchernen Kante (Clivus Blumenbachii) der Hirnbasis, zwischen Os sphenoidale und Os occipitale, mechanisch bedrängt. Dies bezeichnet man als **Klivuskantensyndrom**. Eine jede Schädigung der parasympathischen Fasern des N. oculomotorius – mechanisch, entzündlich, ischämisch – geht also wegen des nunmehr überwiegenden sympathisch innervierten M. dilatator pupillae mit einer **weiten und lichtstarren Pupille** einher. Sind zusätzlich die motorischen Fasern des Nerven geschädigt, kommt es zu **Doppelbildern** (äußere Lähmung).

- Als **Horner-Syndrom** wird die ein- oder beidseitige Trias aus **Miosis**, **Ptosis** und **Enophthalmus** bezeichnet. Ursache ist der Ausfall des Sympathikus mit den von ihm versorgten Strukturen am Auge (M. dilatator pupillae, M. tarsalis, M. orbitalis) in der Folge einer Schädigung irgendwo zwischen seinem Entstehungsgebiet in der Medulla und den aus dem Halssympathikus entspringenden Fasern, von denen das Auge versorgt wird. Der Enophthalmus wird häufig als lediglich scheinbar beschrieben, hervorgerufen durch die verengte Lidspalte, doch besteht er auch tatsächlich infolge der Erschlaffung der Fasern des M. orbi-

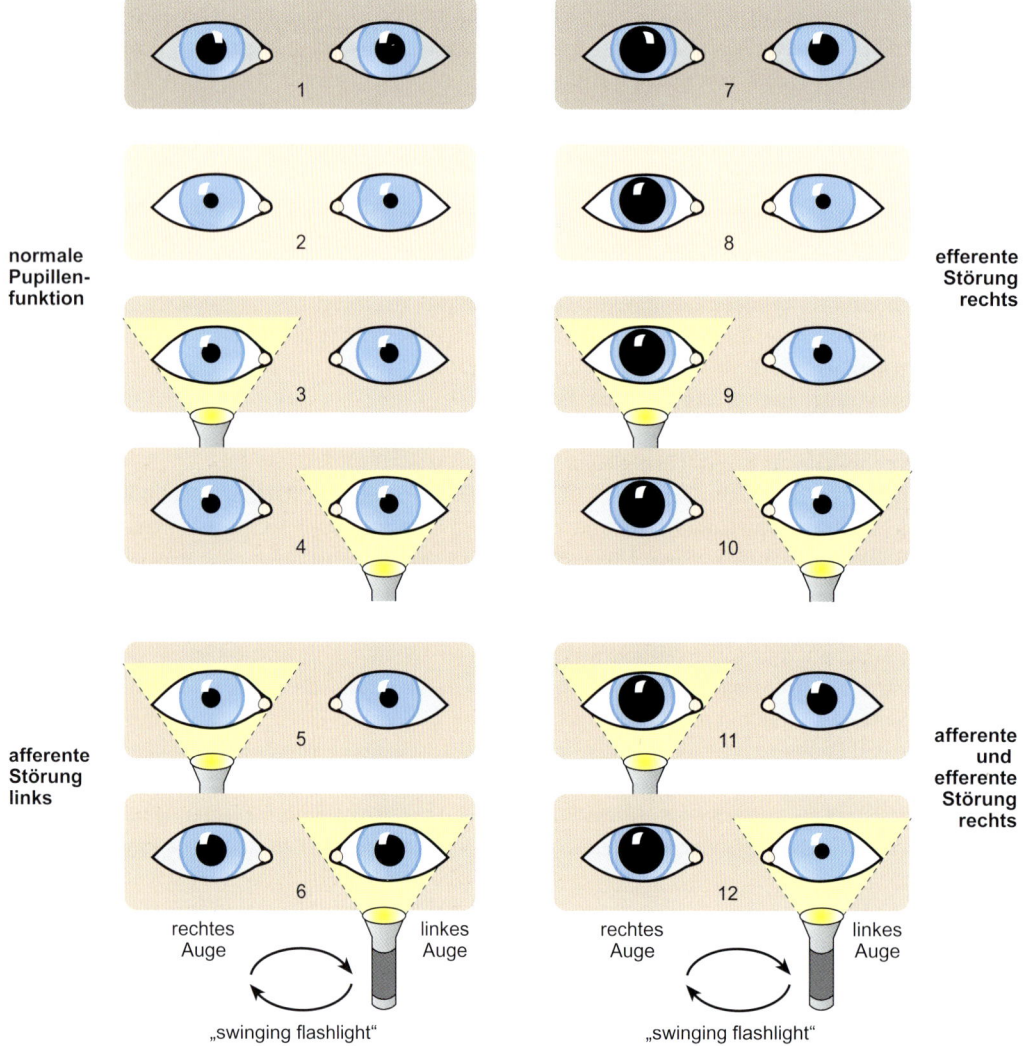

Abb. 7.3 Pupillenreaktionen. **1–4** Normalbefund: Die Pupillen sind im Dunkeln (1) und Hellen (2) gleich weit. Sie reagieren bei Beleuchtung des rechten (3) und linken (4) Auges gleich. **5–6** Störung der Afferenz (Sehnerv, Netzhaut) des linken Auges: Beide Pupillen reagieren besser, wenn das rechte Auge beleuchtet wird (5), im Vergleich zur Beleuchtung des linken Auges (6). **7–10** Störung der Pupillenreaktion rechts: Die Efferenz ist gestört. Die Pupillen sind unterschiedlich weit (Anisokorie), was im Hellen, wo sich die rechte Pupille verengen müsste, noch deutlicher wird (8). Die Reaktion der normal reagierenden linken Pupille ist gleich, unabhängig davon, ob sie selbst (direkte Lichtreaktion; 10) oder die rechte Pupille (konsensuelle Lichtreaktion; 9) beleuchtet wird. **11–12** Kombination einer afferenten und efferenten Störung rechts: Die konsensuelle Lichtreaktion der linken Pupille (11) ist schwächer als die direkte (12). [L106]

talis, die den Bulbus bei ihrem Ausfall nicht mehr nach vorne drücken können. Mögliche Ursachen sind: Entzündungen und Tumoren im Bereich des Hirnstamms, Entzündungen, Traumen, Ischämien oder Tumoren vor (2. Neuron) oder hinter (3. Neuron) dem sympathischen Grenzstrang am Hals – z.B. ein Pancoast-Tumor im Bereich der Lungenspitze.
- Beidseits verengte Pupillen können **toxisch** durch Pilzgifte, Parasympathomimetika (Pilocarpin) oder durch **Morphium** verursacht sein.

MERKE
Gerade die engen, „stecknadelkopfgroßen" Pupillen eines komatösen Patienten deuten auf die mögliche bzw., bei zusätzlicher Atemdepression, wahrscheinlichste Ursache einer Intoxikation durch Morphium oder seine Abkömmlinge.

- Bei der **Neurosyphilis** entsteht beinahe regelmäßig ein Symptom, das als **Argyll-Robertson-Phänomen** bezeichnet wird: Die Pupillen sind eng und lichtstarr, während die Konvergenzreaktion erhalten bleibt. Das Phänomen kann seit dem „Aussterben" der späten Syphilisstadien in den westlichen Ländern nicht mehr beobachtet werden, tauchte aber des ungeachtet in der Heilpraktikerprüfung auf.

Naheinstellung

Die Konvergenzreaktion bedarf der ungestörten Funktion von **M. ciliaris**, **M. sphincter pupillae** und **M. rectus medialis**. Die 3 Muskeln werden aus dem **N. oculomotorius** innerviert. Zusätzlich darf die Iris in ihrer Funktion nicht beeinträchtigt sein.

Eine Konvergenzlähmung wäre also u.a. bei einer mehr oder weniger vollständigen **Okulomotoriuslähmung** zu erwarten. Bei der Ophthalmopathie des **Morbus Basedow** kann durch die Beteiligung der äußeren Augenmuskeln eines der beiden Augen nach außen abweichen, wenn die Konvergenzreaktion ausgelöst werden soll (**Moebius-Zeichen**).

Kornealreflex

Bei einem Ausfall des Reflexes kann sowohl die **sensible (N. trigeminus)** als auch die **motorische Bahn (N. facialis)** betroffen sein. Die Unterscheidung gelingt, indem man den Patienten auffordert, gegen den Widerstand der untersuchenden Finger die Augen zu schließen. Gelingt dies problemlos, kann die motorische Strecke nicht gestört sein. Entsprechend ist in diesen Fällen die Sensibilität des vorderen Augenabschnitts vermindert.

7.6 Vordere Augenabschnitte

Von alltäglicher Bedeutung ist die möglichst ursächliche Einschätzung einer **Konjunktivitis** einschließlich ihrer Abgrenzung zu einer **Keratitis**, die Diagnostik von **Fremdkörpern** und die Erkennung und Erstbehandlung von **Verätzungen**. Für diese Erstbehandlung sollten anästhesierende Augentropfen vorrätig gehalten werden, weil der häufig zu beobachtende Blepharospasmus eine Augenspülung verhindert.

Die Untersuchung erfolgt mit dem **Otoskop** bzw. im Idealfall mit der **Spaltlampe**. Der Lichtstrahl sollte seitlich auf Konjunktiven und Kornea fallen, weil dadurch eine übermäßige Miosis verhindert wird, v.a. aber, weil der vordere Augenabschnitt dadurch besser beurteilt werden kann.

Ektropionieren

Zur Beurteilung der Rückseite der **Lider** (Entzündung, Fremdkörper?) müssen dieselben ektropioniert, also **umgeklappt** werden. Dies gelingt beim Unterlid durch einfaches Herunterziehen an der Lidkante, wobei der Patient nach oben schauen sollte. Für das Ektropionieren des Oberlids wird ein Holzstäbchen, z.B. dasjenige eines Watteträgers benötigt. Der Untersucher legt das Stäbchen horizontal oberhalb des Tarsus dem Lid auf, hält das Lid an den Wimpern und kippt es über das Stäbchen nach oben. Der Patient blickt bei dieser Untersuchung nach unten.

Tränenwege

Die **Durchgängigkeit** der Tränenwege kann problemlos mit einer **Farbstofflösung** geprüft werden, die man in das Auge tropft. Der Farbstoff gelangt bei erhaltener Durchgängigkeit über die Tränenpünktchen am medialen Augenwinkel in den Tränensack und anschließend über den Ductus nasolacrimalis in den unteren Nasengang (Meatus nasi inferior). Wenn der Patient sich also wenige Minuten nach dem Eintropfen die Nase putzt, sollte sich das Papiertaschentuch entsprechend der verwendeten Farblösung (z.B. Fluoreszein) anfärben.

7.7 Ophthalmoskopie

Die Ophthalmoskopie dient der Betrachtung des **Augenhintergrundes** (> Abb. 5.6). Auch Veränderungen der optischen Wege zur Retina können damit erkannt werden. Die Untersuchungsmethode steht prinzipiell auch dem Heilpraktiker zur Verfügung, doch versteht es sich von selbst, dass sie ohne (fach)ärztliches Wissen nicht zu verwertbaren Ergebnissen führen kann.

In der üblichen Betrachtung der Netzhaut mit dem Ophthalmoskop sieht der Therapeut ein etwa 16-fach vergrößertes, aufrecht stehendes Bild. Sofern die Pupille zuvor durch ein Mydriatikum weit gestellt worden ist, kann die Netzhaut in weiten Anteilen eingesehen werden. Der Augenarzt wird die Netzhaut in der Regel durch eine zusätzlich vorgehaltene Lupe betrachten (indirekte Ophthalmoskopie), wodurch die Abbildung der Netzhaut auf dem Kopf steht (> Abb. 7.4).

7 Untersuchung

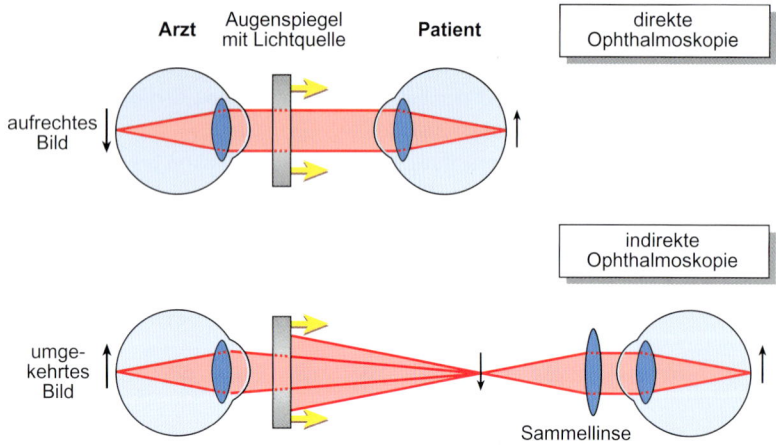

Abb. 7.4 Direkte und indirekte Ophthalmoskopie. [L106]

> **ACHTUNG**
> Nach Gabe von weit stellenden Augentropfen dürfen die Patienten über mehrere Stunden nicht mehr Autofahren oder Maschinen bedienen.

7.8 Perimetrie

Das **Gesichtsfeld** wird mit der Perimetrie überprüft. Hierbei wird eine regelrechte Karte des Feldes beider Augen angefertigt. Zur Bestimmung fixiert der Patient, getrennt für beide Augen, das Zentrum einer Halbkugel (> Abb. 7.5). Der Untersucher bewegt Lichtreize aus der Peripherie der Halbkugel zu deren Mitte. Das erste Wahrnehmen des Lichtreizes durch den Patienten beschreibt die Grenze des Sichtfeldes. Das Licht wird dann weiter zur Mitte bewegt, um umschriebene **Gesichtsfeldausfälle (Skotome)** erkennen zu können. Diese Untersuchung wird so lange aus unterschiedlichen Richtungen wiederholt, bis das Gesichtsfeld des überprüften Auges vollständig erfasst worden ist.

Fingerperimetrie

Für eine erste **grobe Überprüfung** kann man das Gesichtsfeld auch ohne eigentliches Perimeter oder Lichtquelle mit dem Finger erfassen. Der Untersucher sitzt dabei dem Patienten in einem Abstand von 1 m exakt und auf gleicher Augenhöhe gegenüber und führt einen Finger aus verschiedenen Richtungen von der Seite, von oben oder unten zum Gesichtsfeld beider Beteiligter. Da es sich um eine vergleichende Untersuchung handelt, wird von Therapeut und Patient das jeweils nicht überprüfte, gegenüberliegende Auge mit der Handfläche abgedeckt. Bei uneingeschränktem Gesichtsfeld sehen Therapeut und Patient den Therapeutenfinger jeweils im selben Moment.

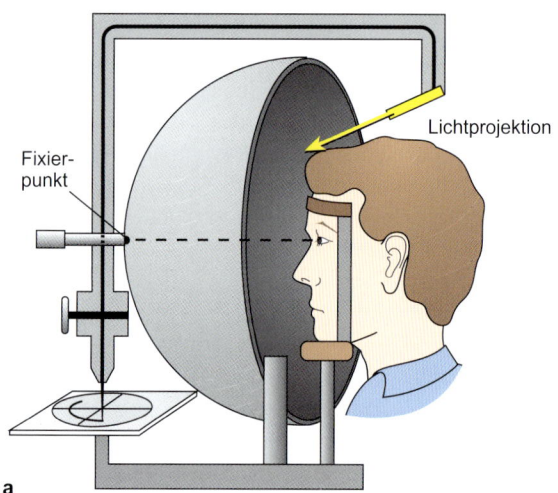

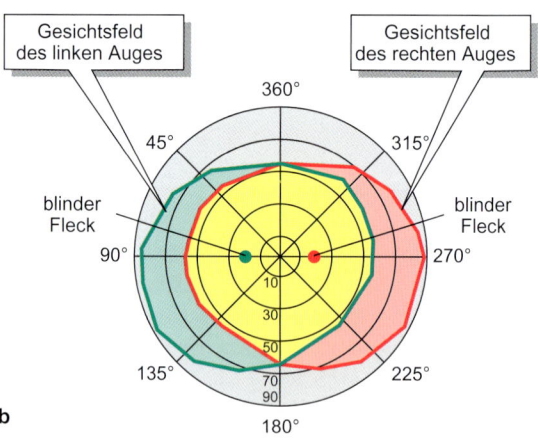

Abb. 7.5 Perimetrie. [L106]

7.9 Augeninnendruck

Die Messung des Augeninnendrucks mit dem **Tonometer** wird heute überwiegend schmerzfrei und ohne Vorbereitungen wie z.B. eine Lokalanästhesie mit **Druckluft** durchgeführt.

Eine **orientierende Überprüfung** des Augendrucks, z.B. beim Verdacht auf einen Glaukomanfall oder beim komatösen Patienten, kann mit den Fingern durchgeführt werden. Dabei drückt der Therapeut von vorne mit seinen Daumen auf die **geschlossenen Augen** des Patienten und beurteilt im **Seitenvergleich** den vorliegenden **Widerstand**. Ein normales Auge lässt sich unter elastischem Widerstand **schmerzfrei** einige Millimeter nach innen drücken. Bei einem akuten Glaukom wäre der betroffene Bulbus „steinhart", bei einem dehydrierten Patienten, z.B. im diabetischen Koma, weich bis „matschig".

Zusammenfassung

Untersuchung des Auges

- **jetzige Anamnese:**
  - Art der Störung
  - Zeitpunkt und nähere Umstände, Veränderungen
  - bisherige Therapie
- **Eigenanamnese:**
  - zurückliegende Erkrankungen oder Verletzungen
  - aktuelle Begleiterkrankungen
  - Medikation
- **Familienanamnese** (abhängig vom Krankheitsbild)
- **Sehschärfe:** Überprüfung der Nah- und Fernsicht, jeweils getrennt für beide Augen
- **Farbensehen:** Feststellung einer X-chromosomal rezessiv vererbten Rot-Grün-Blindheit mit pseudoisochromatischen Tafeln
- **Strabismus (Schielen):** Prüfung der 6 diagnostischen Blickrichtungen, Abdeck- und Aufdecktest
- **Reflexe:** sind Fremdreflexe
  - **Lichtreflex:** Belichtung eines Auges führt zur Miosis dieses Auges (= direkte Lichtreaktion) und gleichzeitig des anderen Auges (= konsensuelle Lichtreaktion).
  - **Akkommodation:** zunehmende Konvergenz, unter gleichzeitiger Verengung der Pupillen
  - **Kornealreflex:** Berührung der Kornea führt zum sofortigen Lidschluss
- Beurteilung der **vorderen Augenabschnitte** durch Ektropionieren der Lider, Otoskop und Spaltlampe
- Überprüfung der Durchgängigkeit der **Tränenwege** mit einer Farbstofflösung
- **Ophthalmoskopie:** Betrachtung des Augenhintergrundes
- **Perimetrie:** Erkennen von Gesichtsfeldausfällen (Skotomen)
- Messung des **Augeninnendrucks** (maximal 21 mmHg)

KAPITEL 8

Krankheitsbilder

8.1	Konjunktivitis	139
8.2	Keratitis	141
8.3	Keratoconjunctivitis sicca	143
8.4	Uveitis	144
8.5	Katarakt	146
8.6	Glaukom	147
8.7	Optikusneuritis	150
8.8	Netzhautablösung	151
8.9	Stauungspapille	153

8.1 Konjunktivitis

Die Konjunktiva (Augenbindehaut) überzieht die Innenseite der Augenlider und den angrenzenden, vordersten Abschnitt der Lederhaut. Das zarte Gewebe wird durch eigene Schleimdrüsen sowie die Sekrete der Tränen- und Talgdrüsen feucht gehalten. Einzelne Blutgefäße sind der durchscheinenden, weißen Sklera aufgelagert.

Die Entzündung der Konjunktiven (Konjunktivitis) ist eine ungemein häufige, fast alltägliche Erkrankung und gilt als **häufigste Augenerkrankung** überhaupt, wenn man vom „physiologischen" Altersstar absieht. Ursache ist ihre **exponierte Lage** – ohne eigene mechanische Widerstandskraft – mit Kontakt zu allen erdenklichen infektiösen, toxischen und allergisierenden Partikeln, mechanischen oder physikalischen Alterationen. Auch die immunologische Barriere durch Faktoren der Tränenflüssigkeit (IgA, Lysozym) ist nicht allzu widerstandsfähig, was man auch daran erkennt, dass die Konjunktiven physiologischerweise bakteriell besiedelt sind.

Ursachen

Eine grobe Unterteilung der Ursachen einer Konjunktivitis kann in **infektiöse** und **nichtinfektiöse** erfolgen. Als häufigste infektiöse Ursache gelten Bakterien. Seltener wird sie durch Viren, sporadisch auch durch Protozoen, Filarien oder Pilze ausgelöst. Eine weitere Unterscheidung wird in die **akute** und in die **chronische** Form (> 3 Wochen) getroffen. Der übliche infektiöse Übertragungsweg ist, abgesehen von **Geburtswegen** und **Schwimmbad**, die **Schmierinfektion** über Finger oder Handtuch. Nicht so ganz selten erfolgt eine Übertragung von z.B. Adenoviren über unsterile Gerätschaften beim Augenarzt. Die hieraus entstehende Konjunktivitis ist nach dem IfSG (§ 7) meldepflichtig.

Häufige **bakterielle Ursachen:**
- Chlamydia trachomatis (Schwimmbad- bzw. Einschlusskörperchen-Konjunktivitis)
- Streptokokken (einschließlich Pneumokokken)
- Staphylokokken
- Gonokokken (Gonoblennorrhö) als Vertreter der Diplokokken

Virale Ursachen:
- Adenoviren
- Herpesviren
- Coxsackieviren
- Masern- und Rötelnviren

Nichtinfektiöse Ursachen:
- äußere Einflüsse (Staub, Wind, Hitze, Verletzungen, UV-Strahlung)
- allergisch (Conjunctivitis vernalis, Rhinoconjunctivitis allergica)
- Übermüdung, Mangel an Tränenflüssigkeit, Sehfehler
- begleitend zu systemischen Erkrankungen
- autoimmun (z.B. Morbus Reiter)
- benachbarte Prozesse (Hordeolum, Lidkarzinom – z.B. der Meibom-Drüsen) bzw. der Reiz durch ein sog. Entropium, bei dem der Lidrand, meist des Unterlids, nach innen verdreht ist und die Konjunktiva berührt

Symptomatik

Allgemeine Hinweise auf eine Konjunktivitis bestehen in einer mehr oder weniger umfangreichen Gefäßerweiterung (sog. **konjunktivale Injektion**) bis hin zum „roten Auge" (> Abb. 8.1). Bindehaut und evtl. auch die Lider sind **geschwollen**. Begleitend erkennt man ein **vermehrtes Exsudat** – bei bakteriellen Ursachen eitrig – sowie histologisch eine Infiltration von Leukozyten. Das Exsudat kann serös, schleimig, eitrig oder (nach Traumen oder massiven Infektionen) blutig sein. Es sollte gegen ein verstärktes

Augentränen abgegrenzt werden, das überwiegend nach einem mechanischen oder toxischen Reiz von Bindehaut oder Sklera entsteht.

Das Auge kann **brennen** oder **jucken**. Häufig findet man eine milde **Lichtscheu** und ein **Fremdkörpergefühl**. Heftige Schmerzen oder eine ausgeprägte Lichtscheu entstehen dagegen in aller Regel nur bei einer Beteiligung der Kornea. Dabei kommt es dann auch zum Blepharospasmus.

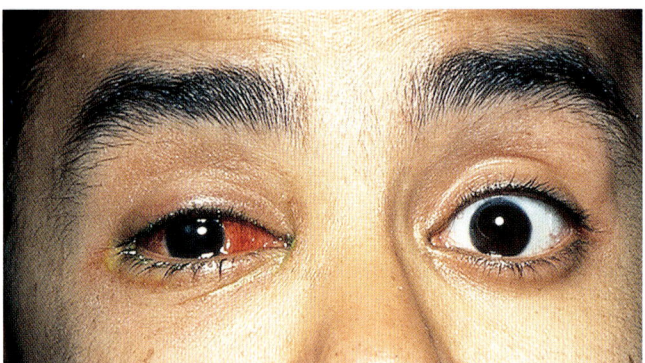

Abb. 8.1 Rotes Auge bei Konjunktivitis. [E273]

Diagnostik

Die große Anzahl infektiöser und nichtinfektiöser Ursachen einer Konjunktivitis erschweren die Diagnostik:
- Begleitender Juckreiz oder die Abhängigkeit von Tages- oder Jahreszeiten weisen auf eine allergische Ursache.
- Belastungen am Arbeitsplatz oder entzündliche Reizungen bei Übermüdung oder nach einer Fahrt im Cabrio sind leicht einzuordnen.
- Begleitende Symptome wie Fieber und Gliederschmerzen weisen auf einen viralen Infekt – u.a. durch Coxsackie-, Adeno-, Röteln- oder Masernviren. Dies gilt auch für eine Vergrößerung der regionären Lymphknoten (präaurikulär, submandibulär).
- Eitriges Sekret machen eine bakterielle Infektion wahrscheinlich – z.B. durch Gonokokken. Beim Nachweis von Pseudomembranen ist v.a. eine Diphtherie des Auges auszuschließen.
- Eine Konjunktivitis im Anschluss an einen Schwimmbadbesuch lässt an eine Chlamydieninfektion denken. Der Zusammenhang gilt auch für Neugeborene, sofern das Sekret nicht eitrig ist (→ Gonoblennorrhö). Allerdings kann auch die noch immer häufig eingesetzte Credé-Prophylaxe (Silbernitrat) eine toxische Reizung erzeugen. Neben Chlamydien und Gonokokken findet man beim Neugeborenen auch Herpes-simplex-Viren.
- Beim Morbus Reiter wären anamnestische Hinweise auf eine Urethritis und Oligoarthritis wegweisend. Vor allem bei jungen Männern mit Konjunktivitis sollte an die diesbezügliche Anamnese gedacht werden.

Auch die **Lokalisation** der konjunktivalen Injektion vermag Hinweise auf die Ursache zu liefern:
- Eine limbusnahe Injektion besteht eher bei einem Defekt der Kornea (→ Keratitis).
- Dagegen nimmt die Gefäßerweiterung bei einer reinen Konjunktivitis zum Limbus corneae hin eher ab.
- Eine zunächst einseitige Augenrötung weist auf eine lokale Infektion oder einen Fremdkörper. Ist sie an diesem Auge umschrieben zu erkennen, ist ein mechanisches Ereignis die wahrscheinlichste Ursache. Allerdings beginnen akute Bindehautentzündungen in der Mehrzahl der Fälle einseitig, bevor das zweite Auge nach Stunden oder Tagen miteinbezogen wird.
- Primär beidseitige, gleichmäßige Rötungen lassen bei begleitendem Fieber einen viralen Infekt erwarten. Hier sind dann in der Regel auch die regionären Lymphknoten präaurikulär und submandibulär vergrößert tastbar. Besteht gleichzeitig bei einem Kind eine auffallende Lichtempfindlichkeit, sollte zunächst eine Masern- oder Rötelnerkrankung ausgeschlossen werden.

Der Augenarzt wird mittels Spaltlampe und Abstrich aus der tarsalen Bindehaut versuchen, die Ursache weiter einzugrenzen. Bei einer allergischen Ursache würden mikroskopisch Eosinophile und Lymphozyten im Vordergrund stehen, bei einer viralen Ursache Lymphozyten und Monozyten. Beim Verdacht auf eine Chlamydieninfektion muss Bindehautepithel abgeschabt und weiter aufgearbeitet werden. Hier wären im mikroskopischen Bild die typischen Einschlusskörperchen zu erwarten. Alternativ lassen sich die obligat intrazellulär wachsenden Bakterien auch auf Zellkulturen vermehren.

Therapie

Soweit erkennbar sollten die **Ursachen abgestellt** werden. Bei bakteriellen Infekten gibt man (verschreibungspflichtige) **antibiotische Augentropfen**. Handelt es sich um einen äußeren Reizzustand oder auch um einen unklaren Zusammenhang, appliziert man zunächst versuchsweise **gefäßverengende Augentropfen** (z.B. Berberil®, Visine Yxin®, Ophtalmin® u.a.). Für einen milden Reizzustand unklarer Ursache kann man Bepanthen® Augensalbe verwenden.

Allergische Reaktionen werden häufig mit Glukokortikoidtropfen oder -salben therapiert. Prophylaktisch lassen sich die Symptome mit Cromoglicin-Augentropfen oder durch eine Desensibilisierung abschwächen oder aufheben.

Zusammenfassung

Konjunktivitis

Entzündung der Augenbindehaut

Ursachen
- infektiös:
  - Bakterien: Chlamydien, Streptokokken, Staphylokokken, Gonokokken
  - Viren: Adeno-, Coxsackie-, Herpes-, Masern-, Rötelnviren
- nicht infektiös:
  - allergisch, z.B. durch Pollen
  - Mangel an Tränenflüssigkeit, Übermüdung
  - mechanisch, physikalisch
  - autoimmun (Morbus Reiter, Sjögren-Syndrom)

Symptome
- Rötung und Schwellung der Bindehaut
- Brennen, Juckreiz

- Fremdkörpergefühl
- Lichtscheu (bei Hornhautbeteiligung)

Diagnostik
- Anamnese
- Spaltlampe
- Abstrichdiagnostik

Therapie
- je nach Ursache gefäßverengende oder antibiotische Augentropfen
- Glukokortikoide lokal
- prophylaktisch bei Rhinoconjunctivitis allergica Cromoglicin-Augentropfen

8.2 Keratitis

Cornu oder Keras bedeuten Horn, Hornhaut. Während sich die Bezeichnung Kornea also des lateinischen Stammes Cornu bedient, leitet sich die Entzündung der Hornhaut (Keratitis) aus dem griechischen Wort Keras ab.

Die **Kornea** ist der etwa 11,5 mm breite, 0,5 mm dicke, durchsichtige Teil der Augenhülle. Durch ihre verstärkte Wölbung ist sie ähnlich einem Uhrglas in die weniger gekrümmte Lederhaut eingelassen und bildet am Übergang einen flachen Saum (Limbus corneae). Der Limbus ist gut durchblutet, weil sich in diesem schmalen Bereich die teilungsfähigen Stammzellen befinden, aus denen das mehrschichtige Plattenepithel der Kornea regenerieren kann. Dabei geht die Regeneration nach einem Epitheldefekt auffallend schnell vonstatten: Durch Zellteilungen und Verschieben einzelner Zellen können Defekte innerhalb weniger Stunden verschlossen werden.

Im Gegensatz dazu heilen tiefer reichende Defekte nur langsam bzw. unzureichend, weil das kollagenfaserreiche, zellarme Hornhautstroma (Substantia propria) nicht durchblutet ist. Hierdurch bedingt hat auch das Immunsystem keinen Kontakt zu dem Gewebe, wodurch **Hornhauttransplantationen** selbst bei ungünstigen HLA-Konstellationen üblicherweise **ohne Abstoßungsreaktionen** verheilen (> Abb. 8.2).

Ernährt wird das Hornhautgewebe durch Diffusion aus dem Gefäßplexus des Limbus, aus dem Kammerwasser sowie dem Tränenfilm. Der Tränenfilm bildet zusätzlich eine immunologische Barriere (Lysozym, IgA) und glättet, gemeinsam mit dem Sekret der Meibom-Drüsen und Becherzellen die ansonsten raue Hornhautoberfläche.

Die sensible Versorgung der Hornhaut aus dem N. trigeminus (N. ophthalmicus) sorgt für den schnellen Lidschluss bei feinsten Berührungen und für die große Schmerzhaftigkeit bei Verletzungen bzw. Verätzungen mit resultierendem Lidkrampf (Blepharospasmus). Gleichzeitig beginnt das Auge zu tränen. Auch der Umkehrschluss ist zulässig:

MERKE

Ein **Blepharospasmus** mit **Tränenfluss** und heftigen **Schmerzen** deutet auf eine Verletzung der Kornea als wahrscheinlichster Ursache.

Ursachen

Die Ursachen der Keratitis gleichen denjenigen der Konjunktivitis (> 8.1), doch sind dafür im Allgemeinen **prädisponierende Faktoren** erforderlich. Hierzu gehören Epitheldefekte, vorbestehende Infektionen weiterer Augenabschnitte (z.B. an Lidrand oder Tränendrüse), das Tragen von Kontaktlinsen und immunsuppressive Therapien. Epitheldefekte entstehen auch beim trockenen Auge, woraus dessen Bezeichnung als Keratitis oder Keratoconjunctivitis sicca ihre Berechtigung erfährt. Abgesehen von Traumen stehen v.a. bakterielle (Anteil > 90%) und virale **Infektionen** im Vordergrund. Eher als Ausnahme findet man Protozoen (Amöben, v.a. bei Kontaktlinsenträgern) oder Pilze (Candida, Aspergillus).

Während Bakterien, abgesehen von Gonokokken (→ Gonoblennorrhö), das intakte Epithel nicht überwinden können, gelingt dies Viren ohne Probleme. Besonders gefürchtet sind Infektionen durch Herpesviren, z.B. im Rahmen eines Zoster ophthalmicus.

Wichtigste infektiöse Ursachen:
- **Bakterien:**
  - Staphylokokken (Staphylococcus aureus und epidermidis)
  - Streptokokken
  - Pseudomonas
- **Viren:**
  - Herpes simplex
  - Varizella-Zoster-Virus
  - Adenoviren

Mechanische Ursachen:
- Verblitzen (UV-Strahlung beim Schweißen, Sonne in Schneegebieten)
- Fremdkörper (Splitter)

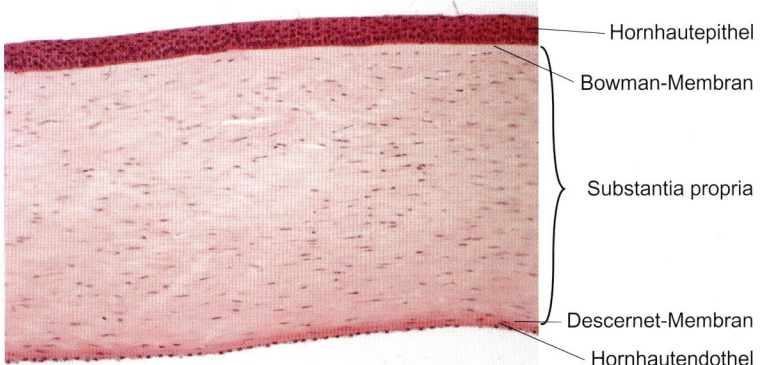

Abb. 8.2 Aufbau der Kornea. [L141]

- Austrocknung bei fehlendem Lidschluss (Fazialisparese)
- Austrocknung bei Keratitis (Keratoconjunctivitis) sicca

Krankheitsentstehung

Das Eindringen von Keimen (meist Bakterien) durch Hornhautdefekte in die Substantia propria führt zur entzündlichen Gefäßerweiterung an Limbus und Konjunktiven (→ **rotes Auge**; ➤ Abb. 8.3) und zur Infiltration durch Leukozyten und humorale Immunfaktoren (→ **Hornhauttrübung**). Wenn die Bakterien die Hornhaut durchdringen, kommt es in der vorderen Augenkammer zur entzündlichen Reizung und Eiterbildung, wobei sich der Eiter entsprechend der Schwerkraft am Boden der Kammer sammelt und einen Spiegel bildet (**Hypopyon**; ➤ Abb. 8.4). In der Folge kann die Hornhaut perforieren, sodass Kammerwasser nach außen fließt und die Iris in die entstandene Lücke der Vorderkammer prolabiert. Eine solche Perforation mit Sehverlust des Auges kann sich innerhalb weniger Tage entwickeln, im Einzelfall bereits nach Stunden.

Symptomatik

Jeder Defekt und jede Entzündung der Kornea verursacht (krampfartige) **Schmerzen** und einen verstärkten **Tränenfluss**, **Lichtscheu** (Photophobie) und **Sehverschlechterung**. Bei ausgeprägten Defekten kommt es zum **Blepharospasmus**. Bei bakteriellen Infekten wird das Augensekret eitrig, bei viralen Infekten bleibt es wässrig.

Diagnostik

Mit der **Spaltlampe** erkennt der Augenarzt nicht nur gröbere Defekte, sondern sogar **feinste Trübungen** oder **ödematöse Schwellungen**. Durch Benetzen mit **Farbstofflösungen** lassen sich minimale Epitheldefekte lokalisieren. Der **Kornealreflex** dient neben der Überprüfung der Achse N. trigeminus/N. facialis auch der Erkennung viraler Entzündungen.

Bei eitrigem Sekret wird möglichst aus dem Ulkus ein **Abstrich** entnommen und der Erreger über Gramfärbung und Kultur nachgewiesen. Bei Kontaktlinsenträgern sollten sowohl die Linsen als auch der Linsenbehälter untersucht werden, um deren Besiedelung nachzuweisen oder auszuschließen. Ist das entzündliche Sekret des Auges wässrig, kann an der **verminderten Sensibilität** der Kornea die **virale** Infektion erkannt bzw. vermutet werden.

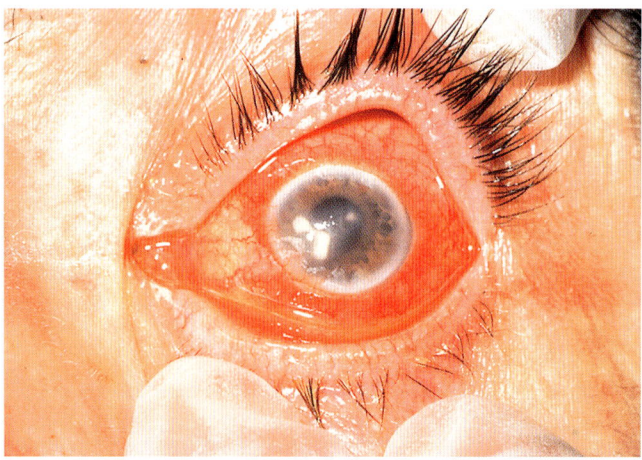

Abb. 8.3 Keratoconjunctivitis epidemica (verursacht durch Adenoviren). [E273]

Therapie

> **ACHTUNG**
> Ein Defekt der Kornea (Erosion, Ulkus) ist grundsätzlich als **Notfall** anzusehen. Dies gilt erst recht, wenn die Infektion bereits die Vorderkammer erreicht hat (Hypopyon).

Bis zum Nachweis des verursachenden Erregers wird lokal mit **Breitspektrumantibiotika** (z.B. Chinolone) therapiert. Ist die Vorderkammer erreicht, wird das Auge zusätzlich durch eine Mydriasis ruhiggestellt. Dies kann mittels **parasympathikolytisch** wirkenden **Augentropfen** erfolgen. Beim perforierten Ulkus bleibt meist nur die **Operation** (Keratoplastik). Dabei muss nicht in jedem Fall die gesamte Hornhaut durch eine Spenderhornhaut ersetzt werden; häufig genügen auch umschriebene Transplantationen.

Virale Entzündungen der Hornhaut therapiert man lokal, bei tiefer reichenden Entzündungen auch oral mit **Virustatika** (z.B. Aciclovir).

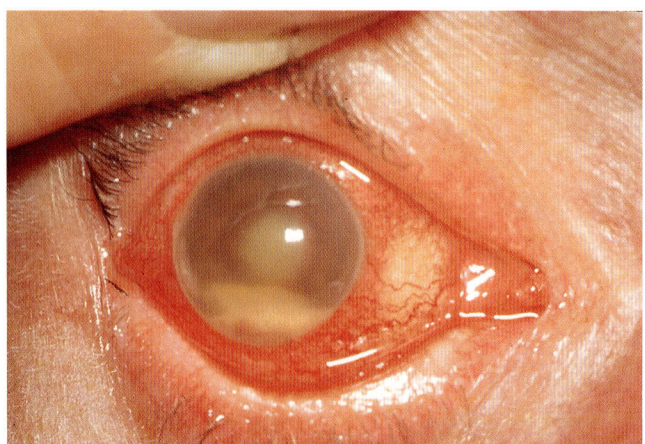

Abb. 8.4 Ulcus corneae mit Hypopyon der vorderen Augenkammer. [E273]

Zusammenfassung

Keratitis

Entzündung der Hornhaut, meist als Keratokonjunktivitis

Ursachen
- bakterielle, seltener virale Infektionen, mehrheitlich auf dem Boden von Hornhautdefekten

Symptome
- Schmerzen
- Tränenfluss
- Photophobie
- eitriges Sekret (Bakterien)

Diagnostik
- Untersuchung mit der Spaltlampe
- Anfärbung der Hornhautdefekte mit Farbstoffen

Therapie
- antibiotisch oder virustatisch wirkende Augentropfen
- parasympatholytisch wirkende Augentropfen → Ruhigstellung durch Mydriasis
- bei Ulkusperforation Keratoplastik durch Spenderhornhaut

8.3 Keratoconjunctivitis sicca

Dieses besonders in der **zweiten Lebenshälfte** ungemein häufige Syndrom sollte besser als **Sicca-Syndrom** (sicca = trocken) bzw. als **„trockenes Auge"** bezeichnet werden, weil es sich dabei zumindest ursächlich nicht um eine Entzündung handelt. **Frauen** sind aufgrund ihres Hormonmangels nach der Menopause, teilweise auch wegen der mehrheitlich geringeren Flüssigkeitsaufnahme wesentlich häufiger betroffen als Männer, analog zu weiteren Symptomen wie trockenen, atrophierenden Schleimhäuten oder einer Osteoporose, die ebenfalls auf den Östrogenmangel zurückzuführen sind.

Krankheitsentstehung

Grundsätzlich handelt es sich entweder um einen **Mangel an Tränenflüssigkeit** oder um eine **veränderte Zusammensetzung des Flüssigkeitsfilms**, der Hornhaut und Bindehaut benetzen und für die Lider gleitfähig halten soll. Der **Östrogenmangel** führt im Verlauf der Jahre zu einer Atrophie der Tränendrüsen mit verminderter Produktion, gleichzeitig aber auch zur verminderten Produktion der Talgdrüsen. Im hohen Alter kommt es bei beiden Geschlechtern zu einem Nachlassen der Drüsenfunktionen. Zusätzlich spielen **Umweltbelastungen** eine Rolle bei der Entstehung.

Begünstigt wird der Mangel durch
- eine zu geringe Flüssigkeitsaufnahme mit Hypovolämie
- Vitaminmangelzustände (z.B. bei Vitamin A bzw. Carotinoiden)
- manche Medikamente (Betablocker, Diuretika, angeblich auch die Pille)
- Nikotinabusus
- klimatisierte Räume
- Arbeit am Bildschirm. Besonders bei für das Auge belastenden Tätigkeiten wie Bildschirmarbeit oder stundenlangem Autofahren reduziert sich häufig der übliche Lidschlag mit seiner Frequenz von etwa 15/Min. auf wenige Schläge, sodass selbst bei ausreichender Tränenproduktion der Film abreißen kann. Dies gilt auch für einen ausgeprägten Exophthalmus, weil der Weg für die Lider dabei „zu weit" werden kann. Zusätzlich besteht dabei allerdings, sofern es sich um einen Morbus Basedow handelt, auch ein seltener Lidschlag. Dies wird als Stellwag-Zeichen bezeichnet.

Teilweise kommt es begleitend bei der rheumatoiden Polyarthritis, bei Multipler Sklerose, Kollagenosen wie Sklerodermie oder Lupus erythematodes, Sarkoidose oder der HIV-Erkrankung zum trockenen Auge. Ganz besonders trifft dies auf eine **periphere Fazialisparese** oder das **Sjögren-Syndrom** zu, einer Autoimmunerkrankung unklarer Ursache, von der **sämtliche exokrinen Drüsen** betroffen sind.

Symptomatik

Das Aufreißen des Flüssigkeitsfilms führt zu **Brennen**, „müden Augen" und **Fremdkörpergefühl** (Sandkorngefühl). Teilweise bestehen **Schmerzen**, der Lidschlag kann erschwert sein. Sekundär entstehen manchmal eine **entzündliche Rötung** oder sogar ein **reflektorischer Tränenfluss**. Defekte der Hornhaut können die **Lichtempfindlichkeit** erhöhen. Ausgelöst oder verstärkt werden die Beschwerden durch zusätzliche äußere Faktoren wie Kälte, Hitze, Wind oder durch längeres Lesen.

Diagnostik

Mit der **Spaltlampe** erkennt man die erweiterten Gefäße der Bindehaut sowie oberflächliche Epitheldefekte der Hornhaut. Im **Schirmer-Test** misst man die Menge an Tränenflüssigkeit, die innerhalb von 5 Minuten auf Papierstreifen übergeht, die ins untere Augenlid eingehängt werden (> Abb. 8.5). Sie ist beim Sicca-Syndrom deutlich vermindert. Entsprechendes gilt für die Verkürzung der sog. **Tränenfilmaufrisszeit**, bei der vom Augenarzt nach Anfärbung des Tränenfilms die Zeitspanne gemessen wird, nach der unter der Spaltlampe und bei Vermeidung des Lidschlags die ersten trockenen Stellen erscheinen.

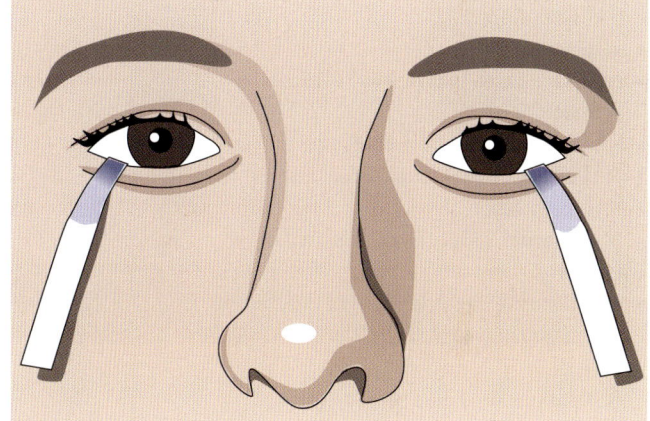

Abb. 8.5 Schirmer-Test. [L106]

Therapie

Werden **Ursachen** des trockenen Auges erkennbar, werden diese therapiert, soweit dies im Einzelfall möglich ist. Wichtig sind eine ausreichende **Flüssigkeitszufuhr** und die **Anfeuchtung** der **Raumluft**. Zugluft – z.B. im Auto – ist zu vermeiden. Die Patienten sollten dazu angehalten werden, ihren **Lidschlag** zu **forcieren**. **Gähnen** kann die Tränenproduktion anregen.

Als **Tränenersatz** stehen zahlreiche **Augentropfen** bzw. Augengele zur Verfügung, die Hyaluronsäure oder weitere großmolekulare, Flüssigkeit bindende Inhaltsstoffe aufweisen und einen Ersatzfilm auf das Auge legen. Alternativ können auch homöopathische Euphrasia-Augentropfen (z.B. von Wala) versucht werden. Dasselbe gilt für die orale Zufuhr von Omega-3-Fettsäuren.

Notfalls kann der Augenarzt die Tränenpünktchen am inneren Lidrand verschließen, um die (wenige) Tränenflüssigkeit länger am Auge zu halten.

> **Zusammenfassung**
>
> **Trockenes Auge (Sicca-Syndrom, Keratoconjunctivitis sicca)**
> Mangel an Tränenflüssigkeit und/oder an den Lipiden der Talgdrüsen
> **Ursachen**
> - primär bei Sjögren-Syndrom oder peripherer Fazialis-Parese
> - begleitend bei chronischer Polyarthritis, Multipler Sklerose, Kollagenosen, Sarkoidose, Exophthalmus
> - Hormonmangel nach der Menopause, hohes Alter
> - Hypovolämie
> - Rauchen
> - Bildschirmarbeit
> - Umweltfaktoren (trockene Raumluft, Hitze, Kälte, Wind, Ozon u.a.)
>
> **Symptome**
> - Brennen
> - Sandkorngefühl
> - müde Augen
> - Blendempfindlichkeit
> - rotes Auge
> - evtl. Schmerzen und reaktives Tränen
>
> **Diagnostik**
> - Untersuchung mit der Spaltlampe
> - Suche nach systemischen Ursachen
> - Schirmer-Test
> - Messung der Tränenfilmaufrisszeit
>
> **Therapie**
> - ausreichende Flüssigkeitsaufnahme, feuchte Raumluft, Meidung reizender Umweltfaktoren, Vermeiden eines zu seltenen Lidschlags
> - Behandlung fassbarer Ursachen
> - Tränenersatzpräparate oder Euphrasia lokal, Omega-3-Fettsäuren oral

8.4 Uveitis

Die Uvea ist die **mittlere Augenhaut**, bestehend aus Choroidea, Corpus ciliare und Iris (> 5.2.2). Die 3 Anteile können sich gemeinsam entzünden (eigentliche Uveitis bzw. Panuveitis). Ungleich häufiger betrifft die Entzündung allerdings nur die vorderen Abschnitte Iris (→ **Iritis**) und Corpus ciliare (→ **Zyklitis**), zumeist gemeinsam als **Iridozyklitis**.

Die Iris dient mit ihren beiden vegetativ innervierten Muskeln M. dilatator und M. sphincter pupillae als Blende für den Lichteinfall. Das Corpus ciliare vereinigt die Funktionen der Akkommodation (M. ciliaris) und der Bildung des Kammerwassers (Ziliarzotten). An ihrem inneren Rand liegt die Iris der Linse auf und bildet damit die äußere Begrenzung der Pupille (> Abb. 8.6).

Der **Melaningehalt** der Iris, wichtig für ihre Lichtundurchlässigkeit, bestimmt die **Augenfarbe**. Neugeborene haben grundsätzlich eine noch sehr helle, grau-blaue Augenfarbe, weil die Pigmentierung erst im Verlauf des 1. Lebensjahrs vollständig ausgebildet ist. Ist der Melaningehalt dann besonders hoch, werden die Augen braun. Beim (angeborenen) **Albinismus**, der den gesamten Organismus, aber auch lediglich die Augen betreffen kann, fehlt das Melanin oder ist (bei einigen Formen) vermindert. Die Iris ist hellblau oder rötlich gefärbt. Da auch die Fovea centralis betroffen ist, besteht neben der **Blendempfindlichkeit** eine **Visusminderung**.

Die **Irisstruktur** mit ihren Bälkchen (Trabekeln) und dazwischen befindlichen Lücken (Krypten) ist üblicherweise gut und scharf abgrenzbar. Scheint das Relief verschwommen, kann dies als Hinweis auf eine Iritis verstanden werden.

Ursachen

Die akute Iritis bzw. Iridozyklitis entsteht **infektiös** nach penetrierenden Verletzungen oder einem penetrierenden Ulkus der Kornea, aber auch z.B. über den Blutweg im Rahmen einer **Bakteriämie** (Lues, Tuberkulose) oder **Virämie**.

Besonders häufig kommt es bei Personen mit dem HLA-Gen B27 im Rahmen einer **Bechterew-Erkrankung** bzw. eines **Morbus Reiter** entweder zur Konjunktivitis oder zur Iridozyklitis. Ebenfalls vergleichsweise häufig entsteht die Entzündung begleitend zu einer **rheumatischen Erkrankung** wie der (v.a. juvenilen) rheumatoiden Arthritis. Als Systemerkrankung mit Granulomen auch in den Augenhüllen ist die **Sarkoidose** zu nennen.

Symptomatik

Neben einer **Lichtscheu** und **Sehverschlechterung** kommt es zu **dumpfen Schmerzen**, übertragen durch die vegetativen, vor allem aber durch die Trigeminusfasern von Iris und Ziliarkörper, evtl. mit Ausstrahlung in die Stirn (V_1 = N. ophthalmicus). Reaktiv ist die **Tränenproduktion verstärkt**. Begleitend besteht häufig eine **Konjunktivitis**. Dieser Zusammenhang darf gleichzeitig als Mahnung verstanden werden:

> **ACHTUNG**
> Patienten mit Konjunktivitis müssen rechtzeitig zum Augenarzt überwiesen werden, um die Beteiligung tiefer liegender Augenabschnitte nicht zu übersehen.

Diagnostik

Die **Irisstruktur** erscheint **verwaschen**. Bei der Untersuchung mit der **Spaltlampe** sind normalerweise keine Gefäße erkennbar. Ihre **Erweiterung** bei der Iritis oder weiteren Erkrankungen der Iris dienen dem Augenarzt als diagnostisches Kriterium (> Abb. 8.7). Dies gilt auch für die begleitende **Trübung** von **Kammerwasser** und teilweise auch **vorderem Glaskörper**, evtl. ergänzt durch enthaltene Zellen. Durch weitere diagnostische Hilfsmittel kann der Augenarzt zusätzliche, in der Spaltlampe nicht erfassbare Strukturen wie die Iriswurzel erkennen und beurteilen.

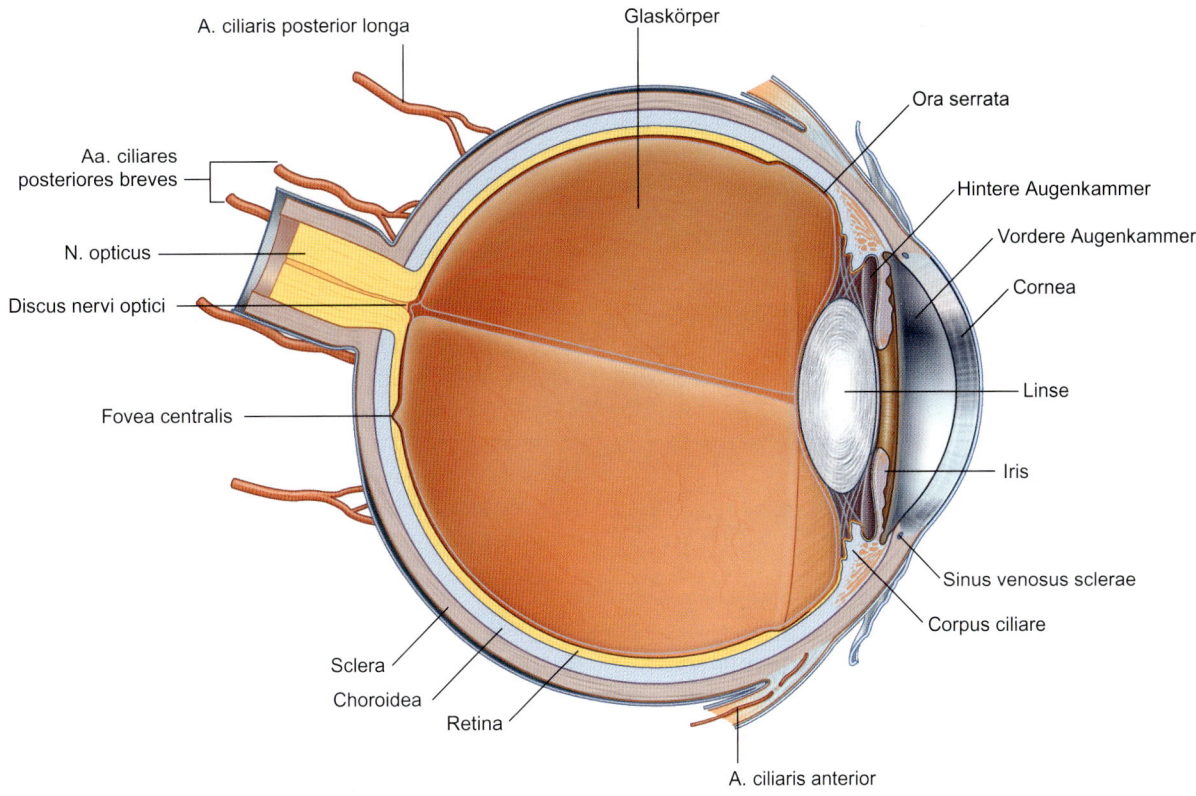

Abb. 8.6 Horizontalschnitt durch das rechte Auge. [E402]

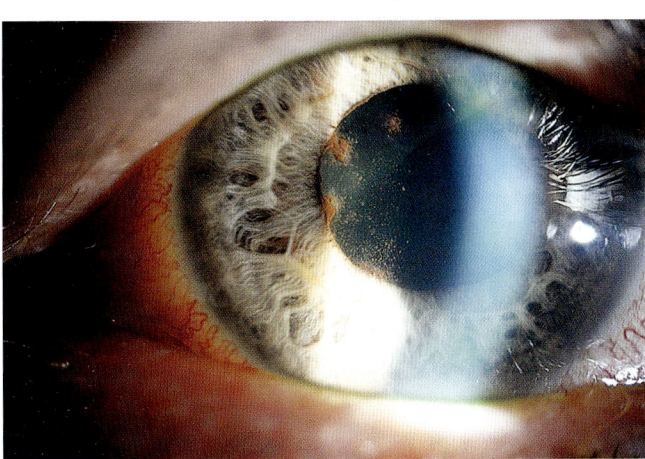

Abb. 8.7 Iridozyklitis unter der Spaltlampe. [E426]

Bei einer infektiösen Iridozyklitis versucht man den **Erregernachweis** aus einem Konjunktivalabstrich oder aus der Blutkultur.

Therapie

Die wesentliche **Komplikation** der Iritis besteht neben dem möglichen Übergang in eine chronische Form in der Bildung von **Verwachsungen** mit Linse oder Rückfläche der Hornhaut, in deren Folge ein Druckanstieg mit resultierendem Glaukom droht. Man gibt deshalb einerseits **Glukokortikoide** und stellt andererseits das Auge durch eine **therapeutische Mydriasis** ruhig. Geeignet hierfür sind parasympatholytisch oder sympathomimetisch wirkende Augentropfen. Bei bakterieller Ursache kommen zusätzlich Antibiotika zum Einsatz.

Zusammenfassung

Uveitis (Iridozyklitis)

Entzündung der mittleren Augenhaut

Ursachen
- autoimmune Form bei Morbus Bechterew, Morbus Reiter, chronischer Polyarthritis
- infektiös bei Keratitis, traumatisch oder auf dem Blutweg
- bei Sarkoidose

Symptome
- dumpfe Schmerzen
- Visusminderung
- Lichtscheu
- enge Pupillen
- reaktiv Konjunktivitis und Augentränen

Diagnostik
Bei Untersuchung mit der Spaltlampe:
- Gefäßerweiterung der Iris
- verwaschene Zeichnung der Iris
- Trübung des Kammerwassers, einzelne Zellen

Therapie
- Glukokortikoide lokal
- therapeutische Mydriasis (Parasympatholytika, Sympathomimetika)
- Antibiotika nach Bedarf

8.5 Katarakt

Die (!) Katarakt, auch **grauer Star** genannt, bezeichnet eine **Trübung der Linse**, die von ihrer Ausprägung her das Sehen mehr oder weniger deutlich einschränkt bzw. im Endstadium zur **Erblindung** führt. Sie stellt weltweit eine der häufigsten Ursachen der Blindheit dar. In den westlichen Ländern gilt dies allerdings nur noch eingeschränkt, weil sie operativ problemlos zu beheben ist.

Katarakt leitet sich von katarheo = herabfließen oder auch katarraktäs = herabstürzend ab, weil man ursprünglich davon ausging, dass sich eine Flüssigkeit vor die Linse ergossen hat. Der deutsche Begriff „Star" fußt auf dem „starren" Blick der (blinden) Patienten.

Krankheitsentstehung

Es gibt eine große Anzahl möglicher **Ursachen:**
- In einem sehr kleinen Teil der Fälle wird die Erkrankung **vererbt** – teilweise rezessiv und teilweise dominant. Allerdings scheint auch die mit einem Anteil von > 90% mit weitem Abstand häufigste Form, die **Alterskatarakt** (Cataracta senilis), durch Erbfaktoren beeinflusst, weil sie familiär gehäuft auftritt. Insgesamt sind von den über 70-Jährigen etwa 10% von einem klinisch relevanten grauen Star betroffen, bei der weit überwiegenden Mehrzahl alter Menschen wird er zumindest in der Spaltlampe nachweisbar.
- Eine weitere, in den westlichen Ländern inzwischen seltene Ursache stellen **infektiöse Embryopathien** dar – u.a. bei Röteln, Mumps und Toxoplasmose.
- Eine Stoffwechselkrankheit, die besonders häufig zur Katarakt führt, ist der **Diabetes mellitus**. Seltene Stoffwechselkrankheiten, die ursächlich in Frage kommen, sind z.B. Galaktosämie oder Morbus Wilson.
- Die mit weitem Abstand häufigste **medikamentöse Ursache** ist die lokale oder systemische Therapie mit **Glukokortikoiden**.
- Äußere Einwirkungen, die in eine Katarakt münden können, stellen **Verletzungen** und **Strahlenbelastungen** dar.
- Schließlich kommt es auch begleitend zu **chronifizierten Entzündungen** wie einer Iridozyklitis oder einer Retinopathia pigmentosa zur Linsentrübung. Im Einzelfall kann dabei allerdings kaum zwischen den Folgen von (entzündlicher) Erkrankung und Therapie (Glukokortikoide) unterschieden werden.

Die Linse bildet denjenigen Teil der brechenden Medien, der in seiner Brechkraft den Erfordernissen angepasst werden kann – durch ihre eigene Elastizität sowie den parasympathisch innervierten M. ciliaris über die verbindenden Zonulafasern. Elastische Fasern und ein hoher Wassergehalt ermöglichen die gummiartige Elastizität, lösliche Proteine („Kristalline") tragen zur Auslenkung der Lichtstrahlen bei.

Wenn sich im Alter die Zusammensetzung der Proteine verändert und die Kristalline durch Fehlfaltung unlöslich werden, kommt es zur **verminderten Elastizität (Altersweitsichtigkeit)** und zur **Trübung (Katarakt)** des Kerns. Verstärkt wird dieser Prozess durch Wasserverlust und durch die lebenslang anhaltenden Zellteilungen. Indem die neu gebildeten Zellen die Linse wegen der dichten Kapsel nicht z.B. durch Abschilferung verlassen können, wird der Linsenkern mit zunehmendem Alter immer dichter.

> **MERKE**
> Eine gewisse Eintrübung des Linsenkerns kann im hohen Alter als durchaus physiologisch gelten.

Symptomatik

Der Patient betrachtet seine Umgebung wie durch eine **Milchglasscheibe** oder einen **Schleier** hindurch, der die Gegenstände **verschwommen** und **unscharf** erscheinen lässt und auch die **Farben verfälscht**. Im Endstadium sind nur noch Unterschiede der Helligkeit wahrnehmbar (➤ Abb. 8.8).

Allerdings entwickeln sich die Symptome, wenn man von angeborenen Formen oder einer traumatisch oder durch Glukokortikoide verursachten Katarakt absieht, **schleichend** über viele Jahre. Auch im subjektiven Erleben findet man erhebliche Abweichungen. Teilweise fällt den Patienten zunächst nur eine erhöhte **Blendempfindlichkeit** auf, bevor der „Schleier" erkennbar wird.

Diagnostik

Die Trübung der Linse, ihr Ausmaß und die jeweilige Lokalisation in Kern oder Randbereichen erkennt der Augenarzt im durchscheinenden Licht bzw. mit der **Spaltlampe**. Ergänzende Informationen liefert der Ultraschall.

Therapie

Von seltenen Ausnahmen wie v.a. einer Galaktosämie abgesehen, existiert keine medikamentöse Therapie einer Katarakt, sodass es zur **Operation** keine Alternativen gibt. Man wartet dabei meist den Zeitpunkt ab, an dem sich der Patient in seinem Alltag entscheidend behindert fühlt.

Die Operation erfolgt heute in aller Regel ambulant und dauert maximal 30 Minuten. Dabei wird meist in Lokalanästhesie, mikrochirurgisch unter dem Operationsmikroskop, die Linse durch eine Kunstlinse (sog. Intraokularlinse) ersetzt, die genau an die individuellen Verhältnisse des einzelnen Patienten angepasst sein muss – u.a. hinsichtlich der Sehschärfe und Brechkraft des kontralatera-

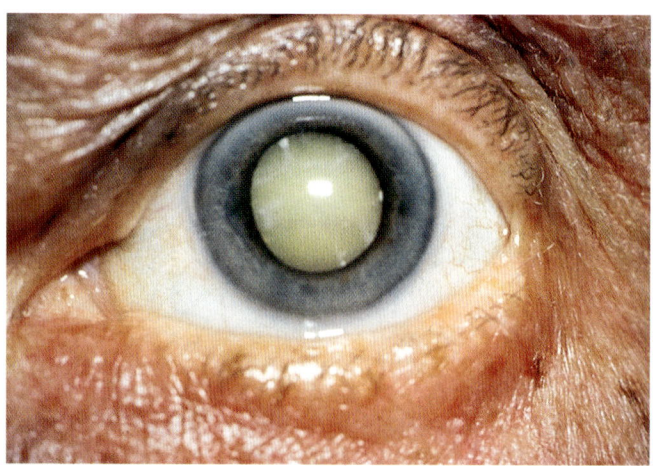

Abb. 8.8 Katarakt im Endstadium. [E273]

len Auges oder einer etwa vorhandenen Abweichung der Hornhautkrümmung. Sind beide Augen betroffen, wird zunächst das Auge mit der geringeren Sehschärfe operiert und wenige Wochen danach die andere Seite.

Die Operationsverfahren haben sich im Lauf der Zeit verändert und in Bezug auf die Ergebnisse erheblich verbessert. Standard ist inzwischen die **Teilentfernung der Linse** (vordere Kapsel und Linsenkern) mit nachfolgender **Implantation der Kunstlinse**. Dadurch bleiben hinterer Kapselanteil und Befestigung an den Zonulafasern erhalten, wodurch die Strukturen stabilisiert werden. Der Nachteil besteht darin, dass es bei einem kleineren Teil der Patienten in den Folgejahren zur erneuten Eintrübung kommen kann (sog. Nachstar), weil die Zellen der hinteren Linsenanteile erhalten bleiben und unverändert vermehrungsfähig sind.

Insgesamt führt die Operation in 99% der Fälle zu mehrheitlich bleibenden, guten bis sehr guten Ergebnissen. Für die **Nahakkommodation** muss eine **Brille** getragen werden, weil die Brechkraft der Kunstlinse üblicherweise an das Sehen in die Ferne angepasst wird.

Zusammenfassung

Katarakt (grauer Star)

Linsentrübung

Ursachen
- bei der Hauptform (Cataracta senilis = **Altersstar**) zunehmende Fehlfaltung der Kristalline und Verdichtung des Kerns als Folge ständiger Zellvermehrung und begleitendem Wasserverlust, verstärkt durch weitere, noch unbekannte Faktoren
- Therapie mit Glukokortikoiden
- Diabetes mellitus
- Strahlenschäden, Verletzungen
- begleitend bei chronischen Entzündungen

Symptome
- verschwommenes Sehen („grau in grau")
- erhöhte Blendempfindlichkeit

Diagnostik
- Spaltlampe
- Ultraschall

Therapie
- operative Teilentfernung der Linse und Implantation einer Kunstlinse

8.6 Glaukom

Unter der Diagnose Glaukom (= **grüner Star**) versteht man seit der ersten Definition vor rund 150 Jahren einen **erhöhten Augeninnendruck**, der zur **Schädigung der Sehnervenpapille** mit **Einschränkung des Gesichtsfeldes** bis hin zur **Blindheit** geführt hat. In den westlichen Ländern gilt das Glaukom, nach der Katarakt und dem Diabetes mellitus, als eine der häufigsten Ursachen der Blindheit. Wenn man die operative Korrekturmöglichkeit der Katarakt berücksichtigt, ist das Glaukom mit einem Anteil von annähernd 20% in Deutschland nach dem Diabetes mellitus die zweithäufigste Ursache der Blindheit. Etwa 10% der Menschen > 40 Jahren weisen einen erhöhten Augeninnendruck auf. Etwa 800.000 (1%) sind bereits manifest erkrankt, also augenärztlich diagnostiziert und behandelt. Mindestens 10% davon (80.000) würden ohne Therapie erblinden.

Als **primäres Glaukom** bezeichnet man die Erkrankung, wenn sie aus den üblichen Ursachen heraus entsteht; **sekundär** bedeutet, dass das Glaukom begleitend zu einer weiteren Augenerkrankung oder z.B. in der Folge einer Medikamentenwirkung entstand. Nicht so selten findet man Glaukome **angeboren** (autosomal-rezessiv) bereits **im Kindesalter**.

Physiologische Vorbemerkungen

Gebildet wird das Kammerwasser in einer Menge von ca. 3–4 µl/Min. (= 3–4 mm³) von den Zotten des Ziliarkörpers. Die Gesamtmenge dieser klaren, farblosen Flüssigkeit in den beiden Augenkammern liegt bei 0,3 ml, was bedeutet, dass es stündlich einmal ausgetauscht wird. Während die Menge der produzierten Flüssigkeit grundsätzlich konstant bleibt, kann der **Abfluss** des Kammerwassers an zwei Stellen **gestört** werden (> Abb. 8.9):

- Das 1. Hindernis stellt der **Übergang der hinteren zur vorderen Augenkammer** dar, wo die Iris am Rand der Pupille der Linse aufliegt und einen gewissen Widerstand bildet. Es muss also durch die nachproduzierte Flüssigkeit in der hinteren Augenkammer immer erst ein Druck aufgebaut werden, der den Gegendruck aus vorderer Augenkammer und aufliegender Iris übertrifft, um diesen Widerstand zu überwinden. Der Abfluss in die vordere Kammer erfolgt aus diesem Grund **pulsierend in Intervallen**. Bei einem kurzen, **hypermetropen Bulbus** ist der Widerstand erhöht. Dasselbe gilt für eine **vergrößerte Linse**, wie dies im höheren Lebensalter oder, durch osmotische Quellung, beim Diabetiker regelhaft zu beobachten ist. Auch bei einer **kleinen Pupille** (Miosis), wie sie ebenfalls im Alter durch eine Atrophie der Irismuskulatur entstehen kann, ist der Abfluss erschwert. Erst recht gilt dies für **Verwachsungen** im Anschluss an eine Iritis oder für eine Irisverdickung beim Diabetiker. In der Folge des gestörten Abflusses mit erhöhtem Druck in der hinteren Kammer **wölbt sich die Iris segelartig in die vordere Kammer** hinein und kann dabei den Winkel mit seinen Trabekeln verlegen. **Begünstigt** wird der Vorgang durch eine anlagebedingt eher **flache vordere Augenkammer**. Dieser Mechanismus betrifft ungefähr 5% aller Glaukome (**Winkelblockglaukom**), **Frauen** deutlich häufiger als Männer.

- Das 2. Hindernis für den Abfluss des Kammerwassers stellt das **Trabekelwerk** des Augenwinkels dar, durch den das Kammerwasser in den Schlemm-Kanal abfließt. Dieses Trabekelwerk besteht aus einem lockeren, schwammartigen Gewebe, das in der 2. Lebenshälfte aus unklaren Ursachen heraus einen zunehmend größeren Widerstand aufbaut und damit den Abfluss behindert. Dieser Mechanismus liegt > 90% aller Glaukome zugrunde. Da der Kammerwinkel makroskopisch unverändert ist, spricht man vom **Offen-** bzw. **Weitwinkelglaukom**. **Sekundär** kann diese Glaukomform z.B. durch **Ablagerungen** von

Polysacchariden nach einer länger dauernden Glukokortikoidtherapie (lokal oder systemisch > 3 Wochen), durch Proteinablagerungen im Rahmen lokaler Entzündungen oder bei einer ausgeprägten Myopie durch sich ablösende Pigmentgranula der Iris entstehen.

Krankheitsentstehung

Der erhöhte Augeninnendruck ist meist vorhanden, wurde in seiner allgemeingültigen Bedeutung aber inzwischen etwas relativiert, weil weitere Zusammenhänge erkannt worden sind. Der Begriff des Glaukoms gilt deshalb heute eher als **Sammelbezeichnung** für unterschiedliche Erkrankungen des Auges, die zu einer **Schädigung des Sehnerven** geführt haben, in Verbindung mit einem charakteristischen **Papillenbefund** und bestimmten Mustern von **Gesichtsfeldausfällen** (meist parazentral-nasal). Am Ende der Erkrankung steht die **Erblindung** (➤ Abb. 8.10).

Die wesentliche Ursache des Glaukoms besteht in einer **Abflussstörung des Kammerwassers** durch das Trabekelwerk in den Schlemm-Kanal, wobei hier familiäre Dispositionen zu bestehen scheinen. Eine Mehrproduktion von Kammerwasser, die ebenfalls zum erhöhten Druck führen könnte, kommt praktisch nicht vor. Der normale Druck in der vorderen Augenkammer liegt zwischen **10 und maximal 21 mmHg**, zumeist bei 12–20 mmHg. Der Druck sorgt nicht nur für eine gleichmäßige Vorwölbung der Kornea, er setzt sich über den Glaskörper auch auf die Retina fort und führt hier zum stabilen Aufeinanderliegen der beiden Blätter. Außerdem hält er die Länge des Auges konstant, wichtig für die gleichmäßige Brechkraft der Kornea. Im Bereich der **Sehnervenpapille** führt der Druck zur **physiologischen Excavatio disci nervi optici**. Jede Druckerhöhung über 21 mmHg hinaus vertieft und erweitert diese Exkavation. Während sie beim Gesunden kreisrund ist, wird sie nun unter Abblassung längsoval. Außerdem führt sie zum Abknicken von Gefäßen und zur **Druckschädigung** von Fasern des **Sehnerven** und begleitenden Gliazellen. Dieser Vorgang kann sich bei der chronischen Form allmählich über viele Jahre entwickeln, bei massiv erhöhten Drücken aber auch akut innerhalb von Minuten oder wenigen Stunden.

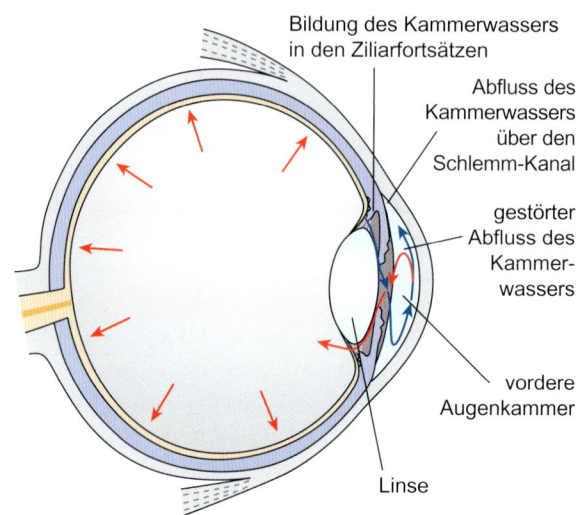

Abb. 8.10 Weitwinkelglaukom mit Druckübertragung auf Glaskörper, Retina und Papille. [L106]

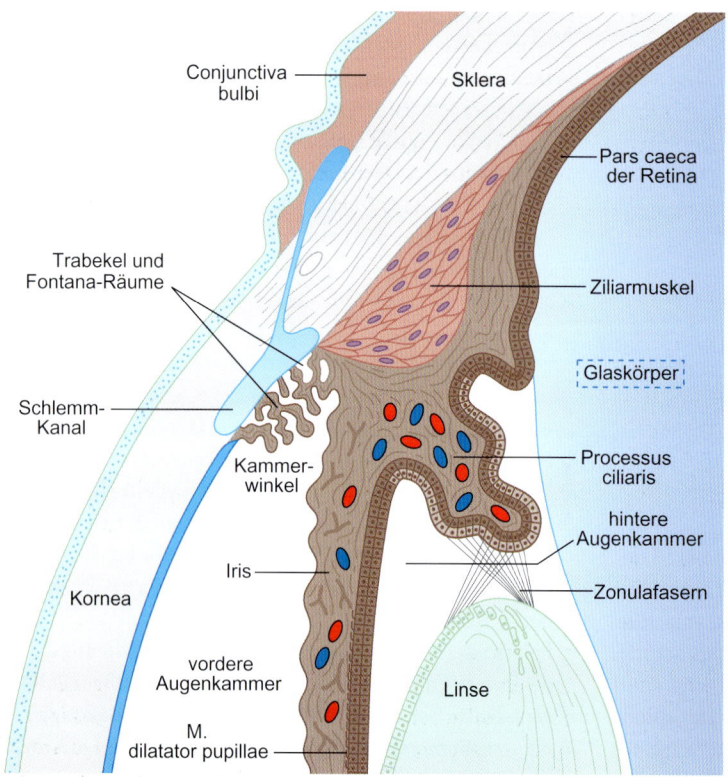

Abb. 8.9 Strukturen des Kammerwinkels. [L141]

> **MERKE**
> Die **chronische Form** ist typisch für das **Offenwinkelglaukom**, die **akute** für das **Winkelblockglaukom**. Betroffen sind von beiden Formen mehrheitlich ältere Menschen.

Für die seltene Form des **Niedrig-** bzw. **Normaldruckglaukoms** findet man als wahrscheinlichste Ursache **lokale Ischämien** im Bereich der Sehnervenpapille infolge einer massiven **systemischen Hypotonie** – entweder idiopathisch bzw. familiär oder z.B. bei blutungsbedingter Hypovolämie. Auch eine geringere Drucktoleranz des Discus könnte eine Rolle spielen. Die augenärztlich gemessene Excavatio ist vertieft, obwohl sich der gemessene Augeninnendruck im Normbereich befindet.

Symptomatik

Chronisches Glaukom
Typisch für das Glaukom sind **Gesichtsfeldausfälle** (Skotome). Bei der mit weitem Abstand häufigsten Form (> 90%), dem **Offen-** bzw. **Weitwinkelglaukom**, entwickeln sich die Sehstörungen allmählich und meist **ohne begleitende Symptome**. Dies bedeutet, dass der Patient die Sehnervenschädigung erst zu einem Zeitpunkt bemerkt, an dem es bereits zu spät ist, weil zugrunde gegangene Nervenfasern nicht regenerieren können. Bei einzelnen Patienten entwickeln sich **unspezifische Vorboten** der Erkrankung in Form von **Kopfschmerzen**, geröteten bzw. **gereizten Augen** und **verschwommenem Sehen**. Selten kommt es ähnlich wie beim akuten Winkelblock zu **Farbringen** rund um Lichtquellen.

Akutes Glaukom
Während die mäßig auf 22 bis maximal 35 mmHg erhöhten Drücke des Offenwinkelglaukoms erst nach Jahren zur irreversiblen Schädigung und zu ersten Symptomen führen, ist der Druck in der Augenkammer beim **Winkelblockglaukom** akut und massiv auf Werte bis zu 80 mmHg erhöht, sodass sich die Druckschädigung sehr rasch entwickelt und zusätzlich weitere Symptome entstehen. Die Druckübertragung auf die Trigeminusfasern der Dura mater (einschließlich Sklera und Hornhaut) und des vorderen Augenabschnitts mit Iris und Ziliarkörper führt zu **stärksten Kopfschmerzen** – evtl. mit Ausstrahlung in Kiefer, Schläfe und Hinterkopf, diejenige auf die parasympathischen Fasern des Bulbus zu **Übelkeit mit Erbrechen,** verstärkt durch die Druckübertragung auf den Liquor des Subarachnoidalraums, in dem der N. opticus verläuft. Schon vorher kann der mechanische Druck auf den Sehnerven zu **verschwommenem Sehen** und zur Wahrnehmung von **Regenbogenfarben** führen. Die Kompression der parasympathischen Fasern hat zusätzlich einen **Ausfall des M. sphincter pupillae** zur Folge, wodurch die **Pupille** nicht nur **weit** und teilweise sogar **entrundet** wird, sondern auch durch Lichteinfall nicht mehr verengt werden kann („lichtstarr"). Der gestörte Blutabfluss kann an **erweiterten Gefäßen** in den **Konjunktiven** abgelesen werden ("rotes Auge"), an der Hornhaut kommt es zum Ödem. Das Sehen ist auf dem betroffenen Auge **verschwommen**, um Lichtquellen bilden sich **Farbringe**.
Meist entsteht der akute Glaukomanfall **einseitig** und bei weiten Pupillen (Dunkelheit, Stress), weil das Irisgewebe dabei lockerer ist und im Randbereich leichter in die vordere Augenkammer gedrückt werden kann. Als Paradebeispiel kann ein Horrorfilm im Fernsehen bzw. Kino gelten. Entsprechend birgt auch die augenärztlich verursachte medikamentöse Mydriasis bei flacher Vorderkammer Risiken.

Diagnostik

Akutes Glaukom
Der akute Glaukomanfall des Engwinkelglaukoms ist in aller Regel leicht zu diagnostizieren. Neben der einseitig weiten und lichtstarren Pupille bei rotem Auge, verbunden mit stärksten Schmerzen und Übelkeit, sind der abrupte Beginn und die weiteren Symptome unverkennbar. Zur unzweifelhaften Diagnose führt der vergleichende Druck auf beide Bulbi – von vorne mit den Daumen auf die geschlossenen Augen des Patienten, bei dem das betroffene Auge **steinhart** getastet werden kann. Augenärztlich fallen die matte, ödematöse Hornhaut, die verwaschene Iriszeichnung und die flache oder aufgehobene Vorderkammer mit nicht einsehbarem Winkel auf. Wegen der Hornhauttrübung ist der Augenhintergrund kaum darstellbar. Das **Sehvermögen** ist deutlich **reduziert**.

> **MERKE**
> Wegweisend für den akuten Glaukomanfall ist die Konstellation aus einseitig rotem Auge, weiter und lichtstarrer Pupille, Kopfschmerzen, Übelkeit und palpatorisch hartem Bulbus.

Chronisches Glaukom
Für die Diagnose eines chronischen Glaukoms sind augenärztliche **Druckmessungen**, möglichst zu unterschiedlichen Tageszeiten, eine Beurteilung des Kammerwinkels mit der Gonioskopie und die Beurteilung der **Papille** notwendig. An derselben kann auch das Ausmaß bereits bestehender Schäden abgelesen werden, ergänzend zu etwaigen Gesichtsfeldausfällen. Das Niedrigdruckglaukom wird **ausschließlich** aus der **Excavatio disci nervi optici** diagnostiziert (> Abb. 8.11). Eine Verdachtsdiagnose durch Palpation der Bulbi ist beim chronischen Glaukom nicht möglich, weil die milde Druckerhöhung in den Augenkammern damit nicht deutlich erkennbar wird.

Therapie

> **MERKE**
> Wichtiger als eine Therapie des manifesten Glaukoms ist seine **Prophylaxe** bzw. frühzeitige Erkennung. Anzustreben ist eine regelmäßige augenärztliche Druckmessung aller Personen ab dem 40., spätestens 50. Lebensjahr.

Winkelblockglaukom
Der akute Glaukomanfall stellt einen **Notfall** dar, der umgehend augenärztlich behandelt werden muss. In der Regel wird der Augeninnendruck zunächst medikamentös abgesenkt und anschließend operiert. Hierbei kann z.B. mit dem Laser eine Öffnung in der Iris

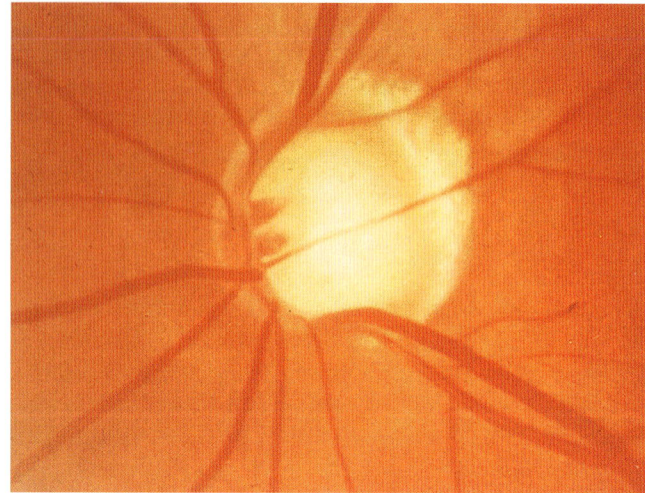

Abb. 8.11 Chronisches Glaukom: vertiefte, abgeblasste Papille und abgeknickte Gefäße. [E273]

geschaffen werden, die als Shunt zwischen Hinter- und Vorderkammer zum Druckausgleich und damit zum Offenhalten des Winkels führt.

Offenwinkelglaukom

Das chronische Glaukom wird medikamentös therapiert, wobei lokale und systemische Alternativen bestehen, die auch in Kombination eingesetzt werden können. In Frage kommen systemisch oder lokal **Hemmer der Carboanhydrase** (z.B. Trusopt® Augentropfen) oder Augentropfen mit **Sympathikolytika** (z.B. Timolol), die die Kammerwasserproduktion verringern, ohne deutliche Einflussnahme auf die Pupillenweite. **Prostaglandinabkömmlinge** wie Xalatan® oder Travatan® verbessern den Abfluss des Kammerwassers. **Parasympathikomimetika** (z.B. Pilocarpin) führen über die Kontraktion des M. sphincter pupillae u.a. zu einem Zug am Trabekelwerk und damit ebenfalls zum erleichterten Abfluss. Falls eine medikamentöse Therapie nicht möglich oder nicht erfolgreich ist, kann der Kammerwinkel z.B. mit dem Laser durchlässiger gemacht werden. Weitere operative Verfahren sind im Gebrauch.

Normaldruckglaukom

Patienten mit einem Niedrigdruckglaukom sind sehr schwer zu therapieren, weil mit einer weiteren Drucksenkung des Kammerwassers nur wenig erreicht werden kann. Hier geht es vorrangig um eine **Stabilisierung** des **systemischen Blutdrucks**.

Zusammenfassung

Glaukom (grüner Star)

Kombination aus verstärkter Exkavation der Sehnervenpapille, meist erhöhtem Augeninnendruck und dem Entstehen von Skotomen bis hin zur Erblindung

Risikofaktoren
- familiäre Belastung
- Diabetes mellitus
- Glukokortikoide
- kurzer Bulbus (für das Winkelblockglaukom)
- langer Bulbus (für das Offenwinkelglaukom)
- Mydriasis
- arterielle Hypertonie und Hypotonie (Normaldruckglaukom)

Ursachen
- **Winkelblockglaukom** (5% der Fälle): akute Form bei flacher Vorderkammer und Verlegung des Kammerwinkels
- **Weitwinkelglaukom** (> 90% der Fälle): chronische Form, offener Kammerwinkel, Abflussstörung durch die Trabekel in den Schlemm-Kanal
- **Niedrigdruckglaukom** (selten): ungestörte Abflussverhältnisse, ischämisch (hypoton) erzeugte Schädigung des Sehnerven
- **sekundäre** Glaukomformen z.B. durch Therapie mit Glukokortikoiden

Symptome
- **akutes Glaukom:**
  – stärkste Kopfschmerzen
  – Übelkeit mit Erbrechen
  – Sehstörungen
  – rotes Auge mit weiter, entrundeter, lichtstarrer Pupille
  – palpatorisch harter Bulbus
- **chronisches Glaukom:**
  – meist keine Frühsymptome
  – Beginn mit Gesichtsfeldausfällen
  – teilweise Vorboten in Form von verschwommenem Sehen, Farbringen um Lichtquellen, Kopfschmerzen

Diagnostik
- akutes Glaukom: wegweisende Symptomatik, palpatorisch harter Bulbus
- chronisches Glaukom: Druckmessungen – möglichst prophylaktisch ab dem 40.–50. Lebensjahr, Beurteilung von Kammerwinkel und Excavatio disci nervi optici, Sehprüfungen

Therapie
- (akutes) Winkelblockglaukom: medikamentöse Drucksenkung und nachfolgende Operation
- (chronisches) Weitwinkelglaukom: v.a. lokal (Augentropfen) mit Carboanhydrasehemmern, Prostaglandinabkömmlingen, Sympathikolytika oder Parasympathikomimetika

8.7 Optikusneuritis

Die Neuritis nervi optici kann überwiegend **retrobulbär**, aber auch im Auge selbst, im Bereich der **Papille (Papillitis)** ablaufen. Die beiden Ausprägungen haben meist unterschiedliche Ursachen. Teilweise ist die Entzündung des Sehnervs lediglich ein Vorbote einer nachfolgenden Enzephalitis. Betroffen sind mehrheitlich noch recht junge Erwachsene, Frauen etwas häufiger als Männer, weil die Multiple Sklerose als eine ihrer Hauptursachen eben bei (jungen) Frauen häufiger vorkommt.

Ursachen

Papillitis

In mehr als der Hälfte aller Fälle lässt sich keine Ursache eruieren. Dies erinnert an die Fazialisparese. Die ursächlich erkennbaren intraokulären Neuritiden kann man in 3 Gruppen einteilen, die infektiös, autoimmun oder toxisch ausgelöst werden:

- **Infektionen:**
  - Borreliose
  - Neurosyphilis
  - Sarkoidose
  - fortgeleitet aus entzündlichen Prozessen der Orbita oder Nasennebenhöhlen
  - nach Impfungen
- **autoimmun** u.a. bei
  - systemischem Lupus erythematodes
  - Panarteriitis nodosa
- **toxisch** u.a. durch
  - Bleibelastungen
  - Methanol
  - einzelne Antibiotika

Retrobulbärneuritis

Die Retrobulbärneuritis ist **häufiger** als die papilläre Form. Ganz im Vordergrund dieser Form steht die Demyelinisierung des Sehnerven bei der **Multiplen Sklerose**, in rund einem Drittel der Fälle als deren Erstsymptom. Die weiteren Ursachen entsprechen weitgehend denjenigen der **Papillitis**.

Symptomatik

Das eigentliche **Leitsymptom** ist die **akute Sehverschlechterung** innerhalb von Stunden oder wenigen Tagen, typischerweise als **Zentralskotom**. Vor allem bei der Multiplen Sklerose kann die Visusminderung im Rahmen einer systemischen Temperaturerhöhung (Fieber, körperliche Arbeit) erscheinen. **Farben** können hinsichtlich ihrer Intensität **nicht** mehr deutlich **unterschieden** werden. **Schmerzen** bestehen spontan, in jedem Fall aber bei Augenbewegungen oder beim Druck auf den Bulbus.

Diagnostik

Bei der Spiegelung des Augenhintergrundes erscheint bei der okulären Form die **Papille** aufgrund des entzündlichen Ödems mit **unscharfer Begrenzung**. Die **Excavatio** ist **verstrichen**. In der **Perimetrie** wird das zentrale oder parazentrale **Skotom** erkannt. Das Bild ähnelt einer Stauungspapille, doch kommt es bei derselben nicht zur Visusminderung.

Bei der **retrobulbären Form** ist der **Augenhintergrund unverändert**: „Der Patient sieht nichts und der Arzt auch nicht." Erst durch die Perimetrie kann die Diagnose gestellt werden. Gleichzeitig besteht in beiden Fällen eine **afferente Pupillenstörung**, die sich darin ausdrückt, dass das betroffene Auge auf Lichteinfall im Vergleich zur Gegenseite verzögert reagiert.

Beim Verdacht auf eine Multiple Sklerose sowie in unklaren Fällen wird die Diagnostik durch **Lumbalpunktion** und **MRT** ergänzt.

Therapie

Unabhängig von der Ursache therapiert man mit hoch dosierten **Glukokortikoiden**. Bei bakteriellen Ursachen gibt man zusätzlich **Antibiotika**. In der Mehrzahl der Fälle ist die Prognose gut: Abgesehen von kleineren Funktionsdefiziten ist die Visusminderung reversibel.

Zusammenfassung

Optikusneuritis

Entzündung des Sehnerven im Bereich des Auges (papillär) oder retrobulbär

Ursachen
- meist idiopathisch
- infektiös (z.B. Borrelien, Syphilis)
- autoimmun (z.B. systemischer Lupus erythematodes)
- toxisch (z.B. Bleibelastungen, Methanol)
- bei der retrobulbären Form steht die Multiple Sklerose im Vor

Symptome
- akute Sehverschlechterung als Leitsymptom
- Schmerzen bei Augenbewegungen

Diagnostik
- zentrales oder parazentrales Skotom in der Perimetrie
- bei der Papillitis unscharfe Begrenzung der Papille, verstrichene Excavatio
- bei der retrobulbären Form „sieht der Patient nichts und der Arzt auch nicht"
- afferente Pupillenstörung
- bei Verdacht auf Multiple Sklerose Lumbalpunktion, MRT

Therapie
- Glukokortikoide hochdosiert
- je nach Ursache zusätzlich Antibiotika

8.8 Netzhautablösung

Die Netzhaut (Retina) als innerste Schicht der Augenhüllen besteht aus 2 Blättern, die locker aufeinander liegen und an der Ora serrata ineinander übergehen. Das innere, dem Glaskörper zugewandte Blatt besteht aus dem lichtempfindlichen Teil, den man (theoretisch) in 9 Schichten untergliedern kann und in dem 3 hintereinander geschaltete Neurone das Licht einfangen und weiterleiten. Das äußere Blatt besteht lediglich aus dem lichtunempfindlichen Pigmentepithel. Bei der Netzhautablösung löst sich das **innere Blatt** vom äußeren **Pigmentepithel**. Die Folgen bestehen in Skotomen. Im schlimmsten Fall droht die Erblindung.

Krankheitsentstehung

Es gibt einige wenige Formen einer Netzhautablösung (**Ablatio** oder **Amotio retinae**). Grundsätzlich bedarf das innere Blatt der Netzhaut eines gewissen Druckes durch den Glaskörper, um dem Pigmentepithel lückenlos anzuliegen. Dabei ist der Glaskörper lediglich an der Ora serrata sowie im Bereich der Sehnervenpapille an der inneren

Augenhaut festgewachsen. Allerdings gibt es auch in weiteren Bereichen umschriebene Adhäsionen zwischen Glaskörper und Netzhaut, die beim Abheben des Glaskörpers, z.B. durch Schrumpfung, einen Zug an der inneren Retinamembran bewirken und in diesen Bereichen zu Einrissen oder zum Abheben der Membran vom Pigmentepithel führen können. **Begünstigt** wird das Abheben des Glaskörpers von einem verlängerten Augapfel (**Myopie**), während ein zu kurzer Bulbus (Hypermetropie) eher einen Schutzfaktor darstellt, weil der Druck des Glaskörpers auf die Netzhaut dabei stabiler ist.

Die Ursachen einer Netzhautablösung lassen sich, wenn man einmal von den seltenen **Tumoren** der Augenhüllen (z.B. malignes Melanom) absieht, in 2 Gruppen zusammenfassen:
- **Degenerative Veränderungen** von Netzhaut und/oder Glaskörper führen zu **hufeisenförmigen Einrissen** der Netzhaut. Begünstigt wird v.a. diese Form von einer **Myopie** oder einer **Aphakie** (Fehlen der Linse [= Phakos] nach Trauma oder Staroperation), weil der Druck aus den vorderen Augenabschnitten auf den Glaskörper hierbei nachlässt. Bekannt ist bei dieser Form auch eine familiäre Disposition.
- Bei der 2. Gruppe kommt es nicht zu Einrissen, sondern über eine **Schrumpfung des Glaskörpers** zum **Zug an einzelnen Netzhautabschnitten**. Degenerative **Alterungsprozesse**, aber auch ein **Diabetes mellitus** mit seiner Retinopathie samt Glaskörperveränderungen führen zu dieser Form. Alternativ kann auch ein Druck aus dem Bereich der Choroidea, z.B. durch entzündliches Exsudat bei der **Choroiditis** oder durch einen **Tumor** (z.B. ein malignes Melanom) auf die Retina zu deren Ablösung führen.

Symptomatik

Leitsymptom sind **Lichtblitze** sowie, bei Gefäßzerreißungen der Retina, zahlreiche **schwarze Punkte**, die nach unten absinken (sog. **Rußregen**). Allerdings kann die Ablatio retinae in frühen Stadien auch symptomlos oder unter dem Bild von schwarzen Punkten, die sich bei der Blickwendung mitbewegen (**Mouches volantes** = fliegende Mücken), verlaufen – ein Symptom, das eher mit vorübergehenden Trübungen des Glaskörpers assoziiert ist. Hier erscheinen sie allerdings eher als einzelne **graue Fusseln**. Zusätzlich entsteht bei der Netzhautablösung ein **Schatten im Gesichtsfeld**, in Abhängigkeit von der Lokalisation eher als Vorhang, der sich senkt, oder als von unten hochwachsende Mauer. Es bestehen **keine Schmerzen**, weil die Netzhaut nicht sensibel innerviert ist.

Diagnostik

In der **Spiegelung des Augenhintergrundes** erscheint die abgelöste Netzhaut weiß und ödematös aufgequollen. Bei Einrissen erkennt man wegen der freiliegenden Choroidea ein rot aufleuchtendes Loch. Die Gefäße können wie gefältet verlaufen (> Abb. 8.12).

Therapie

Das Ziel besteht in der **Fixierung der Netzhaut** in den Randbereichen der Ablatio. Dies erfolgt bevorzugt mit dem Laser. Bei größeren Defekten wird der Bulbus operativ im Bereich der Ablatio von außen eingedellt (Silikonschaum-Plombe, Silikonband), um innen den Kontakt wiederherzustellen. Nur wenn diese Verfahren nicht zum gewünschten Ergebnis führen, wird der Glaskörper gegen Flüssigkeit (Ringer-Lösung, Silikonöl) ausgetauscht.

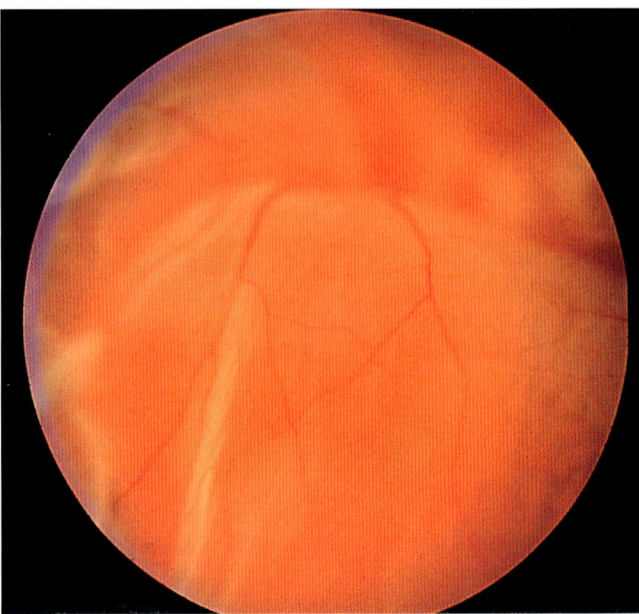

Abb. 8.12 Fältelung der Gefäße bei Netzhautablösung. [E273]

Zusammenfassung

Netzhautablösung

Ursachen
- degenerative Veränderungen, Einrisse
- Schrumpfung des Glaskörpers
- Tumoren der Augenhüllen (z.B. malignes Melanom)
- begünstigt durch Myopie und Aphakie

Symptome
- Lichtblitze
- bei Blutungen schwarze Punkte (Rußregen)
- Schatten im Gesichtsfeld (Vorhang, Mauer)

Komplikation
- Erblindung

Diagnostik
- weiße, aufgequollene Netzhautabschnitte in der Ophthalmoskopie
- rote Bereiche (= Aderhaut) bei Einrissen
- Fältelung der Gefäße

Therapie
- Fixierung der Netzhaut mit dem Laser
- operative Eindellung der Sklera (Silikon)
- Ersatz des Glaskörpers durch Flüssigkeit

Prophylaxe
- jährliche Kontrollen bei Risikopatienten (ausgeprägte Myopie, familiäre Belastungen)

8.9 Stauungspapille

Die Stauungspapille ist keine Erkrankung, sondern ein **Symptom**, das in der Folge eines **zerebralen Überdrucks** entsteht. Diese Druckerhöhung greift auf den Sehnerven über, weil er bis zur Papille von den Hirnhäuten umgeben ist, also sozusagen bis zum Bulbus intrazerebral liegt.

Krankheitsentstehung

Druckerhöhungen werden durch **Flüssigkeitsvermehrungen** verursacht. Diese können serös als **Hirnödem** entstehen, aufgrund von **Einblutungen**, eitrig bei bakteriellen Entzündungen oder durch Vergrößerung der Ventrikel **(Hydrozephalus)**. Besonders häufig stellen sie wegen dessen randnahen Ödems einen frühen Hinweis auf einen zerebralen **Tumor** dar.

Betrifft die Druckerhöhung mehr oder weniger gleichmäßig das gesamte Zerebrum, sind beide Augen betroffen. Dagegen erscheint die Stauungspapille bei einseitigen Prozessen wie z.B. einer epi- oder subduralen Blutung **einseitig** auf der Seite der Drucksteigerung.

Mögliche Ursachen einer Hirndrucksteigerung sind:
- **zerebrale Ödeme:**
  - Hirntumor (häufigste Ursache)
  - Entzündungen (Meningitis, Enzephalitis, Abszess)
  - hypertone Krise
  - zerebrale Überhitzung (Sonnenstich, Hitzschlag)
- **Blutungen:**
  - traumatisch als Epi- oder Subduralblutung (einseitiger Befund)
  - Subarachnoidalblutung, z.B. durch Einreißen eines Aneurysma
  - hämorrhagischer Hirninfarkt
- **Hydrozephalus:**
  - angeboren
  - Hirntumor
  - postinfektiöse Verwachsungen
  - Subarachnoidalblutung

Symptomatik

Eine Stauungspapille entsteht in der Regel innerhalb weniger Stunden nach dem Auftreten der Hirndrucksteigerung, doch gibt es für den Patienten keine frühen Hinweise wie z.B. Sehstörungen, weil der Sehnerv erst nach Wochen oder sogar Monaten der Druckerhöhung geschädigt wird. Die Symptomatik entsteht also überwiegend als **Folge der Hirndrucksteigerung** bzw. deren Ursache (➤ Fach Neurologie, ➤ Fach Leitsymptome).

Allerdings wirkt sich die Hirndrucksteigerung auch auf den **N. oculomotorius** auf seinem Weg vom Mittelhirn bis zum Bulbus, u.a. auf dessen parasympathische Anteile aus. Der Ausfall von M. sphincter pupillae und M. ciliaris mit resultierendem Überwiegen des sympathisch innervierten M. dilator pupillae zeigt sich in einer **großen** und **lichtstarren Pupille**. Dies muss gegen die übliche Mydriasis durch sympathische Aktivierung (Blutdruckabfall, Hypoglykämie, Hypoxie, Angst) abgegrenzt werden, weil die Pupillen in diesen Fällen durchaus auf Lichteinfall reagieren, also **weit**, aber **nicht lichtstarr** sind.

> **MERKE**
> Bei einem komatösen Patienten mit weiten(r), lichtstarren(r) Pupille(n) und gleichzeitig nachweisbarer Stauungspapille kann abgeleitet werden, dass die Ursache des Komas in einer akuten Hirndrucksteigerung, z.B. in Folge einer Einblutung, besteht.
> Dabei ist zu beachten, dass eine weite und lichtstarre Pupille ohne Stauungspapille andere Ursachen hat. Im Vordergrund stehen hier das akute Glaukom oder eine Raumforderung zwischen Mittelhirn und Bulbus bei einseitigem sowie eine zerebrale Hypoxie bei symmetrischem Befund.

Diagnostik

Bei der Spiegelung des Augenhintergrundes (➤ Abb. 8.13) ist die Papille nach innen gewölbt (prominent), die **Exkavation** damit **aufgehoben**, die **Begrenzung** wegen des entstehenden Ödems **unscharf**. Die Venolen sind infolge des gestörten Abflusses erweitert und geschlängelt, die Arteriolen eher eng. Im Randbereich der Papille kommt es zu Einblutungen.

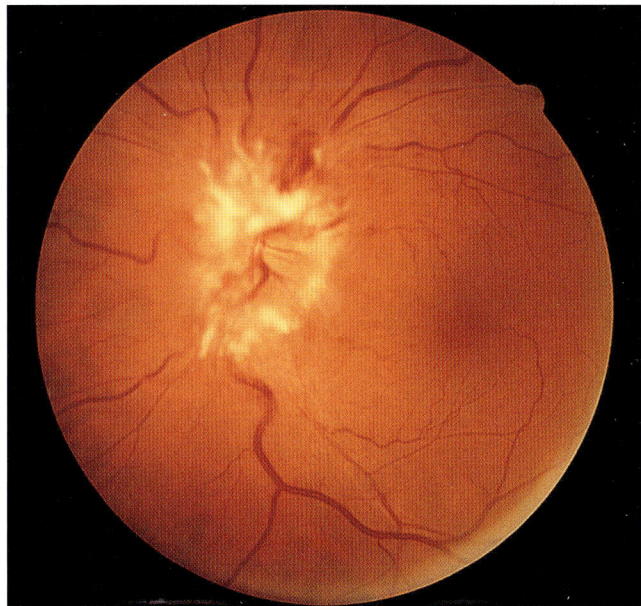

Abb. 8.13 Stauungspapille. [E273]

Therapie

Behandelt wird die Grunderkrankung. Epi- bzw. subdurale Einblutungen werden operativ entlastet, Entzündungen adäquat behandelt, ein Tumor nach Möglichkeit operiert.

Zusammenfassung

Stauungspapille

Ein Symptom der Hirndrucksteigerung

Ursachen

Hirndrucksteigerung durch
- Hirnödem (Tumor als häufigste Ursache)
- Einblutung
- Hydrozephalus

Symptome
- alle Symptome der Hirndrucksteigerung (Kopfschmerzen, Erbrechen usw.)
- ein- oder beidseits weite, lichtstarre Pupillen
- am Auge, abgesehen von einer Blendneigung wegen der weiten Pupille, keine spezifischen Symptome, keine Visusminderung

Diagnostik
- in der Funduskopie prominente, ödematöse Papille mit unscharfer Begrenzung
- gestaute (erweiterte), geschlängelte Venolen
- verengte Arteriolen
- randständige Einblutungen

Therapie
- Behandlung der Ursache

III Sinnesorgane: Ohr

9 Anatomie	157
10 Physiologie	165
11 Untersuchung	177
12 Krankheitsbilder	181

KAPITEL 9

Anatomie

9.1	**Äußeres Ohr**	157	9.3	**Innenohr** 160
9.1.1	Ohrmuschel	157	9.3.1	Knöchernes Labyrinth 160
9.1.2	Äußerer Gehörgang	157	9.3.2	Häutiges Labyrinth 161
9.1.3	Trommelfell	158	9.3.3	Flüssigkeiten des Innenohrs 162
			9.3.4	Nervale Versorgung 163
9.2	**Mittelohr**	158		
9.2.1	Tuba auditiva	159	9.4	**Blutversorgung** 164
9.2.2	Mastoid	159		
9.2.3	Gehörknöchelchen	159		
9.2.4	Muskeln der Paukenhöhle	160		

Einführung

Das Ohr besteht aus 3 Anteilen, die als **äußeres Ohr**, **Mittelohr** und **Innenohr** bezeichnet werden. Die Ohrmuschel fängt die Schallwellen auf und leitet sie in den äußeren Gehörgang. Die Grenze zum Mittelohr bildet das Trommelfell. Im Mittelohr werden die Schallwellen mechanisch über eine hintereinander geschaltete Kette aus Knöchelchen auf das Innenohr übertragen und dort in der Schnecke verarbeitet. Schließlich gelangen sie über den N. vestibulocochlearis zur Hörrinde. Unabhängig vom Hörorgan und ohne Verbindung zu den äußeren Anteilen des Ohres findet sich im Innenohr als weiteres Organ der Vestibularapparat, zuständig für den Gleichgewichtssinn.

9.1 Äußeres Ohr

Das äußere Ohr besteht aus der Ohrmuschel und dem äußeren Gehörgang (Meatus acusticus externus). Das Trommelfell (Membrana tympanica) bildet die Grenze zum Mittelohr (➤ Abb. 9.1).

9.1.1 Ohrmuschel

Aufgebaut wird die Ohrmuschel aus **elastischem Knorpel**, der von normaler Oberhaut überzogen ist. Sie sitzt, einschließlich eines Teils des äußeren Gehörgangs, dem Schläfenbein (Os temporale) auf. Ihre Funktion besteht im **Einfangen der Schallwellen**. Zu diesem Zweck sind kleine Muskeln (sog. innere Muskeln) in die Knorpelschicht integriert, mit denen eine minimale Ausrichtung zur Schallquelle hin möglich ist. Zusätzlich ziehen äußere Muskeln von der Kopfschwarte zur Ohrmuschel. Innerviert werden beide Muskelgruppen vom N. facialis.

Man kann an der Ohrmuschel verschiedene Anteile unterscheiden (➤ Abb. 9.2). Den äußeren Rand nennt man **Helix**, die davor befindliche, parallel zur Helix verlaufende Leiste **Antihelix**. Die Helix geht unten in das **Ohrläppchen** über, den einzigen knorpelfreien Anteil der Ohrmuschel. Der zentrale Anteil der Ohrmuschel heißt **Concha**. Sie bildet die trichterförmige Umrahmung der Öffnung des äußeren Gehörgangs, welche die Schallwellen auffängt und zum Gehörgang leitet. Im vorderen Anteil der Concha findet sich als kleine knorpelige Erhebung der **Tragus** (= „Ohrecke").

9.1.2 Äußerer Gehörgang

Der äußere Gehörgang (**Meatus acusticus externus**) ist etwa 3 cm lang und besitzt einen inneren Durchmesser von 5–10 mm (➤ Abb. 9.1). Im äußeren Anteil ist die Wandung aus elastischem Knorpel aufgebaut, im inneren Anteil aus Knochen des Os temporale. Der Gang ist beim Erwachsenen S-förmig gebogen, zusätzlich am Übergang des knorpeligen zum knöchernen Teil verengt und leicht gekrümmt, weshalb man bei der **Ohrenspiegelung** die **Ohrmuschel** nach **hinten oben** ziehen muss, um das Trommelfell einzusehen.

Die Haut des Gehörgangs besteht aus dem mehrschichtigen verhornenden Plattenepithel der Oberhaut, ist jedoch ohne Subkutis direkt mit den knorpeligen bzw. knöchernen Anteilen des Gehörgangs verwachsen. Im Corium befinden sich Talgdrüsen, Terminalhaare

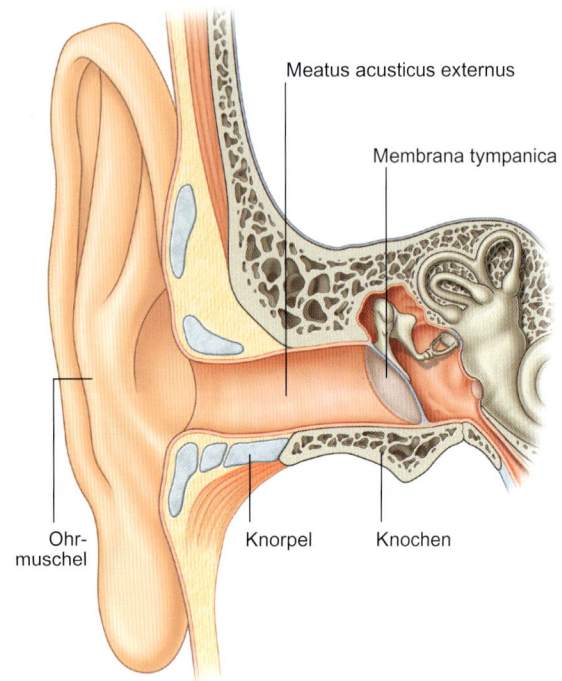

Abb. 9.1 Übersicht über das äußere Ohr. [E402]

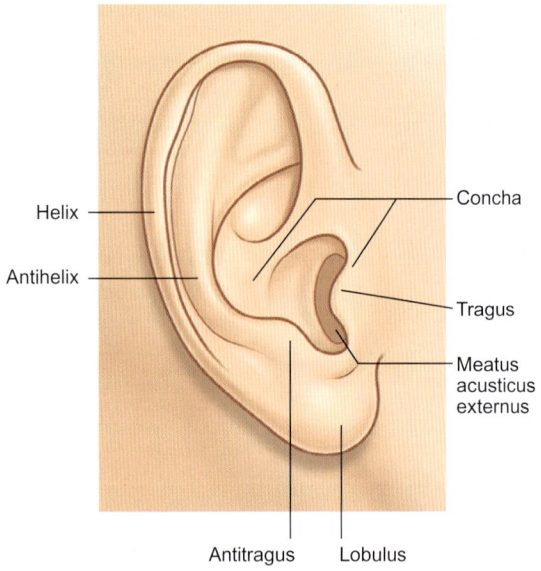

Abb. 9.2 Aufbau der Ohrmuschel. [E402]

und diesen zugeordnete apokrine Schweißdrüsen, die allerdings ein modifiziertes Sekret absondern, das den Hauptanteil des **Zerumens (Ohrschmalz)** ausmacht. Zusätzlich sind abschilfernde Zellen, Hornschuppen und Staubpartikel enthalten. Das Zerumen besitzt bakterienhemmende Eigenschaften und eine Reinigungsfunktion für den Gehörgang. Anlagebedingt produzieren manche Menschen mehr davon als üblich, sodass der Gehörgang verstopfen kann, wodurch **Schallleitungsstörungen** entstehen. Ursächlich kommen hierfür auch Abflussstörungen bei zu engem Gehörgang in Frage.

Sensibel versorgt wird der Gehörgang u.a. vom **N. vagus**. Dadurch kann es bei Reinigungsversuchen (Wattestäbchen) oder beim zu tiefen Einführen eines Ohrtrichters zu **Husten** oder sogar zu **Übelkeit** mit Erbrechen kommen.

Die vordere Wand des Gehörgangs grenzt an das Kiefergelenk, im hinteren unteren Anteil verläuft der N. facialis.

9.1.3 Trommelfell

Das Trommelfell (Membrana tympanica) gehört bereits zum Mittelohr und bildet die Begrenzung des Gehörgangs. Es besteht aus einer bindegewebigen Platte mit einer Dicke von lediglich 0,1 mm und einem Durchmesser von etwa 1 cm. Nach außen wird diese Platte von Haut, zum Mittelohr hin von Schleimhaut überzogen. Über einen faserknorpeligen Rand ist das Trommelfell am Felsenbein des Os temporale befestigt. Zentral ist es ein wenig eingezogen, in der **Aufsicht** also **konkav**, insgesamt unten und vorne leicht schräg **nach innen (medial) gekippt**.

Bei der Ohrenspiegelung erscheint das Trommelfell **grau bis graurötlich**, **perlmuttartig** und **durchscheinend**, wodurch sich das innen anliegende bzw. mit ihm verwachsene Gehörknöchelchen **(Malleus)** abzeichnet (> Abb. 9.3). Typischerweise wird bei dieser Untersuchung bei normalem, nicht entzündlich verändertem oder vernarbtem Trommelfell ein **heller dreieckiger Lichtreflex** im vorderen unteren Quadranten erkennbar.

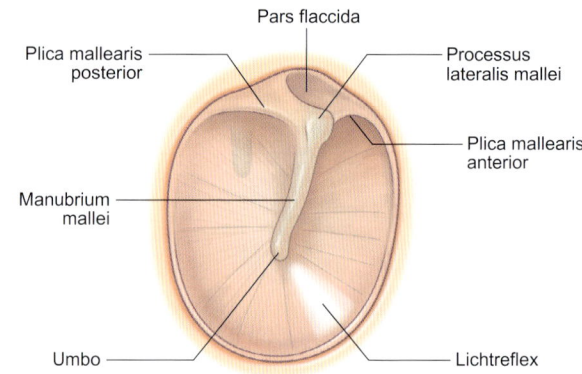

Abb. 9.3 Trommelfell. [E402]

9.2 Mittelohr

Der Raum des Mittelohrs (> Abb. 9.4) wird als **Paukenhöhle** (Cavitas tympani oder Tympanon) bezeichnet. Ihr Längsdurchmesser zwischen Trommelfell und ovalem Fenster liegt bei 5 mm, die Höhe bei 1–1,5 cm. Die Paukenhöhle enthält in ihrem oberen Anteil die **3 Gehörknöchelchen**, die den Schall über die Schwingung des Trommelfells aufnehmen und zum ovalen Fenster übertragen, an dem das Innenohr beginnt. Sie befindet sich, von einer Schleimhaut ausgekleidet, im Schläfenbein am Übergang zur Felsenbeinpyramide (> Fach Bewegungsapparat).

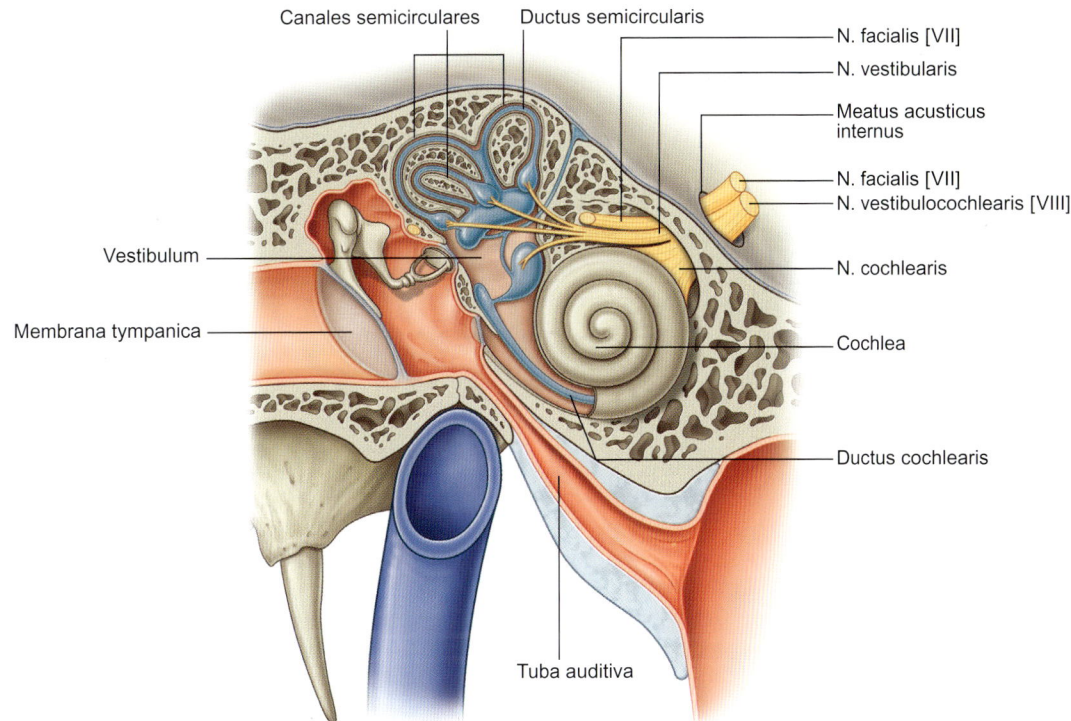

Abb. 9.4 Übersicht über das Mittelohr. N. vestibularis vom Gleichgewichtsorgan und N. cochlearis vom Hörorgan bilden den N. vestibulocochlearis. [E402]

9.2.1 Tuba auditiva

In ihrem unteren Anteil ist die Paukenhöhle über die **Ohrtrompete** (Tuba auditiva, Eustachio-Röhre; ➤ Abb. 9.4) mit dem oberen Teil des Rachens, dem **Nasopharynx**, verbunden und deshalb **lufthaltig** (pneumatisiert). Außerdem kann hierüber der (spärlich gebildete) Schleim abgeleitet werden.

Die Wand der etwa 4 cm langen Ohrtrompete besteht, abgesehen vom knöchernen Anfangsteil, aus **elastischem Knorpel**. Innen wird sie von einer Schleimhaut ausgekleidet, die Flimmerhärchen enthält. Als Funktion der Tuba auditiva wird meist der Druckausgleich zwischen Mittelohr und Außenwelt definiert. Bevor jedoch ein Ausgleich stattfinden kann, muss die Luft erst einmal hineingelangen, was nur auf diesem Weg möglich ist. Das Trommelfell ist luftundurchlässig. Die Ohrtrompete dient also in erster Linie der **Belüftung** von Mittelohr und Mastoid. Der durchaus notwendige **Druckausgleich** findet bevorzugt beim **Schlucken** oder **Gähnen** statt, weil die Tube dabei zusätzlich aufgezogen, ihr Lumen also erweitert wird.

9.2.2 Mastoid

Hinter der Hinterwand der Paukenhöhle befindet sich das Mastoid (Processus mastoideus). Es setzt sich aus zahlreichen kleinen knöchernen Höhlen (Cellulae mastoideae) zusammen, die innen mit Schleimhaut ausgekleidet sind.

> **PATHOLOGIE**
> Da die knöcherne Abgrenzung zur Paukenhöhle unvollständig ist, wird die Luft der Außenwelt über das Mittelohr bis ins Mastoid weitergeleitet. Gleichzeitig bedeutet dies, dass **Entzündungen der Paukenhöhle** aufs **Mastoid übergreifen** können. Handelt es sich dabei um eine bakterielle, eitrige Entzündung, kann sie über die äußerst dünne Knochenlamelle, die das Mastoid von der mittleren Schädelgrube trennt, auf das Gehirn übergreifen. Es kommt zur **Meningitis** oder zum **Hirnabszess**.

9.2.3 Gehörknöchelchen

Die 3 Gehörknöchelchen **Hammer** (Malleus), **Amboss** (Incus) und **Steigbügel** (Stapes) übertragen die Schwingung des Trommelfells mechanisch auf die Membran des ovalen Fensters (➤ Abb. 9.4). Zu diesem Zweck sind sie gelenkig miteinander verbunden. Ihre genaue Form samt der jeweiligen Bezeichnungen sind nicht prüfungsrelevant und besitzen, außer für den HNO-Arzt, auch keine Bedeutung.

Die Knöchelchen bilden eine Kette, über die die Schwingung des Trommelfells auf den Griff (Manubrium) des festgewachsenen Hammers, über das Hammer-Amboss-Gelenk und das Amboss-Steigbügel-Gelenk schließlich auf das ovale Fenster übertragen wird. Dabei stellt die breite Basis des Steigbügels über eine ringförmig verlaufende Membran den Kontakt zum ovalen Fenster her.

9.2.4 Muskeln der Paukenhöhle

Zwei äußerst kleine Muskeln sind mit den Gehörknöchelchen verbunden. Sie sind unterschiedlich innerviert, arbeiten allerdings in der Regel zusammen. Sie kontrahieren sich reflexartig bei sehr lauten Umgebungsgeräuschen.

Der **M. tensor tympani** entspringt überwiegend der knöchernen Wandung der Ohrtrompete und verläuft dort in einem eigenen knöchernen Kanal zum Handgriff des Hammers. Bei seiner Kontraktion zieht er den Hammer mitsamt dem festgewachsenen Trommelfell nach innen. Dadurch nimmt die Vorspannung des Trommelfells zu, seine Schwingungsfähigkeit jedoch ab. Gleichzeitig werden die Gehörknöchelchen nach medial geschoben und gegeneinander gepresst. Innerviert wird der Muskel aus dem 3. Ast (N. mandibularis) des **N. trigeminus**.

Beim **M. stapedius** handelt es sich um den kleinsten Muskel des menschlichen Körpers. Er zieht von der Wand des Mastoids zum Steigbügel und hebelt die Steigbügelplatte ein wenig vom ovalen Fenster weg. Der verringerte Kontakt führt zur Abschwächung der Schallwellen. Gleichzeitig werden wiederum die Gehörknöchelchen gegeneinander gepresst, unterstützt durch die Funktion des M. tensor tympani, wodurch ihre Beweglichkeit leidet. Beide Funktionen dienen der **Anpassung an übermäßig laute Umgebungsgeräusche**. Innerviert wird er aus dem **N. facialis**.

> **PATHOLOGIE**
> Beim Ausfall des Nerven können laute Töne nicht mehr abgeschwächt werden. Es entsteht die **Hyperakusis**, eine schmerzhafte Verstärkung der Umgebungsgeräusche.

9.3 Innenohr

Äußerer und mittlerer Teil des Ohrs dienen der mechanischen Aufnahme und Leitung der Schallwellen. Im Innenohr werden die Signale verarbeitet und anschließend zur Hörrinde übertragen. Gleichzeitig enthält das Innenohr als weiteres Sinnesorgan das Gleichgewichtsorgan.

Die beiden Organe liegen in einer Ansammlung knöcherner Höhlen, die miteinander kommunizieren und wegen ihres Aussehens und in ihrer Gesamtheit als **knöchernes Labyrinth** (➤ Abb. 9.6) bezeichnet werden. Die einzelnen Teile dieser Höhlen werden in **Schnecke (Cochlea)**, **Bogengänge** (Canales semicirculares) und das **Vestibulum** (Vorhof) unterschieden (➤ Abb. 9.5). Auch der innere Gehörgang (Meatus acusticus internus), durch den der N. vestibulocochlearis zum Innenohr zieht, kann dazu gerechnet werden. Überzogen werden die knöchernen Hohlräume vom Periost. Dieses System befindet sich in der **Felsenbeinpyramide** des Schläfenbeins.

Eingebettet in die knöchernen Höhlen und damit gut geschützt bildet ein zusammenhängendes, in sich abgeschlossenes System aus bindegewebigen Häuten Gänge und Säcke aus. Dies ist das **häutige Labyrinth** (➤ Abb. 9.6). In seinem Inneren befindet sich eine klare Flüssigkeit, die als **Endolymphe** bezeichnet wird. Zwischen den

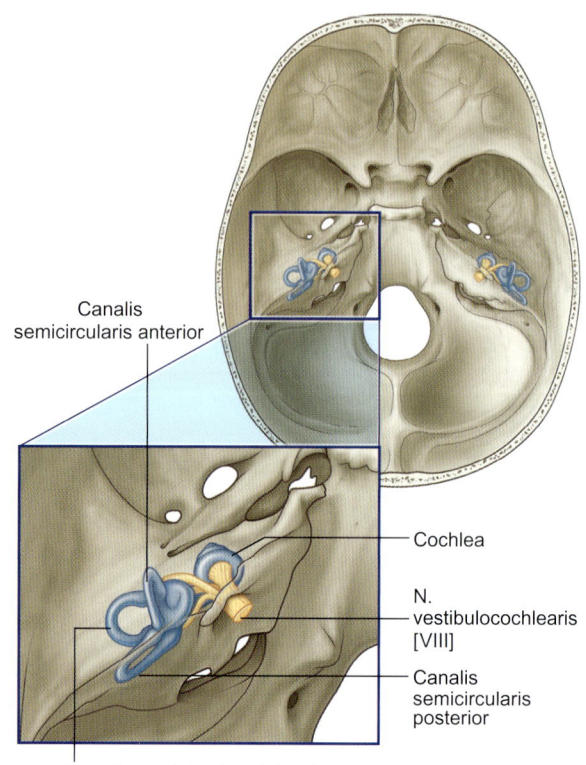

Abb. 9.5 Lage des Innenohrs in der Felsenbeinpyramide. [E402]

Häuten dieses Labyrinths und dem umgebenden Knochen bleibt ein spaltförmiger Hohlraum bestehen, in dem sich ebenfalls eine klare Flüssigkeit befindet. Dies ist die **Perilymphe**. Über einen schmalen knöchernen Kanal steht der Perilymphraum mit dem **Subarachnoidalraum** in Verbindung.

Die einzelnen Anteile des häutigen Labyrinths bestehen aus den beiden sackartigen Aufweitungen **Utriculus** und **Sacculus**, aus den **3 Bogengängen** und einem weiteren Gang, der sich zu einer Schnecke aufrollt **(Ductus cochlearis)** (➤ Abb. 9.6). Das knöcherne Vestibulum enthält kein häutiges Pendant, doch liegen in diesem Raum Utriculus und Sacculus.

> **MERKE**
> Die Cochlea mit dem Ductus cochlearis bildet das Hörorgan, Bogengänge, Utriculus und Sacculus das Gleichgewichtsorgan.

9.3.1 Knöchernes Labyrinth

Im Anschluss an das ovale Fenster, direkt medial der Paukenhöhle und zentral im knöchernen Labyrinth, befindet sich das **Vestibulum** (Vorhof) (➤ Abb. 9.6). Etwas unterhalb und medial des Vestibulum liegt die Cochlea, oberhalb die Bogengänge (Canales semicirculares).

Vorderer, hinterer und lateraler **Bogengang** erstrecken sich vom Vestibulum aus nach oben. Sie stehen senkrecht aufeinander, wodurch alle 3 Dimensionen des Raumes abgebildet werden. Jeder Kanal be-

9.3 Innenohr **161**

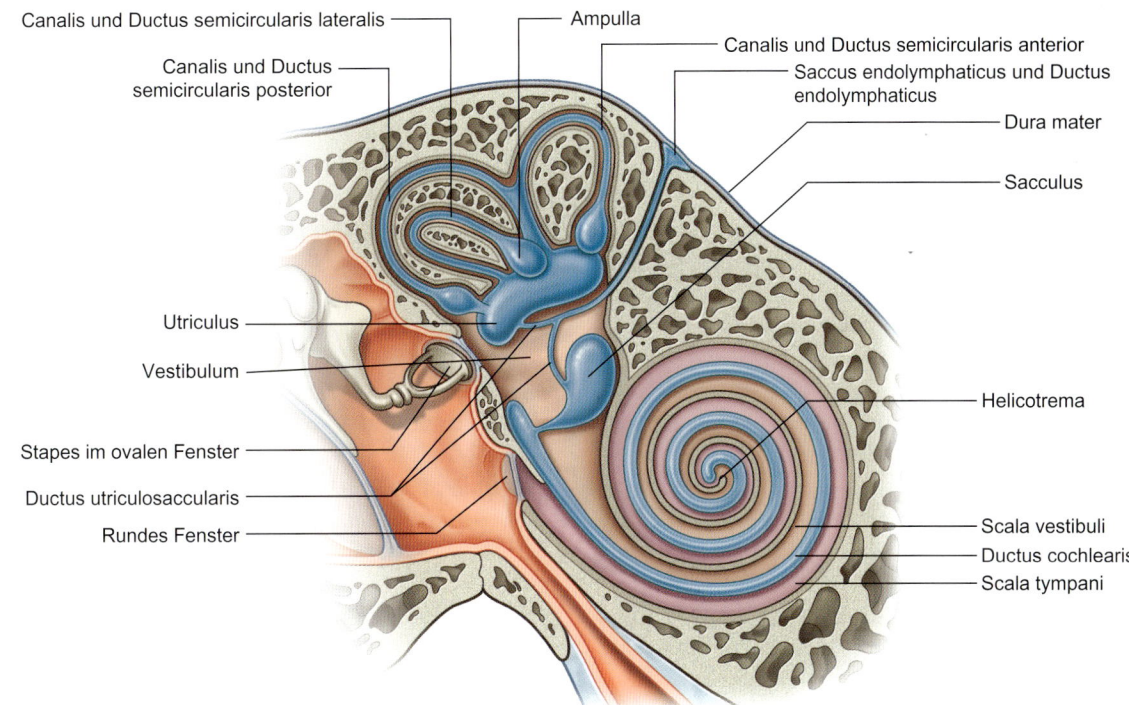

Abb. 9.6 Häutiges Labyrinth, umgeben vom knöchernen Labyrinth. Das Vestibulum befindet sich zentral zwischen Cochlea und Bogengängen. [E402]

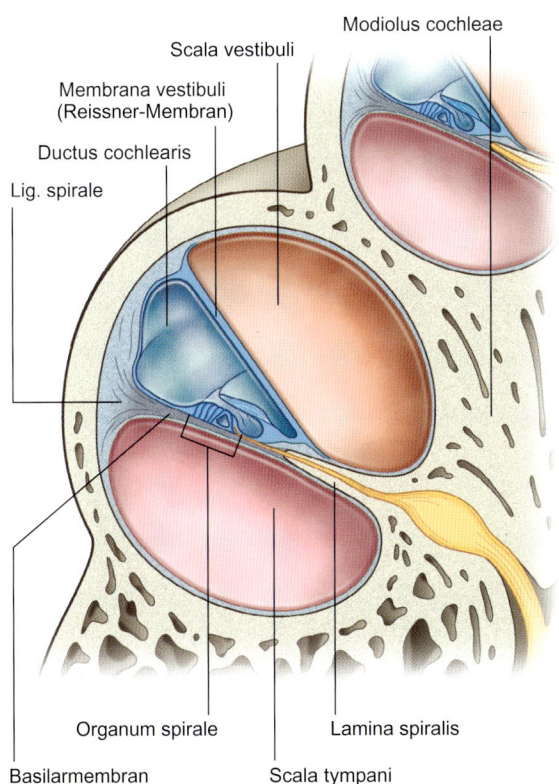

Abb. 9.7 Die 3 Räume der Schneckenwindungen. [E402]

schreibt einen Zweidrittelkreis, der wiederum am Vestibulum endet. Jeweils ein Ende der Bogengänge ist ein wenig aufgetrieben (Ampulle).

Aus dem Vestibulum heraus erstreckt sich nach medial die knöcherne **Schnecke (Cochlea)**. Sie beschreibt etwa 2,5 Windungen um eine zentrale Knochensäule (Modiolus) herum, um schließlich blind zu enden. Vom Modiolus aus schiebt sich eine dünne knöcherne Leiste (**Lamina spiralis**) in die Windungen der Cochlea und teilt sie der Länge nach **unvollständig** in 2 etwa gleich große Kanäle (**Scala vestibuli** = Vorhoftreppe und **Scala tympani** = Paukentreppe), die lediglich am aufgerollten Schneckenende über eine Lücke (**Helicotrema**; Trema = Öffnung) miteinander verbunden sind bzw. hier ineinander übergehen (> Abb. 9.7).

Die Kanäle sind mit **Perilymphe** gefüllt. Die von der Lamina spiralis zwischen den beiden Skalen freigelassene Lücke wird vom **Ductus cochlearis** (Schneckengang) als Teil des häutigen Labyrinths verschlossen. Durch seine Lage zwischen den beiden knöchernen Skalen heißt der Ductus cochlearis auch **Scala media**.

9.3.2 Häutiges Labyrinth

Das in sich geschlossene System des häutigen Labyrinths liegt im knöchernen Labyrinth, durch die Perilymphe von den knöchernen Anteilen getrennt. Die 3 **häutigen Bogengänge** (Ductus semicirculares) liegen in den **knöchernen Bogengängen** (Canales semicirculares), die **häutige Schnecke** (Ductus cochlearis) verläuft durch die Windungen der knöchernen Schnecke (Cochlea).

Der ovale **Utriculus** liegt im Vestibulum am Ausgangspunkt der Bogengänge. An ihm entstehen die Ductus semicirculares, um durch die knöchernen Bogengänge zu laufen und wieder in den Utriculus zu münden. Der rundliche **Sacculus** ist etwas kleiner als der Utriculus. Er befindet sich im mittleren Anteil des Vestibulum neben der Cochlea und ist über einen schmalen Kanal mit dem Utriculus verbunden. Utriculus und Sacculus stehen senkrecht aufeinander (> Abb. 9.6).

Neben dem Sacculus beginnt der **Ductus cochlearis** als häutiger Teil der Schnecke, läuft anschließend zwischen den beiden knöchernen Skalen durch die Schneckenwindungen und endet blind an der Schneckenspitze. An seinem Beginn, noch im Vestibulum, ist er über einen schmalen Gang mit dem Sacculus verbunden. Allerdings verschließt sich dieser Verbindungsgang meist im Erwachsenenalter, sodass der Ductus cochlearis ab diesem Zeitpunkt vom restlichen häutigen Labyrinth abgetrennt ist und ein eigenes, geschlossenes System bildet.

Die **Schallwellen** werden über die Knöchelchen des Mittelohrs auf das **ovale Fenster** übertragen. Von dort aus pflanzen sie sich durch die **Perilymphe** des **Vestibulum** in die Perilymphe der **Scala vestibuli** fort. An der Helicotrema erfolgt der Übergang in die **Scala tympani**. Diese endet schließlich unterhalb des ovalen Fensters an einer Begrenzung zum Mittelohr, die rundlich ist und entsprechend dem ovalen Fenster aus einer bindegewebigen Membran besteht. Diese Struktur wird als **rundes Fenster** oder Schneckenfenster bezeichnet.

Der **Ductus cochlearis** bildet im Querschnitt eine dreiseitige Struktur (> Abb. 9.7, > Abb. 9.8). Eine Seite grenzt an die Perilymphe der Scala tympani, die zweite lateral an den knöchernen Teil der Schnecke. Die dritte Seite hat Kontakt zur Perilymphe der Scala vestibuli. Sie besteht aus 2 Schichten Plattenepithel mit wenig eingeschobenem Bindegewebe. Diese Seite des Ductus heißt Membrana vestibuli bzw. **Reissner-Membran**. Die Begrenzung zur Scala tympani wird von der **Basilarmembran** gebildet. Auf dieser Membran sitzen, dem Binnenraum des Ductus cochlearis zugewandt, neben Stützzellen auch die **Haarzellen**, welche die Schallschwingungen auffangen, in Aktionspotenziale umwandeln und auf die anliegenden Fasern des N. cochlearis übertragen (> Abb. 9.8). Die Sinneszellen (Haarzellen) bilden mit den umgebenden Strukturen das **Hörorgan** (= **Corti-Organ**).

9.3.3 Flüssigkeiten des Innenohrs

Während die **Paukenhöhle lufthaltig** ist, sind sämtliche Räume des **Innenohrs** mit **Flüssigkeit** gefüllt. Im häutigen Labyrinth befindet sich Endolymphe, im Raum zwischen den häutigen und knöchernen Anteilen des Labyrinths Perilymphe. Dies bedeutet, dass die Schallwellen zunächst durch die Luft transportiert werden (Außenohr), im Mittelohr von der Kette der Gehörknöchelchen übernommen werden, um schließlich ab dem ovalen Fenster durch die Flüssigkeit der Perilymphe zu laufen. Die Flüssigkeitswellen gelangen über die Scala vestibuli zur Scala tympani und werden schließlich von der Membran des runden Fensters aufgefangen. Die Funktion des **runden Fensters** besteht demnach im **Druckausgleich**.

Endolymphe

Die Flüssigkeit im Inneren des häutigen Labyrinths hat eine ähnliche Zusammensetzung wie der **Intrazellulärraum**, ist also u.a. sehr **kaliumreich**. Von daher könnte man das häutige Labyrinth als eine einzelne, riesengroße „Zelle" betrachten. Gebildet wird die Endolymphe durch Gefäße des Ductus cochlearis, aus Zellansammlungen in Utriculus und Sacculus (Maculae utriculi und sacculi) und von den Häu-

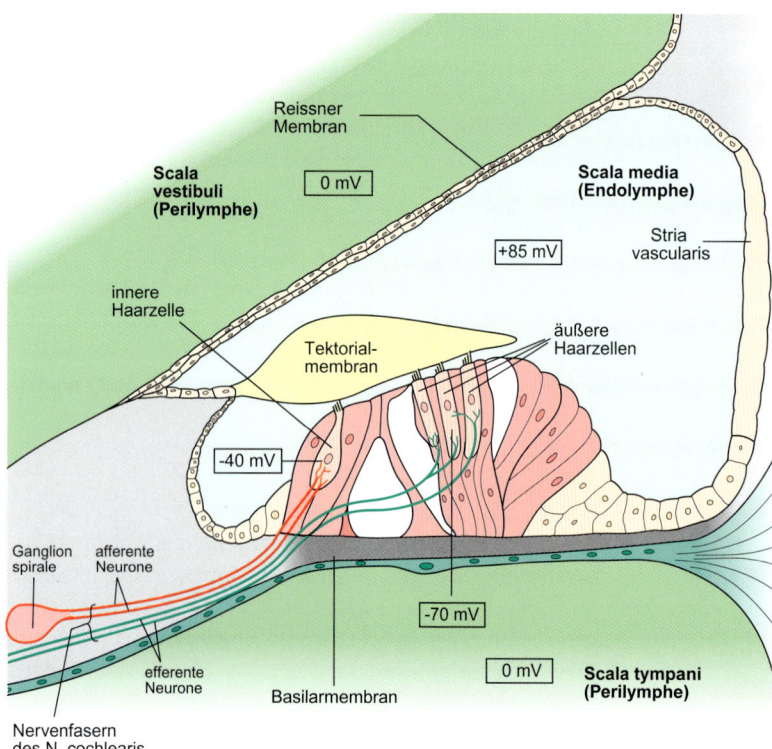

Abb. 9.8 Corti-Organ im Ductus cochlearis zwischen Scala vestibuli und Scala tympani. Die Potenzialdifferenzen zwischen den Räumen werden im Rahmen der Physiologie (> 10.1.3) besprochen. [L106]

ten in den Ampullen der Bogengänge. Resorbiert wird die Flüssigkeit von einer Auftreibung des häutigen Labyrinths im Bereich der hinteren Schädelgrube (Saccus endolymphaticus; > Abb. 9.6).

Perilymphe

Die Perilymphe ähnelt in ihrer Zusammensetzung der extrazellulären Flüssigkeit des **Interstitiums** mit den Ionen und kleinen Molekülen des Serums und geringen Mengen Eiweiß. Entsprechend wird sie aus den Blutgefäßen des knöchernen Labyrinths abfiltriert, enthält jedoch auch Liquoranteile, weil sie mit dem Subarachnoidalraum in Verbindung steht.

9.3.4 Nervale Versorgung

Der **VIII. Hirnnerv** führt sowohl die Informationen des Gleichgewichtsorgans (Vestibularorgan) als auch diejenigen des Hörorgans der Schnecke zum Hirnstamm. Sein Name **N. vestibulocochlearis** (alte Bezeichnung: N. statoacusticus) entspricht dieser Doppelfunktion (> Abb. 9.4). Er erreicht das Os temporale durch den **inneren Gehörgang** (Meatus acusticus internus). Direkt anschließend teilt er sich in seine beiden Anteile **N. vestibularis** und **N. cochlearis**.

N. cochlearis

Er tritt an der Basis der Schnecke in den Modiolus ein. Die Ganglienzellen des Nerven (= 1. Neuron) liegen im **Ganglion spirale** an der Lamina spiralis. Es handelt sich um bipolare Nervenzellen, deren reizaufnehmende Fortsätze das Hörorgan der Schnecke innervieren, während der zweite Fortsatz zum inneren Gehörgang zieht und sich mit dem N. vestibularis zum VIII. Hirnnerven verbindet (> 10.1.4). Der cochleäre Anteil des N. vestibulocochlearis zieht zu Ganglien des **Hirnstamms** (2. Neuron). Von dort aus wird die Hörinformation zur **Vierhügelplatte** übertragen und abschließend zum **Hörzentrum** (Heschl-Querwindungen) des **Schläfenlappens**.

N. vestibularis

Die ebenfalls bipolaren Nervenzellen liegen im **Ganglion vestibulare** (1. Neuron) am Boden des inneren Gehörgangs. Die afferenten Zuflüsse kommen aus den Bogengängen, Utriculus und Sacculus. Der efferente N. vestibularis zieht vom Ganglion aus zu den Nuclei vestibulares des **Hirnstamms** (2. Neuron). Diese Kerne sind mit zahlreichen weiteren Kernen verschaltet.

N. facialis

Der N. facialis (VII. Hirnnerv) versorgt motorisch die Gesichtsmuskulatur und hat mit der Innervation von Hör- und Gleichgewichtsorgan nichts zu tun. Allerdings verläuft er durch Strukturen des Innenohrs und innerviert neben den Muskeln der Ohrmuschel sowie Teilen des äußeren Gehörgangs auch den **M. stapedius** des Mittelohrs (> Abb. 9.9).

Sein Eintritt ins Innenohr erfolgt **gemeinsam** mit dem **N. vestibulocochlearis** und der **A. labyrinthi** (→ häutiges Labyrinth) durch den **Meatus acusticus internus** (> Abb. 9.4). In einem eigenen knöchernen Kanal bildet er zwischen Innen- und Mittelohr das **Ganglion geniculi**. Hier und im weiteren Verlauf durch das Os temporale gibt er einzelne Äste ab – u.a. zur Versorgung des M. stapedius sowie die **Chorda tympani** (Chorda = Saite, Strang), die für einen Teil des **Geschmackssinns der Zunge** zuständig ist.

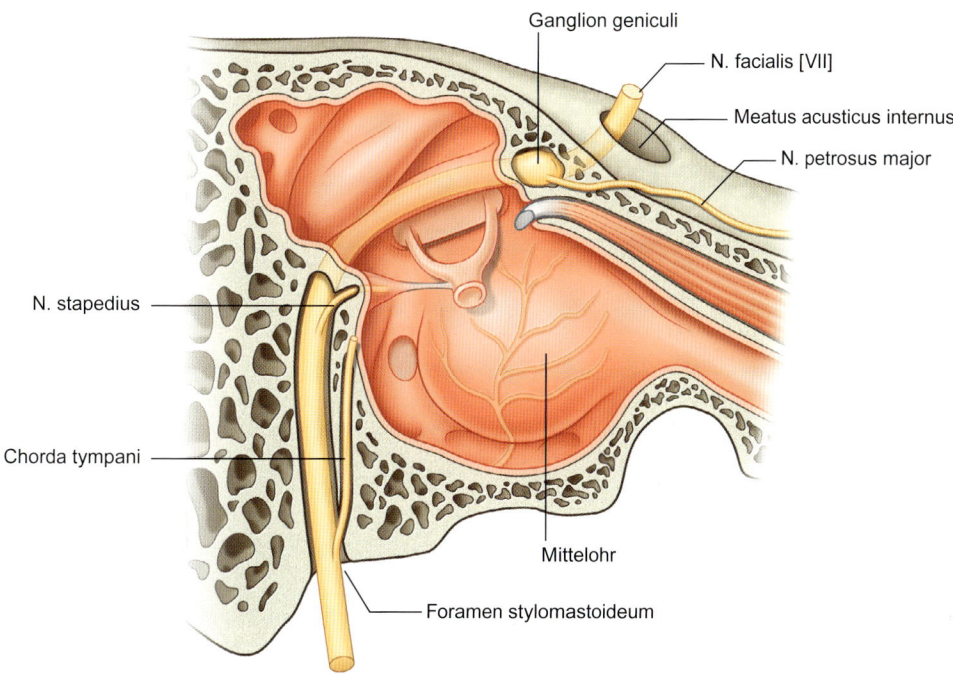

Abb. 9.9 N. facialis im Bereich des Ohrs. [E402]

9.4 Blutversorgung

Weichteile und knöcherne Strukturen des Schädels werden aus der A. carotis externa versorgt, die Hirnstrukturen aus der A. carotis interna bzw. (basal und dorsal) aus der A. vertebralis (➤ Fach Neurologie). Diese Gesetzmäßigkeit gilt auch für die einzelnen Anteile des Ohrs. Am Innenohr entsteht deshalb eine Zweiteilung, indem die **knöchernen Anteile** (knöchernes Labyrinth) aus Folgegefäßen der **A. carotis externa** mit Blut versorgt werden und das **häutige Labyrinth** einschließlich des Hirnnerven aus der **A. basilaris** (A. vertebralis → A. basilaris). Die hieraus entstehende Endarterie ist die **A. labyrinthi**. Sie zieht durch den Meatus acusticus internus und verzweigt sich ins häutige Labyrinth.

Zusammenfassung

Äußeres Ohr

Aufnahme der Schallwellen

Ohrmuschel
- fängt Schallwellen ein
- besteht überwiegend aus elastischem Knorpel

Äußerer Gehörgang (Meatus acusticus externus)
- S-förmig gebogen und am Übergang des knorpeligen zum knöchernen Teil verengt → bei der Ohrenspiegelung Ohrmuschel nach hinten oben ziehen, um das Trommelfell einzusehen
- Apokrine Schweißdrüsen sondern ein Sekret ab, das den Hauptanteil des Zerumens (Ohrschmalz) bildet.
- Schallleitungsstörungen durch Verlegung des Gehörgang mit Zerumen möglich
- sensibel u.a. vom N. vagus versorgt

Trommelfell (Membrana tympanica)
- bildet die Grenze zum Mittelohr
- dünne, bindegewebige Platte mit einem Durchmesser von 1 cm
- konkav, im vorderen unteren Anteil nach innen (medial) gekippt
- erscheint bei der Ohrenspiegelung grau bis graurötlich, perlmuttartig und durchscheinend, Malleus zeichnet sich ab, heller dreieckiger Lichtreflex im vorderen unteren Quadranten

Mittelohr (Paukenhöhle)

Mechanische Weiterleitung der Schallwellen

Tuba auditiva (Ohrtrompete, Eustachio-Röhre)
- verbindet die Paukenhöhle mit dem Nasopharynx
- dient der Belüftung von Paukenhöhle und Mastoid
- Druckausgleich besonders effektiv beim Schlucken und Gähnen

Gehörknöchelchen
- Hammer (Malleus), Amboss (Incus) und Steigbügel (Stapes)
- übertragen die Schwingung des Trommelfells auf das ovale Fenster

Muskeln
- M. tensor tympani (innerviert von N. trigeminus)
- M. stapedius (innerviert von N. facialis)
- schützen bei ihrer Kontraktion das Innenohr vor zu lauten Umgebungsgeräuschen

Mastoid
- hinter der Hinterwand der Paukenhöhle
- Entzündungen können von der Paukenhöhle übergreifen → Mastoiditis, bei bakterieller Entzündung evtl. Durchbrechen der knöchernen Wand → Meningitis oder Hirnabszess

Innenohr

Enthält Hör- und Gleichgewichtsorgan, Verarbeitung der Signale und Weiterleitung über den N. vestibulocochlearis zu zerebralen Strukturen

Knöchernes Labyrinth
- Höhlensystem mit Vestibulum (Vorhof), Schnecke (Cochlea) und Bogengängen (Canales semicirculares)
- befindet sich in der Felsenbeinpyramide des Schläfenbeins

Häutiges Labyrinth
- in sich geschlossenes System im knöchernen Labyrinth
- besteht aus Utriculus, Sacculus und den 3 Bogengängen, die das Gleichgewichtsorgan bilden sowie dem Ductus cochlearis mit dem Hörorgan (Corti-Organ)
- Ductus cochlearis im Querschnitt dreiseitige Struktur: grenzt über Reissner-Membran an Scala vestibuli und über Basalmembran an Scala tympani; auf der Basalmembran sitzen neben Stützzellen die Haarzellen, die den wichtigsten Anteil des Corti-Organs bilden
- mit Endolymphe gefüllt
- zwischen häutigem und knöchernem Labyrinth befindet sich die Perilymphe

Nervale Versorgung

- N. vestibularis vom Gleichgewichtsorgan und N. cochlearis vom Hörorgan
- bilden zusammen den VIII. Hirnnerven N. vestibulocochlearis
- Hörzentrum im Schläfenlappen
- N. facialis (VII. Hirnnerv) zieht auf seinem Weg zur Muskulatur von Gesicht und Außenohr durch knöcherne Strukturen des Ohrs und versorgt dabei auch den M. stapedius sowie (sensibel) Teile des Gehörgangs

Blutversorgung

- knöcherne Anteile: aus A. carotis externa
- häutiges Labyrinth: aus A. vertebralis und A. basilaris → A. labyrinthi

KAPITEL 10 Physiologie

10.1 Hörorgan 165	10.2.3 Makulaorgane 173
10.1.1 Definitionen 165	10.2.4 Funktionen 173
10.1.2 Schallleitung 166	10.2.5 Nervale Leitung 174
10.1.3 Corti-Organ 168	10.2.6 Nystagmus 175
10.1.4 Nervale Leitung 171	
10.2 Gleichgewichtsorgan 172	
10.2.1 Aufbau 172	
10.2.2 Bogengangsapparat 173	

10.1 Hörorgan

10.1.1 Definitionen

Schall

Schallwellen entstehen durch periodische **Schwingungen** der Luftmoleküle N_2 und O_2. Im luftleeren Raum ist keine Schallübertragung möglich, weil es nichts gibt, was schwingen könnte. Bei der Übertragung von Licht bestehen andere Gesetzmäßigkeiten: Licht besteht selbst aus winzigen Teilchen, den Photonen, die sich wellenförmig bewegen – und dies umso schneller, je weniger sie von Materie, die sie durchdringen müssen, daran gehindert werden. Beim Schall handelt es sich dagegen um **Druckwellen**, die zunächst von einem schwingenden Körper erzeugt werden müssen, um diesen Druck dann anschließend auf ein Medium zu übertragen, das die Wellen weiterleitet. Dieses Medium kann aus einer Flüssigkeit bestehen, aus den Molekülen der Luft oder z.B. aus der Kette der Gehörknöchelchen. Selbst der knöcherne Schädel kann Schallwellen aufnehmen und weiterleiten (Knochenleitung).

Das Hin- und Herschwingen der Schallquelle führt zu Verdichtungen und Verdünnungen des angrenzenden Mediums und damit zu sinusförmigen Wellen der enthaltenen Moleküle (> Abb. 10.1). Diese Moleküle bewegen sich dabei nicht selbst in der Ausbreitungsrichtung der Schallwellen – sie geben lediglich ihre eigenen Verdichtungen und Verdünnungen an ihre jeweiligen Nachbarmoleküle weiter, schwingen also gewissermaßen auf der Stelle hin und wieder zurück.

MERKE
Die Ausbreitungsgeschwindigkeit des Schalls in Luft liegt bei 1.200 km/h (333 m/s). In wässrigen Flüssigkeiten geschieht die Ausbreitung beinahe 5-mal so schnell.

Dezibel

Die Stärke der entstehenden Wellen, der resultierende **Schalldruck**, kann mit geeigneten Instrumenten gemessen werden. Da hierbei zwischen ganz leise und ganz laut sehr **große Differenzen**, mithin also sehr große, zur Beschreibung ihrer Intensität unhandliche Zahlen entstehen würden, wird zur Angabe der Lautstärke der **Schalldruckpegel** benutzt. Er stellt eine **logarithmische Umrechnung** dar und wird in **Dezibel (dB)** angegeben.

Die entstehenden Zahlenwerte sind durch diese Umrechnung zwar „handlicher", aber nicht mehr unmittelbar vergleichbar. Zum Beispiel entspricht eine **Verdopplung des Schalldrucks** einer Zunahme um lediglich **6 dB**, eine Erhöhung um **20 dB** Schalldruckpegel entspricht bereits einer **Verzehnfachung** der eigentlichen Lautstärke, eine von 80 dB einer 10.000-fachen Anhebung des Schalldrucks.

Wenn man von der leisesten Lautstärke von ca. **4 dB** ausgeht, die das menschliche Ohr gerade noch aufnehmen und erkennbar verarbeiten kann (viele Tierarten hören wesentlich besser), liegt die Differenz dieser **Hörschwelle** bis zu einem Lautstärkepegel von ca. **130 dB**, der bereits als schmerzhaft empfunden wird (**Schmerz-**

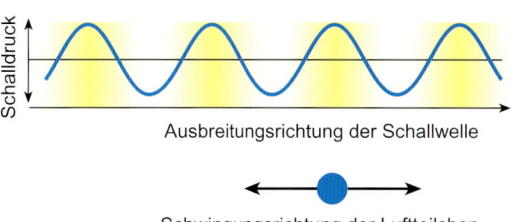

Abb. 10.1 Schema einer Schallwelle. Der alternierende helle und dunkle Hintergrund zeigt die periodische Kompression und Verdünnung der Luft durch die longitudinale Schwingung der Teilchen. [L106]

schwelle), bei 126 dB. Wie „handlich" diese logarithmische Einteilung tatsächlich geworden ist, ersieht man daraus, dass 130 dB millionenfach lauter sind als 4 dB.

Tonhöhe

Töne, die durch Schwingungen **hoher Frequenz** erzeugt werden, werden als **hoch** empfunden, solche **langsamer Frequenz** als **tief**. Ausgedrückt wird die Frequenz in **Hertz (Hz)**, also **Schwingungen/s**. Ein Ton, der aus 20 Schwingungen/s besteht, besitzt eine Frequenz von 20 Hz. Dies stellt gleichzeitig die untere Grenze dessen dar, was ein menschliches Ohr aufnehmen und bearbeiten kann. Die obere Grenze liegt bei 16.000 Hz (= 16 Kilohertz [kHz]), im Kleinkindesalter bei maximal 20 kHz. Bei sehr alten Menschen fällt die gerade noch hörbare Frequenz aufgrund degenerativer Prozesse auf z.B. 12 oder 10 kHz (**Altersschwerhörigkeit**). Viele Tierarten registrieren weit höhere Frequenzen; Fledermäuse senden Ultraschall mit Frequenzen von > 100 kHz aus, um aus dem Echo ihre Flugbahn bzw. die Art potenzieller Beute abzuleiten.

> **MERKE**
> Allgemein ist der Hörbereich jugendlicher Ohren mit einer Spanne von **20 Hz–20 kHz** definiert.

Töne, Klänge und Geräusche (> Abb. 10.2)

Schwingungen, die aus einzelnen, sich periodisch wiederholenden, **identischen Frequenzen** bestehen, werden als **Töne** wahrgenommen. Addieren sich zu einem Grundton, z.B. bei einem schwingenden Musikkörper (Klavier, Violine usw.), **harmonische Obertöne** hinzu, entsteht ein **Klang**.

Ein **Geräusch** besteht demgegenüber aus zahlreichen, **regellos zusammengesetzten Frequenzanteilen** ohne sich wiederholende, periodische Anteile. Die menschliche Sprache enthält in Form der Vokale Klänge und gleichzeitig durch ihre Konsonanten auch Geräusche.

Phon

Die **Hörbarkeit** eines Tons hängt nicht nur von seiner **Lautstärke**, sondern auch von seiner **Frequenz** ab, weil das menschliche Ohr hier sehr deutliche Unterschiede in seiner Empfindlichkeit aufweist. Besonders gut „geeicht" ist das Ohr hinsichtlich derjenigen Frequenzen, die auch im Spektrum der Sprache oder des Gesangs enthalten sind. Diese Frequenzen liegen im Bereich von etwa 500–5.000 Hz. Dagegen ist die Hörschwelle für tiefere oder höhere Frequenzen weniger fein, sodass der Schalldruck hier sehr viel höher sein muss, um überhaupt wahrgenommen bzw. als gleich laut wie mittlere Frequenzen empfunden zu werden.

Diesem Umstand versucht man durch die Einheit **Phon** Rechnung zu tragen. Phon ist demnach das Maß für die **subjektiv emp-**

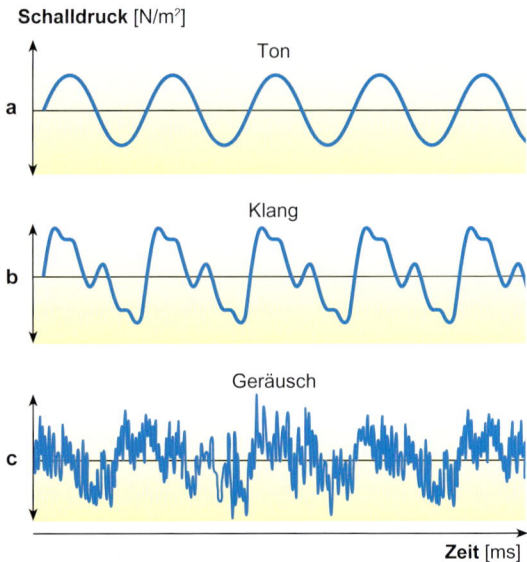

Abb. 10.2 a Ton als Sinusschwingung. **b** Klang, der sich aus mehreren Sinusschwingungen zusammensetzt. **c** Geräusch, das aus zahlreichen Frequenzen ohne regelhaften Bezug zueinander besteht. [L106]

fundene Lautstärke, definiert an einem Kollektiv Versuchspersonen, die Töne unterschiedlicher Frequenz so lange einpegeln, bis sie alle als gleich laut empfunden werden (> Abb. 10.3). Man kann diese Einheit auch instrumentell messen, indem man die Eigenheiten des menschlichen Gehörs in die Geräte einprogrammiert.

Unterscheidungsfähigkeit einzelner Frequenzen

Nacheinander erklingende Töne, die sich bezüglich ihrer Frequenz und damit Tonhöhe nur minimal voneinander unterscheiden, lassen sich problemlos auseinanderhalten. Bei einer Grundfrequenz von 1.000 Hz (1 kHz), einem noch recht tiefen Ton, liegen die Halbtöne eines Klaviers etwa 60 Hz auseinander. Das menschliche Ohr ist jedoch in der Lage, sogar eine demgegenüber minimale Abweichung von gerade mal 3 Hz zu erkennen. Ebenso können Lautstärken abgegrenzt werden, die sich lediglich durch 1 dB voneinander unterscheiden.

10.1.2 Schallleitung

Die Ohrmuschel bzw. ihre Concha fängt die Schallwellen in der Form eines Trichters auf und leitet sie über den äußeren Gehörgang zum Trommelfell. Dessen Schwingungen versetzen die Gehörknöchelchen in Schwingung, wodurch die Schallwellen nun mechanisch auf die Flüssigkeit des Innenohrs übertragen werden. Da die Schallwellen durch das lufthaltige Medium von Außenwelt, äußerem Ohr und Paukenhöhle geleitet werden, spricht man von der **Luftleitung**.

Auch Knochen leitet den Schall, wenn auch weniger effektiv, was dazu führt, dass man die eigene Stimme durch direkte Übertragung der Schwingungen auf die Felsenbeinpyramide hören kann (**Kno-**

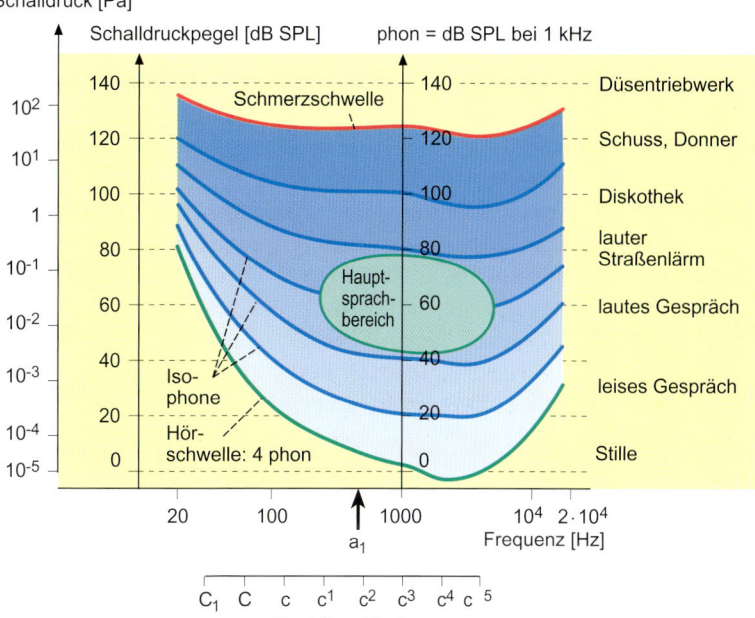

Abb. 10.3 Hörbereich des menschlichen Ohrs und Zusammenhang zwischen dB und Phon. Die dargestellten Linien sind Kurven gleicher Lautstärkepegel, also gleicher Lautstärkeempfindung. Bei unterschiedlichen Frequenzen sind unterschiedliche Schalldruckpegel erforderlich, um die gleiche Lautstärkeempfindung hervorzurufen. Der eingetragene Hauptsprachbereich gibt den für das Sprachverständnis besonders wichtigen Frequenz- und Schalldruckpegelbereich an. [L106]

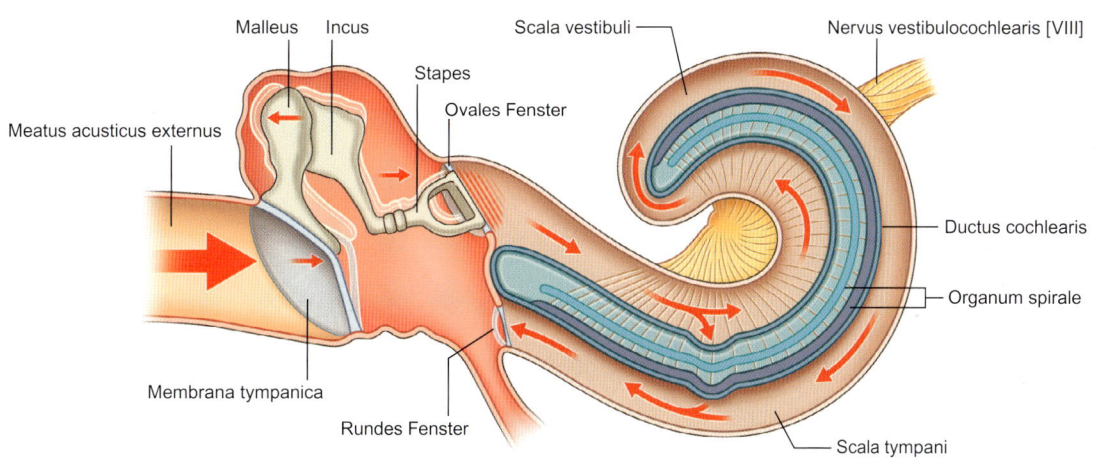

Abb. 10.4 Schallleitung. [E402]

chenleitung). Man kann sich die Knochenleitung für die Differenzialdiagnose zwischen Mittelohr- und Innenohrschwerhörigkeit zunutze machen (> 11.1.2).

Funktion des Mittelohrs

Schallwellen, die aus einem Medium, das gut komprimierbar ist (Luft), auf ein Medium treffen, das so gut wie nicht komprimierbar werden kann (Wasser), werden an der Grenzfläche reflektiert. Dies bedeutet, dass der Schall der Luftleitung nur sehr stark abgeschwächt auf das Innenohr übertragbar wäre, sodass die Informationen nicht oder fast nicht ankommen würden. Dies entspräche einer „physiologischen Schwerhörigkeit". Um diese physikalische Schwierigkeit zu überwinden, enthält die **Gehörknöchelchenkette** ein ausgeklügeltes System an Hebelarmen, was dazu führt, dass die **Schwingung** des Trommelfells **verstärkt** auf das ovale Fenster übertragen wird (> Abb. 10.4).

Zusätzlich besitzt das **Trommelfell** mit seinem **Durchmesser** von rund 1 cm eine schwingende Fläche von knapp 100 mm², während das **ovale Fenster** eine Fläche von lediglich 3 mm² aufweist. In der Konsequenz wird die **Kraft**, die auf das ovale Fenster einwirkt, um den Faktor 30 **verstärkt**. In der Summe senken die beiden Mechanismen die nahezu vollständige Reflexion der Schallwellen am Übergang zur Flüssigkeit des Innenohrs auf ⅓, sodass rund ⅔ der Schallwellenintensität der Luft in der Schnecke ankommen. Diese **Verstärkungsfunktion des Mittelohrs** bezeichnet man als **Impedanzanpassung** (Widerstandsanpassung).

Bei unangenehm **lauten Umgebungsgeräuschen** wird dagegen die **Impedanz reflektorisch erhöht**, indem M. tensor tympani und M. stapedius durch ihre Kontraktion die Knöchelchenkette verstei-

10 Physiologie

fen, die Schwingungen des Trommelfells begrenzen und die Kontaktfläche der Steigbügelplatte zum ovalen Fenster verringern.

10.1.3 Corti-Organ

Die Schwingungen des **ovalen Fensters** übertragen sich auf die **Perilymphe** der beiden Skalen und erzeugen analog zu Frequenz und Intensität der Umweltgeräusche Flüssigkeitswellen entsprechender Frequenz und Stärke (Amplitude) (➤ Abb. 10.4).

Im 3,5 cm langen Schlauch der knöchernen Schnecke (Cochlea) befinden sich 3 voneinander getrennte Gänge. Die Schallwellen laufen aus der Perilymphe des Vestibulum durch die Perilymphe der Scala vestibuli bis zur Schneckenspitze. Zwischen den über die Helicotrema verbundenen Gängen von Scala vestibuli und Scala tympani befindet sich, neben der knöchernen Abtrennung der Lamina spiralis, der häutige Ductus cochlearis (= Scala media bzw. Schneckengang), gefüllt mit Endolymphe (➤ Abb. 9.6, ➤ Abb. 9.7). Am Boden des häutigen Schneckengangs trennt die Basilarmembran die Scala media von der Scala tympani. Die gesamte Scala media mit ihren Grenzstrukturen Basilarmembran und Reissner-Membran ist elastisch und damit schwingungsfähig. Dadurch bedingt schwingt der gesamte häutige Schneckengang mit den ankommenden Schallwellen zwischen den beiden Skalen, sodass sich der Druck der Perilymphe in der Scala vestibuli *direkt* auf die Perilymphe der Scala tympani überträgt.

Das Sinnesepithel des **Corti-Organs** sitzt auf der **Basilarmembran**, umspült von Endolymphe (➤ Abb. 10.5). Neben verschiedenen Stützzellen (z.B. Pfeilerzellen) besteht es aus den inneren und äußeren Haarzellen. Die **inneren Haarzellen** (etwa 4.000/Ohr) dienen der eigentlichen **Schallanalyse** und der **Weiterleitung ans Gehirn**. Sie besitzen an ihrer Spitze einen Besatz aus haarähnlichen, untereinander durch fädige Fibrillen (sog. Tip links) verbundene Strukturen, die **Stereozilien** (Stereovilli). Dieselben, etwa 80/Zelle, besitzen unterschiedliche Längen, wodurch sie wie Orgelpfeifen angeordnet sind. Sie lassen sich mechanisch verbiegen und geben dies als Potenzialänderung an die Haarzelle weiter.

Über das Corti-Organ gebreitet, im direkten Kontakt mit den Spitzen der längsten Stereozilien, befindet sich die **Tektorialmembran**. Sie besteht aus einer weichen bzw. gelartigen Struktur aus kollagenen und weiteren Eiweiß- und Zuckerstrukturen.

Druckausgleich

Der Gesamtraum zwischen ovalem und rundem Fenster ist flüssigkeitsgefüllt (Perilymphe). Wässrige Flüssigkeiten sind nicht kompressibel. Dies bedeutet, dass die Schwingung des **ovalen Fensters** sich über die **Perilymphe** der Schnecke direkt auf das **runde Fenster** überträgt. Wird das ovale Fenster durch die Steigbügelplatte nach innen gedrückt, stülpt die Perilymphe das runde

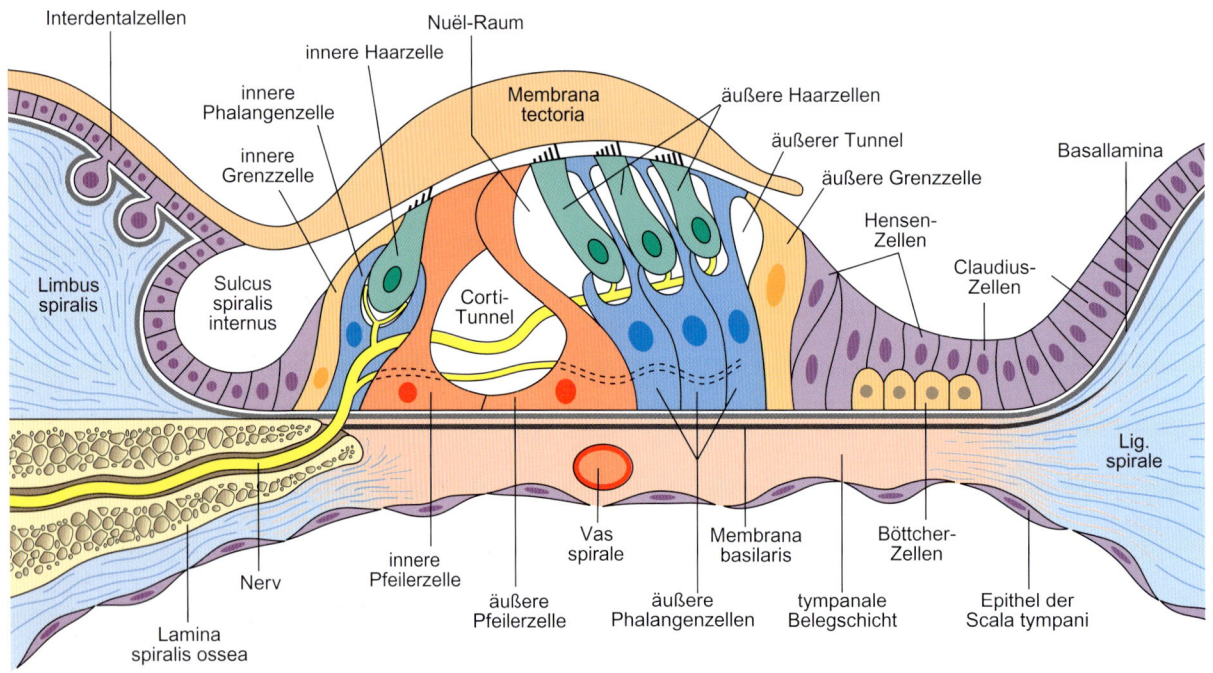

Abb. 10.5 Corti-Organ. [L107]

Fenster in den Raum des Mittelohrs hinein. Wird die Membran des ovalen Fensters im Verlauf ihrer Schwingung nach innen zur Paukenhöhle gezogen, wölbt sich also in Richtung Stapes, entsteht gleichzeitig ein Unterdruck im Perilymphraum, der das runde Fenster in die Scala tympani hineinwölbt. Das **runde Fenster** dient also ausschließlich dem **Ausgleich der Flüssigkeitsbewegungen** der Perilymphe. Bedeutung besitzt dies auch für statische Bewegungen des ovalen Fensters, wie sie aus Druckschwankungen im Mittelohr, z.B. Eiterungen oder fehlendem Druckausgleich zur Außenwelt infolge Stenosierungen der Tuba auditiva, hervorgehen können. Hier bewegt sich die Perilymphe lediglich über die Helicotrema zum runden Fenster, ohne Auslenkung der Basilarmembran.

Wanderwellen

Die Wanderwellen der Perilymphe zwischen den beiden Fenstern treffen auf die elastische Struktur der **Basilarmembran** und **bewegen** sie, und damit die gesamte **Scala media (Ductus cochlearis)** abwechselnd in Richtung der beiden Skalen. Bei einer Druckwelle vom ovalen Fenster in Richtung Helicotrema weichen Basilarmembran bzw. Ductus cochlearis in Richtung Scala tympani aus, bei der Gegenschwingung des Fensters zieht der entstehende Sog in der Perilymphe der Scala vestibuli die Basilarmembran mit dem Corti-Organ in diese Skala hinein. Diese Schwingungen übertragen sich auf **Haarzellen** und **Tektorialmembran**, die sich dadurch leicht gegeneinander verschieben und zu **Scherbewegungen der Stereozilien** führen (> Abb. 10.6). Je nach der Auslenkbewegung bei Druck oder Sog sind diese Bewegungen gegenläufig, wodurch die resultierende Potenzialänderung an den Haarzellen einmal zur **Depolarisation** und einmal zur **Hyperpolarisation** führt.

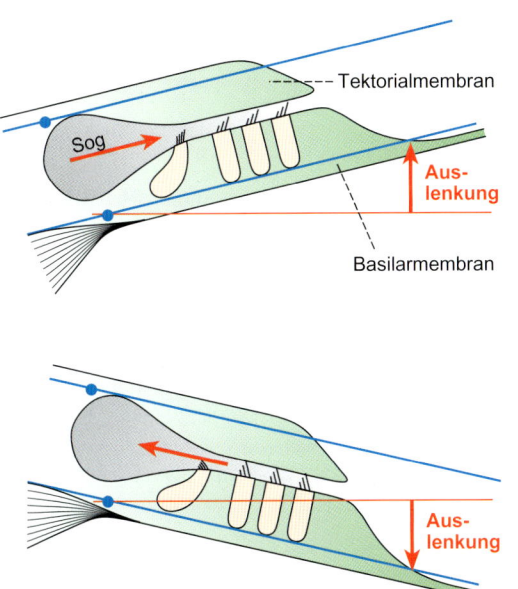

Abb. 10.6 Auslenkung der Stereozilien durch die Schwingung der Basilarmembran. [L106]

Abbildung unterschiedlicher Frequenzen

Die Wanderwelle der Perilymphe trifft auf eine Basilarmembran, die in ihrem Verlauf von der Basis der Schnecke zur Spitze unterschiedlich breit und unterschiedlich dick ist. Diese unterschiedlichen mechanischen Eigenschaften führen dazu, dass die Amplitude der Flüssigkeitswelle von der Basis zur Schneckenspitze hin immer mehr zunimmt, um hinter dem Helicotrema sehr rasch wieder abzufallen. Dabei hängt die Auslenkung der Basilarmembran zusätzlich direkt von der Frequenz der Wanderwellen ab, also auch von der Tonhöhe des auf das Ohr treffenden Schalls. Sehr **hohe Töne** liegen mir ihrer maximalen Auslenkung der Basilarmembran ganz am **Beginn der Schneckenwindung**, während sehr **tiefe Töne** an der **Schneckenspitze** ihre wesentliche Resonanz hervorrufen. Auf den 3,5 cm zwischen diesen Eckpunkten liegen alle weiteren Frequenzen. Dies bedeutet, dass ein Schall bestimmter Frequenz auf immer denselben Anteil des Corti-Organs trifft und dort zur Auslenkung der Stereozilien führt. Indem die Nervenzellen eines definierten Anteils der Schnecke auf eine bestimmte Frequenz geeicht sind, werden die einzelnen Frequenzen eines Klangs bzw. Schalls über den Hirnstamm auf die jeweils zugehörigen Anteile der Hörrinde übertragen, sodass sich Tonhöhe und Abbildung exakt entsprechen.

Die **Auslenkungen** von Basilarmembran und Tektorialmembran sind **unvorstellbar klein**. Bei Wanderwellen, die an der Grenze zur Hörschwelle liegen, betragen sie etwa den Durchmesser des kleinsten Atoms, das existiert (Wasserstoff [H]). Damit stellt das Ohr das **empfindlichste Sinnesorgan** überhaupt dar.

Haarzellen-Potenziale

Die **Enden der Stereozilien** sind durch die **Tip links** miteinander verbunden. In den Stereozilien befinden sich Ionenkanäle (Transduktionskanäle), an denen die Tip links ansetzen.

Eine **Dehnung** der Tip links, die durch eine Wanderwelle in Richtung Schneckenspitze mit der zugehörigen Bewegung der Stereozilien entsteht, **öffnet** zusätzliche **Ionenkanäle** und führt zur **Depolarisation** der Haarzelle (> Abb. 10.7). Stehen die Stereozilien in der Ruhe **aufrecht**, sind aufgrund einer nur geringen Vordehnung der fädigen Tip links lediglich einzelne Kanäle geöffnet, wodurch ein **Ruhepotenzial** von -80 mV entsteht. Eine gegenläufige Wellenbewegung führt zur Auslenkung der Stereozilien in Gegenrichtung und damit zur völligen **Entspannung** der Tip links, wodurch nun sämtliche **Ionenkanäle geschlossen** werden und eine **Hyperpolarisation** der Haarzelle resultiert.

Die **Stereozilien** der Haarzellenspitze werden von **Endolymphe** umspült, während die **Basis** der Haarzellen Kontakt zur **Perilymphe** besitzt. Die Endolymphe entspricht mit einem Gehalt von etwa 150 mmol/l Kalium der Intrazellulärflüssigkeit, die Perilymphe mit rund 3 mmol/l Kalium und 140 mmol/l Natrium dagegen der Extrazellulärflüssigkeit. Bei den teilweise geöffneten Kaliumkanälen einer in Ruhe befindlichen Haarzelle entsteht durch die große Differenz des basalen Anteils zur umgebenden Perilymphe ein Potenzial von ca. -70 mV, wodurch im Spitzenbereich der Zelle bei geöffneten

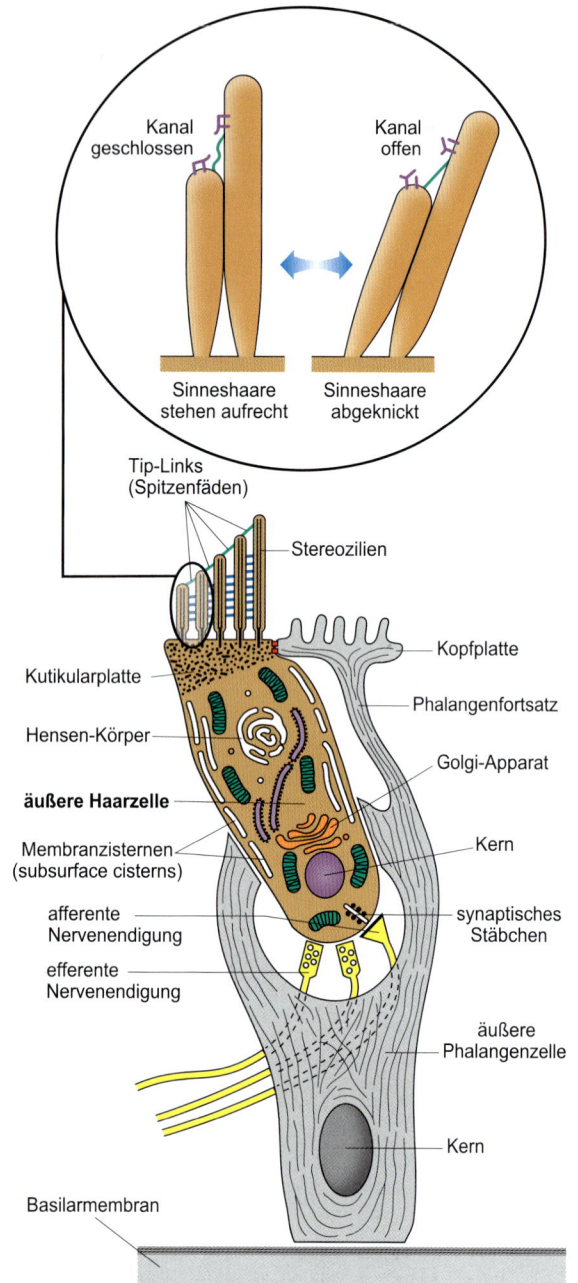

Abb. 10.7 Ausschnitt aus dem Corti-Organ. [L141]

Kanälen Kalium in die Zelle einströmt und ein Membranpotenzial von +80 mV erzeugt (> Abb. 10.8). Letztendlich bewegt sich Kalium aus der Endolymphe durch die Haarzelle hindurch zur Perilymphe der Scala tympani.

> **MERKE**
> Im Hörorgan findet sich die einmalige Besonderheit, dass ein und dieselbe Zelle in unterschiedlichen Anteilen sehr unterschiedliche Potenziale an ihrer Zellmembran ausbildet.

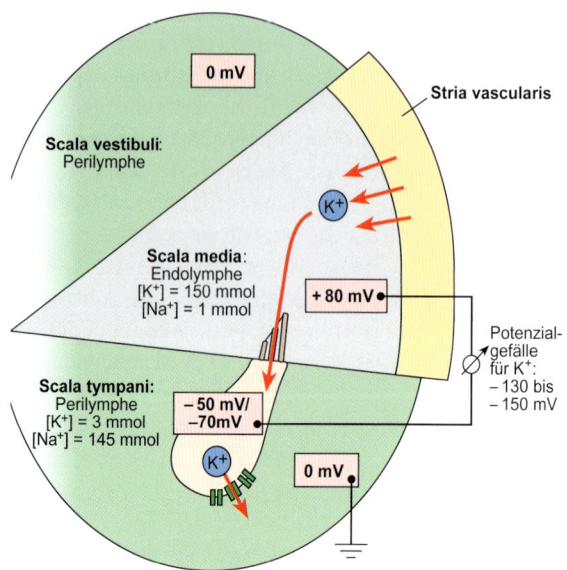

Abb. 10.8 Potenzialdifferenzen zwischen den Räumen der Cochlea. [L106]

> **PATHOLOGIE**
> Zum Rücktransport der Ionen in ihre ursprünglichen Räume dient u.a. eine Pumpe, die entsprechend der dicken aufsteigenden Henle-Schleife der Nierentubuli (> Fach Urologie) Natrium und Kalium im Cotransport befördert. Aufgrund ihrer Identität wird auch diese Pumpe durch **Schleifendiuretika** wie Furosemid gehemmt, was v.a. bei einer Überdosierung zur Störung des Potenzials und damit zum **Hörverlust** führen kann. Diese mögliche Nebenwirkung von Diuretika gilt es im Alltag zu beachten.

Äußere Haarzellen

Die äußeren Haarzellen (etwa 12.000/Ohr) sind in 3 Reihen angeordnet (> Abb. 10.5). Sie besitzen keine ausgehende Verschaltung mit Hirnstrukturen und dienen damit auch nicht der Aufnahme und Weiterleitung von Schallinformationen. Sie werden lediglich efferent von Axonen aus Nervenzellen erreicht, die sich in den oberen Oliven des Hirnstamms befinden.

Die äußeren Haarzellen führen letztendlich das fort, was an **Schallverstärkung** bereits im Mittelohr begonnen wurde. Sie sind in der Lage, die Empfindlichkeit des Corti-Organs gegenüber geringen Lautstärken zu erhöhen, sodass leisere Umweltgeräusche erst dadurch überhaupt hörbar werden. Außerdem erhöhen sie die Spezifität einzelner Bereiche der Schneckenwindungen und verstärken so die sehr feinfühlige Wahrnehm- bzw. Unterscheidbarkeit direkt benachbarter Frequenzen.

Den Mechanismus, der diesen Vorgängen zugrunde liegt, kann man sich so vorstellen, dass sich die äußeren Haarzellen in ihrer De- und Hyperpolarisation **zusammenziehen** bzw. **ausdehnen** und diese mechanischen Änderungen auf die Basilarmembran übertragen, also deren Schwingung umschrieben im Bereich des Maximums der Wanderwelle verstärken. Bei geringen Lautstärken gelangt die Auslenkung von Basilar- und Tektorialmembran erst hierdurch in einen Bereich, dass nun auch die inneren Haarzellen erregt werden und die ankommende Schwingung in eine Schallinformation übertragen können.

PATHOLOGIE

Beim isolierten Ausfall der **äußeren Haarzellen** entsteht eine **Innenohrschwerhörigkeit** in Bezug auf Geräusche **unterhalb** einer Schallintensität von etwa **60 dB**. Zusätzlich **verschlechtert** sich die **Unterscheidbarkeit** nahe beieinander liegender Frequenzen.
Im Gegensatz dazu ist die Innenohrschwerhörigkeit beim Verlust der **inneren Haarzellen** für die jeweils betroffenen Anteile der Cochlea **vollständig**.

Die Verstärkung des Schalls durch die äußeren Haarzellen (sog. cochleärer Verstärker) führt dazu, dass Gesprochenes mittels Elektroden am runden Fenster aufgenommen und apparativ verstärkt werden kann. Auf diese Weise lässt sich bei Übertragung auf einen angeschlossenen Lautsprecher das, was man in ein Ohr hineinspricht, wiedergeben und verstehen. In geringerem Umfang kann man die Anteile, die nach einem Schallreiz aus dem Ohr austreten, vor dem Trommelfell messen oder sogar direkt hören. In Einzelfällen kommt es auch ohne äußere Schallreize, also in vollkommener Ruhe, durch spontane Aktivitäten der äußeren Haarzellen zu Tönen, die man mit empfindlichen Mikrophonen vor dem Trommelfell messen kann.

10.1.4 Nervale Leitung

Die bipolaren Nervenzellen des **Ganglion spirale** der Lamina spiralis liegen mit ihren axonalen (dendritischen) Fortsätzen den **inneren Haarzellen** an (> Abb. 10.5). Dabei bilden an jeder der 4.000 Haarzellen mindestens 10 Neurone jeweils eine einzelne synaptische Verbindung aus. Ein jedes dieser Neurone innerviert dabei ausschließlich „seine Haarzelle", ohne Verbindung zu weiteren Haarzellen. Dies bedeutet, dass die sensorische Empfindung einer einzelnen Sinneszelle vollständig getrennt von den Informationen benachbarter Sinneszellen übertragen wird, wodurch erst die Möglichkeit der feinen Unterscheidbarkeit direkt benachbarter Frequenzen gegeben ist.

Während die **scharfe Abbildung einzelner Frequenzen** in der Hörrinde auf diese Weise zustande kommt, entsteht die Abbildung unterschiedlicher Schallintensitäten durch die relativ große Zahl an Neuronen, die eine einzelne Sinneszelle innervieren: Einzelne Neurone überdecken lediglich einen Bereich von etwa 50 dB, der durch Veränderung der **Aktionspotenzialfrequenz** in Abhängigkeit von der jeweiligen **Schallintensität** zustande kommt. Für das gesamte Hörspektrum von etwa 130 dB werden also mehrere Neurone mit unterschiedlichen Ansprechschwellen benötigt.

Hörbahn

Die efferenten Axone der Ganglienzellen leiten die über die afferenten Axone (Dendriten) von den Haarzellen empfangenen Aktionspotenziale in Richtung **Meatus acusticus internus** (→ **N. cochlearis**), wo sie sich mit dem N. vestibularis zum VIII. Hirnnerven, dem **N. vestibulocochlearis**, zusammenschließen. In der Folge werden die Signale auf etwa 5 Kerne des Hirnstamms umgeschaltet und

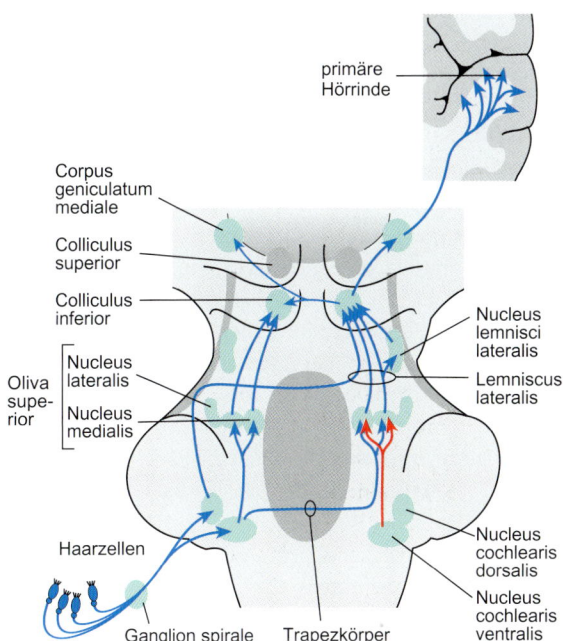

Abb. 10.9 Hörbahn vom Ganglion spirale im Innenohr zu den Heschl-Querwindungen des Temporallappens. [L106]

verteilt, bevor sie die Hörrinde erreichen (> Abb. 10.9). Die Verschaltungen dienen der genauen Analyse der eingegangenen Signale. Jeder Kern besitzt im Rahmen dieser Analyse andere Schwerpunkte. Auch die unterschiedlichen Laufzeiten der Signale aus beiden Ohren werden hier analysiert und zum genauen **Richtungshören** umgerechnet und verwendet. Zum Beispiel werden bereits in den Oliven, getrennt voneinander, Laufzeit und Schallintensität untersucht.

MERKE

Entsprechend der Situation sämtlicher motorischen, sensorischen und sensiblen Abbildungen der Großhirnrinde gilt auch für das Gehör, dass die Informationen eines Ohres zur **gegenseitigen Hirnrinde** ziehen.

Die einzelnen **Umschaltstationen** sind:
- mehrere Kerne der Oliven der Medulla oblongata
- Lemniscus lateralis der Brücke (Pons)
- die unteren Hügel (Colliculus inferior) der Vierhügelplatte des Mittelhirns
- das Corpus geniculatum mediale im Zwischenhirn (Thalamus)

Von dort aus läuft die Hörbahn zuletzt zu den **Heschl-Querwindungen** des **Temporallappens** (Gyrus temporalis transversum) und wird hier zum Hörerleben zusammengesetzt.

Zusammenfassung

Hörorgan
- liegt aufgerollt in der Form einer Schnecke in der Felsenbeinpyramide des Os temporale

- enthält die mit Endolymphe gefüllte häutige Schnecke (Ductus cochlearis, Scala media) zwischen den mit Perilymphe gefüllten Scala vestibuli und Scala tympani

Corti-Organ

- der Basilarmembran als Grenze zur Scala tympani aufsitzend
- enthält neben Stützzellen innere und äußere Haarzellen und wird bedeckt von der Tektorialmembran
  - innere Haarzellen: die eigentlichen Sinneszellen zur Reizaufnahme
  - äußere Haarzellen: Verstärkung leiser Umweltgeräusche durch „Vorspannung" der Basilarmembran
- Übertragung des Schalls auf das ovale Fenster (Druckausgleich)
- Auslösung von Wanderwellen durch die Perilymphe mit spezifischer Auslenkung einzelner Bereiche der häutigen Schnecke in Abhängigkeit von der Tonhöhe
- Übertragung der mechanischen Auslenkung der Stereozilien auf Aktionspotenziale der Sinneszellen
- Leitung über die Dendriten des N. cochlearis zu dessen Axonen

Hörbahn

- N. cochlearis läuft als Teil des N. vestibulocochlearis zu den Oliven der Medulla oblongata
- Projektion zu den unteren Hügeln und zum Zwischenhirn
- Hörwahrnehmung in den Heschl-Querwindungen des Lobus temporalis

10.2 Gleichgewichtsorgan

10.2.1 Aufbau

Das Gleichgewichtsorgan (**Vestibularorgan**) bildet mit seinem häutigen Labyrinth einen einheitlichen, mit Endolymphe gefüllten Raum mit den häutigen Anteilen des Hörorgans der Schnecke. Allerdings gilt dies absolut nur für die Jahre der Kindheit, während der Verbindungsgang (Ductus reuniens) zwischen Sacculus und Ductus cochlearis beim Erwachsenen meist verschlossen ist. Auch die Perilymphe zwischen häutigem und knöchernem Labyrinth bildet einen einheitlichen Flüssigkeitsraum in beiden Organen (> Abb. 10.10).

Grundsätzlich ähnelt sich die Struktur der beiden Sinnesorgane, ungeachtet ihrer unterschiedlichen Funktion, sowohl in ihrem mikroskopischen Aufbau als auch in ihren physiologischen Eigenheiten. In beiden Systemen wird die mechanische Auslenkung feinster Haare (Stereozilien) für die Aufnahme der zugehörigen Reize benutzt und auf anliegende Nervenzellen bzw. deren Dendriten übertragen.

Das Gleichgewichtsorgan besteht aus **zwei Systemen**, deren Funktionen sich überlappen, v.a. aber ergänzen. In der Summe bildet es ein Organ, das über die Stellung des Kopfes im Raum informiert, Längs- und Drehbewegungen registriert und die Schwerkraft der Erde berücksichtigt. Ergänzt wird seine Funktion durch die Augen sowie die Messfühler (Propriozeptoren) des Bewegungsapparates. Die beiden Systeme sind die Makulaorgane in Utriculus und Sacculus sowie der Bogengangsapparat:

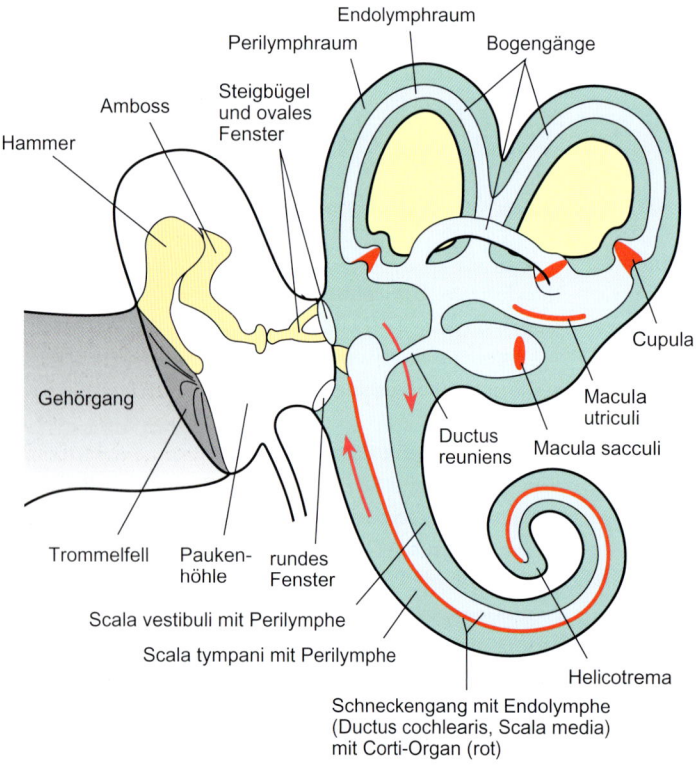

Abb. 10.10 Strukturen des Gleichgewichtsorgans. [L106]

10.2.2 Bogengangsapparat

Die 3 knöchernen Bogengänge (Canales semicirculares) enthalten die 3 häutigen Bogengänge (Ductus semicirculares). Sie entstehen am Vorhof (Vestibulum) des Innenohrs und beschreiben etwa Zweidrittelkreise, die jeweils **senkrecht aufeinander** stehen. An ihrem Ende, der Einmündung wiederum ins Vestibulum, sind die Bogengänge zur Ampulle aufgetrieben. Diese Auftreibung gilt auch für die häutigen Bogengänge. Die 3 Gänge sind in den **3 Achsen des Raumes** angeordnet. Bezeichnet werden sie als vorderer, hinterer und horizontaler Bogengang. Vorderer und hinterer Bogengang stehen vertikal, 90° zueinander abgewinkelt.

Das **Sinnesepithel** befindet sich in den 3 häutigen **Ampullen**. Es wölbt sich leistenartig (= **Crista ampullaris**) in diesen Teil der Bogengänge hinein (> Abb. 10.11). Sein Aufbau entspricht mit **Haarzellen** und begleitenden **Stützzellen** prinzipiell dem Corti-Organ. Auch hier sind die ca. 80 **Stereozilien** (Stereovilli) der einzelnen Haarzellen unterschiedlich lang, wie Orgelpfeifen nebeneinander angeordnet und mit fädigen Strukturen (Tip links) untereinander verbunden. Am Ende der längsten Stereozilien ist allerdings ein noch etwas längeres Haar abweichender Struktur, das **Kinozilium**, hinzugefügt.

Bedeckt werden die Cristae ampullares kuppelartig von einer gallertigen Membran aus Proteinen und Zuckerstrukturen, der **Cupula**, in welche die Stereozilien bzw. das Kinozilium eintauchen. Die Cupula entspricht in Struktur und Funktion weitgehend der Tektorialmembran des Corti-Organs.

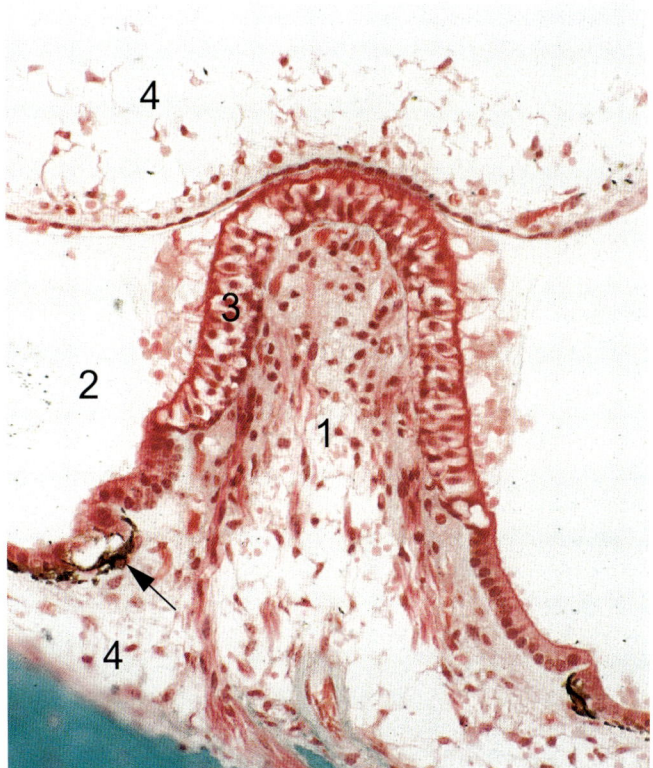

Abb. 10.11 Crista ampullaris (1) mit Haarzellen (3) und Cupula (4). 2 = Mit Endolymphe gefüllte Lichtung des Bogengangs. [M375]

10.2.3 Makulaorgane

In **Utriculus** und **Sacculus** befinden sich die Sinneszellen, entsprechend der Situation in den Bogengängen, umschrieben beieinander. Die beiden Felder aus Haarzellen und begleitenden Stützzellen stehen senkrecht aufeinander und werden als Macula utriculi und Macula sacculi bezeichnet (> Abb. 10.10). Dabei liegt die Macula utriculi bei aufrechter Kopfhaltung horizontal, die Macula sacculi vertikal.

Der Aufbau der Sinneszellen mit **Stereozilien** und begleitendem **Kinozilium** entspricht genauso wie die Bedeckung durch eine gallertige Membran, in welche die Haare eintauchen **(Cupula)**, dem Bogengangsapparat. Der wesentliche Unterschied besteht darin, dass in diese gallertige Struktur wenige Mikrometer große Kristalle aus Calciumcarbonat (= Kalzit) eingebettet sind, die das spezifische Gewicht bzw. die Dichte erhöhen und dadurch bedingt auch die Trägheit dieser Masse. Die Kalzitsteine werden als **Otolithen** („Ohrsteine") oder **Statolithen** bezeichnet.

10.2.4 Funktionen

Bogengangsapparat

Entsprechend den cochleären Sinneszellen führt eine **Verbiegung der Haare** in Richtung Kinozilium zu **Aktionspotenzialen**, die auf die anliegenden Nervenfortsätze (Dendriten) des **N. vestibularis** übertragen werden. Allerdings bilden die Sinneszellen des Vestibularapparats bereits im Ruhezustand **regelmäßige Potenziale**, die bei Verbiegung der Haare lediglich weiter gesteigert werden. Dies bedeutet, dass auch in körperlicher **Ruhe** ein stetiger Informationsfluss zum Hirnstamm zieht, der ununterbrochen über die Stellung im Raum informiert. Erst bei einer Verbiegung der Stereozilien zum Ende der kurzen Haare hin wird die Sinneszelle hyperpolarisiert und vermindert oder beendet die spontanen Ruheentladungen (> Abb. 10.12).

Die gallertige Struktur der Cupula der Bogengangsorgane besitzt dieselbe Dichte wie die Endolymphe, in welche die Strukturen eingelagert sind. Sie bewegt sich deshalb parallel zu den Bewegungen der Endolymphe in den Bogengängen und verschiebt damit die Stereozilien in Richtung Kinozilium oder in Richtung der kurzen Stereozilien. Die Endolymphe bewegt sich mit der jeweiligen Cupula v.a. bei Drehbewegungen bzw. **Drehbeschleunigungen** des Kopfes. Dabei werden die knöchernen und häutigen Bogengänge in die Drehbewegung einbezogen, während die Endolymphe aufgrund ihrer Trägheit zunächst zurückbleibt, bis sie die Bewegung einschließlich der Cupula mit vollzieht. Die Crista ampullaris mit den Sinneszellen ist in die Wandung des häutigen Labyrinths integriert und bewegt sich ohne Zeitverzögerung, sodass es am Beginn von Drehbewegungen zunächst zu Relativbewegungen zwischen Sinnesepithel und Cupula kommt, die die Stereozilien verbiegt. Die Abknickung der Stereozilien gegenüber ihrer Cupula führt bereits bei kleinsten Bewegungen von lediglich 0,001 Grad zur Aktivitätsänderung der Aktionspotenziale und damit zur Meldung in Richtung Hirnstamm.

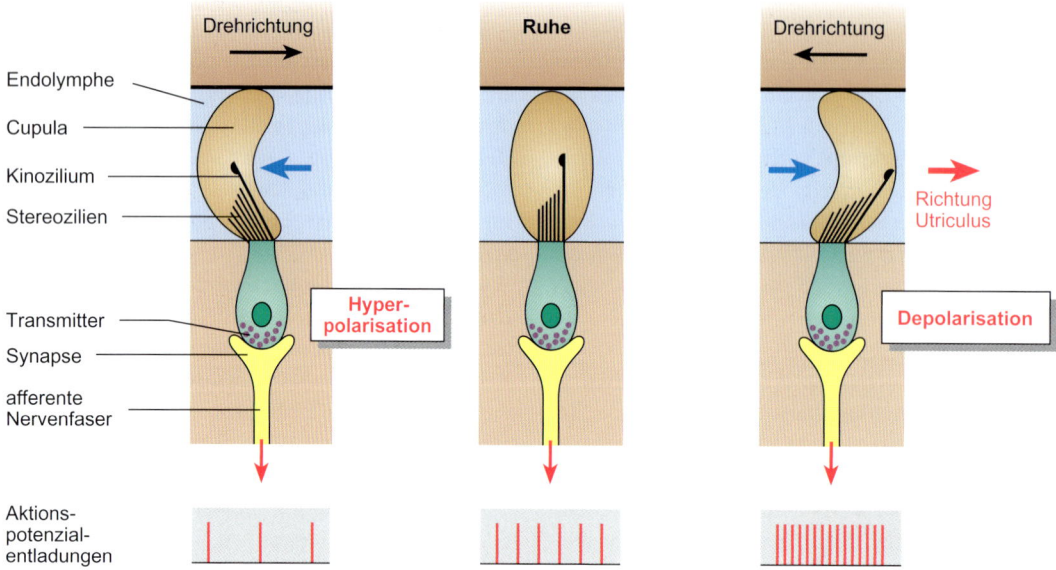

Abb. 10.12 Auslenkung der Stereozilien und zugehörige Aktionspotenziale. [L106]

In den **symmetrisch** zueinander angeordneten **Bogengängen** der **beiden Innenohren** sind die **Stereozilien gegenläufig angeordnet**. Bei einer Rotationsbewegung kommt es also auf der einen Seite zur Steigerung der Aktionspotenziale und auf der kontralateralen Seite zur Hyperpolarisation. In den Vestibulariskernen wird dann die Auslenkung der Stereozilien sämtlicher Bogengänge ausgewertet und die zugehörige Drehbeschleunigung des Kopfes berechnet.

Makulaorgane

Die gallertige Membran der Makulaorgane in Utriculus und Sacculus besitzt durch die beigemischten **Otolithen** eine wesentlich höhere Dichte als die Flüssigkeit der umgebenden Endolymphe. Sie wird dadurch von der Erdanziehung in Relation zur Endolymphe stärker angezogen. Die Relativbewegung gegenüber den Stereozilien der Sinneszellen löst dadurch bereits in Ruhe einen Informationsfluss zum Hirnstamm aus, aus dem die Lage des Kopfes im Raum abgeleitet wird. Sobald sich eine Makula exakt waagerecht befindet, gibt es keine gegenseitige Verschiebung mehr. Dafür findet nun im zweiten Makulaorgan eine ausgeprägtere Relativbewegung statt, weil die beiden Makulaorgane senkrecht aufeinander stehen (➤ Abb. 10.13, ➤ Abb. 10.14). Durch die mal mehr und mal weniger ausgeprägte Auslenkung in einem oder in beiden Makulaorganen errechnet das Gehirn die genaue **Position des Kopfes im Raum**.

Der Informationsfluss aus den Makulaorganen wird verstärkt, wenn zusätzlich zur Schwerkraft **geradlinige (lineare) Beschleunigungen** auf den Kopf einwirken – z.B. beim Beschleunigen oder Bremsen in einem Fahrzeug, im Fahrstuhl oder in der Achterbahn. Die Relativbewegungen der Otolithenmembran gegenüber den Haaren der Sinneszellen kann man aus den Bewegungen eines Gegenstandes auf dem glatten Kofferraumboden eines Autos ableiten, der beim Beschleunigen oder Bremsen nach hinten bzw. vorne rutscht.

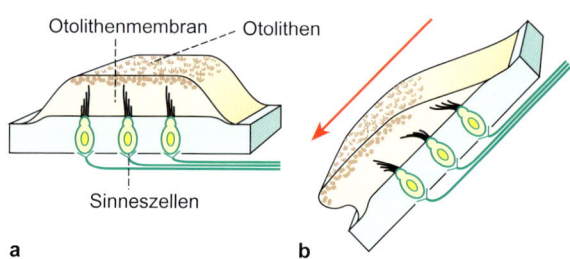

Abb. 10.13 a Keine Verbiegung der Stereozilien in waggerechter Position. **b** Die Schwerkraft verschiebt die Otolithenmembran gegen die Stereozilien. [L106]

10.2.5 Nervale Leitung

Das **Ganglion vestibulare** befindet sich im **Meatus acusticus internus**. Die bipolaren Nervenzellen ziehen mit ihren Dendriten zu den Sinneszellen der Vestibularorgane und mit ihren zum N. vestibularis gebündelten Axonen als Teil des N. vestibulocochlearis zu den gleichseitigen Vestibulariskernen am Oberrand der Medulla oblongata. Bei diesen Nervenzellansammlungen handelt es sich um 4 größere und etliche kleinere Kerne, die sämtlich untereinander verschaltet sind, sodass bereits in dieser ersten Umschaltstation ein exaktes Bild über die Stellung im Raum und das gesamte aktuelle Bewegungsmuster entworfen wird. Ermöglicht wird dies auch durch Projektionen auf die kontralateralen Kerne. Zusätzlich sind die Ganglien mit einer Vielzahl weiterer zentraler Zentren verschaltet und afferent und efferent mit der Peripherie verbunden.

Die wichtigsten **Projektionen** der **Vestibulariskerne** sind:
- Bahnen zu den Hirnnervenkernen der äußeren Augenmuskeln (III, IV und VI)
- Informationsaustausch mit den kontralateralen Vestibulariskernen
- Verschaltungen mit dem Kleinhirn

10.2 Gleichgewichtsorgan

Bei anhaltender Kopfrotation müssen die Augen der Bewegung spätestens bei einem Drehwinkel von 20° nachfolgen, weil ein größerer Winkel der Sehachsen nicht möglich ist. Dies geschieht in einer schnellen Bewegung der Augen in die neue Mittelstellung der gerade eingenommenen Kopfhaltung. Bei unverändert fortgeführter Drehbewegung wird nun diese Abbildung der Umwelt wiederum so lange fixiert, bis die maximale Auslenkung der Augenachsen erreicht ist, woraufhin es erneut zur schnellen Augenrückholbewegung in die neue Mittelstellung kommt. Es entsteht dadurch ein Muster, das sich aus **langsameren** Bewegungen der Augenachsen **entgegen der Drehrichtung** mit jeweils nachfolgenden **schnellen Bewegungen in Drehrichtung** zusammensetzt. Dies wird als Nystagmus (Augenpendeln) bezeichnet. Es geschieht **unbewusst** und **reflektorisch** aus dem Zusammenspiel zwischen Bogengängen und Augenmuskeln. Bei weiter anhaltender Drehbewegung des Kopfes schwächt sich der Nystagmus wegen der Rückstellung der Cupula allmählich ab.

> **MERKE**
> Definiert ist die Richtung des Nystagmus nach den schnellen Rückholbewegungen des Auges. Bei einer Drehbewegung des Kopfes nach rechts kommt es also zum Nystagmus nach rechts.

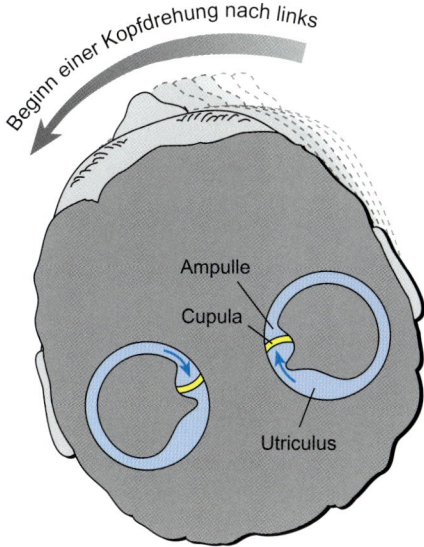

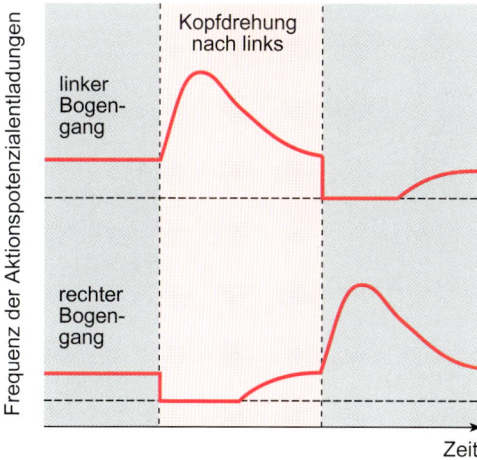

Abb. 10.14 Gegenläufige Auslenkung der Cupula im kontralateralen Innenohr. [L106]

- Projektion über den Thalamus als Umschaltstation zur Großhirnrinde
- Projektion zu Motoneuronen des Rückenmarks, von großer Bedeutung für den Erhalt des Gleichgewichts bei unwillkürlichen bzw. unkontrollierten Bewegungen

10.2.6 Nystagmus

Relativbewegungen zwischen Auge und Umwelt dürfen nicht allzu schnell sein, wenn ein scharfes Bild auf der Retina erhalten bleiben soll, weil die begrenzte Verarbeitungsgeschwindigkeit des optischen Systems nicht folgen könnte. Die Verschaltung der Vestibulariskerne mit den äußeren Augenmuskeln (> Abb. 10.15) führt deshalb dazu, dass bei schnellen Rotationsbewegungen, die von den Bogengangsapparaten registriert werden, die Augenachsen in Gegenrichtung zur Drehung des Kopfes geführt werden. Dadurch bleibt die aktuell eingestellte Abbildung der Umwelt ungeachtet der Kopfbewegung unverändert erhalten.

> **Zusammenfassung**
>
> **Gleichgewichtsorgan**
> - Lage in der Felsenbeinpyramide des Os temporale
> - besteht aus 5 häutigen Strukturen: 3 Bogengänge und 2 Makulaorgane (Utriculus und Sacculus)
>
> **Bogengangsapparat**
> - Cristae ampullares (mit Sinnesepithel aus Haarzellen), überdachende Cupula
> - Der horizontale und die beiden vertikalen, senkrecht zueinander stehenden Bogengänge decken die 3 Dimensionen des Raums ab.
> - reagieren auf **Drehbeschleunigungen** (Winkelbeschleunigungen)
>
> **Makulaorgane**
> - fleckförmige Ansammlungen von Sinneszellen (Haarzellen) in Utriculus und Sacculus, bedeckt von der dichten (schweren) Otolithenmembran
> - stehen senkrecht aufeinander
> - reagieren auf die Erdziehung (informieren über die Stellung des Kopfes im Raum) und auf **lineare Beschleunigungen** (Beschleunigen, Bremsen)
>
> **Nervale Leitung**
> - N. vestibularis (Ganglion im inneren Gehörgang)
> - Vestibulariskerne der Medulla oblongata mit vielfältigsten Verschaltungen zur Gegenseite, zu Groß- und Kleinhirn, zu den äußeren Augenmuskeln und zur Muskulatur der Peripherie
>
> **Nystagmus**
> - Die Verschaltung der Vestibulariskerne mit den äußeren Augenmuskeln führt im Rahmen schneller Rotationsbewegungen zur reflektorischen Fixierung von Gegenständen mit anschließender schneller Augenbewegung in Drehrichtung.

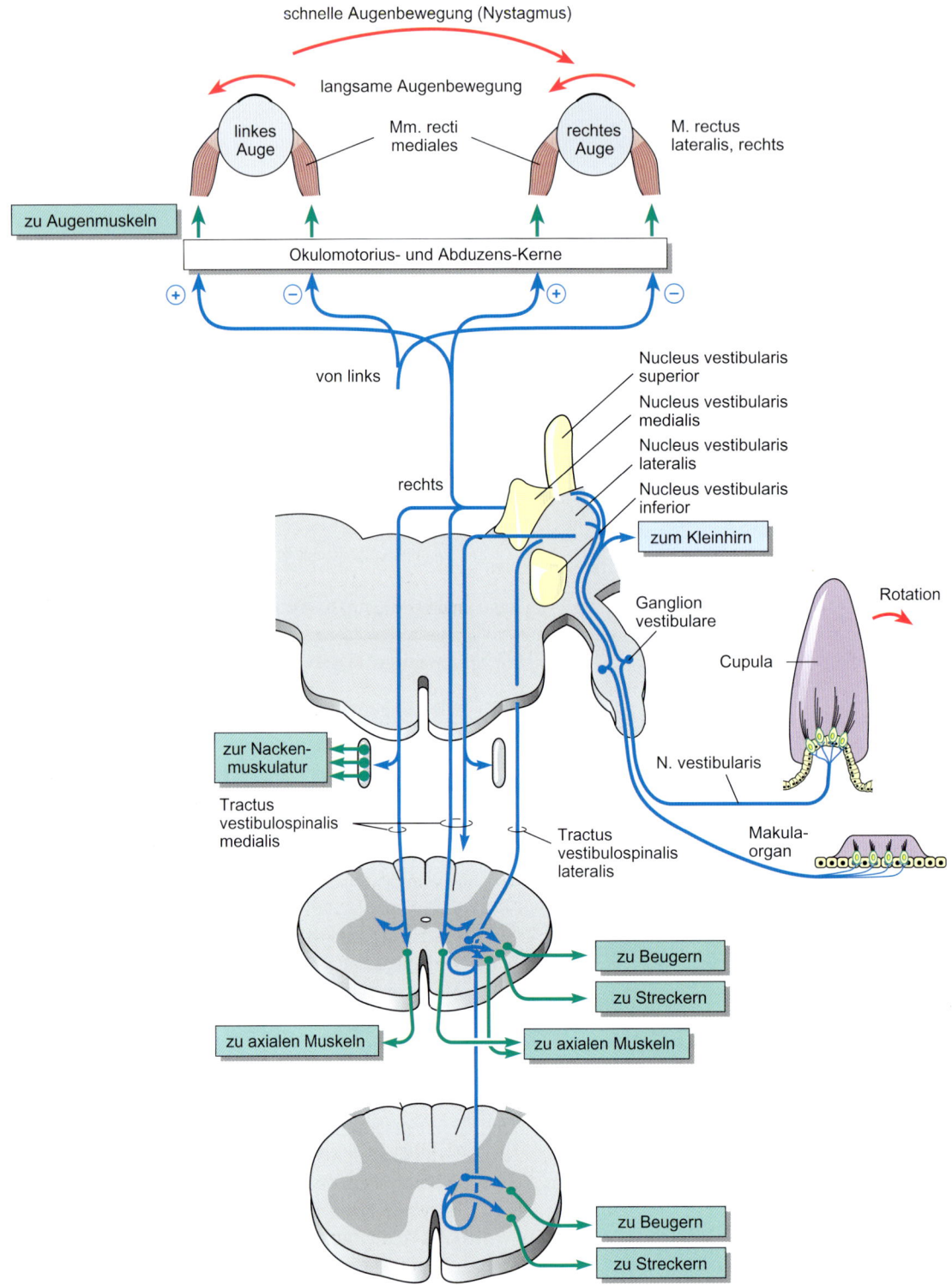

Abb. 10.15 Verschaltungen der Vestibulariskerne. [L106]

KAPITEL 11 Untersuchung

11.1	Hörorgan 177	11.2	Gleichgewichtsorgan 178
11.1.1	Ohrspiegelung 177	11.2.1	Gleichgewichtsprüfung 178
11.1.2	Audiometrie 177	11.2.2	Nystagmus 179

11.1 Hörorgan

Die Entzündung von Mittelohr und/oder äußerem Ohr ist besonders im Kindesalter eine häufige Begleiterscheinung viraler oder bakterieller Infektionen. Chronische Infektionen des äußeren Gehörgangs, primär oder sekundär durch Pilze kompliziert, treten eher im Erwachsenenalter auf.

Anlass der Untersuchungen des Innenohrs ist üblicherweise eine erkennbare oder vermutete Hörminderung. Weitere Indikationen bestehen in einem neu aufgetretenen Tinnitus, als arbeitsrechtliche Maßnahme oder im Säuglingsalter bei Verdacht auf angeborene Hörstörungen.

Während die Untersuchung des äußeren sowie eine erste grobe Diagnostik des Mittelohrs bei einiger Übung auch dem Heilpraktiker problemlos gelingen sollten, stellt die genauere Überprüfung von Paukenhöhle und v. a. Innenohr eine Domäne des HNO-Arztes dar. Diese Untersuchungen sollen deshalb lediglich in ihren Grundzügen kurz erörtert werden.

11.1.1 Ohrspiegelung

Für die Untersuchung von Gehörgang und Trommelfell eignet sich ein einfaches **Otoskop**, u. a. von Heine. Es dient mit seiner integrierten Lupe als preiswertes Universalgerät für die Untersuchung von Ohr, Rachen, Vestibulum nasi, Pupillenreflexen und Hautveränderungen. Für die Untersuchung von Ohren und Naseneingang gibt es als Zubehör **Einmalspekula** (Ohrtrichter) unterschiedlicher Größen, die wenig kosten und Reinigungsarbeiten ersparen. Dem Autor haben sich diejenigen mit schmaler Spitze (ca. 2,5 mm) besonders bewährt, weil sie für Kinderohren geeignet sind, aber auch problemlos beim Erwachsenen bzw. für das Vestibulum nasi benutzt werden können. Man erspart sich damit das Vorrätighalten unterschiedlicher Größen und erweitert gleichzeitig die Untersuchungsmöglichkeiten im Hinblick auf einen sehr engen Gehörgang bzw. auf eine Teilverlegung durch Zerumen.

Der **gewundene Verlauf des Gehörgangs** erfordert, ihn zunächst zu begradigen, um das Trommelfell einsehen zu können. Hierfür zieht man bei der Untersuchung eines **Kindes** die **Ohrmuschel** nach **hinten**, und beim **Erwachsenen** nach **hinten oben**. Der Ohrtrichter wird zunächst unter Sicht auf die Öffnung des Gehörgangs gelegt. Anschließend wird das Otoskop gerade gestellt, sodass der Blick nun durch das mikroskopisch vergrößernde Glas auf den Lichtkegel bzw. das angestrahlte Gewebe fällt, während die andere Hand über den Zug an der Ohrmuschel den Gehörgang begradigt. Nun kann durch vorsichtiges, nicht zu tiefes Einführen des Ohrtrichters die Wandung des **Gehörgangs** und schließlich das **Trommelfell** inspiziert werden. Erkennbar wird das gesunde Trommelfell, bei unauffälligem Mittelohr, am hellen, dreieckigen **Lichtreflex** im vorderen unteren Bereich der Membrana tympanica (➤ Abb. 9.3).

11.1.2 Audiometrie

Die Audiometrie dient dem Nachweis einer **Schwerhörigkeit**, kann aber mit ihren verschiedenen Methoden auch Hinweise zur **Ursache eines Hörverlustes** liefern. Es lassen sich subjektive Methoden, die der Mitarbeit des Patienten bedürfen, von objektiven Verfahren abgrenzen, die aufwändiger sind, dafür aber auch bei Patienten eingesetzt werden können, die zur Mitarbeit nicht in der Lage sind (z. B. Säuglinge). Die am einfachsten durchführbaren und deshalb am häufigsten eingesetzten subjektiven Verfahren sind die Schwellenaudiometrie und die Untersuchungen nach Weber und Rinne.

Schwellenaudiometrie

Bei dieser Untersuchung wird über Kopfhörer nacheinander die **Luftleitung** beider Ohren überprüft. Der Patient erhält **Töne unterschiedlichster Frequenzen** (meist von 125 Hz bis 8 kHz) in jeweils **ansteigender Lautstärke**. Die erhaltenen Hörschwellen werden anschließend in Beziehung zum Durchschnittswert gesunder Ohren gesetzt.

Ergänzt werden kann die Untersuchung durch die Überprüfung der **Knochenleitung**. Dabei wird dann anstelle des Kopfhörers ein **Tongeber auf das Mastoid** aufgesetzt.

Weber-Rinne-Versuch

Für den Versuch benötigt man lediglich eine einfache **Stimmgabel** (Schwingung 440 Hz), die man auf dem knöchernen Schädel des

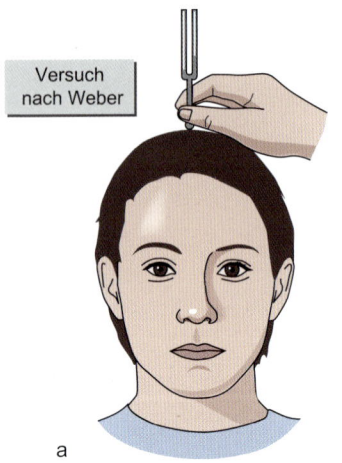 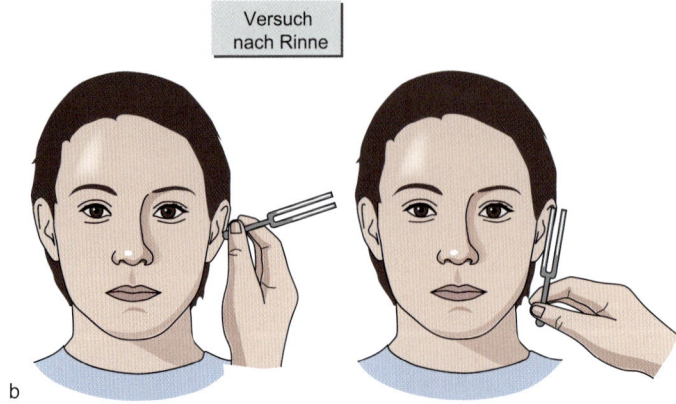

Abb. 11.1 a Versuch nach Weber. b Versuch nach Rinne. [L106]

Patienten aufsetzt. Mit dieser schnell durchführbaren Methode lassen sich **Schallleitungsstörungen** gut von **Innenohrschäden** abgrenzen. Während sich die Untersuchung nach Weber der Knochenleitung bedient, erfolgt beim Versuch nach Rinne ein Vergleich zwischen Luft- und Knochenleitung.

Weber-Versuch

Der Fuß einer schwingenden Stimmgabel wird auf die **Mitte des Schädels** aufgesetzt. Der Ton erreicht das Innenohr dadurch hauptsächlich über die **Knochenleitung** von Schädeldach und Felsenbeinpyramide. Beim Gesunden wird der Klang auf beiden Ohren als gleich laut empfunden (> Abb. 11.1a).

Bei einer **Schädigung des Mittelohrs (Schallleitungsstörung)** empfindet der Patient den Ton auf der **erkrankten Seite lauter**, glaubt also, der Ton käme von dieser Seite. Ursache hierfür ist zum einen, dass das Hörorgan seine Sensibilität erhöht, wenn es über die Paukenhöhle zunehmend weniger Informationen erhält, und zum anderen, dass bei einer Schallleitungsstörung nicht nur der Transport zum Innenohr, sondern auch der Abfluss gestört ist, sodass die Hörinformation deutlicher erhalten bleibt.

Bei einer **Innenohrschädigung (Schallempfindungsstörung)** hört der Patient den Ton auf der **gesunden Seite**, was einfach zu interpretieren ist: Ein geschädigtes Hörorgan wird weder über die Luft- noch über die Knochenleitung ausreichend erregt.

Zu beachten ist, dass der Ton nicht einfach auf einer Seite verstärkt wahrgenommen wird. Das Gehirn interpretiert vielmehr die Hörinformation als Richtungshören. Der Patient lateralisiert also den Ton zielgerichtet auf die Seite der lauteren Wahrnehmung.

> **MERKE**
> **Weber-Versuch**
> Untersuchung ausschließlich auf der Basis der **Knochenleitung**
> - **Innenohrschädigung:** Tonempfindung verstärkt auf der gesunden Seite
> - **Schallleitungsstörung:** Tonempfindung verstärkt auf der erkrankten Seite

Rinne-Versuch

Der Fuß der Stimmgabel wird bei diesem Versuch auf das **Mastoid** gesetzt (> Abb. 11.1 b). Das Innenohr wird hauptsächlich über **Knochenleitung** erreicht. Sobald der Patient den Ton nicht mehr hört, gibt er ein Zeichen und der Untersucher hält die noch schwingende Stimmgabel nun **vor das Ohr** des Patienten. Der Gesunde hört den Ton nun wieder, weil **Luftleitung** sehr viel **effektiver** ist als Knochenleitung (ca. 30 dB). Dies gilt jedoch auch bei einer Schädigung des Innenohrs, weil auch dabei die Intensität der ankommenden Schallwellen erhöht ist, sodass die Hörschwelle des geschädigten Hörorgans nun wieder erreicht wird. Dagegen ist der Ton für einen Patienten mit Schallleitungsstörungen beim Umsetzen der Stimmgabel vom Mastoid vor das Ohr nicht mehr hörbar.

> **MERKE**
> **Rinne-Versuch**
> Untersuchung, die sich die unterschiedliche Effektivität von **Knochen- und Luftleitung** zunutze macht
> - **Innenohrschädigung:** Der Ton wird über Luftleitung wieder vernehmbar (Rinne positiv).
> - **Schallleitungsstörung:** Der Ton ist auch über Luftleitung nicht hörbar (Rinne negativ).
> Ohne apparative Zusatzdiagnostik kann allein aus Weber *oder* Rinne nicht eindeutig zwischen den vorliegenden Störungen unterschieden werden. Es sind also für eine erste Hinweisdiagnose stets **beide Untersuchungen in Kombination** durchzuführen.

11.2 Gleichgewichtsorgan

11.2.1 Gleichgewichtsprüfung

Die Untersuchung des Gleichgewichtsorgans ist die Domäne von HNO-Arzt bzw. Neurologen und spielt im medizinischen Alltag von Allgemeinarzt und erst recht Heilpraktiker keine Rolle. Sie soll deshalb nur kurz zusammengefasst werden, um die prinzipiellen Möglichkeiten aufzuzeigen. Gleichgewichtsprüfungen erfolgen in erster

Linie bei Patienten mit **Schwindelanamnese** und sollen Hinweise liefern, ob das Symptom dem Vestibularorgan zuzuordnen ist und ob eine vorliegende Störung peripher oder zentral verursacht wird. Die Differenzialdiagnose des Schwindels wird im ➤ Fach Leitsymptome erörtert.

Mögliche Versuche zur Untersuchung des Gleichgewichts sind:
- Beim **Romberg-Versuch** lässt man den Patienten im Stehen mit geschlossenen, parallel ausgerichteten Füßen die Augen schließen und kontrolliert, ob er dabei ins Schwanken gerät (Standataxie).
- Beim **Unterberger-Tretversuch** tritt der Patient mit geschlossenen Augen auf der Stelle. Ergibt sich dabei innerhalb 1 Minute eine Drehbewegung von > 45°, gilt dies als pathologisch.
- Beim **Geradeausgehen** mit geschlossenen Augen wird die Abweichung von der Geraden oder eine evtl. bestehende Fallneigung geprüft.

11.2.2 Nystagmus

Die wichtigste Untersuchung zur Überprüfung des Vestibularorgans besteht in unterschiedlichen Methoden der Nystagmusprüfung (➤ Abb. 11.2). Ein wichtiges Hilfsinstrument zur schnellen Erkennung des Nystagmus bei den verschiedenen Prüfungen stellt die **Frenzel-Brille** dar, die dem Patienten aufgesetzt wird. Dabei handelt es sich um eine Brille mit lupenartig vergrößernden Gläsern und Lämpchen in der Fassung, die das (vergrößerte) Patientenauge beleuchten und damit in seinen Reaktionen besser erkennbar machen. Durch die Gläser mit ihren 15 Dioptrien wird gleichzeitig eine Fixation der Patientenaugen auf einen Gegenstand verhindert, die den Nystagmus hemmen würde.

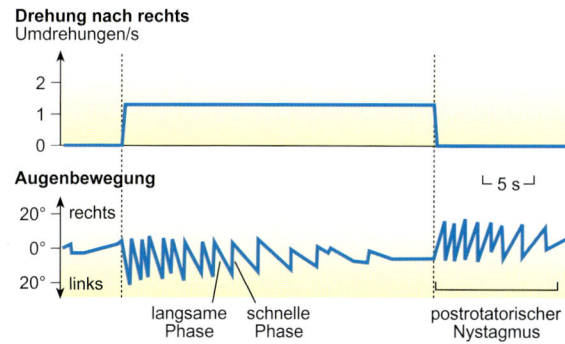

Abb. 11.2 Nystagmus bei Rotation auf einem Drehstuhl. Nach dem Andrehen kommt es erst zu kompensatorischen langsamen Augenbewegungen gegen die Drehrichtung und schnellen Augenrückholbewegungen in Drehrichtung. Bei anhaltender Rotation geht der Nystagmus aufgrund der Rückstellung der Cupula zurück. Nach dem Abbremsen tritt ein spiegelbildlicher postrotatorischer Nystagmus auf, da die Cupula in Gegenrichtung ausgelenkt wird. Dieser zeitliche Verlauf spiegelt das Erregungsverhalten der Bogengangsafferenzen wider. [L106]

Die Registrierung und Dokumentation des Nystagmus ist auch ohne direkte Beobachtung auf elektrophysiologischem Weg möglich. Dafür werden Elektroden auf den Schläfen des Patienten angelegt, mit denen die Potenzialverschiebungen der Augenbewegungen zwischen Kornea und Retina gemessen werden.

Der Facharzt überprüft nun bei verschiedenen Lagerungen und Kopfbewegungen des Patienten die physiologische oder pathologische Reaktion der Augenbewegungen – zusätzlich auch thermisch, indem er unterschiedlich warmes Wasser in die Gehörgänge einbringt. Bei dieser Prüfung würde die physiologische Antwort in einem Nystagmus zur wärmeren Seite hin bestehen.

KAPITEL 12 Krankheitsbilder

12.1 Otitis externa 181	12.5 Morbus Menière 187
12.2 Otitis media 182	12.6 Akustikusneurinom 188
12.3 Schwerhörigkeit 183	
12.4 Tinnitus aurium und Hörsturz 185	
12.4.1 Tinnitus 185	
12.4.2 Hörsturz 186	

12.1 Otitis externa

Entzündungen des Ohrs sind häufige Ereignisse. Überwiegend im Kindesalter kommt es isoliert oder begleitend zu einem Infekt der Atemwege zur Entzündung der Paukenhöhle. Die Entzündung des Gehörgangs entsteht dagegen mehrheitlich im **Erwachsenenalter**.

Krankheitsentstehung

Zerumen besitzt trotz enthaltenem alkalischem Sekret aus apokrinen Schweißdrüsen antibakterielle Eigenschaften. Das mehrschichtige Plattenepithel des Gehörgangs entspricht demjenigen der Oberhaut und stellt eine weitgehend undurchlässige Barriere dar. Es bedarf aus diesem Grund begünstigender Faktoren, die eine Überwindung dieser immunologischen Schranke ermöglichen. In Frage kommen neben systemischen Faktoren wie z.B. einem **Diabetes mellitus** oder einer **Zytostatika-Therapie** v.a. lokale Abweichungen. Hierzu gehören **Mikrotraumen** durch ungeeignete Reinigungsversuche, die sog. **Badeotitis** durch Mazeration der Haut in verunreinigtem Wasser (Schwimmbad), **allergische Reaktionen** gegenüber lokalen Faktoren (Kosmetika, Shampoo) oder **Gehörgangsanomalien**.

Abgesehen von allergischen Reaktionen wird die Otitis externa meist durch **Bakterien** verursacht, bei den chronischen Formen eventuell zusätzlich durch **Pilze**. Im Vordergrund stehen Staphylokokken und Streptokokken, Proteus und Pseudomonas. Aus den Terminalhaaren des Gehörgangs kann sich ein **Furunkel** entwickeln, bei einer Streptokokkeninfektion ein **Erysipel**.

Bei mykotischen Superinfektionen findet man meist Candida oder Aspergillus. In Frage kommen auch Herpesviren, z.B. als Zoster oticus.

Symptomatik

Bakterielle Infektionen sind häufig nässend oder sogar eitrig. Zusätzlich zu den **Schmerzen** in den entzündlichen Schwellungen kann es dabei zu leichtem **Juckreiz** kommen. Bei den chronischen, primär oder sekundär mykotischen Formen steht der Juckreiz im Vordergrund. Zu **Hörminderungen** kommt es bei massiven Schwellungen, Zerumen-Verlegungen oder Mitbeteiligung des Mittelohrs. Bei umfangreicherer Sekretbildung entstehen sichtbare Absonderungen (**Otorrhö**). Ist das Sekret schleimig, sollte an eine Beteiligung des Mittelohrs gedacht werden.

Diagnostik

Neben der **otoskopischen** Musterung des **Gehörgangs** darf die Inspektion des **Trommelfells** nicht vergessen werden, um eine eventuell sogar ursächliche Mitbeteiligung von Trommelfell und Mittelohr bei vorhandener Trommelfellperforation nicht zu übersehen. Die Abstrichdiagnostik kann Aufschluss über den Erreger geben, doch hat dies eigentlich nur für den Arzt Bedeutung, weil die adäquate Therapie verschreibungspflichtig ist. Bei bakterieller Ursache können die **regionären Lymphknoten** im Bereich des Ohrs geschwollen sein.

Chronische Gehörgangsekzeme sind schwierig zu diagnostizieren, weil neben infektiösen Ursachen auch allergische, ein seborrhoisches oder atopisches Ekzem möglich sind.

Therapie

Kleinere Reizzustände können versuchsweise z.B. mit Otalgan® Ohrentropfen behandelt werden. Durch den Gehalt an Procain wirken die Tropfen u.a. analgetisch. Bei Otovowen® Ohrentropfen handelt es sich um ein homöopathisches Komplexpräparat, das bei unspezifischen Entzündungen helfen kann. Der HNO-Arzt wird in der

Regel mit **antibiotischen** oder **antimykotischen** Tropfen oder Salben behandeln, beim chronischen Ekzem ergänzt durch lokale Glukokortikoide. Bei ausgeprägteren Befunden wie z.B. Furunkel oder Erysipel werden Antibiotika auch systemisch eingesetzt.

Zusammenfassung

Otitis externa

Entzündung v.a. des Gehörgangs

Ursachen
- meist bakterielle Infektion über Mikrotraumen bei lokaler oder systemischer Immunschwäche
- Badeotitis
- seltener Pilze oder Viren
- chronisches Gehörgangsekzem: mikrobiell, allergisch, Beteiligung beim seborrhoischen oder atopischen Ekzem

Symptome
- Schmerzen
- Juckreiz
- Otorrhö

Diagnostik
- entzündliche Schwellung im Otoskop
- bei chronischen Formen Schuppen oder Krusten
- bei reiner Otitis externa keine Beteiligung des Trommelfells

Therapie
- lokal antibiotisch, antimykotisch
- Glukokortikoide lokal
- unspezifisch durch Ohrentropfen wie Otalgan®, Otovowen®

12.2 Otitis media

Die Otitis media ist die Entzündung der Paukenhöhle. Sie ist eine typische Erkrankung des **Säuglings- und Kindesalters** und wird bei Erwachsenen nur bei lokalen Anomalien oder einer ausgeprägten atopischen Genese gesehen. Ursachen für die Bevorzugung des Kindesalters sind die Kürze und relative Weite der Tuben, die eine Aszension von Keimen begünstigen, zusätzlich auch die unmittelbare Nachbarschaft zur häufig entzündeten und vergrößerten Rachenmandel (Adenoide), die darüber hinaus die Nasenatmung und damit den Druckausgleich mit dem Mittelohr behindern kann.

Krankheitsentstehung

Jeder Infekt des Nasen-Rachen-Raumes kann im Kindesalter auf das Mittelohr übergreifen. Auch in den seltenen Fällen einer Otitis media beim Erwachsenen besteht die wesentliche Ursache in einer **Keimaszension über die Tuba auditiva**. Möglich ist allerdings auch eine **hämatogene Streuung** aus einem entfernten Herd oder, bei einer bestehenden Trommelfellperforation, die Einschleppung aus dem **Gehörgang**. Bei Erkrankungen wie z.B. Angina tonsillaris oder Scharlach, Masern und Influenza ist daran zu denken, dass sie mit einiger Regelmäßigkeit auch das Mittelohr erfassen. Vor allem bei Kindern sollten deshalb die Ohren grundsätzlich mituntersucht werden.

Begünstigt wird die Keimaszension durch eine **Minderbelüftung des Mittelohrs** bei Zuschwellen der Tube oder durch eine behinderte Nasenatmung z.B. bei nasaler Polyposis oder chronischer Sinusitis. Gerade die chronische oder chronisch rezidivierende Sinusitis, meist mit nasaler Polyposis, sieht man in erster Linie beim Atopiker, oftmals neben der Trockenheit der Haut als einzigem deutlichem Hinweis auf Atopie und begleitende Schwäche des Immunsystems (➤ Fach Immunologie). Die oftmals angeschuldigte Deviation der Nasenscheidewand erhält ursächlich nur bei starker Ausprägung oder bei einer anlagebedingt sehr schmalen Nase eine Bedeutung.

Entsprechend den häufigen viralen Infekten des Kindesalters ist die akute Otitis media zunächst mehrheitlich **viraler Genese**. Entsteht primär oder (meist) sekundär eine bakterielle Entzündung, handelt es sich bei den verursachenden Erregern in der Regel um **Streptokokken** oder **Staphylokokken**. Hämophilus ist seit Einführung der Impfung eher selten geworden. Dasselbe ist für die kommenden Jahre hinsichtlich der früher häufigen Pneumokokken zu erwarten.

Symptomatik

Im Vordergrund steht der **heftige Schmerz**. Das **Fieber** ist höher als es der Grunderkrankung entsprechen würde. Dies gilt erst recht bei einer primären oder sekundären bakteriellen Infektion. Meist kommt es im Verlauf zu **Tinnitus** und begleitender **Schwerhörigkeit**. Beinahe regelmäßig entsteht im Verlauf der bakteriellen Form eine **Trommelfellperforation**, erkennbar an der **Otorrhö**. Im Säuglingsalter verläuft die Erkrankung manchmal unspezifisch mit Appetitlosigkeit, Übelkeit mit Erbrechen und allgemeinen Gedeihstörungen.

Die chronisch gewordene Otitis media zeigt als wesentliches Leitsymptom eine Otorrhö.

Komplikationen

Die wichtigsten Komplikationen stellen neben der **Trommelfellperforation**, eventuell mit bleibenden Hörminderungen, **Cholesteatom** sowie das Übergreifen der Entzündung auf das **Mastoid** dar. Allerdings kann es auch zur **Fazialisparese** oder zum Übergreifen auf das Innenohr kommen.

Mastoiditis

Die eitrige Entzündung des Mastoids entsteht bevorzugt dann, wenn eine bakterielle Otitis media nicht adäquat behandelt wird bzw. nicht innerhalb von 1–2 Wochen ausheilt. Entscheidende Hinweise auf das Übergreifen der Entzündung sind **Zunahme der Ohrenschmerzen** – häufig klopfend und pulssynchron –, Fieberanstieg, Verschlimmerung der Schallleitungsschwerhörigkeit auf dem betroffenen Ohr und ein deutlicher **Druckschmerz über dem Mastoid**. Selbst eine Fazialisparese durch Übergreifen auf die knöchernen Wandungen des Kanals ist möglich. Serologisch erkennt man die Verschlimmerung der vorbestehenden Parameter, also Leukozytose, Senkungsbeschleunigung und CRP-Erhöhung. Im Röntgenbild, v.a. aber im CT, werden neben der Verschattung der Hohlräume des Mastoids Knochendefekte erkennbar.

Die Gefährdung des Patienten besteht im Einschmelzen der dünnen Knochenlamellen, die das Mastoid von den angrenzenden

Hirnstrukturen trennen, wodurch es zur **bakteriellen Meningitis**, zur **Sinusvenenthrombose** oder zum **Hirnabszess** kommt, die mit Lebensgefahr verbunden sind. Die Mastoiditis wird deshalb nicht mehr rein antibiotisch, sondern mittels **operativer Drainage** des Warzenfortsatzes therapiert.

Cholesteatom

Das Cholesteatom („Perlgeschwulst") besteht aus einer **Ansammlung von Epithelien** mit verhornendem Überzug, die aus dem äußeren Epithelüberzug von Trommelfell oder demjenigen des Gehörgangs hervorgegangen ist. Das Trommelfell kann perforiert oder geschlossen sein. Bei einer randständigen Perforation schieben sich die Epithelmassen in die Paukenhöhle, unter entzündlicher Arrosion deren knöcherner Anteile.

Das Einwachsen ist auch bei geschlossenem Trommelfell möglich. Dies wird bei der chronischen Otitis media begünstigt durch das Zuschwellen der Tube mit Minderbelüftung der Paukenhöhle, wodurch es zum Einziehen des Trommelfells unter randständiger Arrosion des Knochens kommt.

Ein Cholesteatom kann auch angeboren oder posttraumatisch entstehen. Unabhängig von der Ursache besteht die Therapie grundsätzlich in der **operativen Entfernung** mit anschließender Tympanoplastik, um die Funktion des Ohrs so gut wie möglich zu erhalten.

Diagnostik

Bei der akuten Otitis media ist das **Trommelfell hochrot** und durch die Vermehrung entzündlichen oder eitrigen Exsudats **nach außen vorgewölbt** (> Abb. 12.1). Bei zunächst viraler Ätiologie und zugeschwollenen Tuben kann das Trommelfell auch eingezogen sein. Der **Lichtreflex** ist **aufgehoben**. Das seröse oder eitrige Exsudat kann im Otoskop an der **durchscheinenden Spiegelbildung** erkannt werden. Spontane Perforationen entstehen meist in einem der unteren Quadranten. Den Hinweis darauf liefert die entstehende Otorrhö.

Therapie

Lokal werden **analgetisch** wirkende, **antientzündliche Ohrentropfen** appliziert. Nasentropfen werden in der Vorstellung einer besseren Belüftung von Tube und Mittelohr eingesetzt. Systemisch gibt man **Antibiotika**. **Antiphlogistika** wie Ibuprofen hemmen die entzündlichen Vorgänge und ihre Komplikationen und senken das begleitende Fieber. Vor allem bei Kindern wird Bettruhe verordnet.

Bei unzureichendem Heilungsfortschritt, vorgewölbtem Trommelfell und fehlender Spontanperforation wird das Trommelfell eröffnet **(Parazentese)**, um einen Abfluss für das eitrige Sekret zu schaffen. Kleine, spontan oder operativ geschaffene Perforationen schließen sich nach Abklingen der Entzündung meist von selbst.

Zusammenfassung

Otitis media

Entzündung der Paukenhöhle, überwiegend im Kindesalter
Ursachen
- Keimaszension durch die im Kindesalter kurze und relativ weite Tuba auditiva
- meist viral im Rahmen eines grippalen Infekts
- primär oder sekundär durch Streptokokken oder Staphylokokken
- begleitend zu Erkrankungen wie Angina tonsillaris (Scharlach), Masern, Influenza

Symptome
- Schmerzen
- Fieber
- Tinnitus und Hörstörungen
- evtl. Trommelfellperforation mit Otorrhö

Komplikationen
- Mastoiditis mit möglichem Übergreifen auf Hirnstrukturen → Meningitis, Hirnabszess, Sinusthrombose
- Fazialisparese
- bei Chronifizierung Trommelfellperforation, Cholesteatom

Diagnostik
- im Otoskop bei bakterieller Infektion gerötetes, nach außen vorgewölbtes Trommelfell, Spiegelbildung
- bei Tubenkatarrh meist eingezogenes Trommelfell
- Leukozytose, BSG-Beschleunigung und CRP-Erhöhung bei bakterieller Genese

Therapie
- lokal mit analgetischen Ohrentropfen
- abschwellende Nasentropfen
- systemisch Antibiotika, Ibuprofen
- Bettruhe
- bei Bedarf Parazentese

12.3 Schwerhörigkeit

In Deutschland sind rund 11 Millionen Menschen von einer Einschränkung des Hörvermögens betroffen (EU: 37 Millionen). Dies entspricht einem Anteil von etwa 10% an der erwachsenen Bevölkerung. Hauptursachen sind berufliche Lärmbelastungen, in zunehmendem Umfang auch Störungen bei Kindern und Jugendlichen in der Folge übermäßiger Schalldruckpegel in Disco oder von tragbaren Tonträgern. Auch wenn Hörminderungen also prinzipiell in jedem

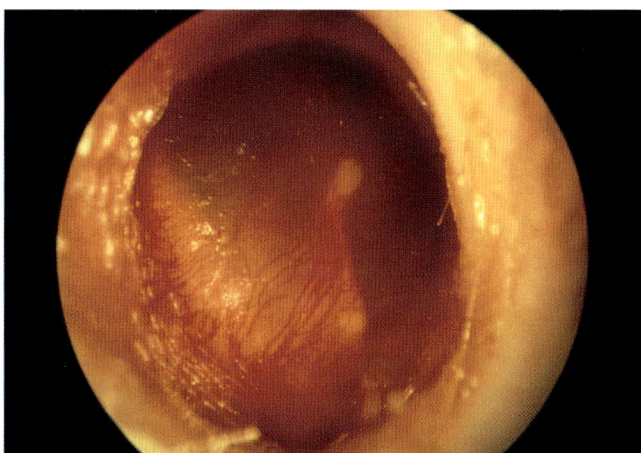

Abb. 12.1 Trommelfell bei Otitis media. [E273]

Lebensalter auftreten können, nehmen sie doch mit dem Alter zu. Von den > 65-Jährigen (Altersschwerhörigkeit = Presbyakusis) ist nahezu ⅓ in einem Ausmaß betroffen, dass sie mit einem Hörgerät versorgt sind oder dieser Versorgung bedürften.

Krankheitsentstehung

Es lassen sich grundsätzlich zwei Gruppen von Hörminderungen gegeneinander abgrenzen, die **Schallleitungsschwerhörigkeit** und die **Schallempfindungsschwerhörigkeit** (sensorineurale Schwerhörigkeit). Ursachen einer Störung der Schallleitung liegen im Außen- (z.B. durch einen Zerumenpfropf) oder Mittelohr (u.a. Otitis media), diejenigen einer Schallempfindung in Innenohr, nervaler Leitung oder Hörrinde. Allerdings sind Störungen von Rinde oder N. vestibulocochlearis eher selten.

- **Schallleitungsstörungen** durch einen **Zerumenpfropf** oder eine **Otitis media** sind häufige Ereignisse, jedoch reversibel. Dies gilt auch für einen **Tubenkatarrh**, der über den fehlenden Druckausgleich Hörstörungen verursacht. Allerdings kann eine eiternde, chronifizierte Otitis zu mechanischen Schäden an Trommelfell und Gehörknöchelchen führen, die bleibende Hörstörungen verursachen. Häufiger geschieht das durch ein **Cholesteatom** oder die **Otosklerose**, bei der es im mittleren Lebensabschnitt (Frauen > Männer) zu zunächst einseitigen Sklerosierungen im Bereich des ovalen Fensters unter Fixierung der Steigbügelplatte kommt. Häufig erscheinen die ersten Symptome im Verlauf einer Schwangerschaft. Die Anlage zu dieser Erkrankung wird dominant vererbt.
- Die **Schallempfindungsstörung** besitzt ein breites Spektrum möglicher Ursachen:
    - **Altersschwerhörigkeit (Presbyakusis)** aufgrund langjähriger Einwirkung überhöhter Schallpegel, Ischämie im Bereich des Innenohrs – z.B. infolge arteriosklerotischer Veränderungen oder Hypotonie, Stoffwechselerkrankungen wie Diabetes mellitus, Einwirkungen von Medikamenten und genetischer Prädisposition.
    - Die häufigste Ursache nach der Presbyakusis stellt die **lärmbedingte Schwerhörigkeit** dar. In Frage kommen **langfristige Einwirkungen** mäßig erhöhter Schallpegel (> 85 dB) genauso wie **einmalige akustische Traumen** (Knalltrauma). Die Lärmschwerhörigkeit gilt trotz der modernen arbeitsrechtlichen Vorschriften immer noch als häufige Berufskrankheit.
    - **Hörsturz**
    - **Morbus Menière**
    - **Felsenbeinfraktur**
    - **Medikamente** wie Furosemid, Zytostatika und manche Antibiotika
    - **Tumoren** des Innenohrs, z.B. Akustikusneurinom
    - **virale Infekte** des Innenohrs
    - **Schlaganfall**

In der **Kindheit** auftretende Hörminderungen beruhen mehrheitlich auf **angeborenen** Störungen. Dabei handelt es sich in ⅔ der Fälle um isolierte Hörstörungen, beim restlichen Drittel um eine Hörminderung als Teil eines umfangreicheren Syndrombildes. Man kennt inzwischen zahlreiche chromosomale Abweichungen, die mit Hörminderungen oder Taubheit in Kindheit, Jugend oder auch erst im Erwachsenenalter assoziiert sind. Weitere Ursachen bestehen in kongenitalen Infektionen, u.a. durch Rötelnviren oder bei der Lues connata. Wesentlich ist, dass selbst Hörminderungen wie die Lärmschwerhörigkeit oder die medikamentös durch z.B. Antibiotika (Aminoglykoside, Streptomycin) bedingte durch Chromosomendefekte oder mitochondriale Störungen getriggert werden können, also nicht jeden Patienten im selben Umfang betreffen.

Symptomatik

Die **Presbyakusis** betrifft zunächst Einschränkungen in der Wahrnehmbarkeit **hoher Frequenzen**, bevor sich später mittlere Frequenzen dazugesellen. Die Hörminderung geht zunehmend mit Verständnisstörungen für die gesprochene Sprache einher und betrifft v.a. das Herausfiltern der Worte aus einer lauten Umgebung („Cocktailparty-Effekt"). Auch die Identifizierung von Satzbruchstücken und ihr Zusammensetzen zu sinnvollen Sätzen sind zunehmend erschwert. Die Kommunikationsprobleme sind also weit ausgeprägter als bei jüngeren Menschen mit derselben Hörschwelle, weshalb Hörgeräte häufig keine ausreichende Verbesserung erzielen.

Auch das **akute Knalltrauma** oder die **langfristige Einwirkung überhöhter Lärmpegel** verursachen durch Schädigung der Haarzellen zunächst Hörstörungen bei **höheren Frequenzen**, bevor bei weiterer Exposition mittlere und tiefe Frequenzbereiche miteinbezogen werden. Meist stehen beim Knalltrauma am Beginn heftige **Schmerzen** und ein lang anhaltender **Tinnitus**. Beim **Explosionstrauma** kommt es durch die zusätzliche **Druckeinwirkung** zur **Trommelfellperforation**, eventuell mit **blutiger Otorrhö**.

Weitere Störungen der Schallempfindung können sehr unterschiedliche Frequenzbereiche betreffen. Sie lassen sich mit verschiedenen audiometrischen Messverfahren erfassen und z.B. in cochleäre und nervale Störungen trennen.

Diagnostik

Die erste Maßnahme im Anschluss an die Anamnese besteht in der Untersuchung von Gehörgang und Trommelfell mit dem **Otoskop**. Die Mehrzahl der Schallleitungsstörungen wird bereits durch diese einfache Untersuchung erfasst:
- Zerumenpfropf
- Trommelfellperforation
- Otitis media
- Cholesteatom
- Durchlässigkeit der Tube (Valsalva-Manöver)

Wird dabei nichts Pathologisches erkannt, folgen im Anschluss **audiometrische Verfahren**, zunächst zur Abgrenzung zwischen Störungen der Schallleitung (v.a. Otosklerose) und Schallempfindung. Für einen ersten Hinweis kann der Stimmgabeltest nach Weber und Rinne benutzt werden. Zusätzlich sollte die ungestörte Funktion von N. facialis und N. trigeminus nachgewiesen werden, um Prozesse in ihrem Verlauf durch das Ohr oder im Bereich des Kleinhirnbrückenwinkels auszuschließen.

Bei diagnostischen Zweifeln folgen abschließend **bildgebende Verfahren**, wobei je nach Fragestellung CT oder MRT bevorzugt werden. Beispielsweise ist beim Verdacht auf Weichteilveränderungen wie einem Akustikusneurinom oder Tumoren des Kleinhirnbrückenwinkels die MRT dem CT überlegen.

Therapie

Entsprechend der Vielzahl an möglichen Ursachen unterscheiden sich die Therapieformen. Bakterielle Infektionen werden antibiotisch behandelt. Das Cholesteatom muss operativ ausgeräumt werden. Erkrankungen wie Hörsturz, mit oder ohne Tinnitus, oder Morbus Menière können lediglich empirisch z.B. mit Infusionen therapiert werden – mit durchwachsenem Erfolg.

Mechanische Schäden an Trommelfell oder Gehörknöchelchenkette werden **operativ** korrigiert (sog. Tympanoplastik), bei der Otosklerose erfolgt der vollständige oder teilweise Ersatz des Steigbügels durch ein Implantat (Stapesplastik); auch die Versorgung mit einem **Hörgerät** kann erfolgreich sein.

Die Mehrzahl der Innenohrstörungen kann nicht behandelt werden. Hier wird allerdings durch die modernen, sehr kleinen Hörgeräte ein deutlicher Gewinn an Lebensqualität möglich. Bei Patienten mit vollständigem Hörverlust, bei denen ein Hörgerät keine Besserung bewirkt, können elektronische Innenohrprothesen **(Cochlea-Implantate)** eingesetzt werden, sofern N. vestibulocochlearis und Hörbahn erhalten sind. Bei der Mehrzahl der Patienten wird durch diese Implantate ein ausreichendes Sprachverständnis erzielt, bis hin zur Möglichkeit des Telefonierens.

Zusammenfassung

Schwerhörigkeit

Hörminderung aufgrund gestörter Schallleitung oder Schallwahrnehmung

Ursachen und Formen
- Altersschwerhörigkeit (Presbyakusis) infolge degenerativer Prozesse, Ischämie, Summation überhöhter Schallpegel, Stoffwechselstörungen
- langjährige Einwirkung überhöhter Lärmpegel (> 85 dB) → häufige Berufskrankheit
- Knalltrauma, Explosionstrauma
- Infekte, Cholesteatom, Otosklerose
- Medikamente (z.B. Furosemid, Antibiotika, Zytostatika)
- angeborene Störungen

Symptome
- Hörminderung meist zunächst bei höheren Frequenzen
- beim Knalltrauma zusätzlich Schmerzen und Tinnitus
- beim Explosionstrauma Trommelfellperforation

Diagnostik
- Otoskopie
- audiometrische Verfahren
- bei Bedarf CT, MRT

Therapie
- Behandlung der Ursache
- operative Verfahren
- Hörgerät

12.4 Tinnitus aurium und Hörsturz

12.4.1 Tinnitus

In Deutschland sind Millionen von Menschen von einem Tinnitus betroffen – akut und einmalig, meist aber rezidivierend oder chronisch anhaltend, zumindest am Beginn einseitig mit eventuellem Übergreifen auf die kontralaterale Seite. Das Symptom war lange Jahre psychosomatisch definiert, weil der Patient von Geräuschen sprach, die vom Untersucher nicht zu vernehmen waren. Da der Tinnitus teilweise mit Hörminderungen verbunden ist und andererseits der Hörsturz beinahe regelhaft von Tinnitus begleitet wird, kann man das Symptom auch als **Minimalvariante eines Hörsturzes** betrachten.

Ursachen

Die eigentlichen Ursachen sind **unbekannt**. Dies gilt auch für den Hörsturz. Wie immer in solchen Fällen gibt es zahlreiche Theorien und angeschuldigte Ursachen, sodass ein insgesamt sehr breites Spektrum an Möglichkeiten zu bestehen scheint:
- Hypotonie mit Minderdurchblutung des Innenohrs
- Hypertonie, die über die Druckerhöhung oder über die Ischämie der nachfolgenden arteriosklerotischen Veränderungen zur Geräuschentstehung führt
- Veränderungen im Bereich des Mittelohrs (Otitis, Tubenkatarrh, Otosklerose)
- Schädigungen des N. vestibulocochlearis, z.B. in der Form eines Vestibularisschwannoms (Akustikusneurinom)
- als Begleitsymptom von Hörsturz und Morbus Menière
- nach einem akustischen Trauma
- nach Intoxikationen einschließlich ototoxisch wirkender Medikamente

Aktuelle Vorstellungen

Inzwischen existiert ein **Modell**, das manchen plausibel erscheinen mag. Danach sollen Lücken im Frequenzspektrum, die beispielsweise aufgrund einer Schallleitungsstörung (Zerumenpfropf, Otitis media, Tubenkatarrh) oder einer Schädigung der Sinneszellen im Innenohr (Knalltrauma, Infektion) entstanden sind, dazu führen, „dass das Gehirn den akustischen Mangel mit eigenen Geräuschen auszugleichen versucht". Ebenso scheint das Gehirn absolute Stille nicht besonders zu mögen, denn es „versucht dann, die Lautlosigkeit zu füllen". Nicht das Hörorgan, sondern das Gehirn soll also nach dieser Theorie die Geräusche produzieren. Zusätzlich angespornt wird es in seinem Bemühen um eine angemessene Geräuschkulisse durch das, was ohnehin jedem bekannt ist als gemeine Ursache aller Krankheiten und Unpässlichkeiten, die man somatisch nicht erklären kann: durch **Stress**. Das entspricht verbreiteten medizinischen Vorstellungen wie auch üblichen Ursachenforschungen Betroffener bei zahllosen Leiden.

> **HINWEIS DES AUTORS**
>
> Um den Zusammenhang zu verdeutlichen, wird in der Stiftung Warentest, die gerne medizinische Themen aufgreift, im Heft 11/2013 im Zusammenhang des Themas *Tinnitus* ein Herr R. H. vorgestellt, „in dessen Leben es drunter und drüber ging, mit mehr als 13-stündiger täglicher Arbeitszeit und Scheidungsauseinandersetzung" und als ob das noch nicht genug sei, kam es auch noch „zu einem Auffahrunfall mit dem Auto". Als Folge dieser „turbulenten Zeit" entstand dann der Pfeifton in seinem Ohr, mit dem er seither leben muss.
>
> Dass es im Gefolge eines **Auffahrunfalls** auch ohne „vorausgehende turbulente Zeiten" **grundsätzlich zu Gelenkblockaden** der HWS meist **einschließlich C1 und C2** kommt, ist weiten Teilen der Medizin nicht bekannt. Dafür bedarf es noch nicht einmal eines deutlichen HWS-Schleudertraumas. Die Vorgeschichte des Herrn R. H. reduziert sich damit auf den ursächlichen Auffahrunfall und weitere Lebensumstände besitzen nicht die geringste Bedeutung.
>
> Ein Druck auf dem Ohr, eventuell in Verbindung mit Hörminderung und Tinnitus, kann bei infektiösen Entzündungen von Mittelohr oder Tube vorausgesetzt werden. Entsprechendes gilt für ein akustisches Trauma. Abgesehen davon hat der Autor für einen Tinnitus in Hunderten von Fällen niemals eine andere Ursache als eine **Atlasblockade**, häufig in Verbindung mit C2 gefunden. Tiefere Ursache ist die Verschaltung des Atlas mit zahlreichen Strukturen – u.a. mit dem Innenohr und den Vestibulariskernen im Hirnstamm (➤ Chirotherapie, ➤ Fach Bewegungsapparat). Diesbezüglich mag der Umkehrschluss zulässig sein: Wenn ein Tinnitus nach chirotherapeutischer Deblockierung der oberen HWS regelhaft verschwindet, kann eine Ursache-Wirkungsbeziehung hergestellt werden. Allerdings gilt bei der Therapie des Tinnitus im Gegensatz zu Blockaden anderer Lokalisation, dass sie **keinen Aufschub duldet**. Bei einem Tinnitus, der seit Tagen oder wenigen Wochen besteht, liegt die Erfolgsrate bei 100%. Bestehen die Geräusche dagegen seit Monaten oder Jahren, ist häufig nur noch eine Besserung, aber keine vollständige Heilung mehr erreichbar. Der Prozess hat sich verselbstständigt.

Symptomatik

Tinnitus heißt klingeln. Tinnitus aurium bedeutet also „Klingeln in den Ohren". Gemeint sind Ohrgeräusche, die vom Betroffenen u.a. als **Klingeln**, häufiger jedoch als **Pfeifen**, **Rauschen**, **Zirpen**, **Brummen** oder als **Zischgeräusche** wahrgenommen werden. Teilweise entsteht ein **Druckgefühl** im betroffenen Ohr, verbunden mit **Hörminderung**.

Man kann diesen subjektiv lediglich vom Patienten selbst wahrgenommenen Geräuschen das objektiv (messtechnisch) erkennbare Ohrgeräusch gegenüberstellen, das nicht auf einer Fehlfunktion des Ohrs beruht, sondern aus einer Geräuschquelle im Bereich des Ohrs entsteht. Solche Geräusche, z.B. als Stenosegeräusche sklerosierter Gefäße, erscheinen für den Patienten häufig pulsatil, also im Rhythmus der kardialen Systolen.

Diagnostik

Im Vordergrund steht die HNO-ärztliche Abklärung, um seltene Ursachen wie Vestibularisschwannom oder Mittelohrveränderungen nicht zu übersehen. Bei einem pulsierenden Tinnitus sollten Gefäßprozesse wie Aneurysmen, umschriebene Gefäßstenosen oder ein Glomustumor ausgeschlossen werden. In der weit überwiegenden Zahl der Fälle (99,x%) wird nichts gefunden, weil die HWS „übersehen wird".

Therapie

Standard ist eine Infusionstherapie mit **hyperosmolaren Lösungen** (in früheren Jahren bevorzugt mit Hydroxyethylstärke = HES oder Mannitol) über mehrere Tage. Der Erfolg ist kaum einzuschätzen, denn in einem Teil der Fälle entsteht keine Besserung der Symptome – häufig allerdings schon, wobei dies wiederum mit der Selbstheilungsrate bei fehlender Therapie korreliert, denn typisch für akut entstandene Gelenkblockaden ist, dass sie sich mehrheitlich wieder von selbst lösen.

Interessant ist, dass der nach der Lehrmeinung aufgrund übermäßiger psychischer Belastungen (mit hohen Cortisol-Serumspiegeln!) entstandene Tinnitus im Akutfall mit **Glukokortikoiden** behandelt wird, „obwohl noch unklar ist, was dies genau im Körper bewirkt".

> **HINWEIS DES AUTORS**
>
> Man ist versucht, dabei an ein homöopathisches Prinzip zu denken: Dem durch Cortisol (Stress) verursachten Symptom wird durch die Gabe von Cortisol begegnet (similia similibus curentur). Wenn das Hahnemann noch hätte erleben dürfen! Der Zusammenhang ist allerdings ein anderer: Der Reizzustand eines blockierten Gelenks, das man aus beliebigen Gründen nicht chirotherapeutisch deblockieren kann, lässt sich idealerweise mit einer Kombination aus Diclofenac (oder Alternativen wie Ibuprofen) und Glukokortikoiden beheben, wodurch sich sehr häufig die zugrunde liegenden Blockaden lösen.

Bei Chronifizierung und hohem Leidensdruck des Patienten versucht man **psychotherapeutische Verhaltenstherapie** und notfalls die Versorgung mit einem **Tongenerator** („Tinnitus-Noiser"), der konkurrierende Frequenzen zum betroffenen Ohr sendet und dadurch vom eigentlichen Geschehen ablenkt. Ganz besonders wichtig ist auch, dem Patienten „Aufklärung und Beratung" zuteil werden zu lassen – oder auch das, was man unter *Aufklärung* verstehen mag.

12.4.2 Hörsturz

Beim Hörsturz als **Maximalvariante des Tinnitus aurium** steht die akute **Beeinträchtigung des Hörvermögens** im Vordergrund. Begleitend besteht regelmäßig ein Tinnitus und teilweise auch leichter **Schwindel**.

Ursachen

Die vermuteten Ursachen entsprechen denjenigen des Tinnitus ohne bzw. mit nur geringem begleitenden Hörverlust:
- Durchblutungsstörungen des Innenohrs – lokal, bei Hypotonie bzw. kardialer Insuffizienz
- Embolien oder Blutungen im Bereich des Innenohrs
- Nikotin
- Stress
- virale Infekte
- unklare autoimmune Prozesse
- HWS

Diagnostik

Im **Tonaudiogramm** findet man unterschiedliche Hörminderungen, teilweise im Hochtonbereich, häufig allerdings auch die typische tieffrequente „Hydropskurve" des Morbus Menière.

Therapie

Die Therapie entspricht mit der Infusion hyperosmolarer Lösungen und durchblutungsfördernden Maßnahmen oder Sauerstoffgaben denjenigen von Tinnitus und Menière-Krankheit. Während der Hörverlust meist reversibel ist, bleibt der Tinnitus in wechselnder Ausprägung bestehen, sofern nicht an die HWS gedacht wird.

Zusammenfassung

Tinnitus und Hörsturz

Akut auftretende Ohrgeräusche, rezidivierend oder anhaltend, beim Hörsturz verbunden mit ausgeprägtem Hörverlust

Ursachen
- Disstress
- Ischämie bei Hypo- oder Hypertonie
- Embolie, Einblutung
- virale Infekte
- Akustikusneurinom (Vestibularisschwannom)
- Prozesse der oberen HWS (meist Atlasblockade)

Symptome
- zischende, rauschende, pfeifende oder klingende, meist einseitige Ohrgeräusche
- teilweise pulssynchron
- teilweise leichte, beim Hörsturz ausgeprägte Hörminderung
- manchmal Schwindel oder leichte Übelkeit

Diagnostik
- Audiometrie
- Ausschluss erkennbarer Ursachen, evtl. einschließlich MRT

Therapie
- Infusion hyperosmolarer Lösungen
- Glukokortikoide
- Ginkgoblätter-Präparate, Sauerstoff
- bei Therapieresistenz und hohem Leidensdruck u.a. Verhaltenstherapie und Versorgung mit einem Tongenerator („Tinnitus-Noiser")
- chirotherapeutische Deblockierung der oberen HWS als eigentliche Therapie der Wahl

---

12.5 Morbus Menière

Die Menière-Krankheit besitzt in den westlichen Ländern eine Inzidenz von etwa 0,5 % unter der erwachsenen Bevölkerung, mit Beginn meist im mittleren Lebensabschnitt. Sie betrifft damit dieselbe Patientengruppe wie der Hörsturz, ist aber nach offiziellen „Angaben" (Schätzungen) deutlich häufiger. Im Kindesalter sind beide Krankheitsausprägungen sehr selten. Meist ist nur eine Seite, in etwa 10 % der Fälle sind beide Ohren betroffen.

Krankheitsentstehung

Man glaubt heute, die Ursache der entstehenden Symptomatik in einer **Druckerhöhung der Endolymphe (Hydrops)** gefunden zu haben. Nach der derzeit gültigen Theorie kann der Hydrops der Flüssigkeit durch Entzündungen – auch im Rahmen von Autoimmunkrankheiten –, Tumoren oder Verletzungen entstehen, doch wird mehrheitlich kein Bezug gefunden, sodass die **idiopathische Genese** im Vordergrund steht. Damit in Verbindung steht, dass die Anfälle nach Meinung einzelner Autoren angeblich durch all das begünstigt werden, was die Medizin immer dann gebetsmühlenartig herunterleiert, wenn sie nicht weiter weiß: Disstress, Nikotin, Alkohol und vegetative Labilität der Betroffenen. Nur die „schwere Kindheit" fehlt.

Die Ursachen des angenommenen Hydrops sind spekulativ. Man spricht von einer vermehrten Produktion oder einem gestörten Abfluss der Endolymphe. Es sollen zusätzliche, osmotisch wirksame Teilchen in die Flüssigkeit gelangt sein. Der Anfall könnte dann durch Einrisse in der Reissner-Membran oder durch Permeabilitätsstörungen mit anschließender Durchmischung von Endo- und Perilymphe ausgelöst werden, weil die nun erhöhte Kaliumkonzentration auf die Haarzellen angeblich „toxisch" wirken soll, was auch immer damit gemeint sein mag. Diese Aussage erstaunt auch deswegen, weil der hohe Kaliumgehalt der Endolymphe in der Folge einer Durchmischung mit der Perilymphe eher abnehmen würde. Zumindest aber könnte man sich Potenzialänderungen oder auch osmotische Auswirkungen vorstellen.

> **HINWEIS DES AUTORS**
>
> Man findet bei der Menière-Krankheit, entsprechend Tinnitus und Hörsturz, zuverlässig Blockaden oder zumindest degenerative Prozesse der oberen HWS (Atlas, Axis). Allerdings sind die Erfahrungen des Autors mit diesem Krankheitsbild, im Gegensatz zu Tinnitus und Hörsturz, sehr begrenzt.

Symptomatik

Im Vordergrund steht die Trias aus (meist Dreh-)**Schwindel**, **Tinnitus** und **Schwerhörigkeit**. Die Schwindelattacken können mit **Übelkeit** und **Erbrechen** verbunden sein. Die Schwerhörigkeit ist einseitig, anfallsweise und sich schnell verändernd (fluktuierend) und betrifft überwiegend den **Tieftonbereich**. Auch deswegen werden **Umweltgeräusche** im erkrankten Ohr **höher** wahrgenommen (Diplakusis = „Doppelthören"). Ein **Druckgefühl** in der Tiefe des betroffenen Ohrs ist häufig.

Die Anfälle erscheinen plötzlich und dauern **Minuten bis zu mehreren Stunden**, bevor die Symptome allmählich und vollständig verschwinden. Rezidive erscheinen in unregelmäßigen Abständen von Wochen oder Monaten. Allerdings ist der Hörverlust bei einem Teil der Patienten nicht fluktuierend, sondern bereits ab dem Zeitpunkt der ersten Anfälle dauerhaft vorhanden. Nach einem Krankheitsverlauf über mehrere Jahre kommt es regelhaft zu einer deutlichen Hörminderung, die aber von einem Nachlassen der Anfälle und ihrer Symptomatik begleitet wird („ausgebrannter Menière").

Die **Abgrenzung zum Hörsturz** (> 12.4.2) ist in frühen Krankheitsphasen nicht immer einfach, möglicherweise aber auch gar nicht erforderlich. Grundsätzlich stehen bei der Menière-Krankheit eher Schwindel und Übelkeit im Vordergrund der Symptomatik, während Tinnitus und Hörminderung bei den ersten Anfällen noch fehlen können. Beim Hörsturz beherrscht dagegen der akute Hörverlust, verbunden meist mit Tinnitus, das Bild, während Schwindel begleitend vorhanden sein kann und Übelkeit eher selten ist.

Diagnostik

Im Anfall besteht ein **Nystagmus**. In der Audiometrie kommt es meist zum typischen **Hörverlust** im Bereich **tiefer und mittlerer Frequenzen**. Die Prüfung der Vestibularisfunktion ist anfangs meist unauffällig, um im Verlauf der Erkrankung eine verminderte Erregbarkeit anzuzeigen. Entzündlich-infektiöse Ursachen oder Tumoren im Kleinhirnbrückenwinkel sollten ausgeschlossen werden.

Der angeschuldigte Hydrops der Endolymphe kann nicht direkt gemessen werden. Er wird indirekt durch den **Glyceroltest** wahrscheinlich gemacht, bei dem nach oraler Zufuhr von Glycerol (Glyzerin) eine Besserung in der Wahrnehmbarkeit tiefer Frequenzen nachzuweisen ist. Man nimmt an, dass das osmotisch wirksame Glycerol die Menge und damit auch den Druck der Endolymphflüssigkeit vermindert. Als weiteres Verfahren wird die **Elektrokochleographie** eingesetzt, bei der über Mikroelektroden Potenziale der Haarzellen abgegriffen und beurteilt werden.

Therapie

Die Anfälle werden **symptomatisch** mit Medikamenten gegen **Schwindel** und **Übelkeit** behandelt. Entsprechend der Therapie des Hörsturzes werden **hyperosmolare Infusionslösungen** (Mannitol, HES), bei entzündlichen Ursachen auch **Glukokortikoide** gegeben. Die Kontrolle bzw. chirotherapeutische Behandlung der HWS sollte nicht vergessen werden.

Spätestens nach den ersten Rezidiven erfolgt eine prophylaktische Therapie mit **Betahistin** (Vasomotal® und Generika) oder **Ginkgo-Präparaten**. Bei Therapieversagen sind im Fall bereits fortgeschrittener Hörschäden operative Verfahren oder das Einbringen von ototoxischen Substanzen (Gentamicin) ins Innenohr möglich.

> **HINWEIS DES AUTORS**
> Die HWS sollte von einem sehr erfahrenen Chirotherapeuten überprüft und therapiert werden. Nicht jeder Chirotherapeut ist in der Lage, Blockaden der HWS zuverlässig zu diagnostizieren und zu therapieren – um es ganz vorsichtig auszudrücken.

Zusammenfassung

Morbus Menière
Häufige Erkrankung v.a. ab dem mittleren Lebensalter
Ursachen
- eigentliche Ursache unbekannt
- (idiopathischer) Hydrops der Endolymphe mit Schädigung der Haarzellen
- manchmal entzündlich, traumatisch oder durch einen Tumor bedingt

Symptome
- einseitige, anfallsweise erscheinende Symptomatik über Minuten oder Stunden
- Trias aus (Dreh-)Schwindel, Tinnitus und Hörverlust (v.a. tiefe Frequenzen)
- begleitend dumpfes Druckgefühl, Übelkeit mit Erbrechen, Diplakusis

Diagnostik
- Nystagmus
- Audiometrie
- Glyceroltest
- Elektrokochleographie

Therapie
- symptomatisch im Anfall
- Prophylaxe z.B. mit Betahistin oder Ginkgo-Präparaten
- Sanierung der HWS

12.6 Akustikusneurinom

Der Begriff Akustikusneurinom wurde geprägt, als der N. vestibulocochlearis noch N. statoacusticus hieß. Mit Neurinom wird ein **benigner Tumor des Nervengewebes** bezeichnet. Da es sich beim Akustikusneurinom um einen Tumor der Schwann-Zellen des N. vestibulocochlearis handelt, erfolgte 1998 nach der seither gültigen Nomenklatur die Umbenennung in **Vestibularisschwannom**. Allerdings hat sich die alte Bezeichnung ungeachtet aktueller Nomenklaturen erhalten und wird unverändert weiterbenutzt.

Der N. vestibulocochlearis entspringt der Brücke (Pons), am Übergang zur Medulla oblongata. Das Schwannom des Nerven entsteht meist am Ende der nervalen Strecke, im Bereich des inneren Gehörgangs (Meatus acusticus internus), direkt vor seiner Aufteilung in N. cochlearis und N. vestibularis, und wächst später in Richtung des Kleinhirnbrückenwinkels.

Ursachen

Neurinome bzw. Neurofibrome entstehen ohne erkennbare Ursache, aber auch z.B. im Rahmen eines Morbus Recklinghausen. Bei dieser kongenitalen Erkrankung von Haut, Nerven und weiteren Geweben (> Fach Dermatologie) kann das Vestibularisschwannom sogar beidseits auftreten.

Symptomatik

Die ersten Symptome bestehen in **Tinnitus**, meist verbunden mit **Hörminderungen** bis hin zum **Hörsturz** und begleitendem **Schwindel**, sodass die wichtigste Differenzialdiagnose neben dem isolierten Symptom des Tinnitus in der Menière-Krankheit besteht. Später kommt es zu **Gleichgewichtsstörungen** und eventuell durch Kompression des N. facialis zu Teilausfällen dieses Nerven oder zur kompletten **Fazialisparese**.

12.6 Akustikusneurinom

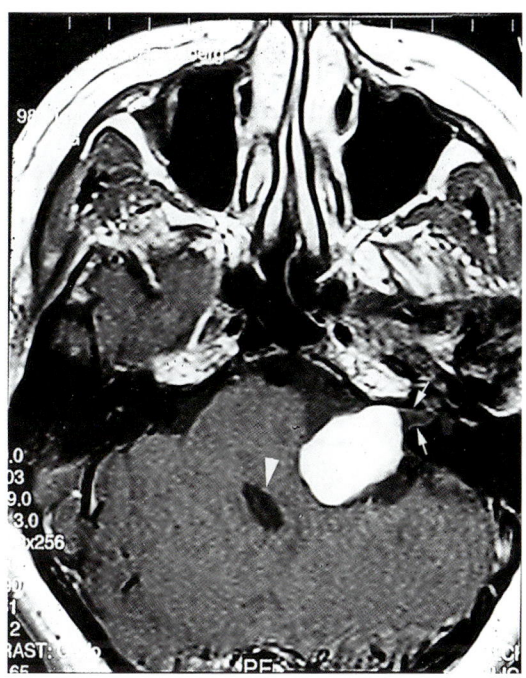

Abb. 12.2 Akustikusneurinom im linken Kleinhirnbrückenwinkel (MRT). [M443]

Diagnostik

Mit spezifischen audiometrischen Prüfungen (BERA) kann man die Hörstörung der retrocochleären Ursache zuordnen. Der Tumor selbst lässt sich am besten in der **MRT** darstellen (> Abb. 12.2). Im Liquor ist das Eiweiß erhöht.

Therapie

Therapie der Wahl ist die Operation.

Zusammenfassung

Akustikusneurinom (Vestibularisschwannom)

Benigner Tumor der Schwann-Zellen des N. vestibularis, meist im Bereich des inneren Gehörgangs

Ursachen
- idiopathisch
- im Rahmen einer Neurofibromatose Recklinghausen

Symptome
- Tinnitus
- Hörminderung bis hin zum Hörsturz
- Schwindel
- evtl. Nystagmus zum gesunden Ohr
- bei großen Tumoren Beteiligung des N. facialis

Diagnostik
- Audiometrie
- MRT
- wichtigste Differenzialdiagnose: Menière-Krankheit

Therapie
- Operation

Register

Symbole
α_1-Antitrypsin-Mangel 90, 91
γ-Linolensäure 84
δ-6-Desaturase 84
3D-Effekte 128

A
Abdecktest 132
Ablatio retinae 151
Absence 63
Abszess 64
– Lunge 80
Acetylcystein 70
Adamsapfel 11
Adaptation 122
Adenoide 9
adenoide Vegetationen 9, 12
Adenoviren 68
Aderhaut 108
Aderlass, unblutiger 99
Adipositas 60
Akkommodation 109, 115, 122, 133
– Störung 135
Akustikusneurinom 188
– Diagnostik 189
– Symptomatik 188
– Therapie 189
– Ursachen 188
akute Bronchitis
– Diagnostik 75
– Krankheitsentstehung 75
– Symptomatik 75
– Therapie 76
Albinismus 144
Alkalose
– metabolische 41
– respiratorische 41, 62
– Symptome 63
Allergene 85, 89
Alterskatarakt 146
Altersschwerhörigkeit 166, 184
Alterssichtigkeit 123
Altersweitsichtigkeit 109, 146
Alveolen 15, 18
Alveolitis 93
Amboss 159
Ambroxol 70
Amotio retinae 151
amphorisches Atemgeräusch 48
Ampulle 173
Anämie 34
Anamnese 131
Angiographie 97
Angiolupoid 103
Angst 62
Anstrengungsasthma 84
Anthrakosilikose 94
Antihelix 157
Antihistaminika 87, 89
Anulus tendineus 115
Aphakie 152
Apnoe, nächtliche 60

Appetitlosigkeit 69, 101
Argon 29
Argyll-Robertson-Phänomen 135
Arteria
– basilaris 164
– bronchialis 18
– carotis externa 164
– carotis interna 113
– centralis retinae 113
– labyrinthi 164
– ophthalmica 113
– pulmonalis 18
Aryknorpel 12
Asbestose 93, 95, 98, 100
– Komplikationen 95
– Symptomatik 95
Aspirationspneumonie 80
ASS 70
Asthma bronchiale 48, 58, 66, 78, 84, 90
– Allergene 85
– allergisches 84
– Definition 84
– Diagnostik 87
– extrinsisches 84
– Histologie 86
– infektbedingtes 84
– intrinsisches 84
– Krankheitsentstehung 84
– Stenosierung 86
– Symptomatik 86
– Therapie 87
Astigmatismus 124
Atelektase 30, 52, 92, 96, 101
– Diagnostik 93
– Krankheitsentstehung 92
– Symptomatik 92
– Therapie 93
Atemgase 29
– Diffusion 29
– Transport 30
Atemgeräusche
– abgeschwächte 49
– pathologische 48
– physiologische 47
Atemluft 25
Atemmechanik 35
Atemminutenvolumen 28
Atemmuskulatur 35
Atemnot 84
Atemnotsyndrom 37
Atemrhythmus, Abweichungen 41
Atemstoßtest 53
Atemverschieblichkeit 52
Atemvolumina 26
Atemwege
– Wandaufbau 16
Atemwegsinfekte 68
– chronische Erkrankung 69
– Diagnostik 69
– Erreger 68
– Inkubationszeit 69
– Krankheitsentstehung 68

– Organotropie 68
– Symptomatik 69
– Therapie 70
– Übertragungswege 69
Atemzentrum 39
– Beeinflussung 39
Atemzugvolumen 26
Atlasblockade 186
Atmung
– innere 37
– inverse 42
– paradoxe 43
Atmungsregulation 39
Atopie 69, 77, 84, 88
Audiometrie 177, 184
Aufdecktest 133
Augapfel 107
Auge
– Arterien 113
– Blutversorgung 113
– Drüsen 116
– Lage 107
– Räume 112
– Schutzeinrichtungen 116
– Venen 114
Augenfarbe 109, 144
Augenhaut
– äußere 108
– innere 109
– mittlere 108, 144
Augenhintergrund 114, 135
Augenhüllen 108
Augeninnendruck 137
– erhöhter 147
Augenkammern 112
Augenlider 116
– Bewegungen 118
Augenmuskeln
– äußere 114
– innere 115
Augenöffnung 118
Augenschluss 118
Auskultation
– Lunge 45
Azidose
– metabolische 41
– respiratorische 41

B
Badeotitis 181
Basilarmembran 162, 168, 169
Bauchatmung 35
Bauchpresse 35
Besnier-Boeck-Schaumann-Krankheit 102
Betahistin 188
Bifurkation 14
Bindehaut 116, 118
Bindehautentzündung 139
Biot-Atmung 42
Bissschiene 61
Blende 109
Blendempfindlichkeit 146

Blepharospasmus   141, 142
Blickrichtungen   132
blinder Fleck   111
Blindheit   147
Blue bloater   91
Blut
– Farbe   33
Bogengänge   160, 161, 173
– Funktion   173
Brechkraft   121
Brille   125
Bronchialatmen   48, 49
Bronchialbaum   16
Bronchialkarzinom   20, 76, 95, 99
– Diagnostik   101
– Formen   100
– Symptomatik   101
– Ursachen   100
Bronchiektasen   66, 76
– Diagnostik   67
– Komplikationen   67
– Krankheitsentstehung   66
– Symptomatik   66
– Therapie   67
Bronchien   14
– Wandaufbau   16
Bronchiolen
– Wandaufbau   17
Bronchioli
– respiratorii   15
– terminales   15
Bronchiolitis   43, 69
Bronchitis   80, 90
– akute   48, 75
– chrnoische   66
– chronische   48, 76, 77
– obstruktive   77
Bronchographie   54
Bronchophonie   50
Bronchopneumonie   75, 79, 101
Bronchoskopie   53, 59, 101
Brummen   48, 75, 86
Bryonia Similiaplex®   70
Bülau-Drainage   65
Bulbus
– oculi   107
– olfactorius   4, 6

C
Calcium   62
Canales semicirculares   161, 173
Canaliculus lacrimalis   118
Candidose   85
Cartilago
– arytaenoidea   12
– cricoidea   12
– thyroidea   11
Cavitas tympani   158
Cellulae mastoideae   159
Chalazion   116
Charcot-Leyden-Kristalle   86
Cheyne-Stokes-Atmung   42
Chlamydia psittaci   80
Chlamydien   140
Choanen   6
Cholesteatom   182, 183, 184

Chorda tympani   163
Choroidea   108
Choroiditis   152
chronische Bronchitis
– Krankheitsentstehung   76
– Symptomatik   76
– Therapie   76
chronische Polyarthritis   93, 94
Chvostek-Zeichen   63
Cochlea   160, 161
Cochlea-Implantat   185
Concha   157
Concha nasalis   5   7
Contramutan®   70
COPD   77
Cor pulmonale   61, 67, 76, 86, 91, 92, 94, 95, 103
Coronaviren   68
Corpus ciliare   108
Corti-Organ   162, 168
Coxiellen   80
Coxsackieviren   68
CPAP   61
Crista
– ampullaris   173
– galli   6
Cromoglicinsäure   87, 89
Cupula   173
Curschmann-Spiralen   86

D
Dermatomyositis   94
Desensibilisierung   89
Dezibel   165
Diabetes mellitus   42, 146, 152, 181
Diaphragma   35
Diffusion
– Geschwindigkeit   30
– Gleichgewicht   29
– Kriterien   29
– Strecke   30
Diffusion Atemgase   29
Diphtherie   58, 74
Diplakusis   187
Discus nervi optici   111
Doppelbilder   134
Doppelthören   187
Drehbeschleunigung   173
Druckausgleich   168
Ductus
– alveolares   15
– cochlearis   160, 161, 162
– nasolacrimalis   118
– semicirculares   161, 173
Dyspnoe   41, 58, 64, 67, 75, 76, 77, 80, 82, 91, 92, 94, 95, 96, 99, 103

E
Edelgase   29
Einsekundenkapazität   28, 53
Ektropionieren   135
Elektrokochleographie   188
Embryopathie   146
Endolymphe   160, 162, 169
– Druckerhöhung   187
Enophthalmus   101, 118, 134

Entfaltungsknistern   47
Entropium   139
Enzephalitis   114
Epiglottis   12
Epiglottitis   58, 74
– Krankheitsentstehung   74
– Symptomatik   74
– Therapie   74
Epipharynx   9
Epistaxis   5
Erblindung   146, 148
Erbrechen   149, 187
Erkältung   68
Erysipel   181
Erythema nodosum   103
Etagenwechsel   88
Eustachio-Röhre   159
Eustachische Röhre   9
Excavatio disci nervi optici   148, 149
Excavatio papillae   111
Expektoration
– maulvolle   67
Explosionstrauma   184
Exspiration   21, 35

F
Farbensehen   111, 132
Farbringe   149
Farmerlunge   93
Fassschall   52
Fassthorax   86, 91
Fazialisparese   103, 143, 182, 189
Fehlsichtigkeit   123
– Ausgleich   125
– Ursachen   124
Felsenbeinfraktur   184
Felsenbeinpyramide   160
Fieber   69, 74, 80, 103, 182
Fila olfactoria   6
Fingerperimetrie   136
fliegende Mücken   152
Fovea centralis   111
Fremdkörperaspiration   57, 58, 90
Fremdkörpergefühl   140
Frenzel-Brille   179
Frequenzen, Abbildung   169
Fruchtwasseraspiration   92
Furosemid   99, 170
Furunkel   114, 181

G
Ganglion
– spirale   163, 171
– vestibulare   174
Gastroenteritis   69
Gaumen
– harter   4
– weicher   4
Gaumenmandel   9
Gehörgang
– äußerer   157
– innerer   160
Gehörknöchelchen   159, 167
gelber Fleck   111
Gelomyrtol®   70
Geradausgehen   179

Geräusch 166
Gerstenkorn 116
Geruchssinn 6
– Funktion 7
Gesichtsfeld 136
Giemen 48, 75, 86
Ginkgo-Präparate 188
Glandula
– lacrimalis 118
Glaskörper 112
Glaukom 112, 147
– akutes 149
– chronisches 149, 150
– Diagnostik 149
– Krankheitsentstehung 148
– Symptomatik 149
– Therapie 149
Gleichgewichtsorgan 172
– Untersuchung 178
Gleichgewichtsprüfung 178
Gleichgewichtsstörung 188
Gliederschmerzen 69
Globus hystericus 74
Globus-Gefühl 74
Glomus caroticum 41
Glottis, 12 11
Glukokortikoide, inhalative 87
Glyceroltest 188
Gonoblennorrhö 140
Granulom 102
grauer Star 146
Grippe 66, 75
Grippepneumonie 80
grüner Star 112, 147
Gyrus temporalis transversum 171

H
Haarzellen 162, 169
– äußere 170
– innere 168, 171
– Potenziale 169
Haemophilus
– influenzae 72
– influenzae B 74
Hagelkorn 116
Halsschmerzen 68, 74, 75
Halsvenen
– gestaute 64, 82
Hammer 159
Hämoptyse 67, 80, 96, 99, 101
Hauptbronchus 14
Hausstaub 85, 89
Hautfarbe, kirschrot 32
Hechelatmung 27
Heimlich-Handgriff 59
Heiserkeit 73, 74, 75
Helicotrema 161
Helix 157
Hell-Dunkel-Sehen 111
Hering-Breuer-Reflex 41
Hertz 166
Herzinsuffizienz 34
Herzrhythmusstörungen 61
HES 186, 188
Heschl-Querwindungen 163, 171
Heufieber 88

Heuschnupfen 88
– Histologie 89
– Krankheitsentstehung 88
– Symptomatik 89
– Therapie 89
Hevertotox® 70
Hiluslymphknoten 20
Hiluslymphom 103
Hirnabszess 73, 114, 159, 183
Hirndrucksteigerung 153
Hirnödem 153
Höhenlungenödem 98
Höhenrausch 42
Hörbahn 171
Hordeolum 116
Hörgerät 185
Hörminderung 181, 186, 188
Horner-Syndrom 101, 118, 134
Hornhaut 108, 121
Hornhauttransplantation 141
Hornhauttrübung 142
Hörorgan 162, 165
– Abbildung der Frequenzen 169
– Untersuchung 177
Hörschwelle 165
Hörsturz 184, 186, 187, 188
– Diagnostik 187
– Therapie 187
– Ursachen 186
Hörverlust 170, 188
Hörzentrum 163
Husten 66, 67, 75, 77, 80, 82, 86, 94, 95, 99, 101, 103
– bellender 73
Hustenreiz 58, 69
Hydrops 187
Hydrozephalus 153
Hyperakusis 160
Hyperkapnie 42
Hypermetropie 124
Hyperopie 123, 124
hyperosmolare Lösungen 186, 188
Hypertonie 61
– pulmonale 61, 76, 86, 91, 92, 94, 96
– Ursachen 61
Hyperventilationssyndrom 62
– Diagnostik 63
– Krankheitsentstehung 62
– Symptome 63
– Therapie 63
Hypokalzämie 63
Hypokapnie 42
Hypomagnesiämie 62, 63
Hypopharynx 9
Hypopyon 142
Hyposensibilisierung 87, 89
Hypotonie 96, 149
Hypotonus 60

I
Ibuprofen 70
Immunisierung 71
Impedanzanpassung 167
Incus 159
Innenohr 160
– Flüssigkeiten 162
Innenohrschwerhörigkeit 171

Inspiration 21, 35
Inspirationsmuskulatur 35
Ionenkanal 169
Ipalat® 70
Iridozyklitis 144
Iris 109, 122, 144
– Struktur 144
Iritis 144

K
Kältegefühl 69
Kammerwasser 108, 112, 147
– Abflussbehinderung 147
Karpopedalspasmen 63
Katarakt 109, 146
– Diagnostik 146
– Krankheitsentstehung 146
– Symptomatik 146
– Therapie 146
Kaverne 48
Kehldeckel 11, 12
Kehlkopf 11
– Funktionen 12
Keilbeinhöhle 6
Keratitis 135, 140, 141
– Diagnostik 142
– Krankheitsentstehung 142
– Symptomatik 142
– Therapie 142
– Ursachen 141
Keratoconjunctivitis sicca 143
– Diagnostik 143
– Krankheitsentstehung 143
– Symptomatik 143
– Therapie 143
Ketoazidose 42
Ketotifen 87, 89
Keuchhusten 66
Kieferhöhle 6
Kieselsäure 94
Kinozilium 173
Klang 166
Kliuskantensyndrom 134
Klopfschall
– gedämpfter 52
– hypersonorer 52
– sonorer 52
Knalltrauma 184
Knisterrasseln 49, 80
Knochenleitung 167, 177, 178
Kohlendioxid 29, 30
– als Säure 34
– Aufnahme 38
Kohlenmonoxid 32
Kollagenose 93, 94
Koma
– ketoazidotisches 42
Kompressionsatelektase 92
Koniotomie 12, 59
Konjunktiva 116, 118
konjunktivale Injektion 139
Konjunktivitis 135, 139, 144
– Diagnostik 140
– Symptomatik 139
– Therapie 140
– Ursachen 139
Kontaktinfektion 69

Kontaktlinsen 125
Konzentrationsgefälle 30
Kopfschmerzen 61, 69, 149
Kornea 108, 141
Korneareflex 133, 142
– Störung 135
Krampfanfall 63
Krupp 58, 74
Kunstlinse 147
Kurzsichtigkeit 124
Kussmaul-Atmung 42

L

Labyrinth
– häutiges 160, 161
– knöchernes 160
Lamina
– cribrosa 6
– spiralis 161
Lappenbronchus 15
Lärmschwerhörigkeit 184
Laryngitis 58, 73
– chronische 74
– subglottische 73
Laryngopharynx 9
Laryngotracheobronchitis 75
Larynx 11
Lautstärke 166
Leberzirrhose 82
Lederhaut 108
Lederknarren 49, 82
Legionärskrankheit 80
Lens 109
Leukotrien-Rezeptorantagonisten 87
Lichtblitze 152
Lichtreaktion
– direkte 133
– konsensuelle 133
– Störung 133
Lichtreflex 133, 158
Lichtscheu 103, 140, 142, 143, 144
Lidheber 118
limbisches System 7
lineare Beschleunigung 174
Linksherzinsuffizienz 42, 75, 93, 94, 98
Linolsäure 84
Linse 109, 121, 122
– Trübung 146
Lobärpneumonie 49, 79, 80, 82, 98
Locus Kiesselbachi 5
Löfgren-Syndrom 103
Luftleitung 166, 177, 178
Luftröhre 14
Luftverschmutzung 25, 73
Lunge 17
– Aufbau 18
– Auskultation 45
– Blutversorgung 18
– Lage 17
– Lappen 18
– Palpation 50
– Perkussion 51
– Segmente 18
Lungenbläschen 15, 18
Lungenembolie 54, 92, 95, 98
– Diagnostik 96
– Krankheitsentstehung 96

– Symptomatik 96
– Therapie 97
Lungenemphysem 48, 52, 64, 67, 76, 77, 86, 90
– Diagnostik 92
– Formen 91
– Komplikationen 91
– Krankheitsentstehung 90
– panlobuläres 91
– primäres 90
– sekundäres 90
– Symptomatik 91
– Therapie 92
– zentrilobuläres 91
Lungenentzündung 79
Lungenfibrose 30, 48, 93, 103
– Diagnostik 94
– diffuse 95
– Krankheitsentstehung 93
– Symptomatik 94
– Therapie 94
Lungenfunktionsprüfung 53
Lungengrenze 52
Lungenhilus 18
Lungeninfarkt 82
Lungenkarzinom 99
Lungenkaverne 52
Lungenkreislauf 18
Lungenödem 48, 49, 52, 94, 98
– Diagnostik 99
– Krankheitsentstehung 98
– Symptomatik 99
– Therapie 99
Lungentuberkulose 20, 79, 101
Lungenvolumen 27
Lupus erythematodes 93, 94
Lymphadenopathie 103
Lymphogranulomatosis benigna 102

M

Macula lutea 111
Magnesium 62
Makroglossie 60
Makulaorgane 173
– Funktion 174
malignes Melanom 152
Malleus 159
Mannitol 186, 188
Masern 66
Masernpneumonie 80
Mastoid 159
Mastoiditis 182
Maxilla 4
Meatus
– acusticus externus 157
– acusticus internus 160, 174
Mediastinoskopie 54, 101
Mediastinum 22
Medulla oblongata 39
Meibom-Drüsen 116
Membrana
– cricothyroidea 12, 59
– tympanica 158
Meningitis 73, 159, 183
Mesopharynx 9
Mesotheliom 95
Metapneumonievirus 68
Methämoglobin 33

Milchschorf 85
Miosis 101, 118, 133, 134
Mitralinsuffizienz 93, 98
Mitralstenose 93, 98
Mittelohr 158
– Funktion 167
Moebius-Zeichen 135
Moll-Drüsen 116
Morbus Basedow 135
Morbus Bechterew 94, 144
Morbus Boeck 102
Morbus Menière 184, 187
– Diagnostik 188
– Krankheitsentstehung 187
– Symptomatik 187
– Therapie 188
Morbus Reiter 140, 144
Mouches volantes 112, 152
Mückenschwarm 112
Mukoviszidose 66, 90
Multiple Sklerose 151
Musculus
– ciliaris 116, 123
– dilatator pupillae 108, 116
– levator palpebrae 115, 118
– obliquus inferior 115
– obliquus superior 115
– orbicularis oculi 115, 116, 118
– orbitalis 107, 118
– rectus inferior 114, 115
– rectus lateralis 115
– rectus medialis 115, 123
– rectus superior 114, 115
– sphincter pupillae 108, 115, 123, 149
– stapedius 160, 163
– tarsalis 115, 118
– tensor tympani 160
Myokarditis 103
Myopie 123, 124, 152

N

Nachtblindheit 126
Nase 3
– Aufbau 3
– Aufgaben 6
Nasenatmung
– Behinderung 5
Nasenbluten 5
Nasenflügelatmen 43
Nasengänge 5
Nasenmuscheln 5
Nasennebenhöhlen 6
– Ausführungsgänge 6
– Entzündung 72
– Untersuchung 72
Nasenscheidewand 4
Nasenspray 72
Nasentropfen 70, 89
Nasopharynx 9, 159
Nedocromil 89
nephrotisches Syndrom 82
Nervus
– cochlearis 163, 171
– facialis 158, 160, 163
– oculomotorius 115, 118, 123, 153
– olfactorius 6
– opticus 110, 111

– phrenicus 23
– trigeminus 108, 133, 160
– trochlearis 115
– vagus 158
– vestibularis 163, 173
– vestibulocochlearis 163, 171
Netzhaut 109
– Sehvorgang 125
Netzhautablösung 151
– Diagnostik 152
– Krankheitsentstehung 151
– Symptomatik 152
– Therapie 152
Neurosyphilis 135
Niereninsuffizienz 82
Niesreiz 89
Nitroglyzerin 99
Normaldruckglaukom 150
Nystagmus 175, 179, 188

O
O_2-Bindungskurve 32
Obstruktionsatelektase 92
obstruktive Bronchitis
– Diagnostik 77
– Differenzialdiagnosen 77
– Krankheitsentstehung 77
– Symptomatik 77
– Therapie 78
Offenwinkelglaukom 147, 149, 150
Ohr 157
– Blutversorgung 164
– nervale Versorgung 163
Ohrenspiegelung 157
Ohrgeräusche 186
Ohrmuschel 157
Ohrschmalz 158
Ohrspiegelung 177
Ohrsteine 173
Ohrtrompete 159
Okulomotoriuslähmung 135
Oligoarthritis 103
Ophthalmoskop 131
Ophthalmoskopie 135
Optikusneuritis 150
– Diagnostik 151
– Symptomatik 151
– Therapie 151
– Ursachen 151
optische Achse 121
Ora serrata 109
Orbita 107
Organotropie 68
Ornithose 80
Oropharynx 9
Orthopnoe 99
Os
– ethmoidale 4
– frontale 4
– hyoideum 13
– nasale 4
– palatinum 4
– sphenoidale 9
Östrogenmangel 143
Otitis externa 181
– Diagnostik 181
– Krankheitsentstehung 181
– Symptomatik 181
– Therapie 181
Otitis media 85, 182, 184
– Diagnostik 183
– Komplikationen 182
– Krankheitsentstehung 182
– Symptomatik 182
– Therapie 183
Otolithen 173, 174
Otorrhö 181, 182, 184
Otosklerose 184
Otoskop 131, 135, 177
ovales Fenster 162, 168
Ozon 25

P
Palpation, Lunge 50
Palpebra 116
Pancoast-Tumor 101
Pankreatitis 82
Papilla optici 111
Papille 150
Papillitis 150, 151
Paracetamol 70
Parainfluenzaviren 68, 73
paraneoplastisches Syndrom 101
Parästhesie 63
Parasympatholytika 87
Parazentese 183
Paukenhöhle 158
– Muskeln 160
Paukentreppe 161
Peak-Flowmeter 53, 77
Perikarditis 49
Perilymphe 160, 161, 163, 168, 169
Perimetrie 136
Perkussion
– Lunge 51
– Organgrenze 52
Perlgeschwulst 183
Pfeifen 48
Pfötchenstellung 63
pH-Wert 40
Pharynx 9
Phlebothrombose 96
Phon 166
Pickwick-Syndrom 60
Pigmentepithel 109
Pille 96
Pilzsporen 89
Pink puffer 91
Pleura 20
– Aufbau 20
– parietalis 20
– visceralis 20
Pleuraempyem 82
Pleuraerguss 52, 82, 92, 96, 101
Pleuraschwarte 82
Pleuraspalt 20
Pleuritis 82
– exsudativa 49, 82
– Formen 82
– hämorrhagische 82
– Krankheitsentstehung 82
– sicca 49, 82
Pneumokokken 80
Pneumokoniose 93, 98

Pneumonie 43, 48, 49, 52, 68, 79
– Aspiration 80
– atypische 79
– Diagnostik 80
– interstitielle 79, 80
– Krankheitsentstehung 79
– nosokomiale 80
– Symptomatik 80
– Therapie 81
– typische 79
Pneumothorax 36, 49, 52, 63, 91, 92
– Diagnostik 64
– Komplikationen 65
– Krankheitsentstehung 63
– Symptomatik 64
– Therapie 65
Polfiltertechnik 128
Pollen 85
Pollenflugkalender 88
Polyglobulie 61, 67, 86, 91, 92, 94
Polyposis 69
Presbyakusis 184
Presbyopie 123
Processus
– mastoideus 159
Protrusionsschiene 61
Pseudokrupp 58, 73
– Krankheitsentstehung 73
– Symptomatik 73
– Therapie 74
Ptosis 101, 118, 134
pueriles Atmen 47
Pulmo 17
Pupille
– lichtstarr 149, 153
Pupillenreaktion 133
– pathologische 133
Pupillenstarre
– absolute 134
– amaurotische 133

Q
Q-Fieber 80
Quarzstaublunge 94

R
Rachen 9
Rachenmandel 9
Rasselgeräusche
– feuchte 49
– klingende 49
– nicht klingende 49
– Pneumonie 80
– trockene 48, 58, 86
Rauchen 76, 77, 90, 100
räumliches Sehen 126
Rechtsherzhypertrophie 61, 67
Rechtsherzinsuffizienz 61, 82, 94, 96
Rechtsherzversagen 96
Regenbogenhaut 109
Reibegeräusch 82
Reissner-Membran 162
Reizbarkeit 61
Rekurrensparese 58
Reservevolumen 27
– exspiratorisches 27
– inspiratorisches 27

Residualvolumen 27
Retina 109, 151
Retraktionskraft 35, 36
Retrobulbärneuritis 151
rheumatoide Arthritis 144
Rhinitis 69
Rhinitis allergica 88
Rhinoconjunctivitis allergica 88
Rhinoviren 68
Rhodopsin 125
Richtungshören 171
Riechbahn 6
Riechkolben 6
Riechnerv 6
Riechrinde 6
Riechschleimhaut 7
Riechzellen 6, 7
Ringknorpel 12
Rinne-Versuch 178
Rippenserienfraktur 43
Röhrenatmen 48
Romberg-Versuch 179
Röntgenuntersuchung 54
Rotaviren 69
rotes Auge 142, 149
Rot-Grün-Blindheit 111, 132
RS-Viren 68, 73
Rückenschmerzen 69
rundes Fenster 162, 168
Rußregen 152

S
Sacculi alveolares 15
Sacculus 160, 162, 173
Saccus lacrimalis 118
Sammellinse 125
Sandkorngefühl 143
Sarkoidose 20, 93, 102, 144
– Diagnostik 103
– Krankheitsentstehung 102
– Prognose 74
– Symptomatik 103
– Therapie 104
Sauerstoff 29, 31
– Abgabe 38
Scala
– media 161, 169
– tympani 161
– vestibuli 161
Schall 165
Schalldruck 165
Schalldruckpegel 165
Schallempfindungsstörung 178, 184
Schallleitung 166
Schallleitungsstörung 178, 184
Schallverstärkung 170
Schallwellen 165
– Ausbreitung 162
Schaukelatmung 43
Schenkelschall 52
Schielen 132
Schildknorpel 11
Schirmer-Test 143
Schlafapnoesyndrom
– obstruktives 60

Schlafapnoe-Syndrom 60
– Krankheitsentstehung 60
– Minimalvariante 62
– Symptomatik 61
– Therapie 61
Schläfenlappen 163
Schlaganfall 184
Schleifendiuretika 170
Schlemm-Kanal 112
Schluckbeschwerden 74
Schmerzschwelle 166
Schmierinfektion 69
Schnappatmung 43
Schnarchen 61, 62
– Krankheitsentstehung 62
– Therapie 62
Schnecke 160, 161
Schneckengang 161
Schnupfen 68
Schock 96, 98
Schulterschmerzen 82
Schüttelfrost 69
Schweißdrüsen 116
Schwellenaudiometrie 177
Schwerhörigkeit 182, 183, 187
– Diagnostik 184
– Krankheitsentstehung 184
– Symptomatik 184
– Therapie 185
Schwindel 63, 96, 179, 186, 187, 188
Sebostase 85
Segmentbronchus 15
Sehachse 111
Sehfarbstoff 125
Sehnerv 111
– Schädigung 148
Sehnervenpapille 111
Sehrichtung 132
Sehschärfe 132
Sehstörungen 103
Sehtafeln 132
Sehverschlechterung 142, 144, 146, 151
Sekretolyse 67, 70, 72, 76
Sekretolytika 70
Shutterbrillen 128
Shutter-Technik 128
Sicca-Syndrom 143
Siebbeinzellen 6
Silikose 93, 94, 98
– Krankheitsentstehung 94
– Symptomatik 94
Silikosegranulome 94
Sinneszellen 109
Sinupret® 70
Sinus
– ethmoidalis 6
– frontalis 6
– maxillaris 6
– sphenoidalis 6
Sinus cavernosus 114
Sinus-cavernosus-Thrombose 73, 114
Sinusitis 72
– akute 72
– chronische 72
– Diagnostik 72
– ethmoidalis 72
– frontalis 72

– Komplikationen 73
– maxillaris 72
– sphenoidalis 72
– Symptomatik 72
– Therapie 72
Sinusvenenthrombose 183
SIT 89
Sjögren-Syndrom 143
Sklera 108
Sklerodermie 93, 94
Skotom 111, 136, 148, 149, 151
Soledum® 70
Spaltlampe 131, 135
Spannungspneumothorax 65
spezifische Immuntherapie 89
Spirometer 53
Spontanpneumothorax 64
Sputum 67
Stäbchen 110, 111, 126
Stabsichtigkeit 124
Stapes 159
Stapesplastik 185
Staphylokokken 72, 182
Statolithen 173
Status asthmaticus 87
Stauungsbronchitis 75, 99
Stauungspapille 153
– Diagnostik 153
– Krankheitsentstehung 153
– Symptomatik 153
– Therapie 153
Steigbügel 159
Stellwag-Zeichen 143
Stereozilien 168, 169, 173
Stertor 58
Stickstoff 29
Stimmbänder 11
Stimmbildung 12
Stimmbruch 13
Stimmfremitus 50
Stimmritze 12
Stirnhöhle 6
Strabismus 132
Strahlenkörper 108
Streptokokken 72, 182
Stridor 57
– Diagnostik 58
– exspiratorischer 48, 86
– inspiratorischer 73, 74
– Krankheitsentstehung 57
– Symptomatik 58
– Therapie 59
Struma 58
Stützzellen 173
Surfactant 36
Sympathomimetika 87
Synkope 63, 96
Syphilis 102
Syphilom 102
Szintigraphie 54, 96

T
Tachykardie 64, 73, 80, 86, 96, 99
Tachypnoe 40, 64, 73, 80, 86, 96, 99
Tagesmüdigkeit 61
Talgdrüsen 116
Tarsus 116

Tektorialmembran 168, 169
Temporallappen 171
Tetanie 63
Theophyllin 61
Thoraxumfang 52
Thromboembolus 96
Thrombolyse 97
Tinnitus 182, 184, 185, 187, 188
– Diagnostik 186
– Symptomatik 186
– Therapie 186
– Ursachen 185
Tinnitus-Noiser 186
Tip links 169
Ton 166
Tonhöhe 166
Tonometer 137
Tonsilla pharyngea 9
Tonsillae palatina 9
Tonsillitis 85
Totalkapazität 27
Totraum, anatomischer 26
Touristenklasse-Syndrom 96
Trabekelwerk 147
Trachea 14
Tracheitis 75
Tracheotomie 74
Tractus olfactorius 6
Tragus 157
Tränenapparat 118
Tränendrüse 118
Tränenersatz 143
Tränenfilmaufrisszeit 143
Tränenfluss 103, 142, 143, 144
Tränenflüssigkeit 118
– Funktion 118
– Mngel 143
Tränennasengang 6, 118
Tränenpünktchen 118
Tränensack 118
Tränenwege, Durchgängigkeit 135
Trommelfell 158, 167
Trommelfellperforation 182, 184
Trommelschlägelfinger 67, 86, 91, 92, 94
Tröpfcheninfektion 69
Trousseau-Zeichen 63
Tuba auditiva 9, 159
Tubenkatarrh 184
Tuberkulose 64, 82, 95
Tympanon 158
Tympanoplastik 185
Typhom 102
Typhus 102

U
Übelkeit 149, 187
Uhrglasnägel 86, 92, 94
Undine-Syndrom 41, 60
Unterberger-Tretversuch 179
Unterkühlung 68
Urämie 98
Utriculus 160, 161, 173
Uvea 108

Uveitis 144
– Diagnostik 144
– Symptomatik 144
– Therapie 145
– Ursachen 144

V
Valsalva-Manöver 66
Vena
– angularis 114
– ophthalmica inferior 114
– ophthalmica superior 114
– supraorbitalis 114
Ventrikelseptumdefekt 96
Verteilungsstörungen 32
Vesikuläratmen 47
Vestibulariskerne 174
Vestibularisschwannom 188
Vestibularorgan 172
Vestibulum 160
Viburcol® 70
Vierhügelplatte 163
Vitalkapazität 27
Vitamin A 125
Vogelzüchterlunge 93
Vomer 4
Vorhof 160
Vorhofseptumdefekt 96
Vorhoftreppe 161

W
Wanderwellen 169
Weber-Rinne-Versuch 177
Weber-Versuch 178
Weitsichtigkeit 124
Weitwinkelglaukom 147
Widerstandsanpassung 167
Wimpern 116
Winkelblockglaukom 147, 149

Z
Zapfen 110, 111, 126
Zeis-Drüsen 116
Zentralskotom 151
Zerstreuungslinse 125
Zerumen 158
Zerumenpfropf 184
Ziliarkörper 108, 112
Ziliarmuskel 108, 122
Ziliarzotten 108
Zonulafasern 108, 122
Zungenbein 13
Zungenphänomen 63
Zusammenfassung
– Akustikusneurinom 189
– akute Bronchitis 78
– Anatomie des Auges 113
– Asthma bronchiale 88
– Atelektase 93
– Atemgeräusche 50
– Atemmechanik 37
– Atemvolumina 28
– Atemwegsinfekte 72
– Atmungsregulation 43
– äußeres Ohr 164
– Bronchialbaum 17

– Bronchialkarzinom 102
– Bronchiektasen 68
– Bronchophonie 51
– chronische Bronchitis 78
– Diffusion der Atemgase 33
– Epiglottitis 75
– Farbe des Blutes 34
– Geruchssinn 8
– Glaukom 150
– Gleichgewichtsorgan 175
– Heuschnupfen 90
– Hörorgan 171
– Hörsturz 187
– Hyperventilationssyndrom 63
– Innenohr 164
– Katarakt 147
– Kehlkopf 13
– Keratitis 142
– Keratoconjunctivitis sicca 144
– Konjunktivitis 140
– Krupp 75
– Luftröhre 17
– Lunge 20
– Lungenembolie 98
– Lungenemphysem 92
– Lungenfibrose 95
– Lungenödem 99
– Mittelohr 164
– Morbus Menière 188
– Nase 8
– Netzhautablösung 153
– obstruktive Bronchitis 79
– Optikusneuritis 151
– optisches System des Auges 129
– Otitis externa 182
– Otitis media 183
– Perkussion 52
– Pleura 22
– Pleuraerguss 84
– Pleuritis 84
– Pneumonie 82
– Pneumothorax 66
– Pseudokrupp 75
– Rachen 13
– Sarkoidose 74
– Schlafapnoe-Syndrom 61
– Schutzeinrichtungen des Auges 119
– Schwerhörigkeit 185
– Sinusitis 73
– Stauungspapille 140
– Stimmfremitus 51
– Stridor 59
– Tinnitus 187
– Untersuchung des Auges 137
– Uveitis 145
– Wandaufbau Atemwege 17
Zwerchfell 35
Zwerchfellverschieblichkeit 52
Zyanose 33, 58, 64, 67, 74, 80, 86, 91, 92, 94, 95, 96, 99
– periphere 34
– zentrale 34
Zyklitis 144
Zylindergläser 125
zystische Fibrose 66, 67, 90